南京中医药大学
国际经方学院特色教材

黄煌 ◎ 编著

经方医案

JINGFANG
YIAN

全国百佳图书出版单位
中国中医药出版社
·北京·

图书在版编目（CIP）数据

经方医案 / 黄煌编著 . —北京：中国中医药出版社，2023.3（2024.3 重印）

南京中医药大学国际经方学院特色教材

ISBN 978-7-5132-8024-2

Ⅰ . ①经… Ⅱ . ①黄… Ⅲ . ①经方—中医学院—教材
②医案—中国—中医学院—教材 Ⅳ . ① R289.2
② R249.1

中国国家版本馆 CIP 数据核字（2023）第 008151 号

中国中医药出版社出版

北京经济技术开发区科创十三街 31 号院二区 8 号楼

邮政编码　100176

传真　010-64405721

三河市同力彩印有限公司印刷

各地新华书店经销

开本 710×1000　1/16　印张 42.5　字数 521 千字

2023 年 3 月第 1 版　2024 年 3 月第 3 次印刷

书号　ISBN 978-7-5132-8024-2

定价　168.00 元

网址　www.cptcm.com

服 务 热 线　010-64405510

购 书 热 线　010-89535836

维 权 打 假　010-64405753

微信服务号　**zgzyycbs**

微商城网址　**https://kdt.im/LIdUGr**

官 方 微 博　**http://e.weibo.com/cptcm**

天猫旗舰店网址　**https://zgzyycbs.tmall.com**

如有印装质量问题请与本社出版部联系（010-64405510）

总前言

　　经方的名称，始见于中国最早的史志目录《汉书·艺文志》，主要是指古代经验方。东汉医学家张仲景撰写的《伤寒杂病论》里所记载的方剂是公认的经方。随着后世对《伤寒杂病论》研究的深入，经方应用的临床规范不断完善，经方中蕴含的古代医家认识人体控制疾病的思想方法更加清晰，使得经方在中医学科建设、人才培养、临床进步、学术传承等方面显示出不可替代的作用和优势。经方已经不是方，而是经方医学的代名词。

　　进入 21 世纪以来，经方在中医学术传承与进步中的作用越来越引起国内外中医界学者的重视，各地中医界自发的经方培训与推广十分普遍，经方的学术活动十分频繁，一股经方热悄然升温。为了顺应并利用这场由下而上涌起的学术变革浪潮，南京中医药大学于 2016 年 10 月成立了国际经方学院，开展经方的推广和研究，并作为中医教学改革的"特区"，围绕经方开展经方教学的探索与实践。经方的实用性极强，是临床医生的必备技术。多年来的实践表明，教学的内容必须面向临床，教学方法必须适应临床医生的需要，而且要强调规范和精准。经过 4 年多的努力，特别是面对海外和基层的教学实践，南京中医药大学国际经方学院初步形成了自己的培训体系，《经方概论》《经方方证》《经方药证》《各科经方》《各家经方》《经方医案》《经方护理》《基层医生经方读本》等就是主要的培训教材。

　　经方并不是新生事物，而是流传了数千年的老方，其中有历史，有传承，有思想，有方法。经方也不仅仅是方，更是经方医学的代名词。《经方概论》就是将经方医学的全貌予以展开，让学员从传统文化背景下了解经方在中国医学史上的地位和特色，了解经方医学的基本思想、基本概念和基本诊疗技术。

方证药证是安全有效使用本方本药的临床证据，方证相应、药证相应是经方医学的基本思想和临床指导原则，也是经方教学的核心内容。《经方药证》从《伤寒论》《金匮要略》的方证原文入手，结合后世应用文献，提炼张仲景常用药物的应用规律，特别是具有临床指导意义的药证。《经方方证》则根据《伤寒论》《金匮要略》原文的诠释，并结合后世医家的用方经验，总结归纳常用经方的方证，特别提示每方使用人群以及适用疾病，有利于临床用方的安全有效，有利于精准用方。此外，不过多地纠缠于病机概念和配方机理的推测，重在讲解临床应用的抓手，是为两本教材的特色。

经方是古老的，但能治今天的疾病。经方只有和现代临床结合，才能显现经方的独特魅力和不朽的临床价值。《各科经方》是结合现代临床的常见病、多发病而推荐适用的一些经方。在对病的同时，考虑病程不同和个体差异，使得临床上常常出现同一种疾病用不同的经方，而同一首经方又会出现在不同的疾病中。这正是经方医学"同病异治"与"异病同治"的特色所在。

经方是规范的，但使用经方的医家往往有各自的独特经验和思维的个性。历史上许多著名的经方家，他们大多以《伤寒论》《金匮要略》为宗，擅长使用经方大剂，但各自有经验心法，各自有独到视角，可以说一家有一家的仲景、各家有各家的经方。了解这些临床大家的医学思想与临床经验，是学员开阔临床视野、增加知识储备的重要教学环节。《各家经方》

将展示一个荟萃古今、魅力独具、风格各异的经方医家大观园。

医案的撰写与阅读是《伤寒论》《金匮要略》学习的补充与继续，虽然所读的内容不一，但学习的宗旨和方式是一致的，无非是通过医案的揣摩或条文的研究，来训练辨证论治的技能，培养知常达变的本领，荟萃各家的经验特长。所以，欲为中医，《伤寒论》不可不读，医案亦不可不读。《经方医案》中所选的经方医案，或为大症、奇症，或方证识别视角独特，或处方用药别致，或按语议论精辟者，可供学员讨论或课外阅读之用。

经方是临床的医学，其中护理的内容很多。例如方药煎煮及服用法、药后的护理调摄、服药同时的外治法，这些都是安全有效使用经方的重要环节。经方也是具有中华厨房香气的医学，其中有不少药食两用的配方，稍加减并经恰当烹调，部分经方可化为可口的食物，或为粥，或为羹，或为茶，或为糕点，或为饮料……《经方护理》着力开辟一个具有医护温情和人间烟火味的经方临床区域。

经方的内容非常丰富，初学者入门不必要讲太多的经方，也不必讲太深的内容，由浅入深，先简后难，是对广大基层医生以及西医学习中医人员进行经方教学的基本原则。《基层医生经方读本》以实用、简易、便读、便查为编写特点，可以供无法系统学习经方的临床医生日常查阅之用。

需要说明，这套教材主要是为培训中医临床医生所用，在编写内容上力图突出经方的临床实用性，以及教学上的快捷性，贯穿方证相应的基本原则，因此，与现代高等中医药院校的教学体系是相辅相成的。本教材可以作为经方国际培训教材、经方特色班教材、高等中医药院校本科选修课教材、中医继续教育培训教材、西医学习中医培训教材使用，也可供临床进修生、中医药院校大学生以及经方爱好者阅读。

经方的历史虽然久远，但要融入现代高等中医教育体系中，还是有难度的。岳美中先生说:"仲景的书,最大的优点是列条文而不谈病理,出方剂而不言药理,让人自己去体会,其精义也往往在于无字之中。"(岳美中经方研究文集.北京:中国中医药出版社,2012)这种医学特征是非常明显的,也是经方医学的魅力所在。经方教育更重视经典方证的诠释和方证的形象描述,重视吸取历代各家经验的借鉴和自我临床经验的总结,重视古今中外经方临床案例的收集与利用,重视调动学员的形象思维和直觉思维,这些都是本套教材所努力践行的基本思想。不过,由于经方教育体系的建立和现代化是一项庞大的系统工程,我们的学识和经验的储备都是明显不足的,但这一步也是必定要迈出去的。作为阶段性的教学探索成果,本套教材存在的问题是肯定不少的,恳请国内外高等中医药院校广大师生以及中医界同道提出宝贵意见。

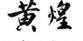

2021 年 6 月 26 日

编写说明

　　中医学是一门实践性很强的应用科学，其中哲理、经验、技艺的成分颇多，很适合案例式教学。人人必读的《伤寒论》，实质也属于医案的范畴。只不过张仲景这种整理方法和学术思想是绝无仅有的，尽管没有详细系统的理论阐述，却包孕着中医诊疗思维体系和方法。明清以来，医案的撰写与阅读蔚然成风，成为《伤寒论》学习的补充与继续，虽然所读的内容不一，但学习的宗旨和方式是一致的，无非是通过对医案的揣摩或条文的研究，来训练辨证论治的技能、培养知常达变的本领、汲取各家的经验特长。所以，欲为中医，《伤寒论》不可不读，医案亦不可不读。《经方医案》是一本以经方案例分析为主的教材，旨在训练方证识别能力、培养学员知常达变的思维。

　　经方，是经典方的略称，主要是指记载在《伤寒论》《金匮要略》里的古代经验方。经方是中医治病的主体，历代大家无不研究经方、应用经方，医案中有关经方的案例数量也非常丰富。这些经方医案，凝聚着前人的经验，也是后人学习经方的重要参考资料。本教材收集经方医案583则，涉及古今中外医家176位，是国内第一本经方医案教学用书。

　　方证，是用方的证据，是几千年来中医临床的经验结晶，是安全有效使用本方的临床证据，也是前人处理临床复杂多变问题时的干预模式。用经方必须熟悉方证。清代柯韵伯说："仲景之方，因证而设，非因经而设，见此证便与此方，是仲景活法。"清代王旭高说："有是证则用是方，为千古心法。"现代胡希恕说："方证是六经八纲辨证的继续，亦即辨证的尖端。

中医治病有无疗效，其主要关键就在于方证是否辨得正确。"现代刘渡舟说："要想穿入《伤寒论》这堵墙，必须从方证的大门而入！"方证相应是本教材的核心思想和底层逻辑。

案例分析是本教材的重点，以按语的形式附在每个案例下。其内容包括用方着眼点的提示、经典方证的解读、相关方证的鉴别、用药经验的提示等。为提高方证识别的能力，本教材案例分析不引导学员过多地去分析方义和药性以解释其所以取效之理，而强调方证识别的着眼点和方证的比较。按语是笔者的一家之言，目的是启发读者阅读本案，也为教员讲课时提供参考思路。为了避免干扰读者的思路，建议学员先不看按语，直接阅读医案。

医案的教学不是以传授知识为目的的，而是一种能力的训练。面对同一个医案，不同的人看，甚至同一个人在不同的时期看，感觉也是不一样的。所以，医案的阅读和教学不要求有统一的认识，也不要追求绝对正确的答案。本教材适合于讨论式教学，更适合于自学和阅读。

目录

绪

论

医案，又称诊籍、脉案、方案、验案等，是中医临床实践的记录，反映了医家识证用方的思维过程，蕴含了中医治病的一般规律。阅读医案是中医传统的学习与研究方式。章太炎先生说过："中医之成绩，医案最著。欲求前人之经验心得，医案最有线索可寻，循此钻研，事半功倍。"

一、医案的特点

中医历史悠久，历代积累的医案数量相当可观。据 1989 年编的《全国中医图书联合目录》记载，截止到 1949 年，中医医案医话类图书有1241 种，如果将以后陆续整理出版的医案以及散在于民间的大量名医医案手抄本也统计在内的话，那数量是惊人的。而且，每种医案类图书记录的案例都不少，仅《名医类案》与《续名医类案》两书，就收集清以前名医佳案 8000 多则。

医案按照写作格式的不同，可分为实录式医案、追忆式医案与病历式医案三类。

第一，实录式医案。实录式医案即通称的"脉案"，为医家门诊或出诊时当场留下的文字资料。其格式比较固定，前为议论，称为案语；后为药物，一般写在处方笺上。这种医案的特点是病情记录比较真实，药物、剂量、炮制等项目亦多详细记录，能真实反映医家诊疗的原貌。实录式医案在清代比较风行，著名的《临证指南医案》《柳选四家医案》《丁甘仁医案》《清代名医医案精华》等，均是这类格式。

第二，追忆式医案。追忆式医案，为医者诊后追忆诊疗的过程与效果，然后笔之于书的文字资料。由于已经经过作者的消化与加工，故又为医话性医案。其特点是诊疗过程及疗效比较清楚。有的医案有医家的辨证用药体会，文字较为生动，易读好懂。这种医案多是医家总结整理的平时所遇的比较有学术价值或体会较深的病例，故常常作为作者论著的佐证或从中阐述作者的某一个学术观点。这类医案除单独出版外，更多地散见于医论医著中，如《伤寒九十论》《寓意草》《洄溪医案》《王孟英医案》《遯园医案》《治验回忆录》等都是这一类医案。

第三，病历式医案。近代一些中医仿照西医病历的格式，分项记述病员一般情况、症状、病理、诊断、疗法、处方、效果等，分类清楚，记载较为全面。由于采取分项记述，故医案中"辨"与"论"的比重有所下降，可读性受到一定影响。现代书刊杂志上刊载的不少验案，大多有现代医学的检查诊断，以至治疗措施、格式与病历档案差别无几，这些医案应归属"短篇报道"或"个案报道"。

医案与西医学的病历档案不同。病历档案是记录患者健康状况和在疾病发生、发展以及诊疗全部过程中形成的，具有查考、利用价值的，并按照一定要求集中保管的各种诊疗资料。医案虽然也记录疾病过程的表现，但这是经过医生思维滤过的、诊断价值较大的症状体征与病史，特别是追忆式医案，更属于进行一定的提炼加工，个人学术倾向更趋明显。医案并不要求把病人的症状及体征记述完整，而只要求把识证选方的思路写清楚。确切地说，医案是医生临床思维活动和识证论治过程的记录，是中医理、法、方、药综合应用的具体反映形式。医案是医生记录的个案，也是医生讲述的治病救人的"故事"。

经方是经典方的略称，主要是指记载在《伤寒论》《金匮要略》里的配方。历史上有不少医家临床擅用经方，那些应用经方治病的案例，就是经方医案。这些经方医案，有的是医家的自述自撰，也有的是他人整理。

有的作为专辑出版，也有的作为论文论著的佐证。将经方医案集中归类，主要是便于经方的学习与应用。

二、读案的作用

医案是一种医史文献。医案可向研究者提供疾病诊断、治疗、转归、预后、流行病史及医学史研究的资料，尤其是在研究各种方剂、药物的应用范围、指征、加减变化、配伍、剂量范围、剂型等方面，医案能发挥较大的作用。

医案是一种临床教案。临床治病是一个不能复制的过程，每个病人都是新的对象，每个案例都不可能完全一样。在一般规律教学的同时，给予具有特殊性的医案，能够训练知常达变的能力。阅读医案是中医传统的学习方式与研究方式。

具体来说，阅读医案，特别是阅读经方医案的作用和意义有以下几个方面：

第一，有利于提高方证识别的能力。经方医学的特征是重视个体差异，重视当下，许多经方就是前人处理复杂多变临床问题的成功模式。中医开方，就是一种决策，与作战、侦探、商务、司法等是一样的。对于这种思维方式的训练，个案教学是适合的。读医案可以模拟临床，训练识别能力。前人留下的医案往往是不典型的，治疗思路也是非常规的，阅读这些医案能够培养知常达变的本领，即所谓"与人巧法"。清代名医俞震说："闻之名医能审一病之变与数病之变，而曲折以赴之，操纵于规矩之中，神明于规矩之外，靡不随手而应，始信法有尽，而用法者之巧无尽也。成案甚多，医之法在是，法之巧亦在是，尽可揣摩。"（《古今医案按·自叙》）。近代名医余听鸿也认为："医书虽众，不出二义。经文、本草、经方，为学术规矩之宗；经验、方案、笔记，为灵悟变通之用。二者皆并传不朽。"（《外证医案汇编·序》）

第二，有利于理解经典原文。《伤寒论》《金匮要略》的文字古朴，论述简约，对其方证的理解通常需要有经验的医生指导，或参考前人的注解，但更好的办法是阅读经方医案。医案是实例，是事实，说服力强，参照性强，比历代注家的随文演绎更实用，更实在，更形象。历史上大多数经方医案都是以追忆式的格式写就的，有时间、有地点、有人物、有情节，叙事的成分多，让读者有现场感，能唤起读者的共鸣和联想，达到启发智慧、训练思维、吸取经验教训的目的。从而让经典原文实现一种从文字到形象的转化，从病机概念向治疗场景的转化。由此通过医案来学习经方，是一种历代医家成功的传承方式。

第三，有利于方证的规范化研究。医案是中医开展科学研究不可或缺的重要临床资料。所谓科学，就是整理事实，从中找出客观事实之间的内在的、本质的、必然的联系。中医学是一门自然科学，其研究也离不开这个准则。医案是临床实践的记录，相对客观地反映了中医治病的事实。有什么临床表现，用什么处方药物，取得了什么效果，这些是临床事实。从某种意义上说，医案比各家学说的研究价值更大。近代医学家恽铁樵在当年激烈的中西医论争中，曾清楚地认识到整理医案的重要性，他说："我国汗牛充栋之医书，其真实价值不在议论而在方药，议论多空谈，药效乃事实。故选刻医案乃现在切要之图。"（《清代名医医案大全·序》）

第四，有利于吸取名医的学术思想与临床经验。医案是医家治病的故事，其中蕴含了医家认识人体、控制疾病的思想方法，特别是识别方证的独到视角和处方用药的经验。尤其是经方方证识别的细节、经方的用量及加减合方、经方的煎服法及护理等，各家都有鲜活独到的经验。近人周学海说："每家医案中必有一生最得力处，细心遍读，是能萃众家之所长矣！"（《全国名医验案类编·绪论》）姜春华老中医也说："我学习每家医案能收到或多或少的养料，如王孟英的养阴疗法、薛立斋的平淡疗法、吴鞠通的用药剧重，在临床上各有用处。"（《名老中医之路》第一辑第60页）

第五，有利于提高古汉语水平。古代医案中文笔秀美的案语可以丰富中医词汇，提高古汉语水平。案语是医家分析病因病机，提示治则治法的主要落笔处，理论性较强，中医术语很多，许多是对经典著作的发挥；再加上名医的文学、史学修养均较高，故案中或叙或议，每则医案俨如一篇篇短小精致、隽永优美的医学散文，如《伤寒九十论》《洄溪医案》等。

三、经方医案简史

1. 古代经方医案

1133 年，宋代医官许叔微（1079—1154）著成《伤寒九十论》，选择自己临床医案 90 则，用于讨论伤寒 90 个病证，医案有发病经过，有所用方药，更有治疗效果，还有讨论及感想，是经方医案的开山之作。明代医家徐彬说："古来伤寒之圣，惟张仲景。其能推尊仲景而发明者，惟许叔微为最。"

清代初期，随着《伤寒论》研究热潮高涨，徐灵胎亦提出："惟仲景则独祖经方，而集其大成。惟此两书，真所谓经方之祖。"经方备受众医关注，擅用经方的医家逐渐增多，经方医案撰写也出现高潮。

清初江西喻嘉言的《寓意草》是一本以叙事体为特征的医案。本书开篇强调"治病必先识病变，识病然后议药"，提出"病千变药亦千变"，所录案例也是详细分析病情，用方大多从经方化出。后世喻嘉言学术的追随者甚多，大多模仿《寓意草》的写作方法写作医案，如江西谢映庐《心得集》（后改名《谢映庐医案》）、安徽郑重光《素圃医案》、江苏李文荣《仿寓意草》、浙江徐守愚《医案梦记》等。

清代江南的经方家，以马元仪、尤在泾、叶天士、徐灵胎、陈修园、王旭高最为著名，他们留下的医案学术价值较高。马元仪（约1634—1714），得明末医家沈朗仲、李中梓传授，又游学于江西喻嘉言，临床擅用经方，其医案在《续名医类案》中收集数十案，均为追忆式案例，思路清晰，法度森严，使用经方甚至原方者甚多。马氏亲传弟子中的尤怡（？—1749），字在泾，医名最大，同代名医徐大椿称赞尤氏："凡有施治，悉本仲景，辄得奇中。"其医案的案语重议论，或推阐病原，或明辨治法，皆能依据经典理论对病情作分析，进而阐明自己的观点。案语多为结论性文字，结句每用"也"字，表示判断或肯定，所以尤氏医案有时可当作医论看。尤氏医案善用古方，肾气丸、桂枝汤、理中汤、旋覆代赭汤、麦门冬汤、橘皮竹茹汤等方的医案颇多。柳宝诒说他"论病则切理餍心，源流俱彻，绝不泛引古书；用药则随证化裁，活泼泼地，从不蹈袭成方""此案不第为治病之良规，并可为读古之心法"。可惜其案例大多是实录式，故事性不强。

1776年，清代苏州名医叶天士（1666—1745）的医案经华岫云等人收集整理，编成《临证指南医案》刊行。叶氏医案析理精湛，方药灵巧，案语明达，加上叶氏的医名甚重，医案于是风行海内。叶天士应用经方别具一格。程门雪说："天士为善用经方之法者，历来诸家之用经方，当以此翁为最善于化裁。"确实，叶案用方不大，大多在 10 味药以内，但化裁多，变化大，初学者难以掌握。后人张文选对叶案用经方有专门研究，著有《叶天士用经方》，可以参考。

徐灵胎（1693—1771），晚号洄溪老人，清代杰出的医学思想家与评论家。徐氏治病，喜用汉唐方法，不拘陈规俗见，自成一家。《洄溪医案》属追忆式医案，记叙生平治验，有诊治经过的记述，有徐氏的心得体会及评论，易读好懂。徐氏医案文学简洁流畅，惜墨如金，反映出作者很高的文字水平。所述案例，均经徐氏精心选择。这些医案，或治法独到，或切中时弊，或示人以规矩，或晓人以医理。全书并不以治验自炫，而是以治验教人认识医学，掌握医学的理论，掌握正确的治学方法，故可以将《洄溪医案》看作是一部通过医案进行医学思想、医学规范、治学方法教育的通俗读物。徐氏医案重在说理，故具体的诊疗细节往往略而不详。案中仅载治法、方名或主药数味，此为特点。

陈修园（1753—1823），福建长乐人。清乾隆五十七年（1792）中进士，任直隶威县知县。陈氏学术以《内经》《伤寒论》为宗，推崇经方，并指出"经方愈读愈有味，愈用愈神奇"。《南雅堂医案》是一本追忆式医案集，内容以病为纲，全书 8 卷，分 50 余门。本书"各证案语，简括处则寥寥数言，详阐处则多至累百，且语多平淡，法极纯正，既无矜奇炫异之处，亦无矫揉造作之弊"（《南雅堂医案·凡例》），医案比较平正，体现了他深入浅出、返博为约的治学主张。

王旭高（1798—1862），清道光咸丰年间名闻江浙。周小农对其曾评价道："余尤佩其虽一以仲圣方为宗，而能集仲圣以下医方之长，绝不拘泥一家言，观其治案可知也。"（《退思集类方歌注·序》）他强调方证相应，曾说"有是证则用是方，为千古心法"（《退思集类方歌注》），医案有《环溪草堂医案》。王旭高医案案语夹叙夹议，论证明快，理切词达，可见王氏辨证思路清晰，理论文字水平很好，是初学者较适宜的医案读本。王氏用药，既有古方家的严谨，也有时方家的灵变；既重理法，亦重方证。

晚清柳宝诒的《柳选四家医案》影响亦甚大。该书刊于1904年，可以说是一本以经方案例分析为主的教材。选录清代医家尤在泾、曹仁伯、王旭高、张仲华医案而成，四家均擅用经方，方小药精，重视识证。柳氏并加按语评注，"以发明其用意之所在"，帮助读者理解名医的思路，学习各家经验，体会知常达变的方法。此书初刻于1904年，因评注颇精，历年来再版多次，成为晚清以来中医人员重要的临床阅读书籍。

2. 近现代经方医案

晚清以来，经方家不断涌现，他们临床擅用经方大剂，撰写医案也成为风气，对传承和推广仲景医学产生了不可估量的影响。

温存厚，字载之。清代武官兼医家。弱冠从戎，见士卒蒙犯风霜湿秽，苦无良医，乃留心医学，渐明医理。推崇《伤寒论》《金匮要略》，擅用经方，他说："熟读仲景之书，只要将证认准，投之无不立刻奏效，正所谓经方起死人而肉白骨也。"他著有《温氏医案》（1886年撰），记其三十余年治温验案，医案能道出其使用经方的思路。

常熟余听鸿（1847—1907）是晚清著名经方家。他曾说："仲景之方人皆畏难不用，然病至危险，非仲景方不能挽回耳。"他用药峻猛，擅用经方大剂，与当时流行的轻灵之风迥然不同。其《诊余集》为追忆式医案，以朴实的文笔记叙了作者生平治疗危急重症及疑难杂症的过程与心得。其文笔朴实，如老医灯下长谈，娓娓道来，十分亲切；记载详细却不繁琐，能使读者有亲临现场之感；所选案例皆为疑难重症，诊治过程曲折多变，证候复杂难辨，然医案能一一道出原委，使人茅塞顿开，故有较强的学术性。案后每有余氏的心得体会，示人如何学医，如何辨证识病，如何立法处方，是一部利于初学的较好读物。

江阴曹颖甫（1867—1937）的《经方实验录》是首次以经方为题的经方医案著作。门人姜佐景整理，间附有姜氏经方验案。全书收载92案，皆为应用经方案例。是书每案于脉症方药记述简明，辅佐评说不厌求详，着重反映曹氏平生趋重经方治病的风格，并对不少经方的经义有精辟的剖析。在记录医案方面亦颇详细，姓名、地址、药量、按语等俱全，并重视药后情况及追访疗效，如"覆取微似汗""得快利""新血下如豚肝"等，客观地反映出经方的实际效果。研读其医案颇能体会经方运用的深意。他的《经方实验录》所反映的重视实证、重视实验的思想，代表了当时中医学术界的一种新的思潮，对后世产生了深远的影响。

湖南萧琢如崇尚仲景学说，擅用经方。认为"仲尼为儒家圣者，仲景则医门之孔子也""仲景而后无完医"。其撰《遯园医案》辑录生平疑难病医案150余则，记叙繁简不一，但分析浅显形象，通俗易懂，强调医理深刻，引人深思。

清末民初，广东一带经方家甚多，且医名显赫，陈伯坛、黎庇留、谭彤晖、易巨荪并称"四大金刚"。陈伯坛（1863—1938）擅用经方治疗顽急大症，常以重剂取效，单味药常以"两"计，甚至上"斤"，人称"陈大剂"。惜陈氏甚少有医案流传，仅存医案九则载于《广州近代老中医医案医话选》中。广东顺德黎庇留精通《伤寒》，临证均以仲景大法为本，于临床中通权达变，每能立起沉疴，尤善用经方如白虎、承气、真武、四逆之类救治危急重症，以此著名于时。《黎庇留经方医案》所载50个案例，皆是据经方而治效者。广东鹤山易巨荪临证胆识过人，尤擅用仲景经方抢救危急重证，读其《集思医案》，激荡人心，如用通脉四逆汤治疗霍乱，用大承气汤、黄连阿胶汤、生姜泻心汤治疗下利重症，用大剂柴胡治疗流感，用二加龙骨汤治疗疟疾，用大剂升麻鳖甲汤改汤为散救治疫核（即鼠疫）流行，可见经方能治大症。

20世纪二三十年代，中医存废之争十分激烈，而能为中医争得话语权的，应该是《伤寒论》。《伤寒论》以其极强的实证性，临床的有效性，成为中国传统医学与现代科学的一个交汇点，正如陆渊雷先生所说："大论用药之法，从之则愈，违之则危，事实也，其必有科学之理存焉！"（《伤寒论今释·凡例》）可以说，在世纪风浪的颠簸中，《伤寒论》成为中医大船上一块最大的压舱石！同时，一批擅用《伤寒论》《金匮要略》方治病的医家，以其独特的思维方式、无可辩驳的临床疗效崛起于20世纪，被人称为"经方派"。他们大多留下许多医案，成为我们研究经方的重要参考资料。这些医案，有的在他们生前已经编辑成书，如恽铁樵的《药盒医案》、陆渊雷的《陆渊雷医案》；有的作为重要的临床证据写入论著，如叶橘泉的《古方临床之运用》；更多的是后人收集整理其医案编辑成书出版，如祝味菊的《祝味菊先生医案选》、范文甫的《范文甫专辑》、章次公的《章次公医案》等。

3. 当代经方医案

特别是20世纪50年代以后，政府重视老中医经验的总结工作，现代经方医家的医案出版了不少。如赵守真的《治验回忆录》、蒲辅周的《蒲辅周医案》、岳美中的《岳美中医论集》《岳美中医案集》《岳美中医话集》、夏仲方的《中医经方学家夏仲方专辑》、范中林的《范中林六经辨证医案选》、吴佩衡的《吴佩衡医案》、陈会心的《陈会心医案》、张汉符的《医方经权》、张志民的《伤寒论运用法》、赵明锐的《经方发挥》、张岫云的《张岫云医案百例》、门纯德的《名方广用》、米伯让的《米伯让先生医案》、万友生的《伤寒论方证医案选》、权依经的《古方新用》、邢锡波的《邢锡波医案集》、赵正俨的《赵正俨医案医话》、刘渡舟的《经方临证指南》、何任的《何任医案选》、江尔逊的《杏林六十年》等。另外，经方家刘绍武、胡天雄等医家的医案分别在《中国百年百名中医临床家丛书》中作为分册出版。在此无法一一列举。其中比较适合初学者首先阅读的经方医案及其作者简介如下。

刘渡舟（1917—2001），北京中医药大学教授。他认为，认识疾病在于证，治疗疾病在于方，方证乃是伤寒学的核心。他用经方善于抓主证，他说"使用经方必须抓住主证"，这叫做"擒贼先擒王"（《刘渡舟医论医话 100 则》）。其医案对方证的识别要点明确，没有空泛的论述，叙述要言不烦，如同一个个小故事，用方大多是经方原方，是经方教学难得的范本。代表性医案可见《经方临证指南》《刘渡舟临证验案精选》《跟刘渡舟学用经方》等书。

岳美中（1900—1982），中医研究院研究生部主任，中华全国中医学会副会长。他重视经方，强调辨病与辨证相结合的诊疗模式，强调专方专药与辨证论治结合，是在新时期对方证相应原则所做的创新性的解读。其医案多为追忆式，大多是疑难病证，用方以经方为多，剖析其识别方证思路非常清晰，而且有经验心得，是教学的良好案例。代表性的医案可见《岳美中医案集》《岳美中医话集》等书。

赵明锐（1924—2000），山西汾阳人，从事中医临床近 50 年。《经方发挥》是其运用经方 30 年的临床经验汇集。书中选录经方 40 首，所选医案 130 多则。医案均为追忆式，文字质朴，过程清晰，方证明确，是适合初学阅读的一本医案。

门纯德（1917—1984），大同医学专科学校副教授。从事中医临床50多年，擅用经方救治急危重症。《名方广用》是其代表性的医案著作。医案为追忆式，文字朴实，无空泛的论说，方证识别的要点明确，实用性强。

夏仲方（1895—1968），上海市松江县人。夏氏认为，《伤寒论》是统论一切外感疾病，为百病立法之书。他对仲景方药研究精深，临床善用经方。其医案平正不偏，大多用原方稍事加减，方证相应，与经典原文切合。姜春华先生赞誉其医案"皆如老吏断狱，精到无比，无江南者纤巧之风，洵难得传世之作"。其医案均收录于《中医经方学家夏仲方专辑》一书中。

叶橘泉（1896—1989），长期从事中医临床和中药研究工作。1955年选聘为学部委员（今中国科学院院士），他主张运用现代科学方法研究整理中医学术。临床常用中西两法诊病，擅用经方。他认为，方证学是仲景学说的核心。他的医案叙事直白，无空泛的病机理论，对方证的描述清晰，文字通俗易懂。他的医案多散在于医论中，可参见《古方临床之运用》《中国百年百名中医临床家丛书·叶橘泉》《叶橘泉点滴经验回忆录》等书。

江尔逊（1917—1999），四川省夹江县人，乐山专区医院中医科主任。临证50余年，针灸与药治兼擅，尤以擅用经方救治疑难重症著称。生前著有《杏林六十年》，医文中记录大量案例治验，如说如话，平易好懂，其中蕴含如何识别方证的道理和经验。后又经人编辑，增补弟子的传承心得体会，其中案例杂谈不少，亦能启人心智，参见《经方大师传教录——伤寒临床家江尔逊杏林六十年》一书。

20世纪80年代以来，随着《伤寒论》研究的复兴，特别是近20年来经方热的出现，我国编辑出版的经方案例书籍如雨后春笋，层出不穷，有力地推动了经方的普及与中医临床水平的提高。

合编类的经方医案，因为以方为纲，利于理解原文，也利于临床应用。代表性的有熊寥笙的《伤寒名案选新注》，何任、张志民、连建伟的《金匮方百家医案评议》，高德的《伤寒论方医案选编》，陈宝田的《经方临床应用》，张有俊的《经方临证集要》，戴佛延的《古方医案选编》，金梅等的《经方百案研读》，史载祥、黄柳华主编的《经方治验百案》，陶御风、史欣德主编的《皕一选方治验实录》等。其中《皕一选方治验实录》是从10万首方中收录了581首1911年前古方的相关验案5200余则，其中经方几乎囊括，是一部经方医案的重要工具书。由于所选方剂以治验为依据，这也是对《伤寒论》《金匮要略》260多首经方做了一次基于临床应用结果的精选。《经方治验百案》每案中西医诊断明确，检测数据图像以及治疗经过详列，疗效评价客观可征，有明显的时代特征。编者引用经方家恽铁樵的话表明其学术观点："居今日而言医学改革，苟非与西洋医学相周旋，更无第二途径。"本书编辑医案的思路方法值得当今重视。

个人的经方医案，利于凸显个人学术思路和用药风格。其中可以推荐的，有冯世纶编的《经方传真》、段治钧等编的《胡希恕医论医案集粹》、陈雁黎编的《胡希恕伤寒论带教笔记》等，整理收集了经方大家胡希恕先生的医案，让这位经方老人的思想大行于当下，胡希恕医案和治验质朴纯真，思路别开生面。又如李可的《李可老中医急危重症疑难病经验专辑》，这位基层老中医用经方救治危急重症的案例，如石激水，引起中医界的高度关注，极大地提振了中医人员的自信心。还有畅达的《汤方辨证及临床》、闫云科的《临证实验录》、陈潮祖的《陈潮祖医案精解》、刘方柏的《重急奇顽证治实》、黄仕沛的《经方亦步亦趋录》、黄煌的《黄煌经方医案》《黄煌经方医话》、陈雁黎的《胡希恕伤寒论方证辨证》、彭坚的《彭坚汤方实战录》、严仲庆的《经方治肾病的实践与思考》、娄绍昆的《娄绍昆经方医案医话》、李发枝的《李发枝方证辨证选录》等，都以方证相应为基本原则，思想性与理论性强，富有启发性和实用性，受到广大青年读者的欢迎。

令人欣喜的是，随着近几十年来经方的普及，许多来自基层的青年才俊也开始撰写经方医案，如姜宗瑞的《经方杂谈》、李宇铭的《原剂量经方治验录》、何运强的《经方实践得失录》、孙纪峰的《经方临证指要与医案》、何庆勇的《经方治疗疑难病实录》、王彦权的《卫生室的经方故事》、王晓军的《王晓军经方临证实战录》、包斐丰的《我跟黄煌学用经方》等。这些青年医生撰写的经方医案未必青涩，不乏生气。

4. 日本经方医案

在日本，中医被称为"汉方"，而经方被称为"古方"。有不少应用古方看病的医家被称为"古方派"。日本有不少汉方医家撰写的医案很实用，以朴实直白为特色，同时与现代医学结合紧密，可读性较强。

《汉方诊疗三十年》（王宁元译，2011 年华夏出版社）是一部难得的、风格独特的医案集。作者大塚敬节（1900—1980）是日本汉方古方派的现代杰出代表。他十分推崇《伤寒论》，认为没有《伤寒论》就没有汉方医学，《伤寒论》式思维是汉方医学临床诊疗全面的、根基性的指导性思想。他认为，真正的《伤寒论》研究，是古方派兴起之后才开始的。古方派医家认为，《伤寒论》与《黄帝内经》二者具有的世界观是完全不同的，对用经络理论解说《伤寒论》的学说持有疑问，主张用《伤寒论》里固有的世界观进行解释。临床重视腹诊和把握体质状态，强调临床"始于《伤寒论》，终于《伤寒论》"。《汉方诊疗三十年》是大塚敬节先生自 1927 年至

1958年的30年间临床医案的精华，共有医案374则。医案对方证的把握非常精准，与现代医学诊断、患者体质状态有着和谐的联系，缘于如实直白的记录，舍去了过度的理论阐释及方解，使得部分经典原文具象化，从而极大地方便了读者的模仿和理解。书中的医案都是追忆式的，如说如话，有情节与场景，如同白描，初看很平淡，但细品却回味无穷，是经方医案中的精品。

《汉方治疗百话摘编》（1981年科学技术文献出版社）是据日本汉方家矢数道明《汉方治疗百话》重新编译而成，共收录作者130则临证治验。这些医案均为追忆式，记录详细，经验实用。《临床应用汉方处方解说》（1983年人民卫生出版社）是矢数道明1966年的著作，其中有经方87首，后世方53首，日本经验方14首，每首方除解说应用、方证外，还有大量日本古今医家的医案和作者的治验，由此可一窥日本在经方应用上的大概。

受日本汉方的影响，我国台湾地区也有不少经方家，其医案也值得一读，如朱木通的《中医临床二十五年》、马光亚的《台北临床三十年》等。其中朱木通医案用方精准，视角独到，可师可法者不少。

四、读案的视点

医案是档案资料，不像专著那么有条理与系统，从形式上看，各家的医案不是一部体例统一、论述规范、概念明确、逻辑性强的教科书。每个作者都有自己的观察角度和论述方式，有自己症状的描述方法和习惯用语，所以医家读案也就像书法家读帖、画家赏画一样，需要用心揣摩，细细体会，理出头绪，抽出要旨，得到自己想要的东西。通俗地说，读案就是吃自助餐，读者面对的是许多半成品，需要自己根据自己的胃口去挑选，并且去加工成自己喜爱的美味佳肴。那么，如何挑选呢？着眼点在哪里？医案中哪些内容值得我们停住目光？这是医案阅读中至关重要的问题。如果草草读过，浮光掠影，则往往一无所获。下面，向读者介绍几种读案的视点。

1. 识证关键

识证，是论治的前提，是一项艰苦复杂的思维活动。华岫云说："医道在于识证、立法、用方，此为三大关键，一有草率，不堪司命。往往有证既识矣，却立不出好法者，或法既立矣，却用不出至当不易好方者，此谓学业不全。然三者之中，识证尤为紧要。若法与方，只在平日看书多记……至于识证须多参古圣先贤之精义，由博返约，临证方能有卓然定见。若识证不明，开口动手便错矣。"（《临证指南医案·凡例》）

识证关键，即指反映经方方证本质的症状和体征，比如桂枝汤证的脉浮弱、自汗出；四逆汤证的脉微细、肢冷、但欲寐；大柴胡汤证的按之心下满痛等。临床上这些症状及体征并不明确，由于我们观察方法、观察角度、临证经验的局限，这些关键性的指征常常在我们的"盲区"，以致视而不见，置若罔闻。要抓住这些识证关键，必须经过一番由此及彼、由表及里、去伪存真的识证过程，最终使这些症状和体征逐渐清晰，从而达到正确诊断和正确治疗的目的。

历代名医在识证方面往往有独到的经验和思路，他们特别是在寒热错杂、虚实疑似之际，能识燠于寒，辨实于虚，这些名高手的识证思路，对训练读者的方证识别能力帮助很大。由于识证关键在临床思维上所占的位置相当重要，所以许多名医在撰写医案时往往于此着力描述，特别是那些追忆式医案，更是于此不惜笔墨。读这些医案能得到许多启发，常有回味无穷之感。

2. 治病变法

徐灵胎说过："凡述医案，必择大症及疑难症，人所不能治者数则，以立法度，以启心思，为后学之所法。"（《临证指南医案·咳嗽门》批语）而明代江瓘编辑《名医类案》的重要原则亦是"变法稍有出奇者采之，诸庸常者不录"（《名医类案·凡例》）。因而，对于那些久病顽疾、疑难怪症，前人医案中每有不少独到的治疗经验，此正是初学者所应努力汲取的。读案时，要对治法之理、用方之证细细研究，否则得其皮毛而已。

3. 转方之法

转方是中医临证的重要环节，不但可以反映前诊的诊察效果，更重要的是医家对疾病传变规律的掌握程度和应变能力，每通过转方反映出来，而读者通过揣摩名医的转方之法，也能提高临床应变能力。正如清人陆九芝说："书本不载接方，以接方之无定也，然医则全在接方上见本领。"（《世补斋医书》）。秦伯未先生也说："凡医案观其变化处，最耐寻味。"读案时，对医案中治法用方的变更、药物的增减皆应细心体会，以追寻名医的思路。

一般来说，医案中转方不外是更方或不更方，而诊疗效果不外是效与不效。所以，就出现效不更方、效而更方、不效更方、不效也不更方四种情况。

（1）效不更方。前诊取效以后，为巩固疗效，常常不更前方，或照方再抄，或略事加减，医案中经常有"药即中的，毋庸更方""既获效机，仍宗原意出入"等语。效不更方的依据，一般是正邪对比的状态尚无质的变化，病机也没有根本的变化，故不能将某些症状的改善而认为疾病已经痊愈而更改治法方药。

（2）效亦更方。取效之后，病机变化，或标去而本显，或热去而湿存，或邪去而正伤，故转方时应当更改治法方药。

（3）不效更方。服药不效，原因很多，有辨证不当者，有药力不够者，也有病家本身的原因，或服法不当，或护理不当。如不效的原因是辨证失误、药不对证的话，应当更方。

（4）不效亦不更方。这种情况多见于病根深伏，或病程较长的疾病。病根深伏不易数剂即见功效，故虽辨证无误，方药对证，也常可出现症状无改善的情况，此时宜守方不变。病程较长的疾病由于自身演变的特点，不可能在短期内立即停止传变，故虽理法方药准确，也照样出现发展变化，故也宜守方不变。例如湿温病，湿热互结，缠绵难愈。前人每以抽丝剥茧来形容，故宜守住分清湿热之法，不可以为如风寒一汗可解、火热一清可平而滥用发汗与苦泄。

以上可见，更方与否和效与不效之间，并没有必然的联系，也不是更方与否的依据。决定更方与否还是着眼于疾病的转归变化，具体情况具体分析，有是证则用是方，即"方随证转，证变方亦变"，由于证是证据，疾病与体质是用方的最佳证据，因此，对转方之法的理解必须从疾病与体质入手。

4. 经验之谈

前人的医案，每结合实例发些议论，谈些经验体会。因而案语中每有简洁而通俗且富有临床意义的语句。一些追忆式医案中如此的经验之谈更多。这些不能轻易读过，当细细品味，能给你的研究与临证带来启迪和灵机。

5. 剂型服法

剂型与服法是中医临床技术的重要组成部分，治疗效果的好坏，往往与此有极为密切的关系。清代医家陈修园说:"长沙当日必非泛泛而求,大抵入手工夫,即以伊圣之方为据……宜汤、宜散、宜丸,一剂分为三服、两服、顿服、停后服、温服、少冷服、少少咽之、服后啜粥、不啜粥,多饮水、暖水之类,而且久煮、微煮、分合煮、去滓再煮、渍取清汁,或用水,或用酒及浆水、潦水、甘澜水、麻沸水之不同。宋元后诸书多略之,而不知圣人之心法在此。"(《长沙方歌括·小引》)徐灵胎也说:"煎药之法,最宜深讲,药之效与不效,全在乎此。"综观历代名医医案,这方面的内容十分丰富。

6. 药物剂量

前人医案中的药物剂量,不外轻重两种类型。

一是重剂。每超过常规剂量数倍,通常见于危急重症的医案,正如王孟英说:"急病重症,非大剂无以拯其危。"因为重剂力宏,能解燃眉之急。此时邪气方盛,正气未衰,病情单纯而变化较小,病人体质充实,医家每抓住契机,一鼓作气,祛邪务尽。一般来说,用重剂者,药味不多,3～5味,至多不超过8味,因为药味过多,则药性互相牵制,不利速战速决。此外,各家注重配伍,以起协同作用,其中的经验奥秘需要读者去悉心体会。典型的如陈伯坛、吴佩衡、李可等诸家医案。

二是轻剂,低于常规用量。通常见于内伤久病、体质柔弱,或外感热病而病在上焦,或湿热交阻,或疾病病机比较复杂、不可大剂攻击者。而最主要的,尚是看胃气的强弱程度。胃气弱者,药量宜轻,否则易伤胃气。王孟英说:"大人之病,亦须量其胃气而权方剂,脆薄之人,竟与小儿同视可也。"(《归砚录》)典型的如叶天士、蒲辅周等诸家医案。

7. 误治之因

读前人医案,成功的案例固可取,而误治或治误的案例更当重视。此类误治医案，多系初诊为医者所误，尔后为他医救治，即救治前医之误；亦有初诊自误于辨证，复诊能及时改正，自误自救者。对于这类医案，读者能深究其失误之因、救误之理，对于提高识证论治的水平，培养缜密细致的诊疗作风，均有帮助。

8. 医论医训

医案中多有议论，或针砭时弊，或训导后学，或阐发古义，犹如一篇篇小论文。这对初学者来说，无疑可以加强医学理论及医德修养。

9. 医案注按

出版的医案大都经过医家本人或旁人的整理，加有评注或按语，以补充说明诊疗的情况或效果，或揭示案中辨证立法的关键和医家的独到经验，或旁征博引，加以发挥。这些内容，也是读案所应了解的。

五、读案的方法

1. 顺读法

顺读法即依顺医案书写的顺序，先读案语，了解症状、病机分析、诊断、治法以后，再看处方用药。此法适宜于读理法方药较严谨的实录式医案以及追忆式医案和病历式医案。

2. 逆读法

逆读法即先看处方用药，以方测证，以药测证，然后再参考其案语。这种方法，对于一些案语简略，或仅列主证，或仅列主脉，或仅叙述病机而未载症状的医案最为适合。

3. 理读法

理读法即按照中医理论从案中记载的病名、病机、治法等来推测主证、主法，揣摩辨证论治处方用药的思路与经验的方法。前人医案的写法和现在的病历记载有所不同，主要是根据现有症状，抓住辨证立法的关键，虽然记载较简略，但有理论依据可循。比如写"阳黄"，便是指目黄、小便黄、皮肤色黄鲜明等一系列湿热发黄证，而有时也提到未曾表现的症状以示鉴别。如以"小便不黄"或"大便不溏"用来说明没有内热和脾虚，以舌质的淡红、胖、老来说明症情的寒热虚实，并作为用药的依据。还有一些众所周知的常法，医案中也不加复述，而记录的大多数是疑难的、复杂的、较特殊的、非典型的病证。因此，案语中往往只述及医者识证、立法、用药的关键之处。我们可以通过医理来推测其隐而未发的症状与治法。

4. 比较法

比较法是建立联系、鉴别差异的方法之一。读案中的比较法，即通过两个以上的同类医案在主证、治法、方药上的相互比较，从而揭示作者辨证立法用药的主要经验与学术思想。我们知道，各案的具体内容是千差万别的，但是医案出于医家一人之手，医家的学术观点、治疗经验必然反映在医案中；即便不是出于一时一人之手的同类医案，但只要是同一种疾病、同一张方剂、同一治法，其中也必然有着或多或少的联系。因而，当读案中见到个别医案记录分析欠详时，运用比较的方法，就能使散在于医案中的辨证、立法、处方、用药的点滴经验系统起来，加深认识；同时，也能比较客观地掌握某些疾病的变化规律，研究探讨名医的学术思想与用药特点。华岫云曾将比较法作为读《临证指南医案》的重要方法加以介绍，他说："就一门而论，当察其病情、病状、脉象各异处，则知病虽同而源不同矣。此案查用何法，彼案另有何法；此案用何方，彼案另有何方，从其错综变化处，细心参玩……切勿草率看过，若但得其皮毛，而不得其神髓，终无益也。"（《临证指南医案·凡例》）

运用比较法的关键，是注意医案间的可比性。按照中医的特点，一般可从病证、症状、治法、方药以及医家之间进行比较和分类。举例如下：①同一位医家，同一种病证的医案比较，重在了解该医案的辨证论治规律。②同一位医家，同一张方剂的医案比较，重在探讨该医家运用此方的经验。③同一种病证，多位医家的医案比较，在于了解各家诊治此病的特色。

5. 统计法

为进一步了解与探讨医家处方用药的规律，可采用统计法。在处方用药规律研究方面，统计法最适合统计药物出现频度、配伍规律、主治范围、方与证及药与证的对应频度、剂量变化规律等。在疾病发病规律研究方面，最适合统计性别、年龄、发病季节、脉舌、体征、症状等的分布情况。大样本的医案统计，以全面、系统、客观的优点，将在医案的研究中占据越来越重要的位置。

6. 推读法

推读法，也称猜读法，即读完案语，便掩卷而思，料其用药，然后再与医案相比，求其差异，并找出理由。这种方法可以使读者紧紧追踪医案的思路，并随时鉴别自己的见解，可以有效地训练自己辨证论治的技能，开拓思路。同时使读者一开始阅读就注意力集中，提高读案效率。

7. 评读法

评读法即阅读时加以批注，或画画符号，或三言两语直接写在书上。其内容为提要、钩玄、补充、引申、批驳、质疑、发挥、心得等。这种边读边画、边写边想的方法，是提高读案效率和效果，提高读案能力的有效方法。

读案无定法，应当根据自己的特点和医案的具体情况而定。上述的 7 种方法，也不能互相割裂，需互为补充，交叉使用。

此外，除正确运用读案方法以外，尚应注意以下几点：

一是脚踏实地，循序渐进。在选定一家医案之后，要读深读透，在充分了解这位名医的学术特点、诊疗风格、医案特点以后，再选另一家医案。若贪多求快，则往往未通于前，又学于后，囫囵半片，很难收效。

二是结合临证，多实践。医案本是前人实践的记录，读案的最终目的，还是为了提高临证水平。所以，光在书斋里读案是不行的。前人医案中许多辨证立法、处方用药的特点需经自己亲自实践才能悟出。读案可以提高临证水平，而临证水平的提高又反过来促进读案能力的提高。如果读者临证机会尚少，经验不多，读案有困难，应主动向有临床经验的同道请教，他们的提示往往能使人茅塞顿开。

六、医案的评注

医案评注，是学员在阅读旁人医案时，因有所感，随手在医案书籍的文前、文末、正文中写下的医学评论性文字。这是中医对医案的一种独特的鉴赏与研究方式。

评注的内容范围很广，常涉及医案作者的医学思想、治学方法、理论术语、辨证、立法、处方、用药以及医案的文辞、编辑方法等，甚至借题发挥，阐述注者本人的见解与经验。因而这种评论方式与文论不同，形式自由，长短不拘，力求精辟，具体有征是其特点。与医学论文相比，医案评注带有较多的鉴赏成分，它缺乏系统性的阐述，多为一种即兴式的随想。它侧重于瞬间的感受，是结合具体问题作具体分析的结果。然而，这种评论性文字，可以使读者从中得到启迪。

1. 医案评注的作用

一是通作者之意，开览者之心。即帮助读者较好地理解名医的辨证论治思路，缩短医案与读者之间在思维上的距离，特别对于那些实录式医案与病历式医案，评注尤为需要。

二是切磋学术，开展争鸣。评注者的批评意见可以让读者明辨得失，从成功中得到经验，从失误中吸取教训。一些重大的学术问题，也可通过对医案的评论来开展争鸣，如《临证指南医案》中温热门的席姓案就成为伤寒派、温病派论争的焦点。

三是对评注者本身来说，读案时进行评注，有利于训练思维的逻辑性和条理性，提高分析问题与解决问题的能力，提高文字表达能力。同时，手脑并用，使思想集中，活跃思维，不但可以养成认真读书的习惯，而且可以产生新的思想火花，是学术研究的重要手段。

2. 评注的要点

（1）举其善：读案中对那些辨证精细、立法切病、用药妥贴的医案，可对其独到之处加以评论，以引起读者的重视。

（2）道其短：指出医案中在辨证、立法、用药上的不足，甚或批评作者在学术思想、治学态度上的缺陷。

（3）提其要：将医案中病情传变、辨证立法的关键要点加以提示，使读者易于抓住要领，也可以将作者于某病某方的治疗经验扼要地加以提示和说明。

（4）钩其玄：即将医案中不易理解的一些术语、辨证过程、立法意图等进行解释。

（5）质其疑：对作者辨证思路、立法之由以及用药等难以理解或理解不深、模棱两可时，可作为问题提出，留待研究和商榷。有时对作者的错误之处也可用质疑的方式予以指出。这种方法既能引起读者的思考，也能使自己避免读案草率，不求甚解。

（6）驳其误：对医案的论述、观点、辨证、用药等存在不同见解或认为有错误时，可以予以批驳。评注者当摆出自己的观点和论据，需有较强的说服力。

（7）申其意：即围绕原案的中心来阐述、引申和发挥，使作者的原意更清楚显明。一般可采取理论阐述和附加评注者本人的经验、验案或引用其他旁征材料。如王孟英评《洄溪医案》多加上自己的验案，近时的不少老中医医案的整理者，每通过按语，旁征博引，以阐述作者的辨证思路、用药意图乃至学术思想。

（8）补其缺：即对医案用药的不足予以补正，提出自己的看法，使处方用药更为完善。《增评柳选四家医案》多有此种内容。

（9）释其理：对该案处方用药的思路作解释，分析为何取效或无效的原因，这个过程是引导学员在读案中建立思维模式的过程。

第一章

桂枝类方医案

一、桂枝汤

经典的太阳病方，传统的调和营卫方，具有平冲气、止自汗、除虚热的功效。现代研究提示，此方能解热、抗炎、镇静、镇痛、抗疲劳等，对血压和心率、胃肠运动、免疫功能、汗腺分泌均具有双向调节作用，适用于以自汗出、脉弱等为特征的疾病和虚弱体质的调理。

经典配方

桂枝三两（去皮），芍药三两，甘草二两（炙），生姜三两（切），大枣十二枚（擘）。

上五味，㕮咀三味，以水七升，微火煮取三升，去滓，适寒温，服一升。服已须臾，啜热稀粥一升余，以助药力。温覆令一时许，遍身漐漐，微似有汗者益佳，不可令如水流漓，病必不除。若一服汗出病差，停后服，不必尽剂。若不汗，更服依前法。又不汗，后服小促其间，半日许令三服尽。若病重者，一日一夜服，周时观之。服一剂尽，病证犹在者，更作服；若汗不出，乃服至二三剂。禁生冷、黏滑、肉面、五辛、酒酪、臭恶等物。（《伤寒论》）

经典方证

太阳中风，阳浮而阴弱。阳浮者，热自发；阴弱者，汗自出。啬啬恶寒，淅淅恶风，翕翕发热，鼻鸣干呕者，桂枝汤主之。（12）

太阳病，头痛，发热，汗出，恶风，桂枝汤主之。（13）

太阳病，下之后，其气上冲者，可与桂枝汤，方用前法。若不上冲者，不可与之。（15）

若酒客病，不可与桂枝汤，得之则呕，以酒客不喜甘故也。（17）

喘家作，桂枝汤加厚朴、杏子佳。（18）

太阳病，初服桂枝汤，反烦不解者，先刺风池、风府，却与桂枝汤则愈。（24）

服桂枝汤，大汗出，脉洪大者，与桂枝汤，如前法。若形似疟，一日再发者，汗出必解，宜桂枝二麻黄一汤。（25）

太阳病，外证未解，脉浮弱者，当以汗解，宜桂枝汤。（42）

太阳病，外证未解，不可下也，下之为逆。欲解外者，宜桂枝汤。（44）

太阳病，先发汗不解，而复下之，脉浮者不愈。浮为在外，而反下之，故令不愈。今脉浮，故在外，当须解外则愈，宜桂枝汤。（45）

病常自汗出者，此为荣气和。荣气和者，外不谐，以卫气不共荣气谐和故尔。以荣行脉中，卫行脉外，复发其汗，荣卫和则愈，宜桂枝汤。（53）

病人脏无他病，时发热，自汗出，而不愈者，此卫气不和也。先其时发汗则愈，宜桂枝汤。（54）

伤寒不大便六七日，头痛有热者，与承气汤。其小便清者，知不在里，仍在表也，当须发汗。若头痛者，必衄，宜桂枝汤。（56）

伤寒发汗已解，半日许复烦，脉浮数者，可更发汗，宜桂枝汤。（57）

伤寒，医下之，续得下利，清谷不止，身疼痛者，急当救里；后身疼痛，清便自调者，急当救表。救里宜四逆汤，救表宜桂枝汤。（91）

太阳病，发热汗出者，此为荣弱卫强，故使汗出，欲救邪风者，宜桂枝汤。（95）

伤寒，大下后，复发汗，心下痞，恶寒者，表未解也。不可攻痞，当

先解表，表解乃可攻痞。解表宜桂枝汤，攻痞宜大黄黄连泻心汤。（164）

阳明病，脉迟，汗出多，微恶寒者，表未解也，可发汗，宜桂枝汤。（234）

病人烦热，汗出则解，又如疟状，日晡所发热者，属阳明也。脉实者，宜下之；脉浮虚者，宜发汗。下之与大承气汤，发汗宜桂枝汤。（240）

太阴病，脉浮者，可发汗，宜桂枝汤。（276）

下利腹胀满，身体疼痛者，先温其里，乃攻其表。温里宜四逆汤，攻表宜桂枝汤。（372）

吐利止而身痛不休者，当消息和解其外，宜桂枝汤小和之。（387）

师曰：妇人得平脉，阴脉小弱，其人渴，不能食，无寒热，名妊娠，桂枝汤主之。法六十日当有娠，设有医治逆者，却一月，加吐下者，则绝之。（二十）

产后风，续之数十日不解，头微痛，恶寒，时时有热，心下闷，干呕汗出。虽久，阳旦证续在耳，可与阳旦汤（即桂枝汤方）。（二十一）

注：经典方证中的阿拉伯数字是《伤寒论》原文的序号，中文数字是《金匮要略》原文所属篇的序号。全书同。

外感自汗案（陈伯坛）

两广总督谭仲麟患外感，缠绵一月不愈。南海知事裴景福荐陈伯坛医治，并告知伯坛谭曾服三分桂枝便流鼻血。时值初夏，谭着棉衣，汗出涔涔而不自觉。陈切脉浮弱，断为桂枝汤证，脉案洋洋千言，处桂枝汤原方，桂枝重用一两二钱。裴极力阻止，但谭说："此公下笔千言，定有真知

卓见。"此剂一饮而尽，次日痊愈。(《江门五邑海外名人传》)

按：陈伯坛先生并没有被患者曾服桂枝流鼻血的病史印定眼目，而用重剂桂枝汤，其底气源于桂枝汤方证十分明显，"自汗出、脉浮弱"是桂枝汤的核心方证，有是证则用是方！本案是方证思维的极好例证。自汗出，不仅仅是一个即时性的症状，更是一种体质状态，如平时容易出汗者、曾经大汗或过汗者、皮肤湿润白皙者等，应用桂枝汤的机会也比较多。

发热脉缓案（岳美中）

14岁女孩，恶风发热半年余，体温高达40℃，发狂谵语，欲往户外奔跑。但渴不多饮，胃纳减少，二便自调。舌苔淡黄而腻，脉象浮缓。观其舌苔淡黄，渴不多饮，二便自调，知其不是真热；发热恶风，脉见浮缓，系中风证未罢，营卫失和。拟桂枝汤原方服之，3剂而愈。(《岳美中医话集》)

按："脉浮缓"是桂枝汤方证的客观指征，即轻取即得，重按无力中空，状如葱管。一般心律不快，但也有数者，必定无力。多见于血压低，或心功能不全者。

发热汗出脉缓案（刘渡舟）

李某，女，53岁。患阵发性发热汗出1年余，每天发作2～3次。前医按阴虚发热治疗，服药20余剂罔效。问其饮食、二便尚可，视其舌淡苔白，切其脉缓软无力。辨为营卫不和，卫不护营证。当调和营卫阴阳，用发汗以止汗的方法。为疏桂枝汤：桂枝 9g，白芍 9g，生姜 9g，炙甘草 6g，大枣 12 枚。2 剂。服药后，啜热稀粥，覆取微汗而病瘳。(《刘渡舟临证验案精选》)

按："发热"是桂枝汤方证的核心症状，但不能理解为发热等同于体温增高，患者自觉的热感也属于桂枝汤证，或烘热阵阵，或上热下寒，或皮肤发热，或手足心发热，或燥热不眠，往往伴有自汗、怕风、心率缓慢等。本案记录了一位更年期综合征患者的烘热出汗，刘渡舟先生根据舌象和脉象，认定是桂枝汤证。关于桂枝汤方证的舌证，《伤寒论》没有明确，从后世医家的经验来看，舌淡是比较多见的，或淡红或黯淡，舌体柔软，舌面湿润，同时口唇也是黯淡的。

呕吐腹痛奔豚气案（岳美中）

某人年七十，患呕吐腹痛一年余。询其病状，云腹痛有发作性，先呕吐，即于小腹虬结成瘕块而作痛，块渐大，痛亦渐剧，同时气从小腹上冲至心下，苦闷"欲死"。既而冲气渐降，痛渐减，块亦渐小，终至痛止块消如常人。按主诉之病状，是所谓中医之奔豚气者。予仲景桂枝加桂汤。桂枝 15g，白芍药 9g，炙甘草 6g，生姜 9g，大枣 4 枚（擘）。水煎温服，每日 1 剂。

4 月 30 日二诊：共服上方 14 剂，奔豚气大为减轻，腹中作响，仍有 1 次呕吐。依原方加半夏 9g，茯苓 9g，以和胃蠲饮。嘱服 10 剂。

5 月 13 日三诊：有时心下微作冲痛，头亦痛，大便涩，左关脉弦，是肝胃气上冲，改予理中汤加肉桂、吴茱萸，以暖胃温肝，服后痊愈回乡。两月后函询未复发。(《岳美中医案集》)

按：桂枝汤加重桂的用量，或者桂枝翻倍，或加肉桂，就是桂枝加桂汤，《伤寒论》主治"气从少腹上冲心者"。这种情况多见于老人体弱者在受寒冷刺激或情绪激动时，或伴有严重的腹痛，或有胸闷心悸，或焦虑不安，古称之为"奔豚气"。从本案的描述来推断，患者很可能是不完全性肠梗阻。除桂枝加桂汤外，还可以考虑大建中汤、厚朴七物汤等。

阴斑热陷案（余听鸿）

常熟大河镇道士王少堂，六月初，偕妻回里，十四日起寒热，遍体红疹满布。周姓医进以辛凉解肌之方，服后病增，至十七日，病更剧，其岳母邀余诊之。脉极细而微，重按至骨，微见数象。神识颇清，遍体干燥，身无点汗，舌绛无津，而又不渴。言语轻微，躁不能寐，红斑密布，无空隙之处。余思此乃正虚邪陷之阴斑也。余曰：初十晚到家，逐日所作何事？试一一述之。曰：十一至十三做法事，十四日忏事毕，结账后当夜即热。余曰：再去问之，初十有房事否？答言有之。初十日酷暑，坐船数十里，外风袭表，暑热逼蒸，至夜欲后，气脉皆虚，热邪即乘虚内伏。加之十一至十三，身为法官，终日厚衣，汗出不止。汗多则外阳已虚，津液亦涸，腠理空豁；又高叫敕令，中气亦虚，热邪易入，故见寒热。又被寒凉之药遏其阳气，故内热虽甚，无阳气蒸动，无津液化汗出表。若再服寒凉，表阳愈虚，热陷更深，阴斑无疑矣。用仲景桂枝汤，加干姜、人参，重用甘草，服后再饮以米汤。

余思汗多则阳弱阴伤，以桂枝汤和其表，以干姜合桂枝护其中阳，假甘草之多甘，合米饮之谷气，甘淡以助其胃津，得干姜之热，蒸动其胃津以上升，又赖桂枝之力推之出表。若得汗出，则中阳动而表阳和，内伏之邪亦可由外表而发，待其烦躁狂叫，或奔走越垣，方为佳兆，切不可与以凉药，恐火郁不能外达也。如服此药后仍然不变，则难治矣。

服药后，明午果然神识渐狂，声高而起坐不安，渴已能饮，病家惊惶，饮以蔗浆一碗，依旧静卧，声微脉细。至二鼓，余至其家，问之，曰：今午渐狂，声高渴饮，不料服蔗汁后，依然如故。余曰：正欲其阴症转阳，由里出表，阳回而烦，方为佳兆。又为寒凉所遏，事属周折，仍从原方，加台参须服之。

明午又见烦躁能饮，以温水饮之，汗出脉起矣。再进以甘凉之品，生胃阴而泄热助汗，托之外出，汗透而神静安寐，脉亦转和缓，能思饮食。余曰：汗后肌润，脉和思食，正能胜邪，病有转机矣。阳回以养阴为要，进以生脉法，加甘凉咸寒之品，数剂而痊。然症似少阴，究非伤寒可比。此是外邪内伏，无阳气阴液化汗以达表。所以读《伤寒》者，知有是病，即有是方，两言尽之矣。（《诊余集》）

按： 根据本案的描述，患者很可能患有过敏性紫癜。这是一种侵犯皮肤和其他器官细小动脉和毛细血管的过敏性血管炎，主要表现为紫癜、腹痛、关节痛和肾损害，但血小板不减少。发病原因和机制至今未完全阐明，可能与链球菌感染、病毒感染、药物、食物、虫咬等有关。中医如何治疗？本案主治者余听鸿先生并没有简单地用凉血止血的方药，而把眼光对准了患者的整体状况。首先，看脉象，脉极细而微，重按至骨，这是一种虚脉。《伤寒论》中有"发汗后，身疼痛，脉沉迟者，桂枝加芍药生姜各一两人参三两新加汤主之"。再看神色，神识颇清，言语轻微，躁不能寐，也是阳虚阴证的表现。再看舌象，舌绛无津而又不渴，这是气液不足的舌象。以上临床证据均支持桂枝汤加人参的选择。余听鸿先生在询问发病诱因后认定，患者是大汗房事后受凉，阳虚阴斑无疑，用桂枝汤加人参而汗出脉起、病情好转。此案提示桂枝汤证如果进一步虚弱化，患者出现脉沉微或沉迟、汗不出时，或者出现身体疼痛、体重明显下降、食欲不振等时，需要加人参。这就是后世所谓的助阳托邪法。

冻疮溃疡案（夏仲方）

某女，42岁。足踝上方患有冻疮，历时5个月不愈。溃疡面大逾手掌，创面突出，四周边缘皮肉僵硬成口，此致患处麻木，不痛不痒。给服桂枝汤加当归，仅18剂而愈。（《上海历代名医方技集成》）

按：本案是桂枝汤加当归治冻疮溃疡案。桂枝汤对外科皮肤病也有疗效，其机理是调和阴阳营卫，激发内在的自愈力。清代医家郑钦安说："仲景以此方冠一百一十三方之首，而曰调和阴阳。试问人身阴阳调和，尚可得病也否？尚可得生疮也否？"（《医理真传》）桂枝汤对疮疡初期可发可消，疮疡后期则可托可补。阳证，桂枝汤倍白芍；阴证，桂枝汤倍桂。

老人术后调理案（黄煌）

案一：励男，71岁。肾癌术后20天，食欲不振，稍微吃多即呕吐，易出汗怕风。其人身高161cm，体重55kg，黄瘦，舌淡嫩，脉弱。但神情淡定，微笑而诊。处方：桂枝10g，肉桂5g，白芍15g，炙甘草5g，干姜10g，红枣20g，党参20g。7剂，每日1剂。嘱咐药后喝热粥一碗，避风忌生冷。一周后复诊，服上方后食欲、精神均好转，每顿能吃一小碗稀饭，出汗减少。

案二：何男，66岁。有高血压、心血管病史。7个月前做肾癌手术，但体力恢复缓慢。特别容易出汗，整天虚汗淋漓，动则更多，经常衣被均湿。诉说全身乏力，并有心慌，易饥，饭过顿（过了吃饭的时间）即有低血糖现象。其人黄胖体型，尤其两眼袋如卧蚕，舌紫黯，舌底脉络瘀紫，脉沉无力。处方：桂枝20g，肉桂10g，白芍15g，赤芍15g，甘草10g，干姜10g，红枣20g，生黄芪30g，炙黄芪30g，7剂。一周后复诊，大汗已收，虚弱感消失，饥饿感减少。

　　按：老人手术后或大病后的调理，常用到桂枝汤。这种思路是古法。《外台秘要》引范汪云："黄帝问于岐伯曰：当发汗，而其人适失血及大下利，如之何？岐伯对曰：数少与桂枝汤，使体润漐漐汗才出，连日如此，自当解也。"老人手术后，气阴两伤，桂枝汤常用。如果其人消瘦、食欲不振者，或其人身体疼痛、脉沉迟或沉弱者，加人参。人参能补气阴，能提振食欲，增加体重。党参力薄，需加大用量。如其人食欲旺盛，常有低血糖现象，或其人疲乏无力、汗多湿衣，或其人虚胖浮肿，加黄芪。黄芪能补气固表，能止汗，能消肿，能调节血糖平衡，能改善心脑供血，但用量也要大。

糖尿病全身疼痛消瘦案（黄煌）

　　某男，57岁，175cm，67kg。2018年4月16日初诊。

　　病史：患糖尿病7年。近2个月体重下降5kg。全身疼痛麻木，汗出受风则浑身发抖，易感冒。

　　住院诊断：糖尿病视网膜病变，糖尿病肾病，糖尿病周围血管神经病变。

　　体征：消瘦，面色黄黯，皮肤湿润，舌淡胖有齿痕，苔腻，脉虚弦大。

处方：桂枝 15g，肉桂 10g，白芍 20g，炙甘草 5g，生晒参 15g，干姜 10g，红枣 15g。7 剂。

2018 年 5 月 7 日复诊：汗出怕风明显好转，体重增加 1kg，面色改善。

按：糖尿病周围神经病变出现桂枝汤证的案例较多。如患者体重下降明显、怕风怕冷、极度乏力等，常加人参，方如新加汤。如果患者肤色黄黯、四肢麻木、自汗、皮肤溃疡等，常加黄芪，方如桂枝加黄芪汤；如患者肢体疼痛、遇寒加重等，常加附子，方如桂枝加附子汤等。可参见经典原文。

二、桂枝加葛根汤

经典的太阳病方，传统的调和营卫、解肌升清方，具有止汗、松项背、利头目的功效，现代研究提示能改善头面部供血，解除颈背部肌肉痉挛等，适用于以头项强痛、自汗为特征的疾病。

经典配方

桂枝五两，生姜八两，甘草二两（炙），葛根八两，芍药三两，大枣十二枚（擘）。

上六味切，以水七升，煮取二升半。服八合，日三，温覆取汗。（《外台秘要》）

注：《伤寒论》本方与葛根汤相同，宋代林亿等认为有误，应该是桂枝

汤加葛根。（此方录自《外台秘要·卷第十四》）

经典方证

太阳病，项背强几几，反汗出恶风者，桂枝加葛根汤主之。（14）

疗中风身体烦疼，恶寒而自汗出，头项痛急。（《外台秘要》）

小儿发热不退案（姜宗瑞）

患者，男，7 岁，广宗县葫芦乡大辛庄人。于 1992 年 12 月 3 日，发热，体温 39℃，经他医肌注消炎退热针剂 2 次，汗出热不退，又到某乡医院输液 3 天，热仍不退。于 12 月 6 日就诊我室，体温 38.5℃，恶风、恶寒，用手摸其腹背有汗，不渴，脉浮数。自称"脊梁上如背着石碑"，引得大家哄堂大笑。因乌龟背上才有石碑，所以我们家乡和人开玩笑时，往往说"你背上有石碑吗"？小孩子不知这些，如此形容背部的感觉，是很形象的。笑过之后，我开了桂枝加葛根汤：肉桂 15g，白芍 15g，甘草 10g（炒），葛根 30g，生姜 15g，大枣 6 枚（掰），加水 1200mL，煮取 400mL，于 1 日内服完，不拘次数，连服 2 剂，体温正常，背也不沉了。

讨论：桂枝汤以及桂枝加葛根汤，均以自汗为主要的适应证，初认为自汗必须通过问诊而来，临证既久，发觉有时患者汗出不明显时，往往不能通过问诊获得正确的答案，尤其是小孩子，问诊更不好用。我遇到发热的患者，多是摸其腹背，干燥者视为无汗，潮湿者视为有汗、自汗。对于自汗不明显者，这一方法很实用。（《经方杂谈》）

按：本案的记录很形象生动。"项背强"是桂枝加葛根汤的经典方证之一，自觉的项背强是背部的沉重感、拘急感，就如本案患儿诉说的"脊梁上如背着石碑"。至于桂枝加葛根汤的"汗出",不能仅凭询问,也可以采用本案主治者的做法,摸其腹部和背部,潮湿者可视为有汗或自汗。

肢体震颤案(门纯德)

案一:贾某,男,62 岁。素患高血压、动脉硬化症。每逢体劳过度或情志不舒,则出现肢体震颤,轻者颤动有时,重者身不由己,尤以上肢为重。经服用镇静、安定之类药物均不见效。诊见:情志淡漠,头及上肢颤动无度,项背素日发强,脉缓而细弦。遂以桂枝加葛根汤加钩藤 15g、全蝎 3g,令服 3 剂。服后震颤大减,自觉周身活畅。再以桂枝加葛根汤倍加芍药,令服 3 剂,其症若失。

案二:刘氏,30 岁。患手足抽搐已经 4 年,每次发作均出现手足挛缩,环口发紧,背直项强,患者神志清楚,遇劳则发作。春季妊娠病情加重,注射葡萄糖酸钙可缓解,停药后复发。经与桂枝加葛根汤加白芷子、钩藤(桂枝 9g,葛根 24g,生白芍 9g,炙甘草 6g,生姜 9g,大枣 4 枚,白芷子 9g,钩藤 15g),调治数日,抽搐一直未发。

此病常因缺钙所致,此方通过调和营卫,输布周身津液,可增强机体摄取保留血钙的功能。余用此方治疗该类患者三十余例,无不见效。(《名方广用》)

按:四肢震颤、手足抽搐类疾病,属于痉病的范畴。痉病有刚痉、柔痉之分。痉病见有汗者,为柔痉。《金匮要略》谓:"太阳病,发热无汗,反恶寒者,名曰刚痉;太阳病,发热汗出,而不恶寒,名曰柔痉。"刚痉的主治方是葛根汤,而柔痉的主治方为瓜蒌桂枝汤,但从汗出的特征可以认为,桂枝加葛根汤也能治疗柔痉。以上两案均属柔痉。临床上如面肌痉挛、面神经麻痹、痉挛性斜颈、落枕、小儿抽风、老人抽筋等，如其人肤色黄白、易出汗、脉虚缓、舌黯淡者，都可以考虑用桂枝加葛根汤。门纯德先生加钩藤、白苣子的经验可以借鉴。钩藤有清热平肝、息风定惊的功效。《本草述》记载："治中风瘫痪，口眼㖞斜，及一切手足走注疼痛，肢节挛急。又治远年痛风瘫痪，筋脉拘急作痛不已者。"白苣子，即生菜子、莴苣子，功效主要为活血化瘀和利尿通乳。

头晕心慌怕冷汗多案（黄煌）

王男，74岁，178cm，58kg。2014年6月7日初诊。

病史：头晕、反应迟钝多年，加重1个月。睡眠欠佳，每天凌晨3点左右醒来，易心慌，怕冷，汗多。5月12日头颅MRI（磁共振成像）有缺血改变、脑萎缩等。既往有糖尿病、低血压、早搏。

体征：体瘦，面黄，舌黯淡，舌底静脉迂曲，脉弱。

处方：桂枝10g，肉桂5g，白芍15g，炙甘草10g，干姜10g，红枣20g，葛根30g。15剂。

2014年6月28日复诊：头晕明显好转，喝药时全身有温暖感，自述"好像喝了姜枣茶一样"。原方续服15剂。

按：桂枝加葛根汤的体质与桂枝汤相仿，以体型中等或消瘦的中老年人居多。面色苍白或黄黯，缺乏光泽，易出汗，怕风冷；舌淡红或黯紫，或黯红而不鲜活；脉浮弱，轻取即得，但按之无力。患者常有头晕头痛，或头项腰背拘急无力，或手足抽搐或震颤，或思维迟钝、言语艰涩，或失眠多梦，或健忘，或烦躁，或口眼歪斜，或视物模糊，或耳鸣耳聋等。易患心脑血管疾病，如高血压、脑梗、糖尿病等。

三、小建中汤

经典的虚劳方，传统的温中补虚方，具有增体重、止腹痛、治心悸、除烦热等功效。现代研究提示，本方加黄芪能抗溃疡、解痉、提高机体免疫力、保肝等，适用于以消瘦、慢性腹痛、大便干结为特征的疾病。

经典配方

桂枝三两（去皮），芍药六两，甘草二两（炙），生姜三两（切），大枣十二枚（擘），胶饴一升。

上六味，以水七升，煮取三升，去滓，内饴，再上微火消解。温服一升，日三服。（《伤寒论》）

注：本方在《金匮要略》中甘草为三两。

经典方证

伤寒，阳脉涩，阴脉弦，法当腹中急痛，先与小建中汤；不瘥者，小柴胡汤主之。（100）

伤寒二三日，心中悸而烦者，小建中汤主之。（102）

虚劳里急，悸，衄，腹中痛，梦失精，四肢酸疼，手足烦热，咽干口燥，小建中汤主之。（六）

男子黄，小便自利，当与虚劳小建中汤。（十五）

《千金》内补当归建中汤，治妇人产后虚羸不足，腹中刺痛不止，吸吸少气；或苦少腹中急摩痛，引腰背，不能食饮，产后一月，日得四五剂为善。令人强壮，宜。（二十一）

妇人腹中痛，小建中汤主之。（二十二）

腹痛半月案（孙一奎）

吴江吴太仆长君肖峰令政，太宗伯董浔老次女也。患咳嗽、体倦、多汗、腹痛、呻吟不绝口者半月，吴江之医不效，访远近名最著者，如姑苏盛氏后湖，王氏后山，震泽沈氏竹亭，先后递治之而痛愈加。予适寓苕城，龙山公邀予乘快舡兼程而进。至则诊其脉，左手参伍不调，右手沉弦，面色青而息甚微，腹中辘辘有声。予因问上年夏月曾病否？肖峰曰：曾头痛体倦多汗，动止无力，不能亲事，但不咳嗽，不腹痛。今五月初，病如上年，而市医谓伤风所致，用参苏饮表之，始咳嗽。沉为其清嗽，则加腹痛；王与盛谓通则不痛，以沉香滚痰丸下之，则势愈而不可支。予欲酌一方以起之，恐从事者又将议其后。龙山促之，乃用酒炒白芍五钱，甘草、黄芪各三钱，桂枝二钱，大枣二枚，水煎，临服加饴糖一合。吴下诸公，果群然又辩。龙山公曰：不必辩，病者望此以苏其生，速煎饮之。饮讫而睡，自巳至申不醒。先事者，皆摇首，命仆急携药囊将去，且语龙山公曰：夺令妹之速者，孙君也。《本草》云：夏不用桂，伐天和也。诸痛不补，助邪气也。故一饮而不醒，吾侪行矣。龙山公以其言语余，因诘病者之熟睡。予曰：所善者，以其睡也。睡则阴气生，阴生则汗可敛，痛可止也。假令药不对症，安得有此。又诘所投之剂何名。予曰：此仲景小建中汤也，出《金匮要略》……语未竟，内报病者醒而索粥，予曰：与之，谷气进则有本矣。粥后又睡。至天明，腹全不痛，惟稍咳嗽，加五味子、麦门冬……（《皕一选方治验实录》）

按：本案是明代苏州名医孙一奎用黄芪建中汤治疗一女性腹痛的经过。在经过多位医生治疗无效，用沉香滚痰丸反而体力疲惫的情况下，主治者据患者面色青、体倦乏力多汗、脉参伍不调等症状，改用黄芪建中汤取效。黄芪建中汤是治疗虚劳腹痛的名方。其中小建中汤专治"腹中急痛"，加黄芪，能治疗体倦多汗。前医谓通则不痛，而用下法，这种思维方式与方证相应相悖。

反复高热腹痛案（矢数道明）

4岁女孩，生来体弱，易受风邪，扁桃体肿大，经常发热，体温近40℃，1年内反复发作。一夜犯3～4次，出盗汗。去年感冒后持续咳嗽不已，诊为小儿喘息。主诉时常腹痛。凡外出旅行、夜宿亲戚家必发高热，怕感冒忌外出，因高热拒绝出远门。正气已衰，独自在家安静闲居。体瘦，颜面苍白，腹壁薄，腹肌紧张，腹直肌紧张如两根棒状。给予小建中汤浸膏粉2次，每次1g。药后感冒见好，即使感冒也立刻治愈，不发高热，夜尿逐日减少，2个月后能自己外出和朋友一起游玩，访问亲属，夜宿亦不发热，腹痛已愈，性格大变，有朝气，面色转佳，体壮丰满。（《临床应用汉方处方解说》）

按： 本案对小建中汤适用人群的体征做了较清晰的描述。患儿消瘦体弱、面色无华、腹壁薄、腹直肌紧张如两根棒状的描述非常形象，是小建中汤的经典方证"虚劳"的形象化。患者经常腹痛，也与经典方证的"腹中痛"相符合。患者经常发热、上呼吸道感染、感冒后咳喘都没有成为主治者的关注点，这种重视患者体征的思路值得学习。

儿童甲减发育迟缓案（黄煌）

滕女，9岁，2012年9月8日初诊。

3 年前发现甲减，促甲状腺激素大于 100μIU/mL，后服药控制。但发育迟缓，身高不达标。身高 132cm，体重仅 28kg。其母亲带来求方。姑娘体瘦面黄，舌淡红，脉弱。询得平时易心慌心悸，易疲劳，食欲差。考虑是虚劳病，与小建中汤。处方：桂枝 10g，肉桂 5g，白芍 30g，生甘草 5g，红枣 30g，干姜 5g，生麦芽 30g，麦芽糖 50g。嘱咐每剂服两天，上方间断性服用年余。

2013 年 12 月 6 日复诊：见姑娘亭亭玉立，少女模样显现。现身高 142cm，体重 31kg，查促甲状腺激素 10.26 μIU/mL。

按：儿童获得性甲减既可由甲状腺疾病引起（原发性甲减），也可由下丘脑 - 垂体疾病引起（中枢性甲减）。儿童甲减相较于成年人最大的不同，是甲减可以影响到儿童的生长、青春期发育和学习成绩等。本案用小建中汤的着眼点是体瘦面黄、易疲劳、舌淡红、脉弱等。其心慌心悸，与经典方证"心中悸而烦者"相符。姑娘虚弱心悸等，也有使用归脾丸的机会。不过归脾丸证的焦虑症状明显，通常有失眠多梦、心悸胸闷等表现。

紫癜性肾炎血尿易饥喜甜食案（黄煌）

陈女，38 岁，161cm，53kg。2013 年 8 月 24 日初诊。

病史：过敏性紫癜 4 年，近月 3 次肉眼血尿。平素易饥，喜甜食，低血糖症状明显，手足心烫。

体征：体形中等，舌紫黯有紫点，脉重按无力。

处方：桂枝 10g，肉桂 5g，白芍 30g，炙甘草 10g，干姜 10g，红枣 30g，麦芽糖 50g。10 剂。

2013 年 10 月 12 日复诊：肉眼血尿未再发，精神转佳，体重增加至

55kg 左右，低血糖亦未发作。原方续服 15 剂。

2013 年 11 月 26 日三诊：至今肉眼血尿未再发作。

按：过敏性紫癜（anaphylactoid purpura）是一种侵犯皮肤和其他器官细小动脉和毛细血管的过敏性血管炎，主要表现为紫癜、腹痛、关节痛和肾损害，但血小板不减少。本案是过敏性紫癜伴有肾损害的患者。小建中汤的用方着眼点：一是易饥、喜甜食、低血糖症状明显，二是手足心烫，三是脉重按无力。小建中汤适用人群的血糖不稳定，容易饥饿，但不能多吃，容易腹胀，这都是脾胃虚弱的表现。资生丸是著名的健脾专方，由四君子汤加味而成。据《成方切用》记载："张三锡曰：余初识缪仲淳时，见袖中出弹丸咀嚼，问之曰，此得之秘传，饥者服之即饱，饱者服之即饥。"健脾的效果是饥者服之即饱，饱者服之即饥，那么，易饥易饱就是"脾虚"。"手足烦热"是小建中汤经典方证之一，这是一种自觉的热感，特别是手足心热，伴有抑郁、焦虑、睡眠障碍、性功能不良等。儿童多表现为好动、烦躁、脾气大等。在饥饿时表现更明显。本案患者舌紫黯，脉重按无力，是使用大剂量桂枝、肉桂的证据之一。

右髂动脉血栓形成剧烈腹痛案（黄煌）

杨男，72 岁，175cm，72kg。2021 年 3 月 3 日初诊。

病史：2015 年腹主动脉瘤支架术。今年 1 月因复发再次手术后，耻骨上方及右少腹连及腰骶下肢疼痛难忍。CT 检查发现，右侧髂内动脉血栓形成。大便干结 4 天一次，食欲不振，口干舌燥，心慌心悸，睡眠差，盗汗，入暮怕冷。

体征：体型中等，面黄白憔悴，眼睑淡，手黄无血色。腹直肌紧张，舌苔白厚，舌淡红，舌底静脉充盈伴瘀紫，脉虚弦空大。

处方：桂枝 20g，肉桂 10g，白芍 10g，赤芍 20g，炙甘草 10g，干姜 10g，红枣 30g，生晒参 10g，麦芽糖 50g（冲）。7 剂。

2021 年 3 月 10 日复诊：药后腹部疼痛减轻，下肢痛减，盗汗已止，脉搏缓和，舌苔厚减少。原方改白芍 20g，15 剂。

2021 年 4 月 21 日三诊：腹痛完全消失。

按：右髂动脉血栓形成、舌底静脉充盈伴瘀紫、便秘，很容易辨为瘀血，但活血化瘀的几张经方似乎都与证不合。桂枝茯苓丸证当有面黯红、眼睑深红，桃核承气汤证当有体格壮实、少腹急结、其人如狂，大黄䗪虫丸证当有肌肤甲错、两目黯黑、舌红紫色。据患者的痛苦主诉为腹部剧痛，可以从此切入。腹痛用方虽多，但根据其人黄瘦、贫血貌、腹直肌紧张，舌淡红，脉虚弦空大，结合大便干结、心悸心慌、口干舌燥等主诉，可以迅速判断为虚劳小建中汤证。小建中汤是主治腹中痛的特效方。《伤寒论》曰："伤寒，阳脉涩，阴脉弦，法当腹中急痛者，先与小建中汤。"（100）《金匮要略》治"虚劳里急，悸，衄，腹中痛"。《外台秘要》有治虚劳心腹痛的记载。《苏沈良方》记载治腹痛如神。本案用小建中汤重用桂，是取桂或肉桂通阳温中止痛的功效。唐代甄权《药性论》谓肉桂"止腹内冷气，痛不可忍"，元代名医王好古说："下部腹痛，非桂不能除。"（《珍珠囊》）特别是少腹痛，用桂更好。本案考虑到血栓的存在，故用赤芍，重用肉桂。考虑其人消瘦、食欲不振、口干舌燥，故加人参。方中饴糖，并非调味，而是重要的理虚药物。《别录》谓"主补虚乏"，《千金方》谓"补虚冷，益气力"，多用于消瘦乏力之人。经方中用饴糖的方，除小建中汤外，还有大建中汤，两方均治腹痛，且与姜同用。

四、桂枝加龙骨牡蛎汤

经典的虚劳病方，传统的调和营卫、固精敛阳方，具有治梦精、除惊狂、定悸、止汗的功效，适用于以胸腹动悸、易惊、失眠多梦、脉大而无力为特征的疾病。

经典配方

桂枝、芍药、生姜各三两，甘草二两，大枣十二枚，龙骨、牡蛎各三两。

上七味，以水七升，煮取三升，分温三服。（《金匮要略》）

经典方证

夫失精家少腹弦急，阴头寒，目眩，发落，脉极虚芤迟，为清谷，亡血，失精。脉得诸芤动微紧，男子失精，女子梦交，桂枝加龙骨牡蛎汤主之。（六）

眩晕遗精案（姜春华）

秦某，男，35岁。

初诊：面色苍白无华，眩晕，失眠健忘，头痛，遗精早泄，乏力，纳差。舌质淡红，苔薄白，脉虚。治宜强阳摄阴。

处方：桂枝6g，白芍药6g，炙甘草6g，生姜6g，大枣7枚，龙骨15g，牡蛎30g。7剂。

二诊：药后眩晕好转，但仍有失眠。本周服药期间未发现梦遗。上方

加附子 6g，五味子 4.5g。又进 7 剂，诸症痊愈。(《内科名家姜春华学术经验集》)

按：桂枝加龙骨牡蛎汤是古代的强壮剂，主治失精梦交。临床上可用于治疗多梦、多性梦及其相关疾病，如男子梦精、遗精、纵欲过度，女子梦交等，以及性功能低下的阳痿早泄，甚至精子异常等也可以使用。但对患者的体质状态也有要求，如面色苍白、脉象无力、容易出汗、心悸、脐跳等。

小儿长期发热案（江育仁）

杨某，女，5 岁。

主诉：患儿因发热持续不退（体温常在 39～40℃ 之间），在当地医院治疗 1 个月，诊断不明，乃来南京某医院住院治疗。经该院各种检查，均未发现任何阳性体征。反复使用各种抗生素、激素、输血及对症治疗 6 个月，病情未见缓解，身热不降，该院请中医会诊。会诊前，患儿仍每日输液，隔周加输血浆。

诊查：精神萎靡，面带晦滞，形体消瘦，饮食量少。体温每日早晨最高（39～39.5℃），午后较低（38～38.6℃）。全身有微汗，晚上睡眠时全身汗出，头颈尤多，抚之不温。高热时，四肢发凉，时有惊惕。舌苔薄净，边有齿痕，舌质淡红潮润，脉息细数少力，二便尚正常，余无特殊见症。

辨证：当时认为病不在邪盛，而在正虚，乃营虚不能内守，卫虚失于外护，营卫俱虚，阴阳失调，是为长期发热之根本所在。

治法：治病必求其本，虽长期高热，假象也。宜从调和营卫入手，佐以益气潜阳，以防其阳越无制，卒至暴脱。方选桂枝加龙骨牡蛎汤，重用黄芪固表。

处方：炙桂枝 5g，生白芍 10g，炙甘草 6g，煅龙骨、煅牡蛎各 30g，炙黄芪 20g，生姜 2 片，红枣 6 枚。上方药嘱服 5 剂，每天 1 剂，分次喂服，并嘱停止其他一切治疗。

5 天后复诊：患儿服药至第 3 剂，身热已趋下降，早晨 38.5℃，午后 37.5～38℃，出汗明显减少。服完第 5 剂药后，体温最高未超过 38℃，精神、食欲亦见明显好转。复诊时，面已有华色，汗出减少；小便转多，色清不黄；舌有薄白苔，质见滑润。营卫有谐和之象，元阳亏耗之征渐见显露。乃于原方中去黄芪，加熟附子 10g，人参须 10g。续服药 5 剂，体温完全正常。面色转红润，症情稳定，同意出院。（《中国现代名中医医案精华》）

按：桂枝加龙骨牡蛎汤在儿科上应用的机会较多，通常用于缺钙、缺锌的孩子，多表现为消瘦、睡眠不良、烦躁、自汗、盗汗、尿频等。江苏儿科专家江育仁先生治疗儿童的迁延型肺炎、长期低热、哮喘、遗尿等，常使用本方加减。

老人遗尿案（浅田宗伯）

幕府集会酒井六三郎，年八十，患遗尿数年，百治罔效。余诊之，下元虚寒，小便清冷，且脐下有动，易惊，两足微冷。乃投以桂枝加龙骨牡蛎汤，兼服八味丸。数日而渐减，服经半年而痊愈。

桂枝加龙骨牡蛎汤，本为治失精之方，一老医用此治愈老宫女之屡小遗者，和田东郭用此治愈高槻老臣之溺闭服诸药不效者。余用此治遗尿，屡屡得效。古方之妙，在乎运用，当精思之。（《浅田宗伯方论医案集》）

按:《金匮要略》原文提及桂枝加龙骨牡蛎汤证"脉极虚芤迟",这不仅仅是寸口脉的空大浮露,也可以指腹主动脉的搏动明显,本案提及八十老翁"脐下有动",就是这种腹证。另外,桂枝加龙骨牡蛎汤治疗小儿尿床也有效,这种患儿大多肤白形瘦毛黄软,睡眠浅而多梦。

虚劳痫病案(许珊林)

山阴沈某,年四十许,偶一烦劳,则痫病即发,神不自主,谵言妄语,不省人事,或语鬼神,其状非一。诊之两寸尺空大无伦,两关弦紧,舌中心陷,有裂纹。余谓病属虚证,神不守舍,神虚则惊,非有鬼祟。神气浮越,故妄见妄言。遂与桂枝龙牡汤加龙眼肉膏,嘱其守服30剂。服20剂而病已不复发矣。(《清代名医医话精华》)

按:本案用方的着眼点在于舌、脉。除此,患者当有肤白消瘦、多汗惊梦等。龙眼肉养血安神,与桂枝加龙骨牡蛎汤合用是为巧思。

风心病怔忡案(曹永康)

陈姓青年,年二十余,患风湿性心脏病(二尖瓣狭窄闭锁不全,伴有主动脉瓣闭锁不全,心功能Ⅱ～Ⅲ级)。自述心脏病十多年,近年来劳累即发。刻诊自觉心跳如撞击,两缺盆时痛,时有烘热,面浮亮,色皖白,语颤手震,睡易惊醒,自汗时出,目窠微浮,足跗微肿,小便甚少,大便色灰褐而溏,日解三四次,脉结代尺弱,时大时小不匀,舌边色绀尖红,苔微黄板滞不华,唇色绀,脐诊:脐上动气应手,左乳下搏动应衣,此即《金匮要略》所谓"心伤"之候。即拟制附片、白薇、白芍、桂枝、龙骨、牡蛎、红参、炙草、天冬、白术、茯神、泽泻，温养心肾而制寒水，滋阴平冲而导浮阳。上方连服 14 剂，怔忡颤动显著改善，后拟养心滋肾、扶正平冲方法，为丸缓治。迄今一年多，情况甚佳，能参加一般劳动（住院号 716）。(《锡澄名医朱莘农先生学术思想研讨会纪念文集》)

按：风湿性心脏病器质性的改变是不可逆的，但患者整体功能的协调是可能改善的。桂枝加龙骨牡蛎汤对心脏病有改善症状的功效。本案用方是桂枝加龙骨牡蛎汤加人参、附子、白薇、天冬等构成。桂枝加龙骨牡蛎汤用方的着眼点是猛烈的心悸，烘热自汗，睡眠中有梦惊醒，双手震颤。这是经典方证"气上冲"的表现，特别是曹永康先生富有特色的脐诊，发现脐上动气应手，左乳下搏动应衣，为桂枝加龙骨牡蛎汤证提供了更客观的临床依据。因为面浮足肿，大便不成形，小便甚少，故用白术、茯神、泽泻利水；因为脉结代，故加红参、天冬以补气阴。

心绞痛反复发作案（黄煌）

郝男，81 岁。2013 年 10 月 14 日初诊。

病史：冠心病史 40 余年，近来心绞痛反复发作，稍动则发，血压一度低至 120/50mmHg。伴头晕、胸闷、汗出、失眠。

体征：舌淡嫩，脉虚弦无力，78 次 / 分。

处方：桂枝 10g，肉桂 5g，赤芍 15g，白芍 15g，龙骨 20g，牡蛎 20g，炙甘草 5g，生姜 5 片，红枣 12 枚。10 剂。

2013 年 10 月 28 日复诊：药后精神转佳，心绞痛发作程度减轻，不用服消心痛，血压升高至（140～150）/（60～70）mmHg。

按：心绞痛反复发作，应用活血化瘀药物是常规。但患者并无瘀血征象，自汗、脉弱、舌淡嫩是桂枝汤证，失眠、头晕是龙骨牡蛎证，本着"有是证则用是方"的原则，桂枝加龙骨牡蛎汤服用后症状明显减轻，而且过低的血压也恢复正常。治疗胸痛的经方有枳实薤白桂枝汤、小陷胸汤、四逆散等方。枳实薤白桂枝汤证有咳逆倚息、腹胀、痰多、便秘等，多用于慢阻肺、冠心病；小陷胸汤证有身热、吐黄黏痰、便秘、舌红苔黄等，多用于呼吸道感染；四逆散证有情绪低落、四肢冰冷、入睡困难、腹肌紧张等，多用于抑郁症、神经症等，以上方证与本案患者的临床表现相差甚远。

焦虑胸闷心悸案（黄煌）

庄男，39岁，164cm，46kg。2020年7月7日初诊。

病史：5年前冬季晨起，突发气短胸闷，后脱光上衣，迎风5分钟后症状缓解。2019年9月，突发胸闷，查无异常。现心悸每天发作，晨起及房事后加重，发作时坐立难安、气短。自测脉率95次/分左右。自述房事频繁。

体征：体型中等偏瘦，眨眼频繁，唇淡，舌瘦小黯红，腹直肌紧张，脐跳明显，脉细弱。

处方：桂枝10g，肉桂10g，白芍20g，炙甘草10g，生龙骨20g，煅牡蛎20g，干姜5g，红枣30g。15剂。

2020年7月28日复诊：服药后心悸好转，已无每天发作，自测脉率70次/分左右，整体评价减轻一大半，大赞效果明显。

按：桂枝加龙骨牡蛎汤有抗焦虑的功效，适用人群大多精力不济、容易疲劳、心慌心悸、胸闷多汗、失眠多梦、尿频尿急等，大多伴有焦虑以及较长的手淫史，与中医所说的"肾虚"相似，可用本方原方，或合甘麦大枣汤。本案患者突发胸闷，是焦虑症的惊恐障碍，其消瘦的体型、腹主动脉的搏动感、拘挛的腹直肌、脉细弱、病情发作与性事相关等都是桂枝加龙骨牡蛎汤的临床证据。半夏厚朴汤也能治胸闷焦虑不安，但其人多营养状况良好，舌苔黏腻，咽喉部、上消化道症状比较明显，但腹证不明显。柴胡桂枝干姜汤也能治疗焦虑不安，心悸多汗口干，且多见脐腹部跳动，与桂枝加龙骨牡蛎汤证很相近，其鉴别点在于柴胡桂枝干姜汤其人营养状况良好，精力相对充沛，只是成天劳碌，人前神气活现，人后疲惫不堪，且容易腹泻，下消化道症状明显。桂枝加龙骨牡蛎汤能平冲降逆定悸，柴胡桂枝干姜汤能定悸止汗止泻，半夏厚朴汤能化痰宽胸除胀满。

五、桂枝加附子汤

经典的太阳病方，传统的温经回阳方，具有强壮、止汗、镇痛的功效。现代研究提示，此方能抗休克、抗心肌缺血、抗缺氧及抗炎镇痛等，适用于发汗过多导致的亡阳证，以及以多汗、怕冷、身体疼痛、脉弱为特征的疾病。

经典配方

桂枝三两（去皮），芍药三两，甘草三两（炙），生姜三两（切），大枣十二枚（擘），附子一枚（炮，去皮，破八片）。

上六味，以水七升，煮取三升，去滓，温服一升。（《伤寒论》）

经典方证

太阳病，发汗，遂漏不止，其人恶风，小便难，四肢微急，难以屈伸者，桂枝加附子汤主之。（20）

解表后大汗烦躁案（邢锡波）

赵某，男，35岁，工人。素阳气衰弱，因患伤寒，发汗后而病不解，医者又以疏风宣表之剂与之。服药 1 小时，大汗淋漓，湿透浃背。过半日许，而汗仍蒸蒸不断，烦躁不安，背觉恶寒，脉象虚弱无力，而寸脉尤甚。是知平素阳气不足，而汗剂又过其量，致汗出过多，阳气外越，现真阳有欲脱之象，因以桂枝加附子汤与之。证属表证未解，阳气不足。治宜扶阳解表。处方：白芍 15g，附子 10g，桂枝 10g，甘草 10g，生姜 3g，大枣 10 枚。服此药 1 剂后而汗减躁安，再剂而病愈。（《邢锡波医案集》）

按：《伤寒论》第 20 条"太阳病，发汗，遂漏不止，其人恶风，小便难，四肢微急，难以屈伸者，桂枝加附子汤主之"。原文描绘了一个被误用大量麻黄后虚脱的病人，汗还在出，全身几乎湿透，黄豆大的汗珠，冰冷蜷缩的四肢，苍白灰黯的面色，小便点滴全无……后世的解释为"亡阳而脱液"（成无己）"阳虚漏汗并表证不解"（李培生主编《伤寒论讲义》）等。桂枝加附子汤也成为救治误汗虚脱的有效方。本案虽然没有用强烈的发汗药，但在体质虚弱的情况下，通常的疏风宣表之剂或西药解热镇痛药，都可能导致过汗。根据本案记载，患者在大量出汗的同时，有烦躁不安、背觉恶寒、脉象虚弱无力的表现，这是邢锡波先生用方的着眼点。

阳虚漏汗案（刘渡舟）

崔某，女，51岁。患自汗症 10 多年，屡经中西医治疗而不愈。患者每日自汗出不止，浸湿内衣，每日换衣 3～4 次，一年四季皆如此。上半身汗出多于下半身，左半身汗出甚于右半身，稍有劳作更甚；伴有恶风，肢体屈伸不利。其人体态肥胖，但终日感觉体疲乏力。舌质淡嫩，苔白而脉缓。辨为阳虚漏汗证，用桂枝加附子汤。一服前3剂时，有奇特的反应：每次服药后1小时左右，自觉全身皮里肉外有一种如冰雪融化般的感觉。3剂药后，汗出情况大为好转。又加大附子剂量，再进3剂。服第4剂药后，周身皮肤出现针刺般的疼痛感觉；2小时后，疼感消失，顿觉舒适无比。6剂药服尽，而10年之自汗已止。用桂枝汤加黄芪、白术各10g善后痊愈。(《经方临证指南》)

按：除误汗亡阳外，自汗症也有用桂枝加附子汤的机会。本案除对患者的体型、脉舌等客观指征有描述外，还详细记录了患者服用本方后的感觉：初有冰雪融化的温暖感，继而有针刺样的疼痛感，最后是无比舒适感。读这种医案犹如在刘渡舟先生身旁侍诊，现场感很强。

少腹剧痛案（张有章）

戊申奉委以征蒇税赴石柱，甫抵旅店，日薄暮。歇未定，微闻有人呻痛，声惨，询之旅店，知为东邻，郝寿五之妻，患少腹痛也。方问答间，寿五适至，因谓余曰，拙妻身受此病，已历三年。每于病将作时，必恶寒遗溺，辄数日而痛不衰，经医无算，卒尟效。今蒙存问，如知医而以拯世为念者，能不一行救之乎。往为诊之，尺脉沉迟而细，乃以桂枝加附子汤温之，数剂而瘥。(《伤寒借治论》)

按：桂枝加附子汤的经典原文并无脉证记载，但从相关附子类方的原文来看，附子证以脉沉迟弱为多。如干姜附子汤治"下之后，复发汗，昼日烦躁不得眠，夜而安静，不呕，不渴，无表证，脉沉微，身无大热者"，描绘了一个经过泻下发汗后的患者，白天烦躁不安，入夜安静，其"脉沉微"是本方证的客观指征。附子与干姜、甘草配伍的四逆汤、通脉四逆汤等，更将脉证放在了突出的位置，如四逆汤治"脉浮而迟，表热里寒，下利清谷者""既吐且利，小便复利而大汗出，下利清谷，内寒外热，脉微欲绝者"，通脉四逆汤治"少阴病，下利清谷，里寒外热，手足厥逆，脉微欲绝，身反不恶寒。其人面色赤，或腹痛，或干呕，或咽痛，或利止脉不出者"等。本案也以"尺脉沉迟而细"作为识证要点。不过，桂枝加附子汤证脉象也未必一定沉，浮大者也有之，但一定无力。如清代医家莫枚士认为桂枝加附子汤证"治四肢拘急及脉浮大、两胫拘挛"（《经方例释》）、现代经方家樊天徒则认为是"头痛微发热，汗出不止，恶寒殊甚，指尖冷，四肢拘挛疼痛，小便难，脉浮而虚"（《伤寒论方解》）。

坐骨神经痛案（权依经）

王某，男，26岁。1978年12月13日初诊。左腰臀部疼痛并呈放射至腘窝部。向前弯腰和行走时，疼痛加剧，似筋缩短牵制性痛，伴有麻木困重感。病已两月余，仍不能坐，只能站立就诊。西医诊断为坐骨神经痛。查其舌尖红，苔薄白，脉滑。方用桂枝加附子汤加重白芍、炙甘草药量：桂枝9g，白芍12g，炙甘草12g，生姜9g，大枣4枚，附片3g。水煎分2次服，3剂。患者自感服上药3剂后，疼痛大为减轻，再服上药3剂后，能坐凳子上就诊，下肢已不痛。（《古方新用》有删节）

按：《伤寒论》"四肢微急，难以屈伸者"提示桂枝加附子汤可以用于治疗关节疼痛。另外，方中的附子、桂枝就是经典的止痛组合。如桂枝附子汤治"风湿相搏，身体烦疼，不能自转侧"，方用附子三枚，桂枝四两；甘草附子汤治"骨节疼烦，掣痛不得屈伸，近之则痛剧"，方用附子二枚，桂枝四两；桂枝芍药知母汤治"诸肢节疼痛，身体尪羸，脚肿如脱"，方用炮附子二两，桂枝四两。桂枝加附子汤中虽然附子量不大，不过其镇痛功效也是有的，本案就是佐证。

肩臂疼痛案（胡希恕）

西某，女，69岁。

初诊（1965年9月20日）：右肩疼痛，抬手举臂困难已四五个月，经针灸治疗无效，饮食不香，大便干，二三日一行。用中药益气活血、通络止痛无效。脉弦滑数。与桂枝汤加苍术、附子、大黄。

桂枝三钱，白芍三钱，炙甘草二钱，生姜三钱，大枣四枚，苍术五钱，川附子三钱，大黄二钱半。3剂，隔日1剂。

二诊（1965年9月27日）：服药后痛减，但因停药又作。仍进原方。

三诊（1965年9月29日）：服药后痛又减，已能忍受，大便日二三行，口干不思饮，纳差。苔黄舌红，脉弦滑数。仍进原方。

四诊（1965年10月4日）：服药后饮食增，大便好，疼痛减。仍以原方将息，大黄减为二钱。（《胡希恕医论医案集粹》）

按：胡希恕先生常把桂枝汤加苍术、附子、大黄用于治疗骨质增生。

脚尖发冷随即腹部不适而腹泻案（娄绍昆）

患者男，今年50岁，农民，永强人。素来身体健康，好像从来没有生过病。但近5年来，经常感到脚尖发冷，特别是在夏天，感到脚尖发冷，腹部就不舒服，随即腹泻。今年发病比往年更加频繁，手足也出现痉挛的状态，这是过去所没有的现象，所以患者心中有点恐慌。其间也到过医院看过不少医生，都认为是肠道功能紊乱，治疗后没有明显效果。算起来患者和我也是个远房亲戚，于是上门求诊。

初诊于 2005 年 7 月 10 日。

经诊察，除以上症状外，另有：冬日盗汗，夏天自汗，口淡不渴，但是脉舌无发现异常。腹诊时，发现腹肌薄而无力。初步印象是桂枝汤证。患者夏日脚冷引发腹部不适的症状特征，使我想起日本汉方经验口诀："夏日足冷而腹痛者，桂枝加附子汤。"于是我投桂枝加附子汤 7 剂治疗，以干姜易生姜。其实这个方剂就成为桂枝汤与四逆汤的合方了。

服药 1 周后，于 7 月 17 日复诊。患者说，汤药入口后全身通畅，感到很舒服，就好像遇见了一个久违的朋友一样惊喜。同时脚尖发冷、腹部不适而腹泻的症状似乎也有所改善。因上方有效，继续投予桂枝加附子汤 7 剂。

又服药 1 周后，药物的作用也渐渐地显示出来，手足时常发生痉挛的症状已经消失，脚尖发冷、腹部不适而腹泻的症状也有明显好转，然而自汗依然如故。根据以上症状，投予原方加玉屏风散，并要求患者连服 2 周以后停药观察。

此后，病人连续服用桂枝加附子汤加玉屏风散合方 1 个月，诸症消失而停药。1 年后遇见他的家人，得知此病已愈。(《娄绍昆经方医案医话》)

原按：经方医学要重视口诀，"医学别传，不立文字"。晋代葛洪《抱朴子·明本》谓："岂况金简玉札，神仙之经，至要之言，又多不书，登坛歃血，乃传口诀。"唐岑参《下外江舟中怀终南旧居》诗云："早年好金丹，方士传口诀。"经方医学的主要特点就是随证治之，方证相对，类证鉴别。以上病案如果追究病因病机就比较困难，然而方证辨证，结合汉方的经验口诀却显得简单而有效，临床医生何乐而不为呢？

这个病案中的"脚尖冷"，为什么不考虑加细辛？细辛治疗宿饮、停水，故治水气在心下而咳满。这个患者"形寒肢冷、汗多下利"是典型的四逆汤证，所以加附子，易生姜为干姜，使之方证相对应。

三叉神经痛案（娄绍昆）

78岁的男性老人，三叉神经疼痛术后5年来病情稳定。但半年前疼痛复发，每天服2片卡莫西平，但每天深夜仍有3个小时剧痛，如果加药，就会头晕眼花，半年来接受过各种方法治疗，但效果不理想，痛不欲生。2009年5月25日初诊。患者瘦长个子，面色苍白，平时畏寒、四肢怕冷、头颈部多汗，恐惧悲观的情绪一望而知。曾有胃痛史，但自从患了三叉神经痛后胃痛反而自愈了。脉缓大，舌大齿痕淡红，苔薄白。腹诊发现腹肌薄而紧，有腹直肌痉挛。据此，果断投予桂枝加附子汤1周量：桂枝10g，白芍10g，甘草6g，大枣3枚，生姜3片，附片10g。同时配合针刺西药维持原量。服药1周后，深夜疼痛时间减少到2小时左右，程度明显减轻。继续原方，并施以针刺，疼痛日渐减轻直到消失，晚上能安然入睡，食欲增加，精神好转。随即减少西药用量，2个月后完全停服西药针刺，中药改为2天1次，1个月后停药。其后的2年时间里，复发过1次，呈现柴胡证，后服用柴胡汤而愈。从那以后，至今未见复发。（《娄绍昆经方医案医话》有删节）

按：本案提示桂枝加附子汤也能治疗神经痛。案中记录了患者的体型体貌以及腹证、脉证、舌证等客观指征，为读者勾勒出桂枝加附子汤适用人群的外观特征。瘦长个子，面色苍白，平时畏寒，四肢怕冷，头颈部多汗，这是桂枝汤适用人群的常见外观特征。腹肌薄而紧，有腹直肌痉挛，是桂枝汤类方常见的腹证。之所以用附子，就是疼痛。桂枝汤加附子，不仅能够回阳止汗，而且还能止痛。

桥本疲劳多汗案（黄煌）

张女，62岁，163cm，61.5kg。2019年10月15日初诊。

病史：桥本甲状腺病10年，近1个月来疲劳感明显，四肢沉重，散步都乏力，气短懒言，白天运动后头部汗多，夜里汗多湿衣。2019年10月7日查：左室舒张功能减退，轻中度三尖瓣关闭不全。

体征：舌嫩水滑齿痕，脸黄眼肿，头发稀，脉弱。

处方：桂枝20g，白芍15g，干姜5g，炙甘草5g，红枣20g，制附片10g，白术20g，茯苓20g。10剂。

2019年10月29日复诊：患者自述药后很舒服，盗汗已无，气短懒言改善，有力气了，精神振奋，睡眠正常。原方15剂，隔天服。

按： 桥本甲状腺病是一种自身免疫性甲状腺炎，又称慢性淋巴细胞性甲状腺炎。本病由日本人桥本策于1912年发现，简称为桥本病（HT或AIT）。本病女性较多，年轻者多见疲劳、情绪波动、月经不调、量少闭经、易于流产等，多用小柴胡汤合当归芍药散。老年者多见甲状腺功能低下、虚胖、怕冷、无精打采、毛发脱落、舌体胖大、脉沉弱等，多用桂枝加附子汤、真武汤、肾气丸等。

本案用方是桂枝加苓术附汤，能温阳散寒利水，能除疲劳、止自汗、止腰腿痛。治疗甲减、职场疲劳综合征、慢性腰腿痛效果好。其人多脸黄舌黯脉无力，怕风怕冷易出汗。此方颇得日本汉方家吉益东洞、浅田宗伯、汤本求真等人推崇。据说，法国公使腰背疼痛，屡经西医治疗无效，被浅田宗伯针灸与中药并用，一周治愈。兴奋的法国公使把自己的治病经历和处方（桂枝加茯苓白术附子汤）译成法文，发回法国。法国报纸报道了这则新闻，惊动了拿破仑三世，拿破仑三世为此赠送了不少礼品给浅田宗伯。汤本求真说："本方应用极广，为个人一日不可或缺要方之一，当专心努力以自得之。"（《日医应用汉方释义》）

痛风性关节炎大量出汗案（黄煌）

牛男，46 岁，179cm，90kg。2016 年 7 月 23 日初诊。

病史：高血压、高脂血症病史多年，5 年前心梗支架植入，2 年前发现 2 型糖尿病。近月来急性痛风性关节炎频发，右膝及脚踝肿痛明显。出汗甚多，夜间常常衣被皆湿，特别容易饥饿，有饥饿感时心慌身抖，全身无力。

体征：体形魁梧，面色晦黯，皮肤湿冷，舌嫩黯，脉大重按无力。

处方：桂枝 20g，肉桂 10g，赤芍 30g，干姜 10g，生甘草 5g，红枣 20g，白术 30g，苍术 30g，制附片 15g（先煎 30 分钟）。7 剂。

2016 年 8 月 6 日复诊：药后下肢步行有力，汗出湿衣明显改善，大便成形，面色好转，痛风未发。原方续服 10 剂。

按：本案患者身患多种疾病，但关节痛与严重的自汗盗汗为突出主诉。关节痛的经方甚多，自汗盗汗的经方也很多，如何选择？还是着眼于患者的体质状态。其人魁梧而皮肤湿冷，舌质黯嫩，脉大而弱，是桂枝汤证。因汗多身体痛，当加附子，与桂枝加附子汤证的"太阳病，发汗，遂漏不止，其人恶风，小便难，四肢微急，难以屈伸者"相符。方证相应，故效果明显。

为何不用桂枝加黄芪汤？黄芪确实能固表止汗，也多疗饥，故用于糖尿病，但适用者多有浮肿，或腹部硕大松软，是气虚者方。

为何不用防己黄芪汤？防己黄芪汤确实能用于治疗下肢关节肿痛，也能用于痛风性关节炎。但适用者多面色黄白且光亮，两下肢浮肿更多见，是湿热者方。

为何不用桂枝芍药知母汤？桂枝芍药知母汤是治疗关节肿胀疼痛的专方，但适用者多为全身性关节疼痛变形，少汗者多用，是风寒者方。另外有心梗者，慎用麻黄剂。

本案用方取桂枝加白术附子，能温阳止痛、固表止汗。白术、附子是经方中治疗关节痛的常用组合。桂枝芍药知母汤治"诸肢节疼痛，身体尪羸，脚肿如脱，头眩短气，温温欲吐"，方用白术五两，附子二枚；甘草附子汤治"风湿相搏，骨节疼烦，掣痛不得伸屈，近之则痛剧，汗出短气，小便不利，恶风不欲去衣，或身微肿者"，方用白术二两，附子二枚；真武汤治"腹痛，小便不利，四肢沉重疼痛，自下利者"，方用白术二两，附子一枚。

六、温经汤

经典的妇人病方，传统的养血调经方，具有助孕、调月经、止腹痛、止泻、嫩肤等功效。现代研究提示，此方有类雌激素样作用，能调节下丘脑—垂体—性腺轴，适用于以羸瘦、唇口干燥、手掌干枯、少腹不适、腹泻为特征的月经不调、闭经、不孕等妇科疾病，以及憔悴女性的体质调理。

经典配方

吴茱萸三两，当归二两，芎䓖二两，芍药二两，人参二两，桂枝二两，阿胶二两，生姜二两，牡丹皮二两（去心），甘草二两，半夏半升，麦门冬一升（去心）。

上十二味，以水一斗，煮取三升，分温三服。（《金匮要略》）

经典方证

问曰：妇人年五十所，病下利，数十日不止，暮即发热，少腹里急，腹满，手掌烦热，唇口干燥，何也？师曰：此病属带下，何以故？曾经半产，瘀血在少腹不去。何以知之？其证唇口干燥，故知之。当以温经汤主之。（二十二）

亦主妇人少腹寒，久不受胎；兼取崩中去血，或月水来过多，及至期不来。（二十二）

贫血手掌干裂唇干之不孕症案（大塚敬节）

患者为35岁妇人，高个子，略瘦，血色欠佳。直至数年前一直以开酒吧为生，现在是家庭主妇。十二三年前曾流产一次，后未再妊娠。

主诉仅有鼻塞头痛，鼻涕不多。查手掌干燥，粗糙，皮厚，脱皮。手心部有烦热感，月经不调，无白带，大便一天2次左右，略有腹泻倾向，小便次数多。

腹诊：脐下方左侧腹直肌痉挛发硬，按之疼痛。

询问口唇发干吗，回答说干燥。最后患者说想怀孕生子，就诊的目的好像是治疗不孕。

为此，我投予温经汤七日量进行观察。服药后鼻子稍微通畅，手掌皮肤有了柔润感，又给予七日药量。服完药物后，鼻塞消除，头痛停止，左侧手掌皮肤也基本正常，大便也已成形。还有的变化是以前月经来潮时昏昏欲睡，但这次没有任何异常。自己没有觉察到，但邻居说突然变胖了，一测体重，发现增加了两公斤。继服上方 7 天。

就这样，该患者基本上恢复了健康；再次来诊时，带来了其丈夫。但最后并没有如她所希望的那样怀孕，便停止了服药。（《汉方诊疗三十年》）

按：温经汤也是经典的助孕方。《金匮要略》原文"主妇人少腹寒，久不受胎"，但也是因人而异。本案对温经汤适用人群的体型体貌等特征记录比较详细，而这些识证的关键点均从《金匮要略》而来："妇人年五十所，病下利数十日不止，暮即发热，少腹里急，腹满，手掌烦热，唇口干燥……曾经半产。"本条文描绘了一个有流产史的更年期女性，她腹泻持续了数十日，下腹部拘急胀满，或尿频，或肛门坠胀，入暮有自觉的热感和明显的疲劳感，手掌也有热感。从外表上看，其人唇口干燥苍白、皮肤枯黄，十分憔悴。本案中记录该女性手掌干而粗糙，擦之沙沙作响，皮变厚而表皮剥落，是对"手掌烦热"的形象描述。另外，案中提及患者左腹直肌硬且有压痛，是对"少腹里急"的补充描述。

功能性子宫出血案（言庚孚）

周某，女，24 岁，工人，已婚。1973 年 10 月 5 日初诊。

结婚以来，服药避孕，已近一年。今因停药，阴道骤然流血，淋漓不尽，延已二月。血色黯褐，量少有块，下腹冷痛，神疲乏力，腰膝酸软。曾在某医院妇科检查，诊断为功能性子宫出血。屡用雌激素、睾丸素、黄体酮等药，治之未效，来我院求医。诊视脉象细弦，舌质淡，苔薄白，面色苍黄无华。乃由冲任虚寒，瘀阻胞宫，是以阴道下血，淋漓不尽。治当温经散寒，养血祛瘀。方拟温经汤主之：吴茱萸6g，全当归12g，酒白芍12g，大川芎5g，潞党参12g，川桂枝5g，粉丹皮10g，鲜生姜3片，炙甘草5g，血驴胶15g（烊化兑服）。连投上方10剂，漏下得止，诸症悉愈。

1978年5月追访：前症未反复。病愈后，于1974年元月停经受孕，同年10月足月平产一男，母子均健。（《言庚孚医疗经验集》）

按：本案是激素撤退性子宫出血，撤退性出血是指在使用口服避孕药或黄体酮等药物后，引起机体激素水平变化，促使子宫内膜脱落而引起的阴道出血。由于月经量大持续达两月，患者已经出现贫血。言庚孚先生用温经汤原方连投10剂而愈。温经汤是经典的调经方，正如《金匮要略》原文所载："主妇人少腹寒，久不受胎，兼取崩中去血，或月水来过多，乃至期不来。"

痛经案（刘渡舟）

李某，女，45岁。1993年5月5日初诊。

一年前因做人工流产而患痛经。每值经汛，小腹剧痛、发凉，虽服止痛药片而不效。经期后延，量少色黯，夹有瘀块。本次月经昨日来潮；伴见口干唇燥，头晕，腰酸腿软，抬举无力，舌质黯，脉沉。证属冲任虚寒，瘀血停滞。治宜温经散寒，祛瘀养血，为疏《金匮要略》温经汤：吴茱萸8g，桂枝10g，生姜10g，当归12g，白芍12g，川芎12g，党参10g，炙甘草10g，牡丹皮10g，阿胶10g，半夏15g，麦冬30g。服5剂，小腹冷痛大减。原方续服5剂，至下次月经，未发小腹疼痛。从此月经按期而

至，俱无不适。(《刘渡舟临证验案精选》)

按：温经汤对痛经有效，杭州名医裘笑梅回忆："我有幸曾与浙江著名老中医叶熙春一起临床。叶老精湛面独到的医术，使我得到许多宝贵的启迪。如治疗虚寒痛经，按常规投入温经汤，此方大多能奏效，但也有无效者。"(《名老中医之路》)可见，温经汤治疗痛经也需要抓方证。本案痛经，刘渡舟先生除记录了患者经期后延、小腹部剧痛发冷、月经量少色黑等局部表现外，还记录了患者口唇干燥、舌黯脉沉的外观特征以及人流的诱因。

更年期女性情绪低落案(黄煌)

李女，53岁，162cm，57.8kg。2019年11月13日初诊。

病史：睡眠极差5～6年，今年加重。诉说"不想活，早晨午后都想死，不爱打扮，不想做事"，午后情绪特别差，胃胀易腹泻，食欲不振，烘热。月经紊乱，今年来潮3～4次。

体征：体瘦憔悴焦虑貌，面黄黯，有色斑，哭泣，唇干，皮肤干燥，手掌干燥粗糙。

处方：吴茱萸5g，党参10g，姜半夏10g，麦冬15g，炙甘草10g，桂枝10g，白芍10g，当归10g，川芎10g，牡丹皮10g，阿胶5g，干姜10g，红枣30g，柴胡15g。15剂。

2019年12月4日复诊：药后轻生念头没有了，食欲好转，近来偏头痛。原方去柴胡，加浮小麦30g，炙甘草量加至15g。20剂。

2019年12月30日三诊：药后面色好转，嗅觉恢复，以往鱼腥味、牛羊肉味道闻不到已数十年。原方续服30剂。

按： 随着卵巢功能逐渐衰退、性激素分泌量减少，更年期女性出现以植物神经功能失调为主的证候，称更年期综合征。本病在营养不良、精神情绪不稳定及手术、放射治疗，使卵巢功能丧失、雌激素水平下降迅速者发病率高，且症状亦较严重。临床表现有月经紊乱、阵发性潮热、出汗、易激动、失眠、抑郁、焦虑、生殖器官不同程度萎缩、尿失禁等。温经汤有应用的机会。本案患者以精神症状为主，出现严重的抑郁焦虑心境。根据其面色憔、皮肤干燥、手掌干燥粗糙、唇干等体征而用温经汤加味，取效明显。更年期综合征所用的经方尚有桂枝加附子汤、桂枝加龙骨牡蛎汤等。与温经汤均可用于烘热出汗、失眠焦虑等，但温经汤证多有消化道症状的腹胀腹泻等，而桂枝加附子汤证多有关节疼痛、怕冷自汗等，桂枝加龙骨牡蛎汤证则有性梦、惊悸、抽搐等。

腹痛腹泻 2 年案（黄煌）

李女，58 岁，156cm，40kg。2015 年 8 月 10 日初诊。

病史：53 岁绝经，体重逐渐减轻。近 2 年来经常腹痛腹泻，抗生素无效。脐下有不规则的莫名疼痛，食量小，睡眠欠安。有胆囊炎、胆结石病史。

体征：体瘦，面黄白憔悴皱纹多，头发稀少易折断，唇薄口干，手掌干燥发黄。

处方：吴茱萸 5g，麦冬 15g，党参 10g，姜半夏 10g，炙甘草 10g，桂枝 10g，肉桂 5g，白芍 10g，当归 10g，川芎 10g，牡丹皮 10g，干姜 5g，阿胶 5g，红枣 30g。10 剂。

2015 年 11 月 23 日复诊：痛泻明显好转一月未作，有深度睡眠。体重

42kg。原方改麦冬 20g，15 剂。

2016 年 3 月 21 日三诊：服药以来腹痛腹泻未作。

按：温经汤原文载有"妇人年五十所，病下利数十日不止"，提示患者有慢性腹泻。临床上发现温经汤对更年期腹泻有效。患者大多为绝经后的女性，消瘦明显，面黄憔悴，脱发，手掌、脚掌干燥。本案患者脐下有不规则的莫名疼痛，这是"少腹里急"的表现之一，可以看作是温经汤证。另从药物组成看，温经汤方中的肉桂、当归、白芍、川芎、吴茱萸、干姜等，均有止痛功效，尤其是对脐腹部的冷痛、绞痛等最为适宜。

本案痛泻，且其人有胆病，似乎有用柴胡方的可能。但其人的体型体貌，即无小柴胡汤证的默默不欲饮食，也无柴胡桂枝干姜汤证的丰满润泽，更无大柴胡汤证的上半身充实、上腹部饱满，辨别不很困难。

慢性前列腺炎案（门纯德）

阎某，男，62 岁。1964 年 8 月 7 日初诊。

患者会阴部胀痛三月余，伴有排尿困难、尿频尿痛等症，入院治疗。经直肠指诊，前列腺充血增大、压痛，诊为前列腺炎。中西医治疗月余不效，邀余诊之。诊见形体消瘦，情绪低沉，脉沉而细，舌淡苔白。自诉会阴部隐痛不休，痛引少腹，腰酸重。每与热水坐浴，少得舒适。辨此为下焦虚寒，瘀血阻滞。拟：吴萸 9g，当归 12g，生白芍 9g，川芎 6g，党参 15g，桂枝 9g，阿胶 10g（烊化），牡丹皮 6g，麦冬 9g，半夏 6g，生姜9g，炙甘草 6g。水煎服。

服用 5 剂，诸痛大减，精神好转；又拟上方与当归生姜羊肉汤二方各服 5 剂，此症渐愈。（《名方广用》）

按：温经汤多用于女性，此案则为老年男性的前列腺炎。门纯德先生据其会阴部痛引少腹、热水坐浴少得舒适的特点，用温经汤后疼痛大减，提示温经汤止脐腹部的疼痛有效。

七、桂枝茯苓丸

经典的妇人病方，传统的活血化瘀方，具有消癥瘕、平冲逆、止腹痛、止漏下的功效。现代研究提示，此方能降低血黏度、降血脂、抑制动脉粥样硬化形成、扩张微血管、改善微循环、调节性激素的分泌、促进排卵、抑制前列腺增生、改善肾脏病理变化和肾功能、抗炎、抗肿瘤、抑制肿瘤血管生成等，适用于以气上冲、少腹急结、肌肤甲错为特征的各科疾病，以及瘀血性体质的调理。

经典配方

桂枝、茯苓、牡丹皮（去心）、芍药、桃仁（去皮尖，熬）各等分。

上五味，末之，炼蜜和丸，如兔屎大，每日食前服一丸。不知，加至三丸。（《金匮要略》）

经典方证

妇人宿有癥病，经断未及三月，而得漏下不止，胎动在脐上者，为癥痼害。妊娠六月动者，前三月经水利时，胎也。下血者，后断三月衃也。所以血不止者，其癥不去故也，当下其癥，桂枝茯苓丸主之。（二十）

产后恶露不尽腰腿少腹痛案（蒲辅周）

陈某，女，成年，已婚。1963年5月7日初诊。

自本年3月底足月初产后，至今4旬，恶露未尽，量不多，色淡红，有时有紫色小血块，并从产后起腰酸痛，周身按之痛，下半身尤甚，有时左少腹痛，左腰至大腿上1/3处有静脉曲张，食欲欠佳，大便溏，小便黄，睡眠尚可，面色不泽，脉上盛下不足，右关弦迟，左关弦大，寸尺俱沉涩，舌质淡红无苔。由产后调理失宜，以致营卫不和，气血紊乱，恶露不化。治宜调营卫，和血消瘀。处方：桂枝一钱五分，白芍二钱，茯苓三钱，炒丹皮一钱，桃仁一钱（去皮），炮姜八分，大枣四枚。服5剂。

16日复诊：服药后恶露已尽，少腹及腰腿痛均消失，食欲好转，二便正常，脉沉弦微数，舌淡无苔。瘀滞已消，宜气血双补。予十全大补丸40丸，每日早晚各服1丸。服后已恢复正常。（《蒲辅周医案》）

按：《金匮要略》载："经断未及三月，而得漏下不止。"从原文推断，这种情况应该是稽留流产（死胎），所以古代用桂枝茯苓丸下死胎。如宋代《妇人大全良方》记载："治妇人小产，下血过多，子死腹中……或食毒物，或误服草药，伤胎动气，下血不止。若胎未损，服之可安；已死，服之可下。此方的系异人传授，至妙。牡丹皮、白茯苓、桂心、桃仁（制）、赤芍药，上等分为细末，以蜜丸为弹子大，每服一丸，细嚼淡盐汤送下。速进两丸，至胎腐烂腹中，危甚者，定可去除。"本案并非胎死腹中，但产后恶露不尽月余，也用桂枝茯苓丸加味取效。推断桂枝茯苓丸"下其癥"，就是下瘀血，如清除子宫内残存的胎膜以及剥脱不尽的内膜等。本案记录患者"从产后起腰酸痛，周身按之痛，下半身尤甚，有时左少腹痛，左腰至大腿上1/3处有静脉曲张"，这也是桂枝茯苓丸方证的重要体征。

流产后下肢浮肿案（大塚敬节）

一位 27 岁女性，两个月前流产后，进行了清宫手术。但数日后发生左下肢浮肿，渐渐肿大，约为正常时的二倍，局部有明显的胀满感，坐位、起立都感觉困难。妇产科医生诊断为产后下肢血栓症并进行治疗，但未见任何效果，大小便及食欲均无异常。我诊断为瘀血所致，投予了桂枝茯苓丸。服药后数日，肿胀开始渐渐消退，20 天后痊愈。由于收效过于迅速，患者感到很惊奇。

另外有一人，为 25 岁妇人。产后左下肢肿大，以至左脚沉重而不能久坐。病程已超过了半年，仍无明显好转。对此，我投予桂枝茯苓丸治疗。一直到患肢肿胀全部消除，用了半年以上的时间，同时，颜面部的粉刺也消除了。（《汉方诊疗三十年》）

按：左下肢浮肿，可能是下肢深静脉血栓形成。本病多见于产后、盆腔术后、外伤、晚期癌肿、昏迷或长期卧床的患者，主要临床表现是一侧肢体的突然肿胀，患侧下肢深静脉血栓形成，病人局部感疼痛，行走时加剧，轻者局部仅感沉重，站立时症状加重。本案提示桂枝茯苓丸可能有抗血栓形成的功效。

流产后输卵管炎腹痛案（夏仲方）

某女，40 岁。久患失眠、左侧偏头痛、胃痛、便秘等症。3 个月前小产后流血 20 多天而自行停止，从此经常左下腹隐痛，腰背酸痛，碍于弯腰，白带多，质黏有腥味，月经正常。西医诊断：左侧输卵管炎。先以短波理疗 12 次，症状略减，后行理疗，因症状加重而停止理疗。

中医诊治：颜面通红，升火汗出，舌正常，脉细，自觉双下肢胀紧如肿然，下腹左侧有固定性压痛。病起小产后，证属瘀血证，予桂枝茯苓丸加红花、甘草作汤剂。

处方：桂枝4.5g，牡丹皮6g，桃仁9g，茯苓9g，白芍9g，红花4.5g，甘草3g。

服此方20剂，不但流产后所得种种症状完全消除，其他一切宿疾亦一并治愈。数月后又怀孕，产一女。(《中医经方学家夏仲方专辑》)

按：夏仲方先生此案对于桂枝茯苓丸方证的客观性指征记录详细。面色通红或黯红，是血气上冲的表现。桂苓五味甘草汤证有"其面翕然如醉状"的表现，同有桂枝、茯苓的桂枝茯苓丸证也有类似体征，特别是面部三角区充血黯红，或有酒糟鼻、痤疮等，其人往往有烦躁、失眠、头痛等不适症状。下腹左侧有固定性的压痛，这也是瘀血停蓄在下的体征。例如，同有桂枝、桃仁的桃核承气汤，其方证有"少腹急结"；同有桂枝、芍药、牡丹皮的温经汤，其方证有"少腹里急"；同有桂枝、牡丹皮、茯苓的肾气丸，其方证有"少腹拘急"。除少腹部充实压痛外，患者往往伴有腰痛、便秘、痔疮、月经不调等。

高血压案（门纯德）

朱某，女，34岁。

患高血压病近5年，血压常在170/100mmHg左右。患者素体肥胖，颜面较红，口唇微紫，头痛如刺，心烦失眠，月经推迟，量少色黯，脉象弦滑，舌质黯，苔薄黄。予以桂枝茯苓丸汤加味：桂枝9g，茯苓12g，生白芍 12g，桃仁 9g，牡丹皮 10g，石决明 12g，当归 12g，川芎 9g，丹参 12g，水煎服。2 剂后诸症大减，又令服 3 剂，则诸症渐除，查血压 150/90mmHg。后血压偶有反复，但诸症不显，嘱其服用一些降压药结合体育锻炼，血压一直较为平稳。(《名方广用》)

按：桂枝茯苓丸不是降压药，其作用的是一种瘀血状态。瘀血表现在头面部，大多是脸色黯红、眼圈黯黑、口唇牙龈发紫、舌质紫黯，并有头痛、头晕、耳鸣、烦躁、失眠或记忆力下降等；瘀血表现在腹部，大多下腹部充实，伴有抵抗或压痛；瘀血表现在皮肤上，可见皮肤粗糙、皮损黯红、增生瘢痕等；瘀血反映在女性的月经上，大多是月经后延或稀发，甚至闭经，月经色黯黑。本案记录患者素体肥胖、颜面较红、口唇微紫、头痛如刺、心烦失眠、月经推迟、量少色黯、脉象弦滑、舌质黯等，均符合桂枝茯苓丸所主瘀血证的临床表现。

子宫肌瘤案（门纯德）

唐某，女，45 岁。

子宫体部有一 8cm×6cm 大小的肌瘤。每至月事行则下血不止，少则七八日，多则十几日，且色黑量多。患者面色苍白，唇白无华，神疲乏力，心慌气短，腰困腹痛，少腹拒按，小便频数，脉沉滑，舌淡苔白。予以桂枝茯苓丸改汤：

桂枝 10g，生白芍 12g，茯苓 12g，牡丹皮 10g，桃仁 10g，土鳖虫 6g，山甲珠 12g。水煎饭前服，3 剂。

1 剂后，少腹痛甚，嘱其继服；3 剂毕，从阴道流出黑色瘀血数块后，疼痛大减。后又与桂枝茯苓丸合自拟夏枯消瘤丸：桂枝、生白芍、茯苓、牡丹皮、桃仁、三棱、莪术、甲珠、川贝母、玄参、煅牡蛎、煅花蕊石、夏枯草等，共为丸剂。

先后服用近两月，而下血止、腹痛除。经查：瘤体萎缩。(《名方广用》)

按： 子宫肌瘤的经方不仅仅是桂枝茯苓丸。门纯德先生此案的用方着眼点应该是月经色黑量多、少腹拒按。所用处方是桂枝茯苓丸加味，此经验方值得进一步验证。

更年期综合征案（矢数道明）

48岁妇女，去年起月经不调，诊为更年期综合征，接受激素注射。主诉性急，外出颜面蓬乱，蹒跚眩晕，不能行走。天气变化时，则症状加剧。头痛，心动悸，腰痛，左下腹牵引痛，头昏眼花，头部肌肉酸痛，足部发热浮肿，苦不欲生。身体营养良好，颜面色红，脉沉而坚，腹充实，在脐旁至脐下不仅有硬结，而且有抵抗、压痛，瘀血症状显著。数年前血压约210/110mmHg，初诊时血压170/110mmHg。用桂枝茯苓丸10日，上述症状减轻，血压降至140/95mmHg，腹症好转，服用数月痊愈。(《临床应用汉方处方解说》)

按： 蹒跚眩晕，不能行走，从字面上看，似乎与真武汤证的"头眩，身𤌴动，振振欲擗地"相似，但从患者的体型体貌以及腹证来看，桂枝茯苓丸用得对。患者营养良好，面色红，腹部充实，按压有抵抗压痛，还摸到硬结，是有瘀血的明证。

面部肝斑案（矢数道明）

某女性，28 岁，未婚，体格及营养状态佳。从 1 年前开始面部出现赤色疹，渐成肝斑，两颊与眼周围肝斑若涂墨之色。当时发生月经失调。诊之，下腹有抵抗与压痛，属瘀血证。给予桂枝茯苓丸加薏苡仁，服药一月，肝斑与赤疹消失，其他诸症亦消除。（《汉方辨证治疗学》）

按：面部色斑的治疗方法较多，经方中温经汤、五苓散、当归芍药散、血府逐瘀汤、大黄䗪虫丸等均有应用的机会。本案的着眼点是下腹部有抵抗与压痛。此即张景岳所谓"独处藏奸"，这一不起眼的证据却反映出了事物的真相。下腹部的压痛和抵抗，是桂枝茯苓丸证的关键性指征。

白内障及中心性视网膜炎案（矢数道明）

30 岁妇女，主诉前一年 11 月视力障碍，一般认为白内障及中心性视网膜炎。历访各医院眼科及眼科名医，均宣告为失明不治之症。患者头痛，肩酸痛显著，月经期更为剧烈。反复数次人工流产，腹部脐旁有显著瘀血症状。服桂枝茯苓丸料 10 日，肩酸痛、头痛及头颈酸均消失。20 日后视力恢复，1 个月后能够打乒乓球；继服 2 个月后，可以读报；4 个月后，视力恢复至 0.9。经治医师甚为惊奇，大家确认系中医之效果。（《临床应用汉方处方解说》）

按：桂枝茯苓丸并不是眼病专方，本案取效的原因是方证相符。根据本案提供的信息，推断患者体格强健，喜欢体育运动，面色黯红，脐腹部充实，有显著的压痛，每次月经来时烦躁不安，伴有严重的头痛、肩酸痛，而且经血量少黯黑。

右下肢胫腓骨开放性骨折不愈案（陈雁黎）

马某，女，37岁，兵团新湖四场出纳。2011年8月初诊。

2010年11月，患者因车祸住石河子某医院。诊断：右下肢中段胫腓骨粉碎性骨折，手术钢板固定，住院50天，胫中部伤口不愈合，无骨痂形成，回团场医院消炎及外敷药物，不见好转。去乌鲁木齐某中医院住院，引流、服中草药20天，无效。2011年4月，又回石河子某医院住院1周，说"疑为骨髓炎，以后要截肢"。没办法，飞往河南洛阳某骨伤科研究院，说"要把左腿的骨头和皮肤植于右腿"，很是害怕。只好去北京某医院求治，专家说："无床，回去扩创引流。"又去北京另一家医院，专家说："无床，只能引流治疗。"再去武警总医院骨科，诊为骨髓炎，介绍去一家私人"专科医院"，没敢去。只好飞回乌市，住进医学院附属建工医院骨科，医院说循环不好，手术取出一个钉子，住院治疗1个月，伤口不愈合，无骨痂形成。2011年7月中旬，第三次住进石河子医学院附院骨科，每天用青霉素溶液湿敷伤口，仍不见好转，伤口皮肤呈坏死样。无望之际，想到2005年患急性肾炎，尿蛋白（+++），多方求治无效，最后经笔者中药治愈。故于2011年8月下旬，家人陪护，自架双拐，来门诊求治。

患者面容憔悴，面色黯黑，皮肤干燥，右下肢皮肤紫暗瘀滞，胫骨中部有一指甲大开放性伤口，中间凹陷，色暗有坏死样、流清水样分泌物，拍片骨断面无骨痂形成，饮食二便尚好，月经少，暗黑，脉弦细，苔厚腻。哭诉：单位要她下岗。因有肾炎病史，无法使用大黄䗪虫丸，改用桂枝茯苓丸汤剂。想起胡老言："大柴胡汤清瘀解郁，能加强桂枝茯苓丸的活血化瘀作用。"故二方合用。处方：柴胡12g，法半夏10g，黄芩12g，枳实12g，炒白芍12g，桂枝10g，茯苓15g，牡丹皮12g，桃仁10g，生大黄 6g（后下），生姜 3 大片，大枣 4 枚。5 剂，水煎 400mL，分 2 次服，日 1 剂。复诊，服 2 剂后，大便黏稠褐色，日 2 次，创口局部有痒感；服完 5 剂，9 个月的创口已结痂，无分泌物流出。患者喜出望外，高兴万分，余惊讶不已。给原方 7 剂。药后拍片骨痂明显形成；又给 7 剂，能丢掉双拐走路，全身皮肤已明润，右下肢肤色正常。因准备上班，带上桂枝茯苓丸及当归芍药散加味 10 剂。嘱：多走路为要。半月后接到患者电话，已上班。2013 年 3 月，固定钢板已取出，一切正常。感叹：胡希恕方证辨证，非西医局部创口下功夫之所能比也。（《胡希恕伤寒论方证辨证》）

按：大柴胡汤合桂枝茯苓丸治疗骨髓炎是典型的整体思维。从局部看，右下肢皮肤紫黯瘀滞是有瘀血；从整体看，患者面色黯黑，饮食二便正常，月经少黯黑，苔厚腻，是实证、热证。两方相合，改变瘀热内结的体质状态，局部创口随之恢复。

慢阻肺胸闷气短案（黄煌）

郁男，74 岁，160cm，70kg。2018 年 6 月 5 日初诊。

病史：反复咳喘吐痰 9 年，胸闷气短，走路爬楼困难。4 月住院诊断：慢阻肺急性加重；房颤、心功能不全；心脏瓣膜病变；脂肪肝。食欲良好，进食后无腹胀反酸。

体征：体型矮胖壮实，面部黯红油，唇舌紫黯，舌苔薄白，舌底静脉充盈迂曲，腹部充实。

处方：桂枝 10g，肉桂 10g，茯苓 20g，赤芍 20g，牡丹皮 15g，桃仁 15g，当归 15g，川芎 15g，丹参 15g，枳壳 30g，陈皮 30g，干姜 10g。15 剂。

2018 年 6 月 25 日复诊：药后气顺畅，已能打麻将。续守原方。

2018 年 8 月 20 日三诊：步行已不气喘，可登高 3 楼。

按：桂枝茯苓丸可用于慢性咳喘，如支气管哮喘、慢性阻塞性肺病（COPD，简称慢阻肺）、肺动脉高压、胸膜炎、胸腔积液、间质性肺炎、肺纤维化、反复肺部感染等，特别适用于面黯红、胸闷痛、唇紫舌黯者，但笔者常有加味。咳逆上气、舌黯紫者，加当归、川芎。当归"主咳逆上气"（《神农本草经》），后世治疗咳喘名方的金水六君煎和苏子降气汤均有当归；川芎治胸闷胸痛。气短咳痰、胸腹痛、苔厚者，可合橘枳姜汤。橘枳姜汤是古代治疗胸痹的专方，慢阻肺患者伴有冠心病心绞痛、心功能不全或有胃下垂者，最为适宜。咳喘伴有腹胀满反流者，可合大柴胡汤，多用于伴有高血压、高脂血症、胃食管反流的咳喘患者。本案患者体格壮实，腹部充实，且有脂肪肝，其咳喘为何不用大柴胡汤？其原因应该在于患者食欲良好，进食后没有胀满反流，舌苔也不厚。临床发现，瘀血患者可以见到胸胁满，腹部充实。

硬脊膜外血肿术后下肢麻木案（黄煌）

晓男，61 岁。半年前因椎体血管瘤破裂导致硬脊膜外血肿行手术治疗，现双下肢膝踝关节麻木、不能弯腰抬腿，足底厚重感，走路犹如走在雪地、稻田中，必须依靠拐杖或别人搀扶。排便困难，2 ~ 3 天 1 次，依赖药物。夜尿频，性功能丧失。其人壮实，舌紫黯，舌下络脉瘀，脉涩有歇止。是瘀血阻络。处方：肉桂 10g，赤芍 15g，白芍 15g，茯苓 15g，牡丹皮 15g，桃仁 15g，生大黄 10g，怀牛膝 30g，地鳖虫 10g。10 剂。3 个月后自己走进诊室，笑称现在出门时经常忘记带拐杖，大便前已有便意了。

按：血肿术后的下肢麻木无法行走，且舌紫黯，脉涩，方用桂枝茯苓丸合下瘀血汤。下瘀血汤是古代清除产后恶露的专方，现代的活血化瘀方适用于以脐下腹痛、按之有硬块、便秘以及月经不利为特征的疾病，但也可以用于骨折血肿等。方中地鳖虫，又名䗪虫，善化瘀血，最补损伤，接骨续筋力强。《本草经疏》说："䗪虫，治跌扑损伤，续筋骨有奇效。"《外伤秘方》用地鳖虫、大黄、乳香、没药、骨碎补、血竭为末酒送服，治跌打损伤。

壮汉血精便秘案（黄煌）

薛男，53 岁。平时经常健身，体格健壮。去年发现血精，近期又作。白天经常犯困，记忆力差。便秘，3 天 1 次，依赖日本通便药。鼻衄 1 ～ 2 周 1 次。其人唇黯红，眼圈黯，眼睑充血，舌边齿痕，舌底静脉充盈，是瘀热结于少腹。处方：桂枝 15g，茯苓 15g，赤芍 15g，牡丹皮 15g，桃仁 15g，怀牛膝 50g，制大黄 10g，15 剂，便畅改隔日服。一月后复诊，精血消失，鼻衄基本已无，大便 2 天 1 次，不觉困难了。

按：血精多见于精囊炎。精囊炎是男性常见感染性疾病之一，以血精为主要临床表现，但有急性和慢性之分，个体差异大，临床表现不尽相同。急性精囊炎可有发热、恶寒、寒战、血尿等；慢性精囊炎可见射精疼痛、性欲低下、遗精、早泄等。本案患者可能是慢性精囊炎。其面证与舌象提示有瘀血，壮实的体格，严重的便秘，莫名的犯困，以及下肢骨折的个人史，哮喘脑梗的家族史，都为选择桂枝茯苓丸加大黄提供了依据。

第二章

麻黄类方医案

一、麻黄汤

经典的太阳病方，传统的辛温解表方，具有发汗、还魂的功效。现代研究提示，此方能解热、镇痛、平喘、镇咳、兴奋中枢、增强腺体分泌、抗流感病毒等，适用于以无汗而喘或无汗身痛、脉浮有力为特征的疾病。

经典配方

麻黄三两（去节），桂枝二两（去皮），甘草一两（炙），杏仁七十个（去皮尖）。

上四味，以水九升，先煮麻黄，减二升，去上沫，内诸药，煮取二升半，去滓。温服八合。覆取微似汗，不须啜粥。余如桂枝法将息。（《伤寒论》）

经典方证

太阳病，头痛，发热，身疼，腰痛，骨节疼痛，恶风，无汗而喘者，麻黄汤主之。（35）

太阳与阳明合病，喘而胸满者，不可下，宜麻黄汤。（36）

太阳病，十日以去，脉浮细而嗜卧者，外已解也。设胸满胁痛者，与小柴胡汤。脉但浮者，与麻黄汤。（37）

太阳病，脉浮紧，无汗，发热，身疼痛，八九日不解，表证仍在，此当发其汗。服药已，微除，其人发烦目瞑，剧者必衄，衄乃解。所以然者，阳气重故也。麻黄汤主之。（46）

脉浮者，病在表，可发汗，宜麻黄汤。（51）

脉浮而数者，可发汗，宜麻黄汤。（52）

伤寒脉浮紧，不发汗，因致衄者，麻黄汤主之。(55)

脉但浮，无余证者，与麻黄汤。若不尿，腹满加哕者，不治。(232)

阳明病，脉浮，无汗而喘者，发汗则愈，宜麻黄汤。(235)

湿家身烦疼，可与麻黄加术汤，发其汗为宜，慎不可以火攻之。(二)

救卒死、客忤死，还魂汤主之。《千金》云：主卒忤鬼击飞尸，诸奄忽气绝无复觉，或已无脉，口噤拗不开，去齿下汤。汤下口不下者，分病人发左右，捉搦肩引之。药下，复增取一升，须臾立苏。

麻黄三两（去节），杏仁七十个（去皮尖），甘草一两（炙）。《千金》用桂心二两。

上三味，以水八升，煮取三升，去滓，分令咽之。通治诸感忤。(二十三)

伤寒案（李中梓）

一人伤寒，第二日头痛发热。李曰：方今正月，时令犹寒，必服麻黄汤，两日愈矣。若服冲和汤，不惟不得汗，即使得汗，必致传经。遂以麻黄汤热饮之，更以滚水入浴桶，置床下熏之，得汗如雨。密覆半响，易被，神已爽矣。晚索粥，家人不与。李曰：邪已解矣，必不传里，食粥何妨？明日果愈。不以麻黄汗之，传变深重，非半月不安也。(《续名医类案》)

按：冬月伤寒头痛发热，发汗是基本治疗原则，可以减轻症状（神已爽），更可以缩短病程（不传经）。伤寒病，一汗而愈，不出两日。本案除用麻黄汤热服外，可以配合外治，如浴桶熏蒸、盖被温覆、热炕等。现在可以汗蒸桑拿，用空调保持适宜的室温。

伤寒无汗而喘案（恽铁樵）

　　会长公子病伤寒殇，乃重检幼时所读《伤寒论》，心知为某病，宜某方，但未会临诊，为无经验，不敢尝试。而遍请诸医家，均不敢用伤寒方，遂束手无策，坐以待毙。越年，二公子三公子相继病伤寒殇。先生痛定思痛，乃苦攻《伤寒论》，间尝质疑于婺源汪莲石先生。汪先生，伤寒名家也，著有《伤寒论汇注精华》行世。如是者有年，而四公子又病伤寒，发热无汗而喘，遍请诸医家，其所疏方，仍不外乎历次所用之山栀、豆豉、豆卷、桑叶、菊花、连翘、金银花、杏仁、象贝等味。服药后，热势依然，喘益加剧。先生乃终夜不寝，绕室踌躇，迨天微明，乃毅然曰：此非《伤寒论》"太阳病，头痛发热，身疼腰痛，骨节疼痛，恶风无汗而喘者，麻黄汤主之"之病而何？乃援笔书麻黄七分，杏仁三钱，桂枝七分，甘草五分，持方与夫人曰：吾三儿皆死于是，今四子病，医家又谢不敏，与其坐而待毙，曷若含药而亡。夫人默然。嗣以计无他出，乃即配药煎服。先生则仍至商务印书馆服务。及归，见病儿喘较平，肌肤有润意，乃更续与药，竟得汗出喘平而愈。四公子既庆更生，先生乃益信《伤寒》方，攻读益力。（《恽铁樵全集·附录六》）

　　按：恽铁樵，原为商务印书馆编辑，因三个儿子患伤寒而夭，遂研究《伤寒论》。本案叙述的是他自治四子伤寒的经过，也反映出他方证思维的升华过程。经方医学的基本原则是方证相应，《伤寒论》的原文就是经典方证，按此用方就能取得疗效。本案给人有一种豁然开朗的感觉。

伤寒高热案（刘渡舟）

刘某，男，50岁。隆冬季节出差，途中不慎感受风寒之邪，当晚即发高热，体温达39.8℃，恶寒甚重，虽覆两床棉被，仍洒淅恶寒发抖，周身关节无一不痛，无汗，皮肤滚烫而咳嗽不止。视其舌苔薄白，切其脉浮紧有力，此乃太阳伤寒表实之证。用麻黄汤：麻黄9g，桂枝6g，杏仁12g，炙甘草3g，1剂。服药后，温覆衣被，须臾周身汗出而解。（《刘渡舟临证验案精选》）

按：麻黄汤证的无汗发热，不仅仅是体温的升高，而且还表现为客观指征的皮肤滚烫。本案就是例证。

鼻炎鼻塞案（大塚敬节）

患者为10岁的少年，患有慢性鼻炎，一感冒就出现鼻塞，甚至必须用嘴来保持呼吸，到了夜间鼻塞更加严重，并影响睡眠。

另外有头痛，有时恶寒，脉浮而有力，无咳嗽。我以上述症状为治疗目标，投予了麻黄汤。服用麻黄汤十几分钟后，鼻塞症状就消失了。往常要拖很长时间的感冒，这次服药三天便好了。

麻黄汤与桂枝汤、葛根汤均为感冒初期常用方剂。麻黄汤治疗感冒，宜用于脉浮而有力者，以恶寒、发热、有时头痛或身体骨节痛、或咳嗽、或鼻塞为应用指征。此时，如果有自然汗出倾向者，不用麻黄汤，宜用桂枝汤或桂枝二麻黄一汤。

按照汉方医学古典的记述，麻黄汤用于表实发热，桂枝汤用于表虚发热。所以，体质虚弱的人感冒时，易表现为桂枝汤证和桂枝二麻黄一汤证。健壮的人患感冒时，易引起麻黄汤证。虚弱的人和婴幼儿服用麻黄汤，有时可致发汗过度，出现倦怠乏力以及虚脱。

有人服用麻黄汤和葛根汤后，会出现失眠的情况，原因在麻黄。另外，有人久服后会引起食欲下降。有发热症状时，服用麻黄汤和葛根汤，有时会出现发汗热退，也有尿量增加而热退。如果用麻黄汤发汗后，仍残留恶寒和发热，则宜用桂枝汤。(《汉方诊疗三十年》)

按：鼻塞，是麻黄汤方证之一。日本汉方经验："初生儿，时发热，鼻塞不通，哺乳不能者，用此方即愈。"(《类聚方广义》)

伤寒一月案（曹颖甫）

予友沈镜芙之房客某君，十二月起即患伤寒。因贫无力延医，延至一月之久。沈先生伤其遇，乃代延余义务诊治。察其脉浮紧，头痛恶寒，发热不甚，据云初得病时即如是。因予：麻黄二钱，桂枝二钱，杏仁三钱，甘草一钱。又因其病久胃气弱也，嘱自加生姜三片，红枣两枚，急煎热服，盖被而卧。果一刻后，其疾若失。(《经方实验录》)

间歇性低热3年案（范中林）

郭某，女，24岁。近3年来常间歇性低热。1976年3月感冒发热，之后经常自觉畏寒发热，常患扁桃体炎和关节痛。腋温一般在37.4～38℃，偶尔在38℃以上。曾查血沉25mm/h，其他如白细胞和基础代谢均正常。注射卡那霉素后热暂退，但始终呈间歇性发作。1978年初以后，每日皆发热2次，体温在37.5℃上下。1979年3月来诊，按太阳伤寒证发热论治，

处方：麻黄 10g，桂枝 6g，甘草 18g，杏仁 15g，2 剂。二诊热退。(《范中林六经辨证医案选》有删节)

按：不以病程长短论麻黄汤方证，《内经》"一日太阳，二日阳明，三日少阳"之说不能拘泥。前后两案所示，一病程月余，一病程近三年，但都用麻黄汤治疗，说明麻黄汤证是否存在，不能以病程的长短来决定。

伤寒脉弱案（张锡纯）

一人亦年近四旬，初得外感，经医甫治愈，即出门做事。又重受外感，内外俱觉寒凉，头疼气息微喘，周身微形寒战；诊其脉，六部皆无，重按亦不见。愚不禁骇然，问其心中除觉寒凉外别无所苦，知犹可治，不至有意外之虑，遂于麻黄汤原方中为加生黄芪一两，服药后六脉皆出，周身得微汗，病遂愈。

曾治一人，年过三旬，身形素羸弱，又喜吸鸦片，于冬令得伤寒证，因粗通医学，自服麻黄汤，分毫无汗，求余诊视。脉甚微细，无紧象。遂即所用原方，加生黄芪五钱，服后得汗而愈。(《医学衷中参西录》)

按：本案介绍麻黄汤证见有脉弱时的处理经验。麻黄汤证脉多紧，这是一种有力度的脉象。根据张锡纯的经验，如有恶寒无汗，而其人脉象多见沉弱者，可加黄芪。而据《伤寒论》规矩，脉弱或沉微，应当用附子。两者鉴别点何在？推测用黄芪者，当精神饱满；用附子者，当精神萎靡，即《伤寒论》所谓"但欲寐"。

难产案（舒驰远）

舒驰远治一产妇，发动六日，儿已出胞，头已向下，而竟不产。医用催生诸方，又用催生灵符，又求灵神炉丹俱无效。舒诊之，其身壮热无汗，头项腰背强痛，云此太阳寒伤营也，法主麻黄汤。作一大剂投之，令温服，少顷得汗，热退身安，乃索食。食讫豁然而生。（《舒氏伤寒集注》）

按：麻黄汤用于催生，此案颇有特色。舒驰远用方的着眼点在于其人身壮热无汗、头项腰背强痛，而大剂麻黄汤后，患者得汗热退。可见在难产时，医者不能仅仅拘泥于活血催生等常规方法，还应着眼整体，以眼前出现的征象为凭，也就是有是证用是方。日本浅田宗伯也有类似治验："一妇人临产破浆后，振寒腰痛如折，不能分娩，前医与破血剂，先生诊曰：脉浮数而肌热，恐系外感，与麻黄汤加附子，温覆使发汗，须臾腰痛稍宽，而发阵缩，余谓产期将至，使坐草，产一女。"（《橘窗书影》）此案也是有脉浮数而肌热，同样通过发汗后，达到了宫缩的效果。可见麻黄汤能催生，是着眼于风寒在表的状态。

发热烦躁案（荒木性次）

一妇人因感风寒，发热数日不解，服2～3种西药不效，体温近40℃，头痛如刀割，咽干，欲饮水，苦闷，夜间不寐，时时恶寒，如欲死状，坐卧不安。其主症为不汗出而烦躁，故与大青龙汤。服后大汗出，诸症霍然而愈。（《临床应用汉方处方解说》）

按：大青龙汤是麻黄汤重用麻黄，并加生石膏、生姜、大枣而成，发汗力峻猛，多用于麻黄汤证见发热不汗出而烦躁者。

背痛 2 年案（畅达）

薛某，女，56 岁，山西万荣南张乡人，农民。2010 年 4 月 7 日初诊。

患者两肩胛骨间固定不移疼痛 2 年，伴见胸闷重着如有石压，烦躁不安，时有夜间阵发性咳嗽，无痰。口渴不欲饮水，发病后曾多方就医。病初系统检查排除心血管疾病和肺系疾病，也曾多方服用中西药物未见好转。观其舌体胖大，苔水滑，脉沉弦紧。畅老将此病诊为溢饮，属大青龙汤证。处方：生麻黄 10g，桂枝 10g，杏仁 10g，石膏 20g，甘草 10g，生姜 20g，大枣 3 枚。服 14 剂，背痛痊愈。（《名中医畅达医论医案》）

原按：《伤寒杂病论》中对大青龙汤的论述仅有 3 条："太阳中风，脉浮紧，发热恶寒，身疼痛，不汗出而烦躁者，大青龙汤主之。若脉浮弱，汗出恶风者，不可服之。服之则厥逆，筋惕肉𥈭，此为逆也。""伤寒，脉浮缓，身不疼，但重，乍有轻时，无少阴证者，大青龙汤发之。""病痰饮者，当发其汗，大青龙汤主之，小青龙汤亦主之。"基于仲景条文所列，历代医家对大青龙汤的临床应用主要在《伤寒论》第 38、39 条条文，主张大青龙汤与麻黄汤、桂枝汤为类方，临床以发热、恶寒、不汗出、烦躁四症作为应用大青龙汤的主症，而晚清名医陆渊雷先生则主张将口渴也作为主症之一，认为大青龙汤临证当以五症为使用指征。查阅相关文献，有关大青龙汤的案例均以外感病记载为主，尽管《金匮要略·痰饮咳嗽病脉并治第十二》有大青龙汤治疗溢饮的记载，但临床鲜有有关验案报道。本例患者就诊时，畅老曾细询患者病因，病家细想，说病初在果园疏花劳作，口渴难忍，于是大量饮入冷饮，当时也无太大不适，其后渐渐发病；再者患者体质壮盛，畅老抓住背痛固定不移、口渴不欲饮水、身体壮盛、舌体胖大苔水滑、脉沉紧等要点，辨为溢饮而投大青龙汤，药到病除。关于溢饮,《素问·脉要精微论》载:"溢饮者,渴暴多饮而易入肌皮,肠胃之外也。"可以说是该案发病原因最好的理论依据。临证"怪病""疑难病"的解决,良好的经典理论其实是最好的支撑。

痹证案(赵明锐)

张某,女,48岁。

患周身疼痛,呈游走性,每晚必令其爱人踩按四肢,或用木棒锤敲1～2小时之久方能入睡。三四年以来日日如此,如不按捣即不能入眠,疼痛难忍。天寒阴雨更甚。患者手足不温,皮肤枯槁,不论冬夏,很不容易出汗,精神疲惫。给以麻黄加术汤加减:麻黄60g,桂枝60g,白术120g,杏仁45g,当归30g,川芎30g,甘草30g。上药共为细末,日服12g。

服到20天的时候,自觉手足温暖,疼痛微有减轻。最令患者喜悦的是,近日来每服药1小时后,即感手足心津津出汗,这是以往罕见的事,所以服药的信心更大了。共服上方加减三月余,疼痛基本上不发作,再不需人按捣了。后兼服调气血之剂以巩固之。(《经方发挥》)

按: 麻黄汤本治身疼腰痛、骨节疼痛,如加白术更好。《金匮要略》载:"湿家,身烦疼,可与麻黄加术汤,发其汗为宜。"本案患者周身疼痛三四年,阴雨天加重,不论冬夏,很少出汗,是麻黄加术汤的适应证。主治者采用了煮散剂,少量服用。古代五积散、午时茶等便是这种剂型。

膝关节痛案（大塚敬节）

33岁男子，平素健壮，因思想问题被捕，入拘留所数日，返家后诉有膝关节、足关节疼痛。自觉微恶寒发热，自以为感冒。局部关节似肿非肿，尚不清楚，但屈伸时疼痛。因在拘留所内受湿，故与麻黄加术汤。数日疼痛愈。（《临床应用汉方处方解说》）

按：本案的下肢关节痛以及微恶寒发热有居处潮湿寒冷的诱因，但用方还是以当下出现的症状及体征为凭。案中"平素健壮"一语，为用麻黄加术汤打下伏笔。

感受寒湿发热身痛案（何任）

叶某，女，19岁，学生。1971年9月30日初诊。

郊游遇暴雨，未能躲避，冒雨行走半小时以上，衣衫尽透。昨夜身热形寒，无汗，周身酸痛，头重鼻塞。宜先解寒湿之邪：麻黄6g，桂枝9g，杏仁9g，苡仁12g，生甘草6g，白术12g，带皮生姜3片。3剂。

《金匮要略》麻黄加术汤治寒湿身体烦疼无汗、恶寒发热者，试用多效。本案又复入麻杏苡甘汤，服药后，覆被取汗，疗效更好。经随访，一剂而寒热除，鼻塞通，三剂而愈。可见古方用之得当，确有一定疗效。（《何任临床经验辑要》）

按：本案用方是麻黄加术汤与麻杏苡甘汤的合方。《金匮要略》载："病者一身尽疼，发热，日晡所剧者，名风湿。此病伤于汗出当风，或久伤取冷所致也，可与麻黄杏仁薏苡甘草汤。"本案提示有冒雨受寒湿的诱因。

荨麻疹案（李克绍）

陈某，曲阜县人，单身独居。1973年春节前，清晨冒寒到邻村换取面粉，突然身痒，前后身及两上肢遍起斑块，高出皮肤，颜色不红，时抓时起，时起时消。经西医用扑尔敏及注射钙剂，均无效。四五日后，改找中医治疗。余初用浮萍方，无效，后根据患者脉迟、肢冷，并有明显的感寒外因，遂改用麻黄汤原方。共服2剂，块消痒止，后未再复发。（《伤寒解惑论》）

按：脉迟、肢冷，如果出现在吐泻病，是理中汤、四逆汤证；如果出现在骨关节病上，那是桂枝加附子汤证；如果出现在糖尿病晚期的并发症上，应该用新加汤。本案是荨麻疹，估计体质健壮，虽有脉迟、肢冷，可以用麻黄汤。可见，不同的疾病，出现同样的脉症，用方也是不一样的。

胸闷3年案（娄绍昆）

L先生，男，51岁，身高155cm，体重75kg。2000年11月5日初诊。

主诉：胸闷3年。

病史：3年前感冒发热咳嗽，热退、咳嗽消失后就一直胸闷至今。多年到处求医，西医诊断为：慢性支气管炎、心脏植物神经功能紊乱症。

刻诊：壮实矮胖体型，面色暗黑，皮肤干燥，平时少汗，口淡，口水多，早晨咳吐出大量稀痰，嗜睡打呼噜，嗜烟酒。脉实，舌淡红，苔白厚。腹诊：心下至脐部悸动，腹部肌肉紧张不虚。

诊断：麻黄汤加茯苓证。

处方：麻黄汤加茯苓。麻黄10g（先煎），桂枝10g，杏仁10g，甘草

6g，茯苓 15g。5 剂，每日 1 剂。

3 月 19 日二诊：病者喜形于色。自叙服药后 1 小时，出现烦躁欲汗不能的症状，随后小便次数增多，尿的排出量一次多于一次；夜间睡觉时，胸闷的程度有所减轻。第 2 剂、第 3 剂服药后，就没有上述尿频的症状。3 剂药后，胸闷减轻，口水、稀痰也大为减少。原方再服，药方中减少麻黄的量。

处方：麻黄 6g，桂枝 10g，杏仁 10g，甘草 6g，茯苓 15g。5 剂，每日 1 剂。

2015 年 12 月 5 日，一个永强老乡带他的孙子来诊所看病。一进门就非常兴奋地和我打招呼，我有点被他的热情搞得晕头转向。他说 15 年前因为胸闷在我处治愈。他一边说着一边从口袋里摸出一张保留了多年、字迹模糊的处方递给我，处方上写着五味药是麻黄汤加茯苓。回忆起 15 年前的治疗经过，患者记忆犹新。他说，第 2 次诊治服药以后，胸闷几乎消失，早晨咳吐稀痰减少，就停药观察。15 年来，他戒烟慎酒，胸闷一直都没有复发，但偶有咳吐稀痰，依然嗜睡打呼噜。腹诊：心下至脐部悸动不明显，腹部肌肉紧张有度。（《娄绍昆经方医论医话》）

原按：

1. 患者壮实矮胖，面色暗黑，嗜睡打呼噜，腹部膨大、肌肉紧张结实是典型的寒滞质体质，适合的药方有麻黄汤类方与五积散等。考虑到患者有皮肤干燥少汗、口淡多口水、脉实的麻黄汤证和胸闷、早晨咳吐出大量稀痰以及心下至脐部悸动的茯苓桂枝甘草基证与茯苓杏仁甘草汤证，同时甘草麻黄汤的治疗目标就是"喘急息迫"。因此，试投麻黄汤与茯苓杏仁甘草汤的合方。可见治疗方向、体质、药证、方证的综合思考是有规可循。

2.病人第1次服用麻黄汤加茯苓后，1小时就出现烦躁欲汗不能的症状，随后小便次数增多，尿量一次多于一次。那天夜间睡觉时，胸闷的程度即有所减轻。这说明服用麻黄汤或麻黄汤加味以后，病人存在两种可能：一种是通过发汗祛邪；另一种是通过利尿祛邪。这和远田裕正对麻黄的基本作用认识是吻合的。远田裕正说麻黄的基本作用："促进心脏的搏动，增大心脏对全身血液的供应。由于皮肤、肾脏血流量的增加，促进了经皮肤与肾脏的排水。"至于其结果是发汗或是利尿，取决于病人当时的内环境以及药方中与麻黄相配伍的药物。

二、葛根汤

经典的太阳病方，传统的解肌散寒升清方，具有发汗、松项背、利头目、治腹泻、促月经的功效。现代研究提示，此方能解热、镇痛、抗炎、抗过敏、抗凝、改善头部供血、抗疲劳、抗心律失常等作用，适用于以恶寒无汗、颈项腰背强痛、嗜睡等为特征的疾病。

经典配方

葛根四两，麻黄三两（去节），桂枝二两（去皮），生姜三两，甘草三两（炙），芍药二两，大枣十二枚（擘）。

上七味，以水一斗，先煮麻黄、葛根，减二升，去白沫，内诸药，煮取三升，去滓。温服一升，覆取微似汗。（《伤寒论》《金匮要略》）

经典方证

太阳病，项背强几几，无汗，恶风，葛根汤主之。(31)

太阳与阳明合病者，必自下利，葛根汤主之。(32)

太阳病，无汗而小便反少，气上冲胸，口噤不得语，欲作刚痉，葛根汤主之。(二)

感冒鼻炎案（夏仲方）

沈某，女，44 岁。1962 年 8 月 29 日初诊。

感冒三天，怕冷，流涕如清水，咽痒痛，咳嗽无痰。胸闷，动则气短。胃饱闷，纳少，大便通而偏干。脉浮数，舌苔薄白，质不红，咽微红。服过羚羊感冒片无效。此风寒外感，拟辛温解表法治之。

处方：葛根 9g，麻黄 4.5g，桂枝 4.5g，白芍 4.5g，生姜 2 片，炒甘草 3g，红枣 3 枚。3 剂。

1962 年 9 月 1 日二诊：服上方 2 剂后，怕冷消除，其他症状也有减轻。服完 3 剂，全身舒服，但还有些咳嗽，头痛脘胀，鼻涕黄脓。鼻科检查后认为，感冒后旧有副鼻窦炎又发。脉沉弦，舌苔正常，舌体略胖。血压 90/60mmHg。此肺热未清，仍用葛根汤加减。

处方：葛根 9g，川芎 4.5g，麻黄 4.5g，桂枝 4.5g，白芍 4.5g，桔梗 6g，甘草 2.4g，苍术 6g，辛夷 4.5g。7 剂。

1962 年 9 月 8 日三诊：服葛根汤后流涕较畅，涕液亦减少，咳嗽消除。由于慢性副鼻窦炎，再用葛根汤加减。(《中医经方学家夏仲方专辑》)

按：葛根汤是风寒感冒方，能缓解头痛、鼻塞流涕、肩背酸痛等症状，微微发汗是起效的标志。对感冒后并发的鼻炎也有效果，可以配伍川芎、辛夷花等。本案患者胃脘饱胀，大便干结，胸闷气短，是热结在里的表现。如果二诊改用葛根汤与大柴胡汤合方，可能更好。

发热抽搐案（杨麦青）

李男，5个月，1960年11月21日入院。10天来发热、咳嗽、喘、腹泻每日7～8次；入院前吐乳，抽风，头后背，入院时体温37.8℃，呼吸40次/分，脉搏128次/分。鼻扇，口围发绀，两肺呼吸音粗，以间质性肺炎诊断入院。查体：面色红，四肢不凉，神志清楚。当知抽风非严重循环系统受累（少阴病）及中枢神经中毒性反应（厥阴病），而是太阳经气不舒，阻滞津液不能敷布，脑一时性反应性改变所致。即投葛根15g，麻黄7.5g，桂枝7.5g，芍药7.5g，生姜7.5g，甘草7.5g，大枣4枚，用200mL煎成60mL，分3次口服。并用青霉素、冬眠灵肌注。入夜汗出，次日好转，3日后出院。（《伤寒论现代临床研究》，本书有删节）

按：葛根汤可治疗刚痉。刚痉，古病名，痉病见无汗者。除发热无汗外，又见项背强、口噤不开、说话困难甚至角弓反张。一些发热性疾病可见此证，提示葛根汤有解除肌肉痉挛的功效。本案提示用葛根汤治疗抽风的几个关键：一是神志清楚，二是无汗面红，三是腹泻。

中暑昏迷案（黄仕沛）

Y女士，41岁，某快递公司员工。既往有高血压病史，规律服药。于2020年6月25日凌晨2：00，在值班装卸工作中突发意识障碍，伴发热，无抽搐，无呕吐。速由工友拨打"120"送至医院救治，于3小时后送至深圳市某三甲医院急诊，测体温 41℃，完善胸部 CT 检查，未见异常。立即转入 ICU（重症监护治疗病房）。入院生命体征监测，体温 38.3℃，心率 134 次 / 分，呼吸 38 次 / 分，氧饱和度 90%，血压 111/68mmHg。意识属昏迷状，无发声，肢体过伸，疼痛刺激无睁眼，GCS 评分（格拉斯哥昏迷评分法）5 分，四肢温暖。完善相关检查，提示肝肾功能及心功能受损，具体指标如下：血清谷草转氨酶 149U/L，血清总肌酸激酶 7152U/L，心型肌酸激酶 80.7U/L，血清谷丙转氨酶 76U/L，血清肌酐 135μmol/L；血常规提示白细胞 $4.93×10^9$/L，中性粒细胞比值 71.4%；头颅 CT 未见异常。入院诊断：发热，意识障碍。目前考虑中暑（高温综合征）可能性大。

7 月 2 日（星期四）：患者昏迷第 8 天。公司领导征得医院同意，请我会诊。刻诊：双目睁开，凝视，瞳孔散大，对光反射消失，肌张力高，无汗（在冰敷），无发热（主管医生介绍有微热），无呕吐，二便如常，脉沉弦而数，因上呼吸机，舌象不详。证属《金匮要略》"痉""暍"。后世曰"暑风""暑厥"。姑以葛根汤合白虎加人参汤。处方：葛根 60g，桂枝 15g，白芍 15g，麻黄 15g，西洋参 30g，花粉 30g，石膏 90g，知母 20g，甘草 20g。

7 月 3 日（星期五）：因药房煎药耽误，今天才开始服药，服药 2 次，心率波动在 120 次 / 分左右。大便未下，仍昏迷不醒。经与 ICU 主管医生协商，为方便调整剂量，明天药由公司配送。处方如下：葛根 90g（先煎20 分钟），麻黄 20g（先煎 20 分钟），桂枝 20g，白芍 45g，大枣 15g，甘草 20g，芒硝 10g(冲)，大黄 15g(后下)，厚朴 20g，枳实 20g，生姜 3 片。清水 4 碗，先煎葛根、麻黄 20 分钟，再放其他药煎至 1 碗，后下大黄再煎 3 分钟，约煎成大半碗，放芒硝一半搅匀，放保温杯（瓶）中。再用水3 碗煎至大半碗，冲进另一半芒硝，放保温杯。

7月4日（星期六）：调整葛根汤合大承气汤后，服药2次，大便未下，诸症如前。拟方如下：葛根90g（先煎20分钟），麻黄25g（先煎20分钟），桂枝20g，白芍45g，大枣15g，甘草20g，芒硝10g（冲），大黄15g（后下），厚朴20g，枳实20g，生姜3片，1剂。

7月5日（星期日）：主管医生下午3点来电，今天服中药1次。病人意识开始有所恢复，呼之有反应，心率没有特别增快，解大便一次。嘱按原方，麻黄增至35g，连夜再进1剂。处方如下：葛根90g（先煎20分钟），麻黄35g（先煎20分钟），桂枝30g，白芍45g，大枣15g，甘草20g，芒硝20g（冲），大黄15g（后下），厚朴20g，枳实20g，2剂（留1剂次日服）。

7月6日（星期一）：主管医生早上11点来电，患者神志已转清，瞳孔对光已有反应。大便通畅，仍有低热，心率110次/分。下午再往医院面诊，手能握，眼能眨，听指令有反应，下肢未能动，舌不会伸。处方：葛根90g（先煎20分钟），麻黄35g（先煎20分钟），桂枝30g，白芍25g，大枣15g，甘草20g，芒硝20g（冲），大黄15g（后下），厚朴20g，枳实20g，石膏90g（布包）。4剂，1天2剂，日夜4次服。

7月9日（星期四）：主管医生来电，病人呼吸机已辙，神智与前天差不多。已泻下多次，仍有低、中度发热。明天的中药如下：葛根90g（先煎20分钟），麻黄35g（先煎20分钟），桂枝30g，白芍25g，大枣15g，甘草20g，柴胡25g，黄芩15g，党参30g，法半夏25g，石膏90g（布包）。4剂，一天2剂，日夜4次服。

7月10日（星期五）：下午患者单位来电，"目前病人意识还可以，白天眼睛会自己睁开，全身还是无力，肺部有些感染，医院考虑到用药安全，下午药未能送进去。主管医生建议把药方发他，他安排医院煎药服用"。明天的处方如下：麻黄 25g，北杏 15g，知母 25g，柴胡 25g，黄芩 15g，党参 30g，大枣 15g，甘草 15g，石膏 60g。2 剂，即明、后天服，每天 2 次。

7 月 12 日（星期日）：患者公司来电，"下午 3 点已转到普通病房，整体情况恢复比较好，身体各器官功能均正常，脑部意识清楚，能正常交流，可以喝一点粥。喉部有痰液，脑部后遗症，医生现阶段的评估是没有多大问题，看后续康复"。

原按：《金匮要略》将痉、湿、暍合为一篇，深具临床意义。暍即暑，热甚伤阴，因而致痉。痉者"口噤，卧不着席，脚挛急""口噤不得语"，用现代语言表达就是脑水肿、昏迷、肌张力高。此时不拘于治暑而治在当下。痉而口噤者，刚痉也。治宜开窍醒脑，仲师不用安宫牛黄丸而用麻黄，不用清热而用急下。与《伤寒论》三急下条"目中不了了，睛不和"非以大便为指征，症异实同。此症原有高血压，心率偏快，开始用麻黄稍存顾忌，故首用 15g，次用 20g，递增至 25g，患者意识开始恢复，即乘胜追击，日夜连进。用至 35g，日总量相当于 70g。麻黄开窍、续命、还魂，居功至伟！（《黄仕沛经方师传录》）

按：《金匮要略》杂疗方下有还魂汤一方："麻黄、杏仁、甘草煮汤分令咽之，通治诸感忤。"感忤，为突发昏迷不省人事。《千金方》此方还用桂心二两，即是麻黄汤："主卒忤鬼击飞尸诸奄，忽气绝，无复觉，或已无脉，口噤拗不开，去齿下汤。"提示麻黄有醒脑兴奋等功效，可治疗昏迷、嗜睡、疲劳、思维迟钝、精神失常等。本案虽然没有用麻黄汤原方，但使用了同为麻黄类方的葛根汤。葛根汤治"项背强"，又治暑热致痉的"口噤不得语"。本案原按认为，是脑水肿、昏迷、肌张力高的认识符合临床实情。本案用方还合上了大承气汤，大承气汤也有醒脑的功效。《伤寒论》用治"阳明病，谵语""独语如见鬼状""若剧者，发则不识人，循衣摸床，惕而不安，微喘直视""伤寒六七日，目中不了了，睛不和"等。不过，不是清热，而是泻下阳明积热。中暑昏迷十余天，病情深重，但用经方唤起灵机，实属不易。

天花案（永富独啸庵）

有一僧三十余岁，来宿于浪速之寓居，卒然感外邪，寒热往来，头痛如割，腰背疼痛，四肢困倦，脉洪数，饮食不进，全与伤寒相类。急作大剂之葛根汤，一日夜进五帖，覆被褥以取汗。如是三日，恶寒稍减，余症如前。余呼塾生曰：此疫后当为大患，慎勿轻视。当夜五更起诊，其脉如转索，来去不自由。余意以为受邪不浅，恐陷不起，进葛根汤而增其分量。既而经五日，塾生来告：红痘点点满面。余抵掌曰：有是乎？无他故矣。翌日，热去食进，脉如平日，再经二十日而复原。（《皇汉医学》）

按：古代治疗麻疹、天花等发疹性疾病，以透发败毒为定法，葛根汤为主方。现代可以用于风疹、水痘、带状疱疹以及毛囊炎等。"凡人身发疮疥痤痱则发热，此时医之投药以发散败毒剂发表之为宜，此为古今同法……一旦欲达肌表，当以葛根汤为佳。"（《丛桂亭医事小言》见《皇汉医学》）本案是葛根汤治疗发热性疾病的案例。患者青年感天花，寒热往来，头痛如割，腰背疼痛，这是葛根汤方证。主治者作大剂葛根汤取汗，一日夜进五帖，如是三日，但病情尚未转机，后又更进葛根汤而增其分量，经五日，邪气外达，红痘点点满面，病情方稳定。如此用药，非有识者不能如此。此案提示用方必须要了解疾病的转归走向，方能不效也不更方。用经方，能不熟悉疾病诊断吗？

鼻下糜烂案（大塚敬节）

10岁少年，体质不太健壮。1年多以前，开始鼻涕变多，经常伸舌从上唇舐至人中附近，因而鼻下溃疡长久不愈。在某大学医院耳鼻科治疗半年不愈。用葛根汤后，流涕停止，3个月完全治愈，同时气色转佳，久治不愈之夜尿症亦治愈。（《临床应用汉方处方解说》）

按：葛根汤亦多用于治疗鼻炎流涕，同时还能治疗遗尿。

偏头痛伴颈项拘急案（刘渡舟）

李某，男，38岁。患顽固性偏头痛2年，久治不愈。经友人介绍，延请刘老诊治。

主诉：右侧头痛，常连及前额及眉棱骨。伴无汗恶寒，鼻流清涕，心烦面赤，头目眩晕，睡眠不佳。诊察之时，见病人颈项转动不利，问之，乃答曰：颈项及后背经常有拘急感，头痛时拘紧更重。舌淡苔白，脉浮略数。遂辨为寒邪客于太阳经脉，经气不利之候。治当发汗祛邪，通太阳之气，为疏葛根汤。

麻黄4g，葛根18g，桂枝12g，白芍12g，炙甘草6g，生姜12g，大枣12枚。麻黄、葛根两药先煎，去上沫。服药后覆取微汗，避风寒。

3剂药后，脊背有热感，继而身有小汗出，头痛、项急随之而减。原方再服，至15剂，头痛、项急诸症皆愈。（《刘渡舟临证验案精选》）

按："项背强"是葛根汤方证的特异性方证。项背强，不是一个单一的症状，头痛、头晕、面瘫、落枕、牙关紧闭、五官功能失灵、腰腿痛等都属于其中，但患者必定无汗恶风寒，面色偏黯。本案患者面色赤，当是黯红。如果患者头痛眩晕，烦躁失眠，而血压居高不下，口干口苦，脉弦滑而大者，则非葛根汤所能治，宜用苦寒清热方。

突发性耳聋案（黄煌）

前天，L女士发微信告诉我，她的耳鸣仅仅服用1剂药，就消失了！她兴奋地说："前面挂了这么多水，不如您1副药！"

L女士某年深秋突发耳鸣，在某机关医院诊断为鼓膜凹陷。两天后耳鸣越来越严重，听力明显下降。两周后去某大医院耳鼻喉科，诊断为梅尼埃病，静脉滴注地塞米松和银杏制剂一周，耳鸣一度消失，听力测试仅左耳听力略下降，但继续挂水并服用美卓乐片后，耳鸣再度出现。

她黑胖，圆脸，眼圈发黑，皮肤干而无光，一脸的疲倦貌，是个很明显的"麻黄人"。我问她发病时是否伴有感冒？她说不明显，但有点咳嗽。我再问是否为月经期？她想了想，说是的。我还问她睡眠如何？她说老是想睡觉。最后，我问大便如何？她说不成形。我说，你这是经期受寒了！她说不觉得，但那几天工作忙，人比较累。证是明显的，投葛根汤合麻黄附子细辛汤方：生麻黄10g，葛根60g，桂枝20g，赤芍20g，干姜10g，生甘草10g，红枣20g，制附片10g，细辛5g。嘱咐温服，药后避风，最好盖被子睡觉，如得微汗最好。果然取效快捷，令人高兴。（《黄煌经方医话·临床篇》）

按：葛根汤合麻黄附子细辛汤是笔者治疗突发性耳聋耳鸣的常用方。适用的患者大多壮实，肌肤粗糙黯黄，不容易出汗，嗜睡疲倦，大便溏，发病前大多有疲劳受寒的诱因，女性或在经期。此方服后，大多会微微出汗，取效也在数剂之间。按传统的解释，这是病在太阳、少阴两经，里阳已虚，表有风寒。治疗的方法，唯有用麻黄剂发汗开窍。葛根汤原治"项背强"，可以理解为头项腰背的酸重困乏，也可以理解为头目耳鼻的堵塞迟钝状态。麻黄附子细辛汤治疗"少阴病，始得之"，是指疾病突发即出现里证，或精神极度疲倦，脉沉恶寒。风寒感冒、鼻塞耳聋可以用葛根汤，在极度疲劳后突发的耳聋、失明、口眼歪斜、头痛腰痛等常用麻黄附子细辛汤。

乳痈案（龚志贤）

宋某，女，26岁。1976年5月12日诊。

自述产后半月，突觉右乳红肿作痛剧烈，且恶寒发热，无汗，头疼身痛，口淡无味，饮食不佳，二便尚调。余查其右乳内有一硬结，红肿，脉象浮紧，舌苔白滑。辨为外感风寒之邪，阻滞经络而发为乳痈，拟葛根汤加味治之。

处方：葛根25g，麻黄10g，白芍10g，桂枝10g，细辛5g，甘草6g，大枣12g，生姜12g，吴茱萸5g。2剂。水煎服。

服1剂寒热解除，红肿稍退；服2剂，诸症悉愈。

说明：因外感风寒所致的乳痈较风热所致者，疼痛更为剧烈。因寒为阴邪，其性收引，凝滞气血，致脉络不通，故痛剧烈也。见有寒邪外证者，用葛根汤加细辛、吴茱萸；若无外证，而有内寒，疼痛剧烈，脉沉者，可用仲景白通汤加吴茱萸、细辛，奏效更速，一般可二三剂而获痊愈。

注：乳痈之患以风热毒邪所致者为多，用仙方活命饮治疗，效如桴鼓。未溃者，数剂即消；已溃者，十余剂亦可告愈，均不必外用敷药。但事物总是一分为二的，有热必有寒，乳痈属热性的为多见，属寒者亦有。

上述用葛根汤治愈病例，则说明临床上确有因寒致发乳痈者，值得引起医者注意。(《龚志贤临床经验集》)

按：本案用葛根汤加味治乳痈，思路独特。提示葛根汤方证的"项背强"，是一种肌肉的拘急状态，乳腺分泌不畅也可以纳入其中。但也需要整体条件支持，如患者的恶寒、发热、无汗、头疼、身痛、脉浮紧等。本案用方也可以看作是当归四逆加吴茱萸生姜汤的变方，即去当归，加葛根、麻黄。台湾朱木通曾用当归四逆加吴茱萸生姜汤治愈 1 例阑尾炎腹膜炎(《中医临床廿五年》)，可见感染性疾病中也有阴寒证。不过，两个案例又有不同。本案是病在表，彼案是病在里；故本案用麻黄、葛根发汗，而彼案用当归活血温中。

张口困难案（大塚敬节）

36 岁妇人，个子和胖瘦均中等。约从 5 个月前开始，出现口张不开的症状，使用多种方法治疗均未见好转而来诊。即使勉强张口，因左侧颌关节发硬，疼痛得不能活动，好不容易才张口到能伸进一根手指的程度。脉诊和腹诊均未见异常。从《金匮要略》痉湿暍病篇中"口噤不得语，欲作刚痉，葛根汤主之"一条得到启发，使用了葛根汤。葛根汤缓解肌肉紧张的作用广为所知，因此多用于治疗肩凝和腰痛。另外，对于破伤风的痉挛也有缓解作用。考虑到这些情况，给予了葛根汤十日药量。于是出现了不可思议的效果，上述药物服完复诊时，已经能张口到八成的程度。继续服药至 1 个月余，便痊愈了。(《汉方诊疗三十年》)

按：本患者张口困难，应该是颞下颌关节紊乱综合征。主治者依照经典原文的"口噤不得语"用葛根汤治疗，且取得明显效果，是葛根汤新用的探索。颞下颌关节紊乱综合征是口腔颌面部最常见的疾病，发病机制尚未完全明了。本症的主要临床表现为关节区疼痛、运动时关节弹响、下颌运动障碍等。

不明便血案（黄煌）

钱男，33 岁，170cm，74kg。2015 年 4 月 17 日初诊。

病史：大便出血 1 年半，曾经尝试各种方法，外治内服均无效。本次发生在剧烈运动后的早晨，色鲜红，已持续周余。大便日 1 次，不成形。骶尾部酸胀不适，但不影响走路。既往腰肌劳损。

体征：体壮面黄黯，眉毛浓黑，躯干皮肤干燥，背部痤疮。

处方：葛根 60g，生麻黄 10g，桂枝 15g，赤芍 15g，生甘草 5g，干姜 5g，红枣 20g，杏仁 15g。7 剂，餐后服。

2015 年 4 月 24 日复诊：药后第 3 天大便血止，大便成形。

按： 不明原因的便血，之所以用葛根汤，其着眼点在患者的整体状态。壮实、毛发浓密、皮肤干燥、背部痤疮是表实的特征。肛肠病常有用麻黄类方的机会，或麻杏石甘汤，或麻黄汤，或葛根汤。其机理何在？传统中医的"肺与大肠相表里"是一种解释，但也不是最佳的解释。经方不重说理重方证，"有是证用是方"，《伤寒论》中就有葛根汤治疗"自下利"的记载，可见葛根汤有适用于肛肠病患者的机会。

三、麻黄附子细辛汤

经典的少阴病方，传统的温经散寒方，具有治暴病、治欲寐、止痛的功效。现代研究提示，此方能镇痛、镇静、调节免疫、抗炎、抗变态反应以及类似肾上腺素的作用，适用于以精神萎靡、恶寒无汗、身体疼痛、脉沉为特征的疾病。

经典配方

麻黄二两（去节），细辛二两，附子一枚（炮，去皮，破八片）

上三味，以水一斗，先煮麻黄，减二升，去上沫，内诸药，煮取三升，去滓。温服一升，日三服。（《伤寒论》）

经典方证

少阴病，始得之，反发热，脉沉者，麻黄细辛附子汤主之。（301）

温病重症案（喻嘉言）

金鉴春日病温，误治二旬，酿成极重死证：壮热不退，谵语无伦，皮肤枯涩，胸膛板结，舌卷唇焦，身倦足冷，二便略通，半渴不渴，面上一团黑滞。前医所用之药，不过汗下和温之法，绝无一效……观其阴症阳疾，两下混在一区，治阳则碍阴，治阴则碍阳……于是以麻黄附子细辛汤两解其在表阴阳之邪，果然皮间透汗，而热全清。（《续名医类案》）

按：壮热不退、谵语无伦、舌卷唇焦是热毒炽盛之象，但案语笔锋一转——皮肤枯涩，身倦足冷，二便略通，半渴不渴，又给人留出疑团空间，以上诸症并非热极所能解释；更有"面上一团黑滞"一句，描绘出患者面色晦暗的阴寒体征。果然用麻黄附子细辛汤透汗而热退。麻黄附子细辛汤是太阳、少阴两经同病专方，心肾阳虚于内，风寒束表在外，患者虽然有发热，但出现"脉微细、但欲寐"的里阳虚表现。

肾虚感冒案（吴佩衡）

张，42岁。肾气素亏，于1929年9月2日返家途中，时值阴雨，感冒风寒而病。初起即身热恶寒，头疼体痛，沉迷嗜卧，兼见渴喜热饮不多。脉沉细而兼紧象，舌苔白滑，质夹青紫……以仲景麻辛附子汤温经解表，辅正除邪治之。黑附片36g，麻黄10g（先煮数沸，去沫），北细辛6g，桂尖13g。服上方1剂即汗，身热已退，唯觉头晕咳嗽，神怯。以四逆合二陈加细辛、五味子，1剂尽，咳嗽立止，食量增加，精神恢复，病遂痊愈。（《吴佩衡医案》）

按：本案的着眼点在于有发热恶寒，有头疼体痛，有沉迷嗜卧，是麻黄附子细辛汤证的基本特点。本案又提及重要的几个体征：一是脉象沉细而兼紧象，与《伤寒论》的"脉沉"一致；二是舌苔白滑是用附子、细辛的舌象，舌质青紫，是阳气被遏，当用桂枝通阳。其人渴喜热饮不多，也是一个特异性症状，许多人虽然高热口干，而水到口却不欲下咽。吴佩衡（1886—1971），云南人，擅用四逆汤、通脉四逆汤、白通汤、麻黄附子细辛汤等附子方，外号"吴附子"。有《吴佩衡医案》传世。

病毒性肺炎案（门纯德）

王某，女，2岁。患儿高热、咳喘，时而抽搐已10余日，住院诊为病毒性肺炎。曾大量使用抗生素，并输血、输氧，体温一直在39.5～41℃，病情危重，邀余会诊。诊见患儿高热，面色苍白，面微肿，印堂色青，口唇发绀，神识朦胧，咳喘急促，呼吸困难，身无汗，腹胀大，四肢厥冷，二便失禁。舌质淡，苔少，脉沉细，指纹青紫。此为寒邪闭郁于表而发热，寒邪闭肺而咳喘，入里而伤于阳。处方：麻黄3g，细辛1g，附子3g，1剂，水煎服。二诊：药后手足转温，头身微汗出，热势退却，体温降至37℃，喘促渐平，终转危为安。（《名方广用》）

按：此案用药仅三味，且量不大，但能力起沉疴者，方证相应也！患儿的高热而脉沉细，神识朦胧而无汗，是麻黄附子细辛汤证。据主治者自述："阴证阳脉者，逆；阳证阴脉者，大逆。此患儿是阳证阴脉，为大逆，也就是一种危证……在此之前，我已经治疗过此类病证，此患儿是第5例了。"（《门纯德中医临证要录》）主治者的经验提示，对于小儿肺炎导致心衰者，麻黄附子细辛汤是可以考虑的。从文献调查来看，麻黄附子细辛汤可以用于阳虚感寒发热，大多是发病初期全身症状重、极度疲倦或恶寒明显者；或年老体弱多病者的流感、肺炎、老年肺炎等；也有清热解毒药、抗生素等常规退热药无效者。

幼儿持续发热案（娄绍昆）

我3岁的外甥持续发热半个月不退，白细胞升高至$180×10^9$/L，中性粒细胞80%。我妹夫的叔叔是当地有名的儿科大夫，给孩子注射青霉素等抗生素，半个月持续热度不退，我妹夫出差在外地，妹妹弄得没了主意。我偶过其家，妹妹求我处方。我得知外甥患麻疹刚愈又受风寒，当时患儿脸色苍白，精神萎靡，体温38.3℃，我认为这正是少阴病的"脉微细，但欲寐""反发热"的麻黄附子细辛汤证。妹夫的叔叔认为白细胞高必须继续使用青霉素，妹夫的父亲略知医道，他认为发热就是热证，使用麻黄附子细辛汤这样的热性药极其危险。我却坚信此方必定有效。力排群议，投1剂麻黄附子细辛汤（生麻黄六分，附片二钱，细辛六分），第2天即见精神好转，体温恢复正常，但白细胞未降。用小建中汤加减调理1周，白细胞恢复正常，酸性粒细胞出现而痊愈。(《中医人生：一个老中医的经方奇缘》)

按：中医用药要有依据，不能认为炎症就必须用清热方。本案患儿虽然体温高达38℃，白细胞高达$180×10^9$/L，但是其人精神萎靡，面色苍白，当属《伤寒论》少阴病，方为麻黄附子细辛汤。因方证相应，1剂药即起效。

暴盲案（陈达夫）

宋某，男性，44岁。双眼突然视力减退，伴头昏5天。检查：视力双眼0.02，外眼端好，屈光间质清，眼底未见异常。患者自服六味地黄丸无效，请陈达夫教授诊治。脉弦迟而舌苔水滑。再详细追问病史，得知患者于发病前一天午睡中梦遗，下午外出淋大雨，次晨起床后即视物模糊。西医诊断为双眼球后视神经炎。处方：麻黄6g，附子12g（先煎1小时），细辛6g。服上方6剂，视力好转，右眼0.3，左眼0.1，头痛已解。后改用桂枝加附子汤、真武汤等调理18剂，视力恢复至右眼1.0，左眼0.9。眼

底除视盘颞侧稍淡外，余症均恢复正常。(《四川名家经方实验录》)

　　按：根据文献调查和临床观察，麻黄附子细辛汤证的发病特点呈突发性，如突发腰腹痛、暴哑、暴聋、暴盲、暴痿等。大多有暴感风寒或饮食生冷等诱因，特别是经期、房事后、大汗以后。古人常用"寒邪直中少阴"来解释。本案暴盲突发与遗精后淋雨，并伴有头痛，麻黄附子细辛汤起效迅速。

突发性耳聋案（陈潮祖）

　　朱某，女，27岁，会计。20多天前行剖宫产，此后一直多汗潮热。2日前因天气酷热难当，洗冷水浴1次，当晚即身痛项强，晨起双耳听力模糊，耳心阵发掣痛。其面白，夹鼻青灰，舌淡苔白厚。询知脘闷厌油，恶寒汗不出，两手指掌发紧发胀。切得六脉沉细而紧。证属寒湿袭虚，外郁肌腠，内闭少阴。药用：麻黄10g，细辛5g，制附片30g，羌活15g，苍术15g，生姜20g。上方服2剂，汗出身耳痛愈，听力恢复。(《危症难病倚附子》)

　　按：同样是突发性疾病，同样是在产后受凉，同样有身体疼痛，同样的舌苔白滑，也同样使用麻黄附子细辛汤。麻黄附子细辛汤所治疗的是一种机体疲劳不应的状态，涉及循环、运动、精神神经、内分泌、生殖等系统，五官、皮肤疾病也多有应用的机会。

阳虚喉痛案（温载之）

　　刘云从游戎冬日，患喉痛之症。医用清火祛痰之剂，数日愈形肿大，水米不能下咽。举家惶恐，延余诊视。审其六脉沉细兼紧。观喉咙虽然肿满，但其色淡红。知非实火，乃系少阴伤寒。夫少阴之脉，夹咽萦于舌本。热为寒逼，是以上犯，以致喉痛。若再服凉药，必然气闭而死。余用麻黄附子细辛汤。因误服凉药，寒滞中焦，复加干姜于内以温之。一剂微汗，痛肿全消，二剂而愈。(《温氏医案》)

　　按：喉咙虽然肿满，但其色淡红，这是阴寒咽痛的特征，可以用温药。麻黄附子细辛汤的着眼点还有脉象和精神状态。本案记载六脉沉细兼紧，但精神状态没有记录，推测当有精神萎靡，面色晦暗或苍白无华。另外，配合大剂桔梗、甘草也有效果。

伤寒腹痛寒颤案（张锡纯）

　　曾治一少年，夏夜当窗酣睡，受凉冻醒，其未醒之前，又梦中遗精，醒后遂觉周身寒凉抖颤，腹中隐隐作疼，须臾觉疼加剧，其脉微细若无。方用麻黄一钱，乌附子三钱，细辛一钱，熟地一两，生山药、萸肉各五钱，干姜三钱，公丁香一粒，共煎汤服之。服后温覆，过一点钟，周身微汗，寒颤与腹痛皆愈。(《医学衷中参西录》)

　　按：寒颤腹痛为主诉，脉微细为体征，遗精受凉是诱因，三者构成麻黄附子细辛汤证。

足痛不可转侧案（萧琢如）

嘉禾李君玉堂，当夏历六月，忽患左足疼痛，卧床不可转侧，呻吟之声，达于户外。诊之，脉沉紧，舌苔白，口中和。曰：此风寒直中少阴，法当用仲景麻黄附子细辛汤……三药各一钱，共仅三钱，煎水两杯，分二次。一服知，二服即步履如常而愈。经方之神验，洵有令人不可思议者。（《遁园医案》）

按：麻黄附子细辛汤有镇痛功效。经典原文虽没明确说止痛，但从仲景用药规律看，本方有止痛功效。方中麻黄、附子多用于关节痛，如桂枝芍药知母汤治"诸肢节疼痛，身体魁羸，脚肿如脱"，乌头汤治"病历节，不可屈伸，疼痛"。附子、细辛也是止痛组合，如大黄附子汤治"胁下偏痛"，赤丸主治"寒气厥逆"的胸腹痛。本案记录患者足痛甚剧，而其脉沉紧，舌苔白，口中和，就是阴寒足痛的明证。笔者也用麻黄附子细辛汤治疗面神经痛、睾丸痛、头痛等。

经期头痛漏尿案（黄煌）

李女，49岁，168cm，62kg。2019年6月11日初诊。

病史：鱼鳞病、桥本甲状腺炎、乳房良性肿瘤手术史。近3个月的经期头痛、头麻、漏尿，咳嗽、喷嚏则尿出，大便不成形也易漏尿。身体困重，疲倦嗜睡，上午上班时常常倦意袭来，无法控制，中午必须午休，下午精神方好转。体重上升明显，左乳有隐痛如针刺。

体征：面色黯黄，浮肿貌，皮肤干燥，下肢肿，舌边有齿痕。

处方：①生麻黄5g，制附片10g，细辛5g，7剂，每周2剂，经期漏尿、头痛时服用；②炮附子10g，白术15g，茯苓20g，白芍15g，干姜5g，15剂，每周5剂，平时服用。

2019年7月23日复诊：药后本次月经无头痛无漏尿，头麻的症状也没有了，疲劳感明显减轻，身体舒服很多，大便干了，睡眠好多了。

按： 更年期女性使用麻黄附子细辛汤的机会也不少。本案提及麻黄附子细辛汤的三大功效：第一，止痛，如头痛、乳房痛等；第二，振奋，如疲倦嗜睡感减轻；第三，止漏尿。麻黄本可以用于遗尿，前列腺肥大患者服用可以导致小便难，但对于阴寒尿失禁，麻黄附子细辛汤反而可固摄。本案采用麻黄附子细辛汤与真武汤交替服用的方法是经验点，前者可以祛寒止痛，后者可以温阳利水。但更年期漏尿，桂枝加龙骨牡蛎汤也能治疗，其鉴别点在于本方怕冷无汗、极度疲劳、嗜睡困倦，而桂枝加龙骨牡蛎汤多多汗心悸、焦虑、失眠多梦。前者脉沉浮肿，后者脉浮消瘦。

扩心病案（黄煌）

李男，39岁，172cm，75kg。2018年3月27日初诊。

病史：去年10月因"活动后出现胸闷伴双下肢水肿、腹胀等"入院，诊断为扩张性心肌病、心衰。

体征：面色黄黯，眼圈发黑，唇紫舌黯淡，脉沉，早搏。

处方：炙麻黄5g，制附片10g，细辛5g，肉桂10g，干姜10g，炙甘草5g，红枣20g。15剂。早晚餐后服，症减改隔天服。

2018年5月8日复诊：症状改善，睡眠佳，疲劳感减轻，脉律齐，面色有光泽。现可爬楼3～4层。处方①：原方；处方②：制附片10g，党参10g，白术15g，干姜10g，炙甘草5g，肉桂5g，红枣15g。各15剂，两方隔日交替服。

按：本方是麻黄附子细辛汤加桂枝、甘草、生姜、红枣，此方是治疗心脏病的常用方。桂枝、甘草本可用于心悸气冲，生姜、红枣能够暖胃矫味，使得麻黄附子细辛汤更安全、温阳功效更强。治疗心脏病的经方非常多，如桂枝甘草汤、枳术汤、真武汤、麻黄附子细辛汤都有强心功效，如何使用？一般来说，桂枝甘草汤多用于强烈的心悸、出汗，枳术汤多用于心下痞硬、胸闷严重，真武汤多用于头晕、心悸、腹泻，麻黄附子细辛汤多用于面黄黯、但欲寐、脉沉细。各有千秋，各有方证。

四、续命汤

古代风痱病方，传统的祛风散寒方，具有振痿、转舌、松肌肉、治麻木、止咳喘、活血通脑的功效。现代研究提示，此方能保护缺血性神经元损伤等，适用于以四肢瘫痪、麻木以及失语为临床特征的突发性疾病。

经典配方

麻黄、桂枝、当归、人参、石膏、干姜、甘草各三两，芎䓖一两，杏仁四十枚

上九味，以水一斗，煮取四升，温服一升，当小汗，薄覆脊，凭几坐，汗出则愈，不汗更服，无所禁，勿当风。（《古今录验方》）

注：《古今录验方》，50卷，唐代甄权撰，原书已佚，部分处方散见于《外台秘要》《医心方》等书。

经典方证

治中风痱，身体不能自收持，口不能言，冒昧不知痛处，或拘急不得转侧。并治但伏不得卧，咳逆上气，面目浮肿。（五）

风痱案（江尔逊）

20世纪30年代，我初学医时，有唐瑞成者，男性，年五旬，体丰嗜酒。一日闲坐茶馆，忽四肢痿软，不能自收持而仆地，精神清爽，言语流畅，诸医诊之不知为何病。陈老诊之曰：此名风痱，中风四大证之一，治宜《金匮要略方论》附《古今录验》续命汤。投方一剂，次日即能行动，后屡见先师用此方，效如桴鼓，活人甚多。后我运用此方治疗多例西医学所称之脊髓炎、多发性神经炎、氯化钡中毒等疾病，效果良好，有时称之效如桴鼓并不为过。（《名老中医之路》江尔逊口述·忆陈鼎三先生）

按：风痱，古病名，也称之为喑痱。《素问·脉解》有喑痱之名："内夺而厥，则为喑痱，此肾虚也。"《圣济总录》曰："喑痱之状，舌喑不能言，足废不能用。"《金匮要略》描述风痱的临床表现特征为：一是"身体不能自收持"，多为四肢瘫或偏瘫；二是"口不能言"，失语，指意识障碍，也指吞咽功能障碍；三是"冒昧不知痛处"：冒昧，是无知觉，不知痛处，是麻木不仁；四是"拘急不得转侧"：指肌张力增高及伴发神经性疼痛的症状。以上表现多见于中风后遗症、脑梗、帕金森综合征、格林巴利综合征、多发性硬化症、急性脊髓炎、低钾综合征、神经根炎等。本案所述的病例，很可能是钡中毒。据文献记载，20世纪40年代在川南一带流行一种两脚软瘫的"麻脚瘟"，早期表现为胃肠刺激症状。以后也可能产生麻痹，并有面部青紫、四肢发冷、出冷汗、肌肉震颤、抽搐、舌肌及咽喉麻痹而发生语言障碍等。继而肌张力进行性下降，终至完全瘫痪。1940年，同济大学等机构辗转流徙来到李庄，查出食盐中有氯化钡，从而根治了当时流行于川南的麻脚瘟，造福一地。(《接纳林徽因等大批流亡学人的李庄乡绅们》)主治者江尔逊先生是四川乐山人。江尔逊先生还回忆道："1950年，有乔森者……正当盛年。一日，忽双下肢动弹不得，不痛不痒，卧床不起，无任何诱因。家人大骇，延余诊治。余因忆陈师治验，授以本方(《古今录验》续命汤)，服两剂即能起床行走。"(《我的中医之路》)

急性感染性多发性神经炎案（刘方柏）

张某，男，21岁，农民工。2006年3月6日初诊。四肢瘫软，吞咽困难16天。住院后诊为急性、感染性、多发性神经炎，通知病危。邀余至重症监护室会诊。目前口不能张开，完全不能进食，吞咽唾液均十分困难。神志清楚，音嘶难辨，双手软弱，无力持物，双脚由人架扶方可拖步。口中清涎不断流淌，目不能闭，呈急重病容。脉左三部浮数，右三部虚濡，舌胖大（口不能开，无法见到全舌）。为风痱证，予《古今录验》续命汤：麻黄10g，桂枝10g，当归10g，红参15g，石膏30g，炙甘草10g，杏仁12g，干姜10g，生白附子10g。嘱每日1剂，水煎3次，混匀，分3次从胃管中注入。

3月8日二诊：服完2剂，口能自如开合，舌能外伸，可吞咽。撤去胃管、呼吸机等，转入普通病房。续服上方2剂。

3月10日三诊：能自行进食，口涎全止，目睁闭自如，体力渐复，唯双下肢尚无力，舌转动欠灵。予地黄饮子加减10剂，出院回家熬服，以

资巩固。(《刘方柏重急奇顽治实》)

　　按：本案是续命汤治脊髓炎的案例。刘方柏说本方"语无惊人之论，方无峻烈之药，故所要者，唯谨遵方论，按图而索骥也。"

多发性硬化案（黄仕沛）

　　陈某，女性，39 岁。2008 年 5 月因痛失爱女悲伤欲绝，终日哭泣。2008 年 6 月开始出现视朦，遂至眼科医院住院，诊断为"视神经炎"，治疗后双眼视力恢复同前。7 月，患者欲解开心结，往梧州旅游。8 月 6 日，在梧州旅游期间再次出现视朦，左下肢乏力，遂于当地医院住院。次日病情急剧加重，出现声音沙哑，四肢无力。查 MR：颈 3 ～ 5 脊髓异常密度影，诊断为"多发性硬化"。8 月 11 日出现呼吸无力，诊为呼吸肌麻痹，予有创呼吸机辅助通气，当时四肢已完全不能抬离床面。8 月 16 日转我市某三甲医院继续治疗，查脑脊液蛋白电泳，确诊为"多发性硬化"。仍以有创呼吸机辅助通气，并予大剂量激素及丙种球蛋白冲击。10 月 12 日成功脱机后，11 月 1 日转入我院。

　　入院时，患者精神萎靡，面色㿠白，体温 38℃左右，视物已较前清晰，呼吸稍促，气管切开，痰多，咳痰无力，四肢软瘫，双上肢可稍抬离床面，双下肢仅能床上平移，四肢感觉障碍，颜面、脊柱及双上肢痛性痉挛，以左颈部及左上肢为甚，留置胃管、尿管，舌淡，苔薄白，脉细。中医予生脉针静滴；西医方面予抗感染、化痰，控制脊神经受累后的异常放电，并予营养支持。11 月 4 日黄师查房，认为此为续命汤方证，故处方。

　　麻黄 15g（先煎），北杏 15g，白芍 60g，川芎 9g，当归 15g，干姜 6g，炙甘草 20g，桂枝 10g，石膏 60g，党参 30g，北芪 120g。

3 剂后，体温下降至 37.5℃左右，麻黄递增至 18g。7 剂后，患者已无发热，精神好转，血压、心率如常，病能受药也。麻黄增至 22g，佐以桂枝 15g。因仍有明显痛性痉挛，加全虫 10g，川足（蜈蚣）4 条。10 剂后，痛性痉挛明显改善，双上肢活动较前灵活。麻黄加至 25g，去党参，改为高丽参 30g（另炖）。患者已无明显肺部感染征象，予停用抗生素，并始予针灸、康复治疗。麻黄继续递增，最大用至 30g，而未见心律失常。

12 月 10 日，服药 40 天，患者精神明显好转，痰液减少，请我市某三甲医院神经外科会诊，拔除气管套管，无明显痛性痉挛发作，当时已可床边小坐，双上肢活动灵活，双下肢可抬离床面。12 月 22 日，即服药第 52 天，患者拔除胃管、尿管，言语清晰，自主进食，无二便失禁，可床边短距离行走，四肢感觉障碍明显减轻。

2009 年 1 月 15 日，可自己步行，基本生活自理，出院。此后患者曾数次独自来我院门诊复诊，肢体活动几如常人。患者自行附近门诊康复锻炼，未再服中药。

2009 年 7 月，患者与丈夫争吵后，出现胸闷、心悸不适，当时未见视朦及肢体麻木乏力加重。查心电图：频发室性早搏。MR：延髓及颈 3 脊髓内异常信号影，未排除脊髓炎。对症处理后出院。

2010 年 1 月 3 日，情绪刺激及劳累后，患者再次出现右足第 1、2 足趾麻木、疼痛。1 月 4 日开始，出现双下肢麻木。1 月 5 日，出现右下肢乏力，完全不能抬离床面，遂由家属送至广东省中医院留观，予对症处理。考虑存在频发室早，予胺碘酮口服控制心律。治疗后，下肢瘫痪症状未见好转。1 月 9 日，转神经专科治疗。1 月 10 日，开始出现左下肢乏力，肩颈及四肢肌肉僵硬。1 月 12 日始，予激素及丙种球蛋白冲击。1 月 17 日，激素减量至 60mg。建议每周减 10mg，减至 10mg 维持 2 周后停药。

1 月 22 日，因上次发作服黄师所开中药后，病情明显好转，故患者要求再转我院继续治疗。入院时，患者神清，视朦，声嘶，左三叉神经眼支及上颌支感觉减退，四肢肌张力齿轮样升高，双下肢乏力，左下肢肌力Ⅳ级，右下肢肌力0级，肩颈及四肢肌肉僵硬，胸10以下平面感觉减退。躯干平衡障碍，右侧肢体痉挛抽搐。心电图正常，无胸闷、心悸不适。

患者停药日久，近期有室性心律失常，故师仍处以续命汤，麻黄仅予15g，并嘱注意检测心脏情况。处方如下：

麻黄15g（先煎），北芪120g，桂枝30g，干姜15g，川芎9g，当归24g，党参30g，炙甘草30g，石膏90g。

患者服药后，每日麻黄加药3g，无胸闷、心悸、汗出，三次复查心电图未见异常。至2月1日，麻黄加至33g，并间断加用高丽参。患者自觉躯干平衡障碍及右侧肢体痉挛抽搐明显好转。

2月2日，患者肌力尚无明显改善，麻黄加至35g，并加细辛15g，肉桂10g。2月4日患者双下肢肌力开始较前改善，左下肢肌力Ⅳ级，右下肢肌力Ⅰ级，声嘶亦较前好转。2月5日，为加强疗效，中药改为1日2剂。病有起色，患者对黄师甚是感激，并悔当日不应过早停服中药，致病情再次加重。

2月9日，患者仍有肩颈及四肢肌肉僵硬，更加白芍60g。此时患者右下肢肌力恢复至Ⅱ级，扶持下可站立。2月11日因临近春节，予带药出院，嘱门诊复诊。

2月15日，患者门诊复诊，可扶行，继续服药；2周后，患者已可独立行走。（《黄仕沛经方亦步亦趋录》）

按：多发性硬化症（MS）是最常见的一种中枢神经脱髓鞘疾病。本病急性活动期中枢神经白质有多发性炎性脱髓鞘斑，陈旧病变则由于胶质纤维增生而形成钙化斑，以多发病灶、缓解、复发病程为特点，好发于视神经、脊髓和脑干，多发病于青、中年，女性较男性多见。本案患者全身瘫痪，服用续命汤加味后恢复如常人，后来因情绪波动复发，依然在服用续命汤后恢复独立行走。本案用续命汤的疗效是肯定的。本案麻黄的用量特大，特别是第二次复发后，麻黄最大用量达 35g，但效果明显，可见麻黄能兴奋神经恢复正常肌张力。出于安全考虑，本案采用麻黄小量逐渐递加的经验值得重视。另外，考虑患者有肌肉痉挛疼痛，本案加大量白芍；考虑麻木不仁，加大剂量黄芪，也是本方取效不容忽略的经验。

中风下肢不遂案（藤平健）

64 岁男子，数年前患高血压，半年（前）卒中，入院治疗 2 个月，病情略有好转，4 日前突然出现左上下肢运动麻痹。自觉头重，头项强急酸痛，不能抬头，咽干，口中黏，腹胀，腰痛。体格壮实，头肿面赤，腹部膨满，腹力充实，心窝部中等抵抗，血压 210/95mmHg，给予续命汤。3 日后能自主运动，10 日能一般运动，头已能抬。1 个月后乘车外出，朋友闻之均感惊奇。(《临床应用汉方处方解说》)

按： 从本案记录看，似乎用大柴胡汤比较合适，但与服续命汤后却效果明显。此案提示对病用方的重要性。续命汤是风痱专方，对于已经出现运动受限的患者，续命汤能够迅速起效，但要改变患者体质以控制血压，还是以大柴胡汤、泻心汤等比较合适。

脑梗后失语嗜睡案（黄煌）

刘男，65 岁，170cm，71kg。2020 年 5 月 25 日初诊。

病史：高血压、高脂血症多年，左半身不遂 1 年余，住院诊断为脑梗死。2020 年 4 月 23 日查头颅 MRI：右侧基底节区急性脑梗死；左侧基底节区亚急性腔隙性脑梗死，颅内多发腔隙性脑梗死。现诉左半身不遂，无力，久站不稳，言语不清，反应迟钝，吞咽困难，流口水，食欲不振，进食即呛咳，夜寐多梦，嗜睡（每日长达十余个小时）。

体征：体瘦，面黄黯，目睛有神，舌苔水滑，舌质黯淡，舌体胖，舌底有瘀点，腹肌有力，脉缓，60 次 / 分。

处方：生麻黄 10g，生晒参 10g，桂枝 15g，杏仁 15g，当归 15g，川芎 20g，炙甘草 5g，生石膏 30g，干姜 10g。15 剂，药后避风寒。

2020 年 6 月 8 日复诊：药后嗜睡好转，进食呛咳好转，对答较前灵活。原方桂枝加至 20g；另予生黄芪 500g，每天 20g 泡茶。

按：在对病用方的前提下，如何确定续命汤的适用人群？笔者提及患者面黄黯、嗜睡、口水多、舌苔水滑。续命汤中有麻黄汤，麻黄汤也称还魂汤，主治感忤。所谓感忤，就是突发昏迷不省人事。由此推测续命汤有麻黄汤的醒脑兴奋等功效，可治疗昏迷、嗜睡、疲劳、思维迟钝、精神失常等。嗜睡，可以看作是续命汤方证在患者精神行为上的特征。麻黄、桂枝、干姜、甘草，是小青龙汤的配伍，小青龙汤能治"心下有水气"，通常用于痰多清稀如水者，由此推测续命汤人也不口渴，口水分泌清稀量多，舌苔水滑。

五、麻杏石甘汤

经典的咳喘病方，传统的清热宣肺平喘方，具有平热喘、通鼻窍、止肤痒、利肛肠的功效。现代研究提示，此方能解热、平喘、镇静、抗炎、抗变态反应、抗流感病毒等，适用于以汗出而喘、口渴烦躁为特征的疾病。

经典配方

麻黄四两（去节），杏仁五十个（去皮尖），甘草二两（炙），石膏半斤（碎，绵裹）。

上四味，以水七升，煮麻黄，减二升，去上沫，内诸药，煮取二升，去滓，温服一升。（《伤寒论》）

经典方证

发汗后，不可更行桂枝汤，汗出而喘，无大热者，可与麻黄杏仁甘草石膏汤。（63）

酒客喘咳案（张友樵）

一酒客……感客邪，壅塞肺气，喘咳复作。医以葶苈进，不效，反烦闷汗泄。张诊其右寸浮数，口渴恶热，冷汗自出，喘急烦闷。曰：此热邪内壅，肺气郁极，是以逼汗外越，非气虚自汗也。服葶苈反烦闷者，肺热极盛，与苦寒相格拒也。夫肺苦气上逆，本宜苦以泄之，而肺欲散，又当急食辛以散之，与麻杏甘石汤。一剂肺气得通，喘止汗敛，诸症悉平。（《续名医类案》）

按：葶苈大枣泻肺汤与麻杏石甘汤的区别是本案的读点。先看经典原文："肺痈，喘不得卧，葶苈大枣泻肺汤主之""肺痈，胸满胀，一身面目浮肿，鼻塞清涕出，不闻香臭酸辛，咳逆上气，喘鸣迫塞，葶苈大枣泻肺汤主之""支饮不得息，葶苈大枣泻肺汤主之"，提示有痰液甚多，胸腔有积液，导致咳逆上气，其方证多见于慢性杂病，关键在"喘鸣迫塞"，《金匮要略》列为肺痈、支饮的专方。麻杏石甘汤证的关键在"汗出而喘"，汗出为里热的表现，多伴有发热咳喘或呼吸急促、咽喉肿痛、痰涕黄、脉滑数等，其方证多见于外感发热性疾病中，柯韵伯所谓"此温病发汗逐邪之主剂"。本案患者为外感咳喘，选用葶苈大枣泻肺汤显然不适合。方证相应，不是方与症状相应，对病用方非常重要。

时症痰阻肺痹案（李冠仙）

颜凤尧先生……其尊阃亦染时症，先生年将古稀，本有半身不遂之恙，恐诊脉不准，转延医诊；而医者不识其病，先生亦自不解，乃延予诊。时当盛夏，病为时邪，人事昏沉，壮热口渴，渴欲热饮，虽热嫌冷，家人以炭炉而烹百沸汤与服，独云不热。脉来洪数而滑，惟右寸见沉，实热证也。而见寒象，又非热极似寒，医之不解在此。予亦踌躇莫决，忽尔机来，因问主人，尊阃有甚旧恙否？主人曰：无。予曰：非必有大恙，或年高多痰否？主人曰：此诚有之，每日吐三碗许，转觉爽快。问今病几日？曰五日。病中吐痰否？曰无。予曰：得之矣。主人问何以得之？予曰：时邪乃热证，诊亦热证，而寸口独沉者，肺气为痰所遏也。一日吐痰三碗，五日不吐，积痰当有几许？阻塞肺气，上下不通，内虽甚热，气不得上，口鼻吸入无非冷气，至喉而止，亦不得下，肺气通于喉，今为痰所阻，故肺以下则甚热，喉以上则甚冷。是非先用吐法提去其痰不可，虽然不易言也。沸汤下喉而不热，痰之胶固非常，肺之闭塞已甚，虽用瓜蒂散、栀豉汤等法，恐格格不入，不足以搜肺窍、提肺气而鼓动其痰，是非仲景麻杏石甘汤不可。主人曰：麻黄乃夏令所忌，今值六月盛夏，患时邪非伤寒，麻黄尚可服乎？予笑曰：药不执方，相宜而用，古之训也。今痰阻肺痹，非麻黄之大辛大热不能搜肺活痰。且是方也，有石膏之寒以制麻黄之热，有杏仁之降以济麻黄之升，有甘草之甘以缓麻黄之急，非同正伤寒之用麻黄汤，专取辛热表散也。主人曰：内人已花甲有余，设服之而大汗不止，得毋有亡阳之虑乎？予曰：药有监制，既已申明，且麻黄肺之药也，下喉必先达肺，肺气开提，痰涎必活，活则涌吐，药随痰出，麻黄之性轻浮，岂能入腹作大汗哉！况时邪亦须汗解，吐中有发散之意。石膏乃白虎汤之主药，《金匮》治中暑之药方，色白入肺，兼清阳明之热，兼散兼清，邪热从而得解，未可知也。主人曰：此首准得吐否？予曰：麻黄大力，入肺搜痰，痰结既开，势必上涌作吐。主人曰：理解明透，更无他疑，竟请立方。予方用：麻黄八分，杏仁三钱，石膏五钱，甘草一钱。嘱其必服而去。

次日未明即寤，回忆昨日之论，自笑愚忠太过，然细思无误也。清晨不待请，即唤与往，探见其医室已开，急趋而入，主人出迎，予不及寒暄，急问曰如何？主人笑应曰：其效如神。予心乃定。细问，服药片刻，立即吐痰升许，不过微汗，外热已退，人事全清。予入内复诊，脉象不洪，按之仍数，不热饮而欲冷饮，舌赤无苔。知其大热伤阴，改用犀角地黄汤。一服热减，再服痊愈。

是症也，非细心切问，安能得门而入哉！夫望而知之谓之神，闻而知之谓之圣，问而知之谓之工，切而知之谓之巧，神圣工巧谓之四诊，缺一不可。吾见今之粗工假装时派，每至人家诊病，仅一搭脉，遂即开方，主人欲细告病情，则曰：我今日有数十家延请，岂能为一家耽搁。嗟乎！三部九候，全然不明，又不肯问，草菅人命，莫此为甚。虽庸医杀人不闻偿

命，然冥冥之中，罪安可逃哉！予日懔之，兼望业此者共懔之。（《仿寓意草》）

按：本案有场景，有情节，读点甚多。患者盛夏感受时邪，人事昏沉，壮热口渴，但干扰性症状很多。一是渴欲热饮，饮沸汤尚嫌不热，有寒象当非寒证；二是原一日吐痰三碗，而病后五日不吐，似乎无痰。主治者询得其人虽年事已高，但平时身体健康无病，其脉来洪数而滑，所以判断病属实热证。特别是主治者认定时邪乃热证，肺气闭塞，非仲景麻杏石甘汤不可。方证相应，一剂即效。案后的感言强调望闻问切四诊合参，值得细读。

小儿麻疹隐闭喘闷案（程杏轩）

肖翁三郎心成兄，幼时出麻，冒风隐闭。喘促烦躁，鼻扇目阖，肌肤枯涩，不啼不食，投药莫应。翁商于予，见其势濒危，谓曰：此麻闭急证，药非精锐，蒉能挽救。方疏麻杏石甘汤与之。一服肤润，麻渐发出；再服周身麻出如痱，神爽躁安，目开喘定。继用泻白散清肺解毒，复用养阴退阳之剂而愈。

予治麻闭危候，每用此方获验。盖麻出于肺，闭则火毒内攻，多致喘闷而殂。此方麻黄发肺邪，杏仁下肺气，甘草缓肺急，石膏清肺热。药简功专，所以效速。（《眊一选方治验实录》）

按：本案是麻疹肺炎，麻杏石甘汤是主治方。药后多能汗出而周身麻出如痱，病情并趋于缓解。古代类似案例很多，不胜枚举。麻杏石甘汤药虽四味，但功专力宏，也不需加味太多。

小儿遗尿案（张家礼）

患儿，11岁。患遗尿5年，曾投六味地黄汤、缩泉丸之类无效。笔者诊其脉象洪数有力，望其舌质红，苔薄白乏津。患者又兼纳呆食少，思饮凉水，小便色黄，时有咳嗽稠痰。四诊合参，断为郁热在肺，兼胃肾阴虚。乃用清肺热、滋胃肾、开上固下法，以麻杏甘石汤加味治之。处方：麻黄6g，杏仁6g，生石膏20g，生甘草3g，北沙参15g，生谷芽20g，石斛10g，生地黄15g，玄参10g。嘱服2剂。服药后，白天解小便次数明显增多，计约10次，晚上仅解2次，已不尿床。嘱再进原方巩固之。(《四川名家经方实验录》)

按：麻杏石甘汤不仅仅能用于治疗发热性疾病，也能用于慢性杂病，遗尿也是适用病证之一，但关键是抓方证。患者不一定要咳嗽气喘，但患者多有咽红、舌红、唇红等黏膜充血表现，并有脉滑数、小便黄、口渴喜冷饮等症状和体征。本案的着眼点，在于其人咳嗽痰稠、脉象洪数有力、舌红、思饮凉水。

壮实男子便意迫急案（范文甫）

上海一名贾，年卅余，形气壮实，饮食如常，而苦于泄泻，日五六次，已五月余。遍历名医，投清利、峻攻、固涩、温脾、温肾之剂皆无效果，邀余至上海往诊。余按其脉，右寸独紧，其余皆平，呼吸略气促，便意迫急。余曰：此乃肺移热于大肠之候也……投以麻杏石甘汤，麻黄用三钱。药后当夜得微汗。次日余按其脉，右寸转平。告曰：此将愈之兆也。果然，即日泄泻停止，五月之病安然而愈。(《近代名医学术经验选编·范

文甫专辑》)

按：按中医传统认识，肺与大肠相表里，肛肠疾病与呼吸道疾病的治疗往往有相通性，所以麻杏甘石汤不仅仅对咳喘有效，对肛瘘、痔疮、内痔脱垂嵌顿、肛裂、脱肛、肛门神经症等可能有效，局部症状为便意迫切、肛门下垂、大便无力、疼痛等。患者大多壮实，或伴有胸闷、咳嗽、皮肤瘙痒等。本案就是佐证，患者的泄泻很可能是肛肠病的表现。

麻杏石甘汤在肛肠病上的应用，日本报道较多。此经验首先见于大塚敬节（1900—1980）的《汉方诊疗三十年》中，他根据日本古方家古矢知白的经验，用于痔疮获效，之后不断有人验证成功。山本严报道：痔核形成血栓的肛门水肿、嵌顿、痔核脱出疼痛，在服用本方20分钟后疼痛停止，水肿减轻。（李建华译：陕西中医学院学报1985年第三期）

幼儿特应性皮炎（黄煌）

林男，2岁，90cm，13.5kg。2020年9月2日初诊。

病史：特应性皮炎2年，2个月前手足口病后瘙痒加剧，凌晨3～4点经常痒醒，满床乱滚，极其怕热。闻及油烟能发风团，食用鱼肉与蛋奶过敏易皮痒。食欲旺盛，不知饥饱，吃肉则大便干结。平时汗出极少，运动也很少出汗。皮肤干燥。父湿疹、汗疱疹；母过敏性鼻炎、湿疹。

体征：烦躁哭闹，不配合。四肢和背后皮肤干燥苔藓化，下肢抓痕明显。唇红，咽喉红。

处方：生麻黄5g，杏仁10g，生石膏20g，炙甘草5g，桔梗10g，生梨1枚（连皮切片入煎），10剂。服时加少许冰糖，日分2～3次服。

2020年9月14日复诊：药后大便干结缓解，能知饥饱。皮肤瘙痒还有。原方改生石膏 40g，10 剂。

2020 年 9 月 30 日三诊：药后皮疹好转明显，下肢皮肤光滑，大便干结好转，食欲好转，性格开朗了，喜与人讲话，之前来门诊会哭泣怕人，今天门诊顺利乖巧且配合，母亲诉身体背后有汗通畅了，体重上升了。

按：特应性皮炎的特征：①容易罹患哮喘、过敏性鼻炎、湿疹的家族性倾向；②对异种蛋白过敏；③血清中 IgE 高；④血液嗜酸性粒细胞增多。本案是用麻杏石甘汤治疗特异性皮炎的案例。患者的表现并没有"汗出而喘"，但为何用麻杏石甘汤？经方方证是有不同的类型，《伤寒论》的"发汗后，不可更行桂枝汤。汗出而喘，无大热者，可与麻黄杏仁甘草石膏汤"是在发热性疾病中的一种类型。但在皮肤病上，还应有另外一种方证，如皮肤干燥瘙痒、黏膜充血、口干、烦躁怕热等。而这两种类型是有关联的，用中医传统的认识，就是"肺主皮毛"。

六、越婢加术汤

经典的水气病方，传统的清热利水方，具有治脚弱、退水肿、止自汗、止肤痒等功效。现代研究提示，此方能抗过敏、利尿、减肥等，适用于伴有浮肿、多汗的关节痛及皮肤病。

经典配方

麻黄六两，石膏半斤，生姜三两，甘草二两，白术四两，大枣十五枚。

上六味，以水六升，先煮麻黄，去上沫，内诸药，煮取三升，分温三

服。恶风加附子一枚，炮。(《金匮要略》)

经典方证

治肉极，热则身体津脱，腠理开，汗大泄，厉风气，下焦脚弱。(五)

里水者，一身面目黄肿，其脉沉，小便不利，故令病水。假如小便自利，此亡津液，故令渴也。越婢加术汤主之。(十四)

里水，越婢加术汤主之；甘草麻黄汤亦主之。(十四)

风水，恶风，一身悉肿，脉浮，不渴，续自汗出，无大热，越婢汤主之。恶风者，加附子一枚，炮；风水，加术四两。(十四)

风水水肿案 (赵守真)

陈修孟，男，25岁，缝纫业。上月至邻村探亲，归至中途，猝然大雨如注，衣履尽湿，归即浴身换衣，未介意也。三日后，发热恶寒，头疼身痛，行动沉重。医与发散药，得微汗，表未尽解，即停药。未数日，竟全身浮肿，按处凹陷，久而始复，恶风身疼无汗。前医又与苏杏五皮饮，肿未轻减；改服五苓散，病如故。

医邀吾会诊，详询病因及服药经过，认为风水停留肌腠所构成。虽前方有苏、桂之升发，但不敌渗利药之量大，一张一弛，效故不显。然则古人对风水之治法，有"开鬼门"及"腰以上肿宜发汗"之阐说，而尤以《金匮》风水证治载述为详。有云："寸口脉沉滑者，中有水气，面目肿大，有热，名曰风水。视人之目窠上微肿，如蚕新卧起状，其颈脉动，时时咳，按其手足上，陷而不起者，风水"，又"风水恶风，一身悉肿……续自汗出，无大热，越婢汤主之"。根据上述文献记载，参合本病，实为有力之指归。按陈证先由寒湿而起，皮肤之表未解，郁发水肿。诊脉浮紧，恶风无汗，身沉重，口舌干燥，有湿郁化热现象。既非防己黄芪汤之虚证，亦非麻黄加术汤之表实证，乃一外寒湿而内郁热之越婢加术汤证，宜解表与清里同治，使寒湿与热，均从汗解，其肿自消，所谓因势利导也。

方中重用麻黄两半直解表邪，苍术四钱燥湿；姜皮三钱走表行气，资助麻黄发散之力而大其用；石膏一两清理内热，并制抑麻黄之辛而合力疏表；大枣、甘草各三钱，和中扶正，调停其间。

温服1剂，卧厚覆，汗出如洗，易衣数次，肿消大半。再剂汗仍大，身肿全消，竟此霍然。风水为寒湿郁热肤表之证，然非大量麻黄不能发大汗开闭结，肿之速消以此，经验屡效。若仅寻常外邪，则又以小量微汗为宜，否则漏汗虚阳，是又不可不知者。（《治验回忆录》）

按：本案引出了几张利水经方的方证鉴别。第一是五苓散与越婢加术汤：两方均能利水，前者水蓄膀胱，后者水热结于肌表，故前者口渴而小便不利，后者汗出脚肿而小便不利。第二是麻黄加术汤与越婢加术汤：两方均能治身体痛，前者周身关节疼痛而无汗恶寒，后者下肢关节痛而汗出恶热。第三是防己黄芪汤与越婢加术汤：两方均能治疗下肢关节肿痛，前者以肿为主，后者以痛为主；前者人多肌松肉柔，后者人多皮厚粗壮。

此案有两个读点：一是患者全身浮肿而无汗恶寒，与原文"汗大泄""自汗出"不同，可见汗出不见得是必见症，仅仅是体内有热的表现之一。所谓热，可以表现为咽痛目充血，可以表现为口干舌燥，可以表现为关节肿痛。二是本方麻黄用量很大，其作用不仅仅是发汗，而是利水。石膏配大量麻黄，可以抑制其发汗的功效，而充分发挥其利水、平喘的功效，利水方如越婢加术汤，平喘方如麻杏石甘汤。

小儿急性肾炎案（矢数道明）

7岁和5岁幼女，姊妹二人几乎同时伤风，因扁桃体炎而发生急性肾炎。全身浮肿，小便不利，微热，脉沉。发病后数日，形成典型越婢加术汤证。劝其入院，二人服用此方，小便快利，浮肿全消，仅20日，尿蛋白消失而痊愈。（《临床应用汉方处方解说》）

按：儿童感冒引起上呼吸道感染，诱发急性肾炎、全身浮肿，构成了典型的越婢加术汤方证。从临床看，许多患者有风热证的表现，如咽红、扁桃体肿大、眼睛充血、皮肤瘙痒等症状。

眼睑水肿案（姚和清）

张某，男，35岁。初诊于1954年3月28日。

两眼胞睑浮肿，皮色光亮，面颊亦肿，身热恶风，骨节疼烦，无汗不渴，舌苔薄白，脉浮。此为风水，病在脾肺，肺气不宣，水道不通，运化失节，水湿潴留于肌肤，胞睑属脾，故而得病。治宜发越脾气，宣通水道。用越婢加术汤2剂，复诊又服3剂。三诊再进发汗之剂，汗大出，痛止，热退，肿势大减，惟脉浮弱。此为表虚，当补虚固表，佐以利水，用防己黄芪汤4剂。（《姚和清眼科证治经验与医案》）

按：眼病用越婢加术汤，本案着眼点是面颊眼睑的浮肿，还有关节肿痛。越婢加术汤可用于结膜充血、分泌物多、畏光的眼病，如结膜炎、睑缘炎、结膜囊肿、翳状胬肉等有应用的机会。日本医家尾台榕堂说越婢加术汤治"眼珠膨胀热痛，睑胞肿胀，及烂睑风痒痛羞明，眵泪多者"（《类聚方广义》）。

下肢水肿足弱不用案（赵明锐）

韩某，女，32岁。患者生产第三胎后不久，即出现两下肢浮肿，肿势并不严重，故未引起足够重视。一二年来，时轻时重，虽然断续治疗，也未治愈。突然于去年春天两下肢软弱不任使用，步履艰难，逐渐加重。以后每行三五步也需别人扶持。虽经在农村服用中西药及针灸治疗，无显效。

患者面容消瘦，精神倦怠，口渴能饮，食欲尚好，动则易汗，两下肢浮肿，按有指凹，触之冰冷，自己站立不稳，摇摇欲仆。凡抬腿迈步，悉需别人帮助。脉大而数，舌红苔腻。投以越婢加术汤加减：麻黄10g，石膏15g，甘草10g，白术15g，茯苓30g，防己15g，生姜6g，大枣5个。水煎温服，嘱服5剂。

服药后，尿量增多，下肢浮肿有明显好转，而行动也比以前有了转机。宗原方再服5剂后，下肢浮肿已将近消失，步履虽然仅能缓慢地行走二三十步，但已不需人扶持。以后又改服调补气血、强壮筋脉之剂，缓缓收功。（《经方发挥》）

按："脚弱"是越婢加术汤的经典方证，提示膝踝关节等肿胀疼痛，导致步行困难者可考虑用本方。一些以下肢痿软为表现的神经系统疾病也有应用本方的机会，但是必须以方证为凭据。本案着眼点在于：第一，下肢水肿明显，越婢加术汤能治疗全身性水肿；第二，怕热多汗；第三，舌红脉数。以上三点提示患者的下肢无力痿软是湿热下注的状态，符合越婢加术汤方证。主治者没有拘泥产后虚弱而用所谓的大补肝肾方药，这种"有是证用是方"的用药思路是十分可贵的。

女子成功减肥 30kg 案（黄煌）

何女，32 岁，171cm，115kg。2019 年 3 月 27 日初诊。

病史：4 年前曾来诊，用越婢加术汤加味，体重降至 80 多公斤以后，自然怀孕生产。但近年来体重回升快，食欲旺盛，皮肤瘙痒，月经不调无规律。

体征：肥胖，肤白唇红，脐毛较多，大腿外侧湿疹，脉有力。

处方：生麻黄 20g，生甘草 5g，生石膏 50g，苍术 40g，泽泻 60g，怀牛膝 30g，干姜 10g，红枣 20g，荆芥 25g，防风 15g。15 剂，餐后服。

2019 年 9 月 4 日复诊：上方间断性服用至今，体重减至 81.1kg，湿疹已消失。诉经常月经淋漓，颈部有散在大片疣。改方用越婢加术汤合防己黄芪汤、五苓散加牛膝，20 剂。

按：本案通过同一患者的前后对比，提示越婢加术汤有减肥功效。这种减肥功效与麻黄相关。麻黄"令人虚"（《名医别录》），虚，就是消瘦。越婢加术汤能发汗利水消肿，治"一身面目黄肿"（《金匮要略》），消肿自然能减重。越婢加术汤可用于单纯性肥胖、多囊卵巢综合征的肥胖，多配合五苓散、泽泻汤、四妙丸、防己黄芪汤等。

月经稀发肥胖案（黄煌）

某女，17 岁，157cm，73kg。2017 年 7 月 24 日初诊。

病史：月经不调肥胖 5 年，今年仅来潮 2 次。3 个月前服黄体酮后淋漓不尽达 2 个月，改服达英 -35 才止。现诉下肢膝盖痛，走路更明显，手足心容易出汗。既往血脂高，糖尿病（服二甲双胍），花粉过敏。

体征：体胖肤黄，颈项部黑棘皮，有脐毛，腹壁脂肪厚、按之软，面部痤疮散在。

处方：生麻黄 15g，生石膏 30g，生甘草 5g，苍术 50g，干姜 10g，红枣 20g，制附片 10g。7 剂，餐后服。

2017 年 9 月 18 日：药后 8 月 1 日、9 月 11 日皆正常来潮，5 天净，下肢膝盖痛不明显。

按：多囊卵巢综合征（PCOS）是生育年龄妇女常见的一种复杂的内分泌及代谢异常所致的疾病，以慢性无排卵（排卵功能紊乱或丧失）和高雄激素血症（妇女体内男性激素产生过剩）为特征，主要临床表现为月经周期不规律、不孕、多毛和（或）痤疮。其类型不一，其中有部分肥胖体型的多囊卵巢综合征患者有用越婢加术汤的机会。如果闭经，可以加附子。

七、五积散

古代外感内伤病的通治专方，以治气、血、痰、饮、食五积之意而名，有解表、温中、除湿、祛痰、消痞、调经、活血等功效，适用于以恶寒无汗、身痛、呕吐、腹胀及月经不调为特征的疾病和寒湿体质调理。

原书配方

白芷、川芎、甘草（炙）、茯苓（去皮）、当归（去芦）、肉桂（去粗皮）、芍药、半夏（汤洗七次）各三两，陈皮（去白）、枳壳（去瓤，炒）、麻黄（去根节）各六两，苍术（米泔浸，去皮）二十四两，干姜四两，桔梗（去芦头）十二两，厚朴（去粗皮）四两。

上除肉桂、枳壳二味别为粗末外，一十三味同为粗末，慢火炒令色转，摊冷，次入桂、枳壳末令匀。每服三钱，水一盏半，入生姜三片，煎至一中盏，去滓，稍热服。（《太平惠民和剂局方》）

原书方证

调中顺气，除风冷，化痰饮。治脾胃宿冷，腹胁胀痛，胸膈停痰，呕逆恶心；或外感风寒，内伤生冷，心腹痞闷，头目昏痛，肩背拘急，肢体怠惰，寒热往来，饮食不进；及妇人血气不调，心腹撮痛，经候不调，或闭不通，并宜服之。（《太平惠民和剂局方》）

寒饮案（张飞畴）

一年少体肥之人，平素左半身无汗，胁下一片常冷。数日前索逋下乡，是日天气暴寒，舟中食饭一箸，随食随冷，便觉凛凛畏寒，登岸失足颠仆，扶夹解带而寝。是夜即发热头痛，喘鸣胸满，遍体烦疼，腰脊左胁尤甚，左半身不能转侧，仍冷不热，手足亦微冷，第三日扶病而归。其脉左手弦细，右手迟滑，总不似外感之候。因见脉弦胁痛，与小柴胡二服，不应。又似半身风痱，与小续命亦不应。检方书中半身无汗例，当二陈、四物合用，按法治之，亦无效。舌上有微薄苔，而左畔白滑，右畔微黄，得病后大便已去二次，去亦无多，小便略见黄涩。或问张飞畴此是何病？当用何药？张曰：此人素有寒饮结聚胁下，更兼内外感寒，加以惊仆痰逆，则发热喘鸣，头痛胸满身疼，势所必致。其右畔经络贯通处受邪，则从阳而化为热。左畔寒饮积结之界，平时尚且无汗，纵有寒邪凑泊，亦必从阴而酿寒。阳气不到之所，自然重着难移；阳气不行于脉，自然弦细搏指。至于右脉迟滑，手足微寒，皆缘脾气向衰，热势不盛，所以舌苔不能干燥，大便不能结硬。其小便黄涩一症，虽因肺胃气化不行，亦见下焦真阳未艾。斯人向后必夭，目今尚可挽回，当与五积散，昼夜三进，总藉辛温解散之力，可以内消寒滞，中温血脉，外逐表邪，一举而有三得。其外可用白芥子、川乌、姜渣炙热，包熨之。俟表邪分解，里气调和，然后用六君加辛、附、姜、桂之属，温中气可也。(《续名医类案》)

按：本案是清代苏州名医张飞畴对一位素有寒饮的肥胖患者在感受外寒，复进冷食，再有跌仆惊吓导致的发热、头痛、咳嗽、身体痛进行的病情分析。这个案例比较形象地描述了五积散适用人群的体型体貌特征、发病诱因、临床常见症状及体征等关键信息。

五积散是宋方，记载在《太平惠民和剂局方》中。药物虽多，但结构还是非常清晰的，可以看作是麻黄汤、平胃散、半夏厚朴汤、温胆汤、当归芍药散等几张经方的组合加减，有散风寒、止身痛、除腹胀、化痰饮、调月经的功效，适用面广。适用人群大多营养状况良好，体型偏胖或壮实，腹壁脂肪较厚但柔软，四肢粗壮，面色黄黯，皮肤多干燥粗糙，面部易有痤疮和黄褐斑，但也有色黄白者，身体困重，乏力感明显，恶寒不易出汗，容易关节痛，尤其是肩背部痛，腰腿痛，遇冷更明显，舌苔白腻，恶心呕吐，腹中气多，腹胀满冷痛，大便不成形或腹泻，易头痛眩晕，易于惊恐，易失眠多梦，易于咳嗽，多痰气喘，容易鼻塞，咽喉有痰。女性多见有月经后期、稀发、闭经、怀孕困难、PCOS。由于病情涉及的病位较多，处方也比较复杂，这同样符合"有是证用是方"的原则，可以说，五积散是一首寒湿体质的调理方。

高热案（洪广祥）

袁某，男，20岁。初诊：1983年1月27日。

主诉：1982年12月26日为庆祝生日而聚餐，后发热，继而腹泻、呕吐，经治疗后约5天吐泻停止，转为午后或傍晚发热，体温高至39～40℃；伴面红目赤，约持续1小时体温略有下降，至晚上11～12时汗出热退。曾在门诊用抗生素、抗病毒、解热等药及配合输液治疗，效果不显。近1周来，全天发热，体温仍以午后为甚，伴轻微干咳，门诊以"发热待查"收入中医科治疗。

诊查：身热（38.2℃），畏寒，热时无汗，汗出热退，头晕，口干欲呕，大便偏干，神疲乏力，胃纳尚可，咽痒，干咳少痰，咳引胸痛，语声较浊。舌质偏红，苔薄黄略腻，脉弦数略浮。体格检查除体温升高外，无异常发现。门诊查白细胞 $5.2×10^9$/L，嗜伊红细胞计数0，大小便常规、血培养、肥达氏反应均正常。

辨证：寒热郁于少阳，肺气不畅。

治法：和解少阳为主，佐以宣畅肺气。

处方：柴胡24g，黄芩10g，法半夏10g，太子参30g，甘草3g，大枣6枚，桔梗8g，杏仁10g，橘络3g。

二诊：服药当日下午，体温39.2℃；药后未出汗，自诉身体烘热，察其面红目赤。服药4剂，疗效不显，发热持续，药后汗出热减；继而复热，伴鼻塞、口干、干咳无痰、语音较浊。不畏寒，无身痛，胃纳可，二便正常。舌质淡红，苔白微腻，脉浮弦数。考虑寒湿之邪郁遏肺卫，试用五积散解表达里。

处方：当归6g，川芎6g，白芍6g，苍术10g，陈皮10g，厚朴10g，枳壳 10g, 茯苓 15g, 法半夏 10g, 麻黄 6g, 白芷 10g, 干姜 8g, 桂枝 6g, 甘草 6g。7 剂, 每日 1 剂, 水煎服。

三诊: 服第 1 剂药后体温渐降 (最高体温 38.7℃), 服药 7 剂后体温趋向正常 (37.2℃)。因临近春节, 患者回家心切, 要求出院服药 (五积散原方)。经随访, 出院后体温完全正常, 症状消失。

按语: 本案得之于伤食之后, 吐泄愈而热久不退, 表散之剂久用不效, 因此推及其必有积滞阻遏于中, 致使外感之寒湿难以透达, 故以五积散解表达里, 使积滞消、寒湿去, 肺卫得以宣畅, 故不治发热而发热自愈。[《中国现代名中医医案精华 (六)》]

按: 本案与小柴胡汤无效, 改用五积散收功, 其原因何在? 推测患者有外感风寒在先, 生日年聚餐兴奋劳累以及饮食不节在后, 始吐泻, 继发热, 再咳嗽胸痛。抗生素无效说明并非细菌感染, 小柴胡汤无效说明并非风热感冒。其病涉及表里, 寒湿才是主因。方对证, 药后迅速起效, 可见方证对应的重要性。

情绪低落嗳气案 (矢数道明)

患者, 37 岁, 女。自幼胃肠不好, 食欲全无, 腹胀腹痛。5 年前出现本症, 心下部胀满堵塞, 情绪恶劣, 若能打嗝则心情能好转, 但想打却打不出嗝来。身体肌肉感到发硬, 紧张, 无法工作。经指压治疗, 特别是指压酸痛点时, 就可顺利地打出嗝来, 同时身体也感到轻松一些, 因而 5 年来几乎每天都接受指压。在 1～2 小时内进行全身指压过程中, 打出的嗝竟达 500～600 次之多, 而打到 300 次左右时, 酸痛开始轻快, 心情也变舒畅。但是过不多久, 心下部又感堵闷, 全身发硬, 不能工作。每天这样重复着度过了这5年。严重时1天中可打嗝1000次，真是奇事。另在下述条件下亦可打出嗝来：一是入浴，当浸入浴盆，身体变热时，嗝就不断打出，心情舒畅；二是喝进热饮料后，也同样能顺利打嗝。总之，打出嗝后，情绪就变好。

体格、营养均属中等程度，皮肤色白，面色不算不好。本人系小镇上较富裕的商店主妇，姿容端丽，无子女，脉基本上正常，无舌苔，心下部有不很明显的停滞感，但属比较良好的腹证，未发现硬结、苦闷或压痛，二便均正常，有明显冷症，在店前工作时，足部冰冷感很强，冷感也造成情绪恶劣，身体也开始发硬。

对此，笔者认为属"胃中不和"之证，故而投给了生姜泻心汤。该方条文曰"心下痞硬、干噫食臭"，此处仅以干噫为投药目标，至于其他如胁下水气、腹中雷鸣、腹泻及心下痞硬等证候，均暂时除外不计。

服药2周后，毫无起色。因而重新考虑到冷症严重，入浴后可打出嗝，饮热水心情舒畅等情况，开始寻找治"中寒"之方。过去，对妇女冷症，出现胃肠症状者，笔者常用五积散治之，故改用此方，以观效果。

服五积散后，首先食欲有所好转，其次呃逆开始减少，放屁却增多，其后冷症逐步轻快。即使在12月严寒季节，足部居然不再感到凉，甚全身变得温暖，过去离不开的取暖器现在已可不用，身体发硬现象日见减轻，即使停止指压也能耐受，故而将每天指压改为3天1次，结果情况仍然良好。指压时打嗝次数逐渐减少，自300→200→100，节节下降。服药1个月后减到20次。心情变得很开朗，无论听到看到什么，都做出愉快的反应，与以前终日不快乐和不高兴，对任何事物均持厌烦态度，任何方法都提不起工作精神等表现，呈极其鲜明的对比。目前尚未达到治愈程度，但由600次的打嗝频发已减到20次左右，心情转佳，食欲旺盛，表

明已有显著改善了。(《汉方临床治验精粹》)

按：本案用方的着眼点：一是患者营养状况良好，腹证不明显；二是肌肉发紧僵硬感、怕冷感严重；三是食欲全无，腹胀腹痛，嗳气频繁，若能嗳气则心情能好转。但是，仅仅凭上述指征尚未能明确方证，故初诊想到了治疗"干噫"的生姜泻心汤。因为无效，才回到"对妇女冷症，出现胃肠症状者，笔者常用五积散治之"的经验上。本案患者的抑郁倾向是明显的，五积散有效，说明五积散有抗抑郁功效，但不能说五积散就能用于所有的抑郁症，原则还是方证相应。

肩周炎案（权依经）

马某，男，51岁，甘肃人，干部。1978年11月24日初诊：患者平素身体尚健，但自1978年入秋以来，自感左肩关节疼痛，遇感冒时加重。曾多法治疗，效果不显。随着气候之变冷，病情日益加重。现已肩关节活动受限，故脱衣服时左上肢需先穿后脱，否则穿不上也脱不下。西医诊断为肩周炎。经检查，左肩关节局部并无红肿瘀血，肩胛冈之上下凹均有明显压痛，关节活动受限。左上肢活动范围：前屈90°，后伸10°，外展90°之内。舌淡红，苔薄白，脉弦细。辨证为寒邪侵入太阳经，致使经脉为寒邪所阻，不通则痛。拟用温通经脉，驱散寒邪之本方。

当归、麻黄、苍术、陈皮、厚朴、干姜、白芍、枳壳各3g，半夏、白芷、桔梗、炙草、茯苓、肉桂、党参、川芎、生姜各2g，葱白2根。水煎分二次服，3剂。

二诊：患者服上药后，自感疼痛大为减轻，左上肢已能自如地穿脱衣服，左肩关节活动良好。唯肩关节内酸困，活动过多仍有疼痛。检查：左上肢可做旋转运动，肩胛冈上下凹触诊时重压有酸困感，余无异常。舌淡红，苔薄白，脉弦滑。仍用上方，再服 3 剂，以求彻底除根。(《古方新用》)

按：左肩关节疼痛，遇感冒时加重，应该是本案用方的着眼点。

痿证案（杜钟骏）

真武庙镇戴万源布店伙某甲，晨起口衔烟管登野厕圊毕，不能起立，攀墙努挣而起，行未数步，忽跌蹶，路人扶起之，逮抵店时，如是者数次，他无所苦。延方脉钱某诊治，按脉毕，问寒热乎？曰否。头痛身痛乎？曰否。胸脘痞闷乎？曰否。钱医曰：此非内症，我不能治。改延外科老医刘某，展视两腿，不红不肿，按之不坚不痛，曰：此非外症，我不能治。因就予诊。按其六脉，两尺沉细。问其所苦，曰：一无所苦，惟无力，起立行走则蹶。今内外两科交相推诿，究系何病，请为一决。予曰：此《金匮》所谓浊邪中下也。《内经》云：伤于湿者，下先受之，湿着于筋，则筋为之痿，痿则无力。又云：湿热不攘，大筋软短，小筋弛长，软短为拘，弛长为痿。殆即此症也。厕中多秽浊之气，若从口鼻入则为中恶，今口衔烟管，烟能辟邪，秽浊无从入，登厕褪衣，秽浊得以乘隙而袭于筋，是以肌肉无病，不肿不痛，骨中无病，所以能立。乃以苍术、菖蒲、藿香、当归煎汤熏其外，五积散改作煎剂治其内。一剂汗出筋舒，再剂行走如常矣。父执颜善夫先生，医中老手也，闻其事特来访询。对以若何立案，若何为治，颇嘉其引证确凿。然予当时设无《金匮》浊邪中下之文、《内经》湿热不攘之句可引，亦不敢臆断甚矣。经书不可不读也。(《药园医案》)

按：本案患者的临床表现可以考虑低钾综合征，食用粗制生棉油中毒可以导致，民间称为"软病"。本案主治者在患者无其他不适症状的情况下，依据《黄帝内经》以及《金匮要略》的说法，按照湿热处理，用五积散一汗而愈。

PCOS 月经稀发肥胖嗜睡案（黄煌）

林女，29 岁，160cm，70kg，2015 年 9 月 25 日初诊。

病史：多囊卵巢综合征 2 年。月经稀发，2 ～ 3 个月一至，腹胀，大便稀，头昏，时晕车，近来身困疲劳嗜睡，夜间流口水。

体征：形体肥胖，面色黄，上身宽大，皮肤毛孔粗糙，舌苔胖苔润。

处方：生麻黄 5g，桂枝 10g，厚朴 10g，苍术 40g，厚朴 15g，姜半夏 10g，茯苓 15g，桔梗 10g，陈皮 15g，枳壳 15g，当归 10g，川芎 10g，白芍 15g，干姜 10g，白芷 10g。15 剂。

2016 年 1 月 15 日复诊：月经来潮 10 月 2 号、11 月 20 号、1 月 12 号，周期 40 ～ 50 天（之前周期 2 ～ 3 个月），嗜睡缓解，体重略有下降。原方改麻黄 10g，每天 1 剂。

按：多囊卵巢综合征的重视治疗需要个体化。同样是肥胖的多囊卵巢综合征患者，可以用防风通圣散，也可以用五积散。其鉴别点在于前者有热象，后者有寒象；前者大便干结，烦躁，毛发浓密，面红油亮；后者大便不成形，困倦嗜睡，毛发不多，面黄黯无光。其腹证也各有特征，前者腹部充实，后者腹部虽然硕大但按之无抵抗。

第三章

柴胡类方医案

一、大柴胡汤

经典的宿食腹满病方，传统的和解清热泻下方，具有除寒热、止呕吐、除腹胀、解郁除烦等功效。现代研究提示，此方能利胆保肝、降脂、降压、增强胃肠动力、调节免疫、抗炎、抗过敏、抗内毒素、抑菌等，适用于以上腹部按之满痛为特征的疾病治疗和实热性体质的调理。

经典配方

柴胡半斤，黄芩三两，半夏半升（洗），枳实四枚（炙），芍药三两，大黄二两，生姜五两（切），大枣十二枚（擘）。

上八味，以水一斗二升，煮取六升，去滓，再煎。温服一升，日三服。（《伤寒论》《金匮要略》）

经典方证

太阳病，过经十余日，反二三下之，后四五日，柴胡证仍在者，先与小柴胡汤。呕不止，心下急，郁郁微烦者，为未解也，与大柴胡汤，下之则愈。（103）

伤寒十余日，热结在里，复往来寒热者，与大柴胡汤。但结胸，无大热者，此为水结在胸胁也。但头微汗出者，大陷胸汤主之。（136）

伤寒，发热，汗出不解，心中痞硬，呕吐而下利者，大柴胡汤主之。（165）

按之心下满痛者，此为实也。当下之，宜大柴胡汤。（十）

伤寒自汗大便不通案（许叔微）

一人患伤寒，目痛鼻干，不得卧，大便不利，尺寸脉俱大，已数日。一夕汗出，余谓速以大柴胡下之。医骇曰：阳明自汗出，津液已漏，法当用蜜兑，何须用大黄药？余谓曰：子只知把稳，若用大柴胡，此仲景不传之妙，子殆未知也。乃竟用大柴胡，二帖而愈。（《伤寒九十论》）

按：本案患者是发热性疾病，出现的症状与《素问·热论》描述的阳明经证一致，即所谓"二日阳明受之，阳明主肉，其脉侠鼻络于目，故身热目疼而鼻干，不得卧也"。将《伤寒论》六经当作是六条经络，顺理成章地引入《素问·热论》的观点，这是宋代研究《伤寒论》通行的方法之一。阳明病自汗出，《伤寒论》通常用白虎汤，或者蜜煎导，前者是气热炽盛，后者是津液内竭，但主治者却用大柴胡汤，其依据想来是根据"伤寒发热，汗出不解"而来。此外，当有"按之心下满痛"的腹证为凭。在发热性疾病过程中，出现汗出的处置方法很多，如麻杏石甘汤证"汗出而喘"、葛根芩连汤"喘而汗出"、五苓散证"汗出而渴"、大承气汤证"潮热……手足濈然汗出者"、茵陈蒿汤证"头汗出……身必发黄"、甚至四逆汤"吐利汗出"、真武汤证"汗出不解，其人仍发热，心下悸，头眩，身𥉉动，振振欲擗地"、桂枝汤证"发热汗出，恶风脉缓"、附子泻心汤证"心下痞，而复恶寒汗出"等，都应该加以鉴别。

暴饮暴食后口不能言案（秦昌遇）

一乡人姓严，余不知其号……患热症，亦邀余治。予至，见其面色甚不好看，胸前按之痛极，口不能言，但一气出入而已，身后事尽备。但诊其脉，未为无救者。细询其妻致病狼狈之由，知二日前进食大饮之故。急令煎大柴胡汤，起口而入之。一剂而口开，再剂而热退，三剂蹶然而起矣。(《皕一选方治验实录》)

按：本案使用大柴胡汤的识证要点是腹证："胸前按之痛极"。这与《金匮要略》原文"按之心下满痛者，此为实也，当下之，宜大柴胡汤"一致。患者发病前暴饮暴食，与现代所称的急性胰腺炎、肠梗阻等急腹症相似，处理方法除大柴胡汤外，还可以考虑大承气汤、厚朴七物汤、大黄附子汤等，但方证各不同，可以鉴别。

温病发热神昏肢冷脉微案（王肯堂）

余云衢太史，形气充壮，饮啖兼人。辛卯夏六月，患热病，肢体不甚热，时或扬手掷足如躁扰状，昏愦不知人事，时发一二语，不了了，而非谵语也，脉微细如欲绝。有谓是阴证宜温者，有谓当下者。时座师陆葵日先生，与曾植斋、冯琢庵二太史，皆取决于王。王谓是阳病见阴脉，法在不治。然素禀如此，又值酷暑外炽，过啖酒醴肉炙，宜狂热如焚，不大便七日矣，姑以大柴胡汤下之，时用熟大黄二钱。而太医王雷庵力争，以为太少，不若用大承气。王曰：如此脉症，岂宜峻下？待大柴胡不应，而后用调胃承气；再不应，后用小承气，以及大承气未晚也。服药大便即行，脉已出，手足温矣。乃谓雷庵曰：设用大承气，宁免噬脐之悔哉？继以黄连解毒数剂而平。七月初，遂与陆先生同典试南京，不复发矣。(《续名医类案》)

按：本案患者在酷暑伤食，继而发热，居然七日无大便，其病诊断不难，问题是脉微细欲绝，让会诊者出现争议。是据脉用四逆汤温阳？还是据不便用大承气汤峻下？主治者的方案是大柴胡汤，用药后大便即行，脉出手温。是什么依据让主治者忽略脉象而攻下的？是患者体质的判断。患者"形气充壮，饮啖兼人"，是实热性体质的特征，也是大柴胡汤适用人群的特征。为何无须大承气汤峻下？是其"肢体不甚热，时或扬手掷足如躁扰状，昏愦不知人事，时发一二，语不了了，而非谵语也"。根据《伤寒论》原文，大承气汤证应见严重的便秘以及精神症状，所谓"不大便五六日，上至十余日，日晡所发潮热，不恶寒，独语如见鬼状。若剧者，发则不识人，循衣摸床，惕而不安，微喘直视……微者，但发热谵语者"。考虑其脉象，主治者虽然用大柴胡汤，但用熟大黄，并提出逐渐加重下法力度的预案，体现出用方谨慎的态度。

肺炎高热心肾功能不全案（胡希恕）

　　记得父亲（按：指单玉堂先生，北京中医学院元老，针灸学家）当时患肺心病住院，病情发展出现肾积水，导尿失败，其中一位名老提出用麝香外敷肚脐，借其芳香开窍之力或许有效，于是院方派人去山西讨回一点上好的麝香给父亲用上，果然尿液点滴而出，可是也就这样了，终未能解决问题。

　　父亲病情在恶化，高热、神智昏迷、大小便闭塞不通，已出现心衰合并肾功能不全。院方邀请中医学院的六位名老中医（包括董建华、王绵之、我老师刘渡舟、胡希恕、赵绍琴、杨甲三）会诊，有位名老提出心衰合并肾功能不全当以扶正为主，先保心肾，控制住病情。

　　84岁的胡希恕老诊完舌象脉象后，提出一个与众人截然不同的"峻剂攻下"法并处方案，还说"小大不利治其标"，必须先解决大小便问题——这就是救人。态度非常果断。众名老念其年事最高，便都依了。但大家都捏着一把汗。服药到第2天，奇迹发生了：大便5次，开始排尿。到第5天，尿量已达正常，肾积水消失，父亲开始下地活动……

后来刘渡舟老在胡希恕老著作的序言中写道："每当在病房会诊，群贤齐集，高手如云，惟先生能独排众议，不但辨证准确无误，而且立方遣药虽寥寥几味，看之无奇，但效果非凡，常出人意外，此皆得力于仲景之学也。"（《走进胡希恕》）

按：2013年7月11日兰州经方论坛上，冯世纶先生告诉笔者，胡老用的方是大柴胡汤合桃核承气汤。为什么胡希恕先生能力排众议用大柴胡汤和桃核承气汤？其底气是对两方方证的熟识。虽然患者年高且有心衰和肾衰，但衰竭和减退并不意味着临床就必须用温阳扶正的方药，患者高热、神志不清、大小便不通的病状，这就是使用清热攻下方药的依据。"方证是六经八纲辨证的继续，亦即辨证的尖端。中医治病有无疗效，其主要关键就在于方证是否辨得正确。"（《中国百年百名中医临床家丛书·胡希恕》）这个案例，可以成为这句话的佐证。另外，理论推演或习惯的思维不能替代或等同临床事实，"有是证用是方"的思维方式不可忽略。此外，敢于坚持自己的观点，这才是科学家的品质。

慢性肝炎后肩膀酸痛右手麻木案（矢数道明）

48岁妇女，患急性肝炎后5年来，右肩酸痛，右手麻木，浮肿一向不治，过劳淋巴结立即肿大。又胸中苦于胀满，裤带一勒紧即感恶心。体格、营养状态一般，面色尚可，脉弱，血压正常。心下紧张如板状，有剧烈压痛，右季肋下痛尤为明显。肩酸痛严重时有短气。以上所见正与"心下急，郁郁微烦，胸胁苦满，心下痞硬，呕吐，腹满痛"之大柴胡汤条文几乎一致。由于右肩酸痛与右手麻木、右季肋紧张压痛相互关联，故胸胁苦满有时轻快，有时不轻快。尽管脉较弱，仍与大柴胡汤加葛根 5g。服用本方 10 日，5 年来之肩酸痛、右手麻木、胸闷不舒几乎痊愈。1 个月后，乘汽车、电车晕车亦消失，心下痞硬和苦满等症状好转。服用 3 个月，宿疾一扫而光，停药。(《临床应用汉方处方解说》)

按： 本案在处理 5 年之久的肩膀酸麻时并没有使用通常的祛风胜湿药，而用大柴胡汤取效，其方证的识别点值得注意。首先是腹证"心下紧张如板状，有剧烈压痛，右季肋下痛尤为明显"，其次是胸胁苦满的自觉症状，如严重的腹胀，不能勒紧裤带，气短胸闷与肩膀酸痛相关联。这两点是大柴胡汤方证的特异性方证。由此，体格营养状况以及脉象等便可以忽略了。这种经验可以借鉴。不过，前提是患者心脑肾等重要脏器功能良好，而且是 5 年的关节病。

支气管哮喘案（大塚敬节）

患者为 64 岁女性，从数年前开始，苦于支气管哮喘发作。

呈结实的体格，血色也好，脉沉实，从心下至季肋下有抵抗和压痛，即胸胁苦满。肩部有重度强凝感，口渴。哮喘发作多在夜间，上坡道时也会出现呼吸困难，痰不易咯出。大便一天一次。

投予大柴胡汤治疗，大黄一日量为 1g。

服药后，大便变得通畅，身体感觉轻松，肩部强凝感消失，哮喘发作次数也减少了。治疗 16 周后，哮喘基本上不发作了，便停止服药。约一年后又有轻度发作，仍用大柴胡汤治疗而好转。以后每年发作 1～2 次，

均用大柴胡汤治疗而得到控制。(《汉方诊疗三十年》)

按：本案用大柴胡汤治疗支气管哮喘，其方证的识别点在于：一是患者强健的体格，二是明显的腹证，三是夜间喘。这种简洁明快的思维方式值得模仿。

哮喘持续状态案（胡希恕）

康某，男，36岁。门诊病历号143153，初诊日期为1964年4月29日。

病情摘要：3年前因吃辣椒而发哮喘，虽常服中西药却迄今未愈。冬夏皆犯病，每每因偶尔咳嗽或喷嚏而发作。消化差，大便干燥时为将发之兆。发作时喘满、胸闷、倚息不得卧。曾在长春、沈阳、哈尔滨等各大医院治疗均不见效而来北京治疗。曾用割治疗法、两侧颈动脉体摘除等疗法，皆无效果；又以补肺补肾等方治疗7个多月，症状有增无减，告之"虚不受补"。他精神痛苦甚感绝望，到胡希恕先生这里做最后一试。

现症：喘闷，胸腹胀满，昼轻夜重，倚息不得卧，口干，便秘，心中悸烦，眠差易醒，苔薄白，脉沉缓。据证已用补虚无效当疑此哮非虚。再看哮喘发作时见胸胁苦满、腹胀、便秘等，稍加仔细分辨，即知此证为实证无疑，乃为内有实邪阻肺之哮喘。据证与大柴胡汤合桂枝茯苓丸加减。

柴胡12g，半夏12g，黄芩10g，生姜10g，枳实10g，炙甘草6g，白芍10g，大枣4枚，大黄6g，桂枝10g，桃仁10g，茯苓10g。

结果：上药服第2剂后症状减轻，服第3剂后大便通畅，哮喘未作，胸胁满、腹胀、心中悸烦均息，唯口干不解。原方再进3剂遂愈，停用西药氨茶碱等。经两年半随访，未见复发。(《胡希恕医论医案集粹》)

按：哮喘属实者居多，患者喘闷、胸腹胀满、昼轻夜重、倚息不得卧、口干、便秘是大柴胡汤合桂枝茯苓丸的用方着眼点。《伤寒论》《金匮要略》虽然没有明确记载哮喘用大柴胡汤，但大柴胡汤证出现的"心下急""心下痞硬""按之心下满痛"在哮喘患者中十分常见，特别是胃食管反流多与哮喘相伴而来。所以，能清热止呕、解痉通下的大柴胡汤能治疗哮喘也在情理之中了。为何不用麻黄方？从《金匮要略》湿家"自能饮食，腹中和，无病"的记载来看，适用麻黄的人群一般不能有腹胀腹痛，食欲通常要正常。为何用桂枝茯苓丸？桂枝茯苓丸虽收录在《金匮要略》妇人病篇，但其活血化瘀的功效是全科的，哮喘持久发作，患者多见面唇紫黯等瘀血征象。哮喘从瘀血治疗，也是一个思路。

头痛喜忘案（胡希恕）

张某，男，47岁。门诊病历号 132891。

初诊日期为 1981 年 3 月 13 日。1968 年 8 月被高压电击伤，晕倒不省人事约 1 分钟，身体有 7 处被灼伤，自此常感头痛喜忘，迄今未愈。曾多处医治无效，又服天麻斤许，也毫无效果。

现后头痛，胸腹满，早起恶心，喜忘，舌苔白中夹黄，脉沉弦。

辨证属少阳阳明合病兼瘀血阻络，以大柴胡汤合桂枝茯苓丸加减治之。柴胡 20g，半夏 12g，黄芩 10g，枳实 10g，白芍 10g，生姜 10g，大枣 4 枚，桂枝 10g，桃仁 10g，牡丹皮 10g，茯苓 10g，大黄 6g，炙甘草6g，生石膏 45g。

上药服 6 剂，头痛、胸腹满减轻。继服上方 10 剂，1981 年 4 月 23 日因腿疼来诊，告之头痛、胸腹满、喜忘都已痊愈。（《胡希恕医论医案

集粹》）

按：电击后头痛喜忘，辨证属少阳阳明合病兼瘀血阻络，用大柴胡汤合桂枝茯苓丸而愈。其着眼点必有大柴胡汤证及瘀血证，推测除主诉的头痛、胸满、喜忘等外，当有上腹部充实、唇色紫黯、大便秘结等客观指征可寻。

肥胖型糖尿病案（仝小林）

于某，男，34岁。2006年12月20日初诊。发现糖尿病3年余。患者于2004年体检时，查空腹血糖（FBG）16mmol/L，患者未予以重视，一直未系统治疗，未服任何西药，亦未使用胰岛素。近日出现身体不适，适才就诊。现症见头晕，口苦，全身乏力，汗出少，双足发胀，双足浮肿，小便色黄质黏有泡沫，舌质暗红，舌苔薄黄腻，脉弦略数。平素血压（140～150）/（90～100）mmHg。2006年12月10日查FBG 17mmol/L，餐后血糖（PBG）2小时28.25mmol/L，糖化血红蛋白（HbA1c）12.3%，谷丙转氨酶（ALT）43U/L，甘油三酯（TG）6.58mmol/L，胆固醇（CHO）6.22mmol/L，低密度脂蛋白（LDL）3.72mmol/L，尿糖5.6mg/dL，酮体2.5mg/dL。胰岛素（INS）：0小时3.45μU/mL，1小时15.3μU/mL，2小时14.8μU/mL；C肽（C-P）：0小时1.33ng/mL，1小时3.32ng/mL，2小时3.88ng/mL。2003年体检时，诊为重度脂肪肝，现转为中度脂肪肝。嗜好饮酒，有糖尿病家族史，身高180cm，体重88kg，体重指数（BMI）27。

西医诊断：糖尿病，高脂血症，脂肪肝。

中医诊断：脾瘅。

中医辨证：肝胃郁热证。

治法：开郁清热。

处方：大柴胡汤加减。柴胡15g，黄芩30g，清半夏9g，枳实15g，白芍30g，生大黄6g，黄连30g，乌梅9g，干姜9g，地龙15g，牛膝30g，五谷虫30g。

2个月后患者复诊，仅服药36剂，其间饮食和运动方式及量未变，口苦消失，全身乏力改善约80%；下肢浮肿消失，发胀减轻90%；小便色深黄，泡沫减少约70%；仅在情绪紧张时头晕。复诊前1周，空腹血糖（FBG）4.8mmol/L，餐后2小时血糖（PBG）5.6mmol/L，糖化血红蛋白（HbA1c）8.9%，甘油三酯（TG）2.58mmol/L，胆固醇（CHO）4.01mmol/L，低密度脂蛋白（LDL）1.8mmol/L，尿常规检查未见异常。INS：0小时8.31μU/mL，1小时21.5μU/mL，2小时35.2μU/mL；C-P：0小时2.4ng/mL，1小时5.02ng/mL，2小时＞7ng/mL。血压较前下降，控制在（120～130）/（70～90）mmHg。上方去乌梅，五谷虫减为15g，继服。

患者服药2个月后，复查FBG 5.6mmol/L，PBG 6.2mmol/L，HbA1c 6.1%，TG1.21mmol/L，CHO 3.14mmol/L，LDL 1.1mmol/L，尿常规检查未见异常。INS：0小时20.2μU/mL，1小时63.6μU/mL，2小时89.3μU/mL；C-P：0小时3.5ng/mL，1小时5.31ng/mL，2小时＞7ng/mL。患者症情平稳，可改以丸剂长期调理。

其后患者每3个月复诊1次，血糖控制基本平稳。（《糖络杂病论》）

按：由于现代生活方式和环境的变化所产生的代谢紊乱以及代谢产物，包括游离脂肪酸、内毒素等诱发的慢性低度炎症，称之为代谢性炎症。这种炎症可以损伤组织器官，并形成动脉粥样硬化、脂肪肝、肥胖以及2型糖尿病。有2个及以上的代谢性疾病，可以考虑诊断为"代谢性炎症综合征（MIS）"。糖尿病人群中近90%符合MIS诊断，70%左右糖尿病患者有动脉粥样硬化（《实用内科学》）。本案用大柴胡汤加黄连、乌梅、地龙、牛膝等取得满意疗效，提示大柴胡汤加黄连方在代谢综合征的治疗中有应用前景。按照方证相应的原则，适用患者应该壮实肥胖、脸红油、上腹部充实抵抗、舌苔黄腻、脉滑数等。黄连是古代治疗消渴的常用药，《本草经集注》载"俗方多用黄连治痢及渴"，《海上方》载"偶于乡野人处得治消渴丸方，神验不可言。方用麦门冬、黄连捣丸"，《千金》消渴门共 53 方，黄连方占 10 首（19％），《外台》消渴门共 86 方，黄连方占 27 首（31％）。本方黄连重用 30g 的经验，值得借鉴。

胆石症伴冠心病案（吴以岭）

张某，女，54 岁。1987 年 10 月 22 日诊。

患者主因右胁胀痛，伴阵发性心前区憋闷疼痛 4 年，加重 40 天，以"胆囊炎、胆石症、冠心病心绞痛"入院。4 年前因右胁胀痛、恶心呕吐伴白睛黄染住石家庄某医院治疗，给予止痛、中药及消炎利胆片等药物 50 天后症状缓解出院。此后经常发作，曾在市某医院、本单位职工医院住院治疗，终未痊愈。40 天前症状加重，先后到省级几个医院诊治，B 型超声及胆囊造影提示"胆囊炎、胆石症"，心电图提示冠心病心肌缺血而来我院住院治疗。查：T 36.3℃、P 70 次／分、R 18 次／分、BP128/90mmHg，痛苦表情，右胁肋胀痛，时有阵发性心前区憋闷疼痛，向肩背放射，口苦，厌油腻，纳差，心悸，气短，溲黄便干，舌淡黯，苔薄黄，脉弦。连续两次 B 超检查示胆囊 5.0cm×2.5cm，囊内可探及数个强回声光团，约 0.6cm×0.5cm，提示胆囊炎、胆石症。B/M 型超声检查心脏示心影稍大，主动脉增宽达 3.6cm，重搏波下降，室间隔厚 1.4cm，室间隔与左室壁运动不协调，运动幅度减低，提示冠心病。心电图窦性心律，心率60次/分，T波广泛低平，V$_5$双向，频发室性早搏，冠状动脉供血不足。中医辨证为肝胆湿热，气机痹阻，给予疏肝利胆排石法，宗大柴胡汤加减。药用柴胡、黄芩、半夏、枳实、大黄、白芍、丹参、栀子、茵陈、金钱草、甘草。经治疗40余天，症状不减，剧痛发作频繁，痛时须用硝酸甘油含化，并肌注654-2、平痛新、杜冷丁等药物方得缓解。发则痛连胸背，不能忍受，大汗淋漓，胸闷心悸气短，舌淡黯，脉弦紧。1987年12月14日，改宗大黄附子汤加味：大黄12g，炮附子5g，细辛3g，柴胡12g，金钱草50g，木香30g，焦三仙各10g，芒硝5g（冲服）。水煎服，日1剂。服用1周，症状显著减轻，虽有阵发性疼痛，但数分钟后自行缓解。12月22日做B型超声检查：未发现结石回声。心电图示早搏消失，T波恢复正常。于1988年1月7日出院，继服本方以善其后。随访3个月，未见复发。

按： 此案前后两方均见于《金匮要略·腹满寒疝宿食脉证治》。书中说："按之心下满痛者，此为实也，当下之，宜大柴胡汤。"又说："胁下偏痛，发热，其脉紧弦，此寒也，以温药下之，宜大黄附子汤。"两方证均以疼痛为主症，然前方为少阳阳明双解剂，主治少阳郁热，阳明壅实；后方为温通泻下剂，主治寒实积滞，郁而化热。大柴胡汤临床用于胆石症、胆绞痛属肝胆郁热，不能通降的患者确有疗效。然本案乃胆石症、心绞痛同见，实乃少阳、少阴同病为患，少阳胆腑热郁，少阴心脉寒凝。入院后选用大柴胡汤泄其郁热，而未能顾及心脉凝滞，故连服月余收效甚微。后三思之，心为脏属阴，宜温通；胆为腑属阳，宜清泄。易方大黄附子汤，寒温并用，温通清泄，并行不悖，与病机相符，果获良效。方中以附子、细辛温辛通阳，以通心脉之凝滞，舒展胸阳，开痹止痛；大黄、芒硝苦咸寒下，通腑泄热，利胆排石，辅以柴胡、郁金、金钱草、木香等行气宽胸、利胆排石之品，奏效尤捷。

胆囊结石案（张薛光）

黄某，男，72 岁。

初诊（2020 年 8 月 18 日电话问诊）：患者于 8 月 9 日出现发热伴腹胀腹痛，恶心呕吐。当地医院门诊检查，B 超显示胆总管上段内径 9mm，胆囊壁欠光。肝功能：谷丙转氨酶 60U/L，余无异常。超敏 C 反应蛋白 85.6mg/L。当地医院普外科以胆管结石收住入院，择期手术。住院期间禁食，并抗炎治疗一周余，仍腹痛、发热，体温波动在 38 ～ 39.2℃。后患者畏惧手术，遂出院口服中药治疗。8 月 18 日出院当天复查 B 超：胆囊壁欠光，内见多枚强光团伴声影，其一 12mm×9mm，胆总管上段内径 9mm。肝、脾、胰、双肾、膀胱未见明显占位，双输尿管不扩张。血常规：白细胞 $11.6×10^9$/L，中性粒细胞 $9.7×10^9$/L，中性粒细胞比率 83.6%。肝功能 TBIL、ALT、AST、GGT 等均正常。患者数日来食欲不振、不能进食，时有腹痛腹胀，恶心，体温在 38℃左右，无恶寒、寒颤；大便不规律，数日一行，成形。小便时有疼痛，色淡黄。睡眠不佳，梦多易醒。舌淡红，薄白苔，脉诊、腹诊缺如。既往高血压病、高脂血症、糖尿病病史，服药控制可。

处方：柴胡 30g，黄芩 10g，姜半夏 10g，枳壳 30g，枳实 30g，制大黄 15g，生白芍 30g，赤芍 30g，茵陈蒿 60g，生山栀 10g，制附片 30g，细辛 10g，干姜 5g，红枣 20g。7 剂，水煎服，每日 1 剂，分 2 次空腹服。

二诊（2020 年 8 月 29 日）：患者服中药 1 周后反馈，腹痛腹胀明显好转，但仍有腹胀，食欲不佳，仅饮用少量流质。体温已恢复正常。服药刚开始的二三天大便次数 3～5 次／日，稀溏不成形，后逐日恢复正常，无腹泻。原方续服 5 剂，于今日来门诊复诊。诉口干苦，食欲一般，夜寐梦多。患者体型中等偏瘦，巩膜无黄染，上腹腹肌紧张，腹力Ⅳ级。心下痞硬有压痛，墨菲征阳性。舌淡红，薄白苔，脉弦细有力。

上方增加剂量，继续服用：柴胡 40g，黄芩 15g，姜半夏 10g，枳壳 30g，枳实 30g，制大黄 20g，生白芍 30g，赤芍 30g，茵陈蒿 60g，生山栀 10g，制附片 30g，细辛 6g，干姜 6g，红枣 20g。10 剂，水煎服，每日 1 剂，分 2 次空腹服。服 5 天，停 2 天。

三诊（2020 年 9 月 28 日）：患者服完上方后体检提示，胆囊结石已经排出。当地医院 9 月 16 日 B 超示胆囊炎。肝功能提示：谷丙转氨酶 99.2U/L，谷草转氨酶 46.8 U/L。时有口干苦，欲饮水，偶有反酸，余无明显不适。饮食可，大便畅，小便无疼痛，睡眠梦多。腹诊：心下压痛（–），墨菲征（–），腹部充实有力，腹力Ⅲ～Ⅳ级。舌淡红，薄白苔，脉弦细。

茵陈五苓散合小柴胡汤善后：苍术 30g，茵陈蒿 30g，桂枝 15g，茯苓 20g，泽泻 30g，猪苓 10g，柴胡 20g，黄芩 5g，姜半夏 10g，生甘草 10g，党参 10g，干姜 5g，红枣 15g。7 剂，水煎服，每剂分 2 次服，1 天服 1 次，饭后服。随访半年，病情稳定，无明显不适。

原按：大柴胡汤是古代治疗宿食病的专方，传统的和解清热攻里方。现代临床常用于胆胰疾病，有除胀、通便、降逆、清热的功效，具有利胆保肝、增强胃肠动力、抗炎、抗内毒素、抑菌等作用。《伤寒论·辨太阳病脉证并治下》载："伤寒，发热，汗出不解，心中痞硬，呕吐而下利者，大柴胡汤主之。"《金匮要略·腹满寒疝宿食病脉证治》载："按之心下满痛者，此为实也。当下之，宜大柴胡汤。"该案患者发热、呕吐、腹痛、腹满、腹肌紧张、剑突下压痛等表现，与经典条文记载基本相符。根据"有是证用是方"的原则，使用大剂量大柴胡汤通里攻下、利胆排石。大黄附子汤为经典止痛方，曾见黄煌教授使用大剂大柴胡汤合大黄附子汤治疗胆石症胆绞痛反复发作，有捷效。(《黄煌经方医案》)茵陈蒿汤为利胆退黄专方，该案中将两方相合以增强大柴胡汤通利胆道、排石、止腹痛的作用。

重症肺炎伴急性呼吸窘迫综合征案（黄煌、杜丽娟）

患者男性，34 岁，因"右侧胸痛伴呼吸急促 1 天"入院，患者入院时神志清，精神疲惫，右胸胁疼痛明显，呼吸急促，语声不连续，全身乏力，无咳嗽、咳痰，无鼻塞、流涕，无肌肉关节酸痛，无腹痛腹泻，纳眠差，小便正常，大便一日未解，舌质红，苔黄厚腻，舌底络脉瘀曲，脉沉细。入院积极完善检查，西医诊断为重症肺炎、惠普尔养障体感染、呼吸衰竭、急性呼吸窘迫综合征（重度），急性肺栓塞待排。入院后，给予了积极抗感染、气管插管、机械通气等西医方面积极的抢救措施，患者生命仍危在旦夕，遂请黄煌教授会诊。

2021 年 12 月 26 日首诊：患者间断发热，体温波动在 37.6 ～ 38.0℃之间，无汗，氧合指数偏低，经鼻气管插管，呼吸及辅助通气治疗，患者右侧胸腔积液，胸腔引流出深橘色混浊的胸腔积液，腹胀，鼻饲进食药有明显呕吐，腹诊有轻微充实感，大便灌肠后已通畅，舌质黯红，舌苔黄厚腻，舌底络脉瘀曲，脉沉细。

处方：大柴胡汤合桂枝茯苓丸加芒硝。

柴胡 40g，黄芩 20g，姜半夏 20g，枳壳 60g，赤芍 30g，生大黄 15g，

芒硝 10g，桂枝 20g，茯苓 20g，牡丹皮 15g，桃仁 15g，生姜 20g，红枣 15g。煎煮成 300mL，分 2 次鼻饲，3 小时服 1 次，1 天服用 2 剂。

2021 年 12 月 28 日二诊：患者体温 37.3℃，精神可，血氧饱和度尚可，氧合指数 220mmHg，大便 300mL，恶心呕吐明显，自觉想进食，舌质黯红，舌苔白腻，脉沉细。

中药方剂：继续原方，1 日 1 剂。

柴胡 40g，黄芩 20g，姜半夏 20g，枳壳 60g，赤芍 30g，生大黄 15g，芒硝 10g，桂枝 20g，茯苓 20g，牡丹皮 15g，桃仁 15g，生姜 20g，红枣 15g。煎煮成 300mL，分 2 次鼻饲，1 日 1 剂。

2021 年 12 月 30 日三诊：患者已脱机拔除气管插管，口干，轻微腹胀，大便量少，恶心，呕吐，低热，体温 37.7℃，可进食少量米汤，舌苔黄厚腻，脉象较前由沉细脉转变为弦数脉。

中药方剂：柴胡 40g，黄芩 20g，姜半夏 20g，枳壳 60g，赤芍 30g，生大黄 10g，桂枝 20g，茯苓 20g，牡丹皮 15g，桃仁 15g，生姜 20g，红枣 15g。煎煮成 300mL，分 2 次口服，2 剂。

2022 年 1 月 2 日四诊：患者目前情况逐渐恢复好转，无发热，最高体温 37.2℃，无恶心，无呕吐，大便通畅，呼吸困难明显好转，舌苔黄腻改善。

处方：柴胡 40g，黄芩 20g，姜半夏 20g，枳壳 60g，赤芍 30g，生大黄 10g，桂枝 20g，茯苓 20g，牡丹皮 15g，桃仁 15g，生姜 20g，红枣 15g。煎煮成 300mL，原方减量，每天服半剂，1 天 1 次即可。

2022 年 1 月 4 日五诊：患者神清，精神可，面色润泽，无明显呼吸困难，无发热，无恶心，无呕吐，大便通畅，饮食活动后易出汗，间断吸氧，可下床活动并在床旁进行肺康复治疗。舌质淡红，苔薄白，脉弦。处方：守方治疗，每天服半剂，1 天 1 次即可。

经过中西医并重的精准治疗，医护人员日夜的精心治疗和护理，患者病情逐渐好转，各项指标有所改善，氧合指数由84mmHg上升到318mmHg；2021年12月30日，患者成功拔除气管插管；2022年1月4日转入普通病房，复查肺动脉CTA等相关指标，肺病病灶明显吸收，症状好转，患者舌脉明显改善，于1月16日康复出院。（杜丽娟整理）

按：惠普尔养障体感染属于一种革兰阳性菌——惠普尔养障体引起罕见的全身性感染疾病，多见于有污水、污土接触史及免疫缺陷的人群，据报道欧洲地区年发病率仅有百万分之三，偶见急性感染起病，一旦起病多器官均可累及。因此，临床表现多样而不易被及时诊断，未及时治疗，死亡率高。我国该病例仅报道11例。患者出现严重的呼吸窘迫综合征，右胸胁疼痛明显，呼吸急促，语声不连续。本案用方是大柴胡汤合桂枝茯苓丸，虽然患者大便已经通畅，但发热依然，胸水深红，舌苔黄腻，是热结在里的表现。大柴胡汤并非下结粪，而是泻积热，故《伤寒论》中虽见下利也用大柴胡汤。再见舌质紫黯、胸痛，是瘀血证，桂枝茯苓丸配合大柴胡汤，能清热理气、活血化瘀，尤其对于瘀血咳喘最有效果，不仅杂病可以用，发热性疾病也能用。另外，为何二诊后依然不更方？是其舌苔依然黄厚，《金匮要略》有"舌黄未下者，下之黄自去"的经验，故连续服用大柴胡汤合桂枝茯苓丸，直至舌苔变薄，撤除呼吸机。只是用量由初诊的1天2剂，逐步变为1天半剂。

胆结石术后腹泻案（黄煌）

某公务员，男，55岁，中等身材，脸红油。2020年6月3日初诊。

去年下半年胆结石切除术后，腹泻日10余次。前医用健脾方药无效，反而鼻腔热感，时有少量出血。询得易上腹部胀，口干口苦，讲话的声音容易嘶哑，入睡困难。看他话语不多，眼睑充血，咽喉红，舌红苔黄腻，脉滑，腹肌紧张，是热结在里的表现，可用大柴胡汤。陪同医生问大柴胡汤有大黄，会不会加重腹泻？我说大柴胡汤本可治下利，其大便多黏臭，或便后肛门灼热，加黄连即可。其人点头称是。

处方：柴胡 20g，黄芩 15g，姜半夏 15g，枳壳 20g，白芍 15g，制大黄 5g，黄连 5g，干姜 5g，红枣 20g。

3周后复诊：大便每天减少到 3～4 次，鼻衄未再出现，舌苔也薄了，口干苦基本消失。

按： 胆囊切除后腹泻（post-cholecystectomy diarrhea，PCD），是指胆囊切除手术前无腹泻症状、手术后出现腹泻，这种腹泻患者被统称为 PCD 患者。根据中华医学会外科学分会胆道外科学组、中国医师协会外科医师分会胆道外科医师委员会联合发布的《胆囊切除术后常见并发症的诊断与治疗专家共识（2018）版》中显示：随访调查开腹或腹腔镜胆囊切除术后 2 个月至 2 年患者，有 40%～50% 存在消化不良（如腹胀、新发腹泻、排便频率增加、大便松散）等症状。大部分患者在 2 个月至 2 年后逐渐好转，直至症状消失。目前尚无明确有效根治胆囊切除术后腹泻的方法。

大柴胡汤为何可以治疗腹泻？《伤寒论》有明确记载："呕吐而下利者，大柴胡汤主之。"不过，这些腹泻往往伴有上腹部的不适感，特别是按压上腹部胀满疼痛等，所谓的热结在里。本案用方是大柴胡汤加黄连，即大柴胡汤与泻心汤的合方。泻心汤是传统的清热泻火、止血除痞方，适合患者多面红油亮、咽喉眼睑充血、鼻腔热感出血以及口干口苦，胃胀等也支持泻心汤方证的诊断。经方中用于腹泻的方很多，如葛根芩连汤治"利遂不止"、甘草泻心汤治"其人下利数十行，谷不化，腹中雷鸣，心下痞满而硬"、白头翁汤治"热利下重"、四逆散治"或腹中痛，或泄利下重"，需要进行鉴别。

粉刺案（畅达）

占某，女，25岁，山西省唐都医院会计。2015年1月4日初诊。

患者面部、前胸和后背有红斑、丘疹，部分丘疹上有脓头，伴瘙痒反复发作2年。曾就诊于多家医院，诊断为"痤疮"，中西医治疗后皮损好转。

刻诊：近2个月无明显诱因颜面部出现密集红色斑丘疹，小囊肿，部分丘疹上有脓头，有少量结节，油腻感重，触痛明显。平素饮食可，眠一般，小便正常，月经干净1周，性格急躁，情绪不稳，烦躁，少腹不舒，大便3～5日一行，干燥，舌质红，苔黄，脉弦有力。

中医诊断：粉刺（痤疮），属大柴胡汤证，方用大柴胡汤加减。

药用：柴胡15g，黄芩9g，半夏9g，枳实9g，芍药9g，大黄6g，桑叶10g，菊花20g，连翘20g，蒲公英30g，白芷10g。日1剂，水煎，分早晚饭后服。

2015年1月22日二诊：15剂后，颜面部大部分红斑丘疹消失，囊肿结节变小，油腻感明显减轻，大便日一行，少腹不适消失。上方去大黄、蒲公英；加郁金15g，香附15g，以疏肝理气。又开10剂，服至第6剂时来电话告知月经来潮，说面部尽留有红印，偶有1～2个新丘疹，告诉患者停用中药，月经干净后5天再服完剩下4剂。4剂服后，无新疹再出，来电告知停药，嘱患者平素保持良好心态，少食辛辣、甜腻、油炸之物。

（《名中医畅达医论医案》）

原按：大柴胡汤是《伤寒论》中仲景为少阳、阳明合病而设之方，以往来寒热、胸胁苦满、呕不止、心下痞硬为主症，兼有大便不解或协热下利、舌苔黄、脉弦数有力。此案畅达先生从阳明胃经在颜面经络循行分布为局部辨证要点，从情绪烦躁、大便秘结兼症辨别入手，为汤方辨证中辨兼症、识病机的典型思辨方法，辨证为少阳阳明合病，故用大柴胡汤而显效。虽然《伤寒论》没有大柴胡汤治疗皮肤病的记载，但按方证用药，反复发作的痤疮得到了控制。

崩漏高血压案（黄煌）

某女，34岁。2021年1月4日初诊。

崩漏8月，每次淋漓达1～2个月，说"血量特别大，不吃止血药不停"。怕热手心烫，头昏胸闷短气，下半夜2～3点易醒，盗汗湿枕，大便黏、2～3次/日，食欲可，饭后腹胀，经前易怒乳胀。

患者体型胖壮，身高165cm，体重100kg，面部油光，咽喉充血，舌尖红，按其上腹部充实，抵抗明显，符合大柴胡汤体质。询问有高血压10余年，检查甘油三脂及血小板均居高不下。无须多想，迅即书方。

处方：柴胡15g，黄芩15g，姜半夏15g，枳壳20g，白芍15g，制大黄5g，黄连10g，干姜5g，红枣15g。15剂。嘱咐如症状减轻，可以隔天服。

1个月后，其母亲来门诊，喜告女儿本月行经8天，干净利落，去青海工作也已无喘而难受的高原反应，行走已不喘，心情好转，盗汗消失。此案用大柴胡汤加黄连治疗崩漏，是对人用方。

按：没有用常规的止血药，反而用理气清热的大柴胡汤加味而崩漏止，本案的启发点不少。其一，崩漏是与冲任失调有关，但未必需要用补益肝肾或补气摄血的药物。盗汗、手足心热，未必是阴虚血虚。用方的关键是眼前出现的患者形体，对人用药才能体现经方整体观。其二，在方证相应的前提下，外感内伤没有界限，大柴胡汤可以用于伤寒发热，用于急腹症，但也能用于杂病调理。其三，作为方证中的客观指征，腹证、舌证、脉证乃至面证是临床必须注意的。对于经方临床来说，客观指征的甄别远比理论概念的推演来得重要。

壮汉精子活力下降案（黄煌）

某男，29岁。2018年9月4日初诊。

备育3年，其妻怀孕两次胚停，后检查发现精子活力下降。2018年1月19日检查：精子总活力19.6%（<40%）。既往前列腺炎、双侧睾丸体积小、睾丸微石症、胆囊多发息肉。曾经服用大量补肾强精的中成药，没有效果。其人身高177cm，体重77kg，体格强壮，腹诊两肋弓下抵抗。虽然平时易疲劳、头晕，血压时高时低，记忆力差，但据其体型体貌且经常食后腹胀、精子异常等不能用肾虚来解释。从体质论，还是热结在里，当用大柴胡汤小剂量调理。

处方：柴胡20g，黄芩15g，姜半夏10g，枳壳20g，白芍15g，制大黄5g，干姜5g，红枣20g。15剂。

2018年12月12日二诊：诉说药后非常舒适。因少腹部压痛，舌底静脉充盈，检查精子总活力21.5%（<40%），前向运动力18.57%（<32%）。原方加桂枝10g，肉桂5g，茯苓15g，牡丹皮15g，桃仁15g。20剂。

2019年4月20日（微信反馈）：二诊方坚持服用至4月初。查精子指标，全部恢复正常以及提高精子总活力 46%（＞40%），前向运动力 43.39%（＞32%）。体重下降 2.5kg。服药期间未使用其他药物。

按：精子活力差非但没有用补肾药、强精药，反而用大柴胡汤合桂枝茯苓丸取效，其道理值得深思。虽然常规见精子活力差，会考虑到肾虚精亏，但临床没有见到肾气丸证或桂枝加龙骨牡蛎汤证。患者其人年轻气盛，体格壮实，两肋弓下抵抗，少腹压痛，没有虚象可见，大柴胡汤证明显，并有瘀血，故用方如此。至于为何大柴胡汤加桂枝茯苓丸能够让精子活力恢复正常？其中道理除了中医传统认为气血流通的说法外，还真的难以说清楚。柯韵伯说："见此证便与此方，是仲景活法。"（《伤寒来苏集》）岳美中先生说："仲景的书，最大的优点是列条文而不谈病理，出方剂而不言药理，让人自己去体会，其精义也往往在于无字之中。"（《岳美中经方研究文集》）

二、小柴胡汤

经典的少阳病方，传统的和解方，具有除寒热、透邪气、提意欲、止呕吐等功效。现代研究提示，此方能解热、抗炎、调节免疫、诱导干扰素生成、改善记忆、调节压力等，适用于以往来寒热、胸胁苦满、心烦喜呕、默默不欲饮食为特征的疾病。

经典配方

柴胡半斤，黄芩三两，半夏半升（洗），人参三两，甘草三两（炙），生姜三两（切），大枣十二枚（擘）。

上七味，以水一斗二升，煮取六升，去滓，再煎取三升。温服一升，日三服。

若胸中烦而不呕者，去半夏、人参，加瓜蒌实一枚。若渴，去半夏，加人参，合前成四两半，栝楼根四两。若腹中痛者，去黄芩，加芍药三两。若胁下痞硬，去大枣，加牡蛎四两。若心下悸，小便不利者，去黄芩，加茯苓四两。若不渴，外有微热者，去人参，加桂枝三两，温覆微汗愈。若咳者，去人参、大枣、生姜；加五味子半升，干姜二两。(《伤寒论》《金匮要略》)

经典原文

太阳病，十日以去，脉浮细而嗜卧者，外已解也。设胸满胁痛者，与小柴胡汤。脉但浮者，与麻黄汤。(37)

伤寒五六日，中风，往来寒热，胸胁苦满，嘿嘿不欲饮食，心烦喜呕，或胸中烦而不呕，或渴，或腹中痛，或胁下痞硬，或心下悸、小便不利，或不渴、身有微热，或咳者，小柴胡汤主之。(96)

血弱气尽，腠理开，邪气因入，与正气相抟，结于胁下，正邪分争，往来寒热，休作有时，嘿嘿不欲饮食。脏腑相连，其痛必下，邪高痛下，故使呕也，小柴胡汤主之。服柴胡汤已，渴者，属阳明，以法治之。(97)

伤寒四五日，身热恶风，颈项强，胁下满，手足温而渴者，小柴胡汤主之。(99)

伤寒，阳脉涩，阴脉弦，法当腹中急痛，先与小建中汤；不瘥者，与小柴胡汤主之。(100)

太阳病，过经十余日，反二三下之，后四五日，柴胡证仍在者，先与小柴胡汤。呕不止，心下急，郁郁微烦者，为未解也，与大柴胡汤，下之

则愈。（103）

伤寒十三日不解，胸胁满而呕，日晡所发潮热，已而微利，此本柴胡证，下之以不得利，今反利者，知医以丸药下之，此非其治也。潮热者，实也，先宜服小柴胡汤以解外，后以柴胡加芒硝汤主之。（104）

妇人中风，七八日，续得寒热，发作有时，经水适断者，此为热入血室，其血必结，故使如疟状，发作有时，小柴胡汤主之。（144）

伤寒五六日，头汗出，微恶寒，手足冷，心下满，口不欲食，大便硬，脉细者，此为阳微结，必有表，复有里也，脉沉亦在里也。汗出为阳微，假令纯阴结，不得复有外证，悉入在里，此为半在里半在外也。脉虽沉紧，不得为少阴病。所以然者，阴不得有汗，今头汗出，故知非少阴也，可与小柴胡汤。设不了了者，得屎而解。（148）

阳明病，发潮热，大便溏，小便自可，胸胁满不去者，与小柴胡汤。（229）

阳明病，胁下硬满，不大便而呕，舌上白苔者，可与小柴胡汤。上焦得通，津液得下，胃气因和，身濈然汗出而解。（230）

阳明中风，脉弦浮大而短气，腹都满，胁下及心痛，久按之气不通，鼻干不得汗，嗜卧，一身及目悉黄，小便难，有潮热，时时哕，耳前后肿，刺之小差，外不解，病过十日，脉续浮者，与小柴胡汤。（231）

本太阳病不解，转入少阳者，胁下硬满，干呕不能食，往来寒热，尚未吐下，脉沉紧者，与小柴胡汤。（266）

呕而发热者，小柴胡汤主之。（379）

伤寒差以后，更发热，小柴胡汤主之。脉浮者，以汗解之；脉沉实者，以下解之。（394）

产妇郁冒，其脉微弱，不能食，大便反坚，但头汗出。所以然者，血虚而厥，厥而必冒，冒家欲解，必大汗出。以血虚下厥，孤阳上出，故头汗出。所以产妇喜汗出者，亡阴血虚，阳气独盛，故当汗出，阴阳乃复。大便坚，呕不能食，小柴胡汤主之。（二十一）

《千金》三物黄芩汤，治妇人在草蓐，自发露得风，四肢苦烦热，头痛者，与小柴胡汤。头不痛，但烦者，此汤主之。（二十一）

热入血室案（许叔微）

辛亥二月，毗陵学官王仲景妹，始伤寒七八日，昏塞，喉中涎响如锯，牙关紧急，目瞑不知人，病势极矣。予诊之，询其未昏塞以前症。母在侧曰：初病四五日，夜间谵语，如见鬼状。予曰：得病之初，正值经候来否？答曰：经水方来，因身热病作而自止。予曰：此热入血室也。仲景云：妇人中风发热，经水适来，昼日明了，夜则谵语，发作有时，此为热入血室……予曰：病热极矣。先当化其涎，后当除其热，无汗而自解矣。予急以一呷散投之，两时间，涎定得睡，是日遂省人事。自次日以小柴胡汤加生地黄，三投热除，无汗而解。（《伤寒九十论》）

按："热入血室"是《伤寒论》中对小柴胡汤所治病证的一种描述："妇人中风，七八日续得寒热，发作有时，经水适断者，此为热入血室，其血必结，故使如疟状，发作有时，小柴胡汤主之。"热入血室的临床表现，除发热时作适在月经期外，还有精神症状，如"妇人伤寒，发热，经水适来，昼日明了，暮则谵语，如见鬼状者，此为热入血室"，精神症状不限于谵语幻觉外，还表现为抑郁、哭泣、焦虑不安、歇斯底里等。

本案用方是小柴胡汤加生地黄。生地黄不仅仅能够止血，也能治疗精神症状，临床见烦躁、失语、精神错乱、行为失常、昏迷等，古方多用鲜生地。如《金匮要略》防己地黄汤治"如狂状，妄行，独语不休"是精神错乱；《金匮要略》百合地黄汤治百合病"意欲食复不能食，常默默，欲卧不能卧，欲行不能行，饮食或有美时，或有不闻食臭时"是烦热；犀角地黄汤"治热入血室，心忪不语，眩冒迷忘"（《太平惠民和剂局方》）；"若便血粪黑，沉睡不醒，则用犀角地黄汤"（《古今医统大全》）是昏迷；三鲜汤（鲜生地、鲜石斛、鲜沙参）是苏南地区流行的时方，多用于热病入营血、神昏舌绛者。以上文献及经验均提示地黄可以治疗神志不清。

伤寒寒热间作案（万密斋）

胡晏年五十，病伤寒十六日不解。其症乍寒时，即以衣被厚覆，蒙头而卧，不胜其寒。乍热时，即撤去衣被，暴露其身，更用扇，不胜其热。如此一日夜十余次，医皆不识。万至，告以病状可怪，邀诊其脉。曰：不必诊，此易知耳。夫恶寒，病在表也，何以无头痛症？恶热，病在里也，何以无渴，及便溺不利症？此病在半表半里，阴阳混乱也。阴气乘阳则恶寒，阳气乘阴则恶热。宜用小柴胡以治其半表半里之邪，栀子、豆豉以治其阴阳错杂之邪。服之寒热不再作而愈。（《续名医类案》）

按：本案用方是小柴胡汤合栀子豉汤。患者的乍寒乍热，一日夜十余次，病状怪异，可以视为小柴胡汤经典方证的"往来寒热"。恶寒而无头痛，故不用麻黄汤辛温发汗；恶热而无大渴及大便不通，故不用承气汤攻下清热。主治者的判断准确，患者很可能是发热性疾病后期的抑郁状态。栀子豉汤是古代的除烦方，具有除胸闷、助睡眠的功效。其方证以心烦、胸中窒闷为临床表现特征，多见于发热性疾病、精神心理疾病、消化道疾病等。传统解释有"余热未清""热扰胸膈"等。

疟疾案（叶秉仁）

1941 年秋，华士龚家巷，龚某新婚未久，始起寒栗，继即高热，头痛如劈，后汗出而热稍衰，一日数作，4 天后出现神志昏迷，其族人、岳丈均悉医理，并邀乡里名医诊治，而均伏暑论处，而无转机。某日夕阳西下时，邀吾出诊，至则，诸亲戚集，恐慌异常，余诊之，昏迷不省人事，但瞳孔未有变异，视其舌质淡，露气血不足象，按腹虽然充实，而无拒按之感，扪及癥块，显现于左肋下，似此病证。我已历治多例，均获痊愈，故断为尚非不治之症，前医医治无寸功者，则认六气为病，非识疟毒所致，处方用小柴胡汤合达原饮加菖蒲、郁金，连服 4 剂，热减而神志渐清。再诊时，见舌苔厚浊，有矢气，系少阳阳明合病，以大柴胡汤通腑泻热，尽剂则便解热退而趋愈。（《叶秉仁医论医案》）

按：方证的"证"，是用方证据之谓。疾病名，是重要的证据。本案用小柴胡汤合达原饮取效的关键在于诊断明确为疟疾。从文献调查看，小柴胡汤治疗的"往来寒热""休作有时"，与疟疾的周期性寒战、发热、出汗一致；"胸胁苦满"与脾肝肿大相一致。而后世医家也大多用小柴胡汤治疗疟疾。至于达原饮，是《温疫论》里的主打方剂，其组成为经方黄芩汤加味，是发热性疾病的基本方。两方相合，清热透邪，故本案患者迅速好转。

不明原因发热案（黄煌）

某女，39 岁，德国人。2017 年 4 月 10 日初诊。

不明原因持续低热 3 月余，体温最高 39.5℃，抗生素 10 天无效。后发现肝功能异常，2017 年 4 月 7 日查：ALT 141U/L，AST 58U/L，γ-GT 139U/L，CRP 52.8mg/L。希望改用中医治疗。询其体温反复在 39.6℃，汗多，胸闷有窒息感，食欲差，2 天前呕吐，大便日 2 次偏干，3 天前来月经。

其人 173cm，73kg，体型中等，肤白，不愉快貌，舌苔厚腻，脉滑 88 次 / 分，剑突下按压不适。考虑这种反复发作的低热，当按"往来寒热"处理，且在月经期，小柴胡汤最为适合。

处方：柴胡 40g，黄芩 10g，姜半夏 15g，生晒参 10g，炙甘草 15g，干姜 5g，红枣 30g，白芍 20g。5 剂。

5 天后复诊：近两天体温 37℃，食欲好转。原方柴胡减量 30g，7 剂。

2017 年 5 月 17 日三诊：告知原方持续服用至今，病情稳定，上次就诊后至今仅有两次因为疲劳后有低热，但不超过 37.8℃。食欲正常。嘱咐原方 10 剂，每周服 2 剂。

2017 年 7 月 11 日四诊：上方服用至今，体温一直正常，肝功能及 C 反应蛋白正常。2017 年 7 月 5 日查：CRP 39.8mg/L，ALT 44.4U/L，AST 42.4U/L，γ-GT 82.2U/L。

按：低热持续 3 月余，当视为"往来寒热"，而且患者胸闷、食欲不振、呕吐，且在月经期，符合"胸胁苦满""嘿嘿不欲饮食""心烦喜呕""热入血室"等小柴胡汤方证诊断，小柴胡汤加白芍服用月余，体温稳定，守方 3 个月，病情控制。请注意案中患者神态的描述——不愉快、抑郁情绪等，是小柴胡汤适用人群常见的。舌苔厚腻，不一定用芳香化湿药物，根据《伤寒论》记载："阳明病，胁下硬满，不大便而呕，舌上白胎者，可与小柴胡汤。"小柴胡汤方证可见舌苔白或厚腻。另外，本案迅速退热，与大剂量柴胡有关。柴胡大剂量用于往来寒热，小剂量用于胸胁苦满，故小柴胡汤原方柴胡用八两，而治疗胸满烦惊的柴胡加龙骨牡蛎汤，柴胡仅用四两。本案用小柴胡汤加白芍，即《辅行诀》中的大阴旦汤，治"凡病头目眩晕，咽中干，每喜干呕，食不下，心中烦满，胸胁支痛，往来寒热"。白芍、甘草合用，有保肝功效，对大便干结、关节痛的肝损患者比较适合。

反复发热伴皮疹关节痛案（黄煌）

周女，43岁。2018年5月8日初诊。

反复发热伴皮疹、关节痛6年，加重2年。体温39℃左右，最高可达40.2℃。发热时全身关节疼痛。怕冷、汗多、食欲差，大便有黏液和血，饮水后可水泻。其人160cm，68kg，面黄，水肿脸，表情淡漠。舌淡有齿痕，脉沉滑数。颈部淋巴结肿大。胸口皮疹，两肋弓下抵抗感。外有风热，内有湿热，非用小柴胡汤透邪清热、五苓散通阳利湿不可。处方：柴胡根30g，黄芩15g，姜半夏15g，党参15g，生甘草10g，桂枝15g，白术20g，茯苓20g，泽泻20g，白芍20g，干姜10g，红枣20g。7剂药后热退，右颈淋巴结消失，余症亦除。

按：本案用方是小柴胡汤与五苓散的合方——柴苓汤。小柴胡汤透发郁热，五苓散健脾利水，柴苓汤是古代治疗发热性疾病的常用方，在我国的宋金元明时期流传盛广，其方在元代危亦林《世医得效方》、明代龚廷贤《万病回春》、方广《丹溪心法附余》中均有记载。大多用来治疗邪在半表半里，症见发热、或寒热往来、或泻泄、小便不利者。伤寒、痢疾、疟疾以及小儿麻疹、痘疮等常用此方。柴苓汤方证的识别要点有三：一发热，二腹泻，三口渴。根据笔者经验，柴苓汤适用人群往往有浮肿貌，或舌胖大有齿痕，或眼睑浮肿，或有体腔积液，或有淋巴结肿大。并大多有皮疹红斑、怕风冷、关节痛等表现，或有多汗、头痛、畏光等不适感。对许多自身免疫性疾病、过敏性疾病、病毒性疾病、皮肤病、肿瘤等疾病常有应用的机会。

神经性厌食案（大塚敬节）

患者为 22 岁妇人，约五年前行阑尾炎手术，其后便渐渐消瘦起来。约从一年半前，一粒米饭也吃不进去，如果勉强吃进的话，便觉得心窝部像塞进了一块石头似的，苦不堪言。每顿饭只吃苹果和一片面包。大便四五天甚至十天也没有。月经在一年前也停止了，体重仅有 30kg。足冷，肩强凝。

脉沉迟弱，血压最高为 90mmHg。腹诊，全腹消瘦，无弹力，但于右季肋下有抵抗和压痛，有明显胸胁苦满存在，脐上腹正中线稍左处有轻度抵抗。

从该患者的脉象来看，应该是附子剂的证候。但我曾经用附子理中汤和真武汤治疗患有类似疾病的少女而失败，这次对附子剂心存戒备，根据腹证，使用了小柴胡汤。

该患者在东京某大学附属医院被诊断为神经性因素，也在接受治疗，但最近因身体衰弱，步行困难，要求我出诊。

患者服用一剂小柴胡汤后，引起剧烈腹痛并腹泻，折腾了一番，过了一段时间，疼痛消失，从第三天开始吃三碗米饭也无不适了。

小柴胡汤所引起的腹痛腹泻，大概是"瞑眩"现象吧。（《汉方诊疗三十年》）

按："默默不欲饮食"是小柴胡汤方证的经典方证之一，本案是其形象的诠释。服用小柴胡汤后出现的腹痛腹泻，应该是气机流动的原因，提示本方可以用于治疗便秘。羸弱消瘦，不能饮食，需与小建中汤方证相鉴别；消瘦闭经，需与大黄蟅虫丸方证相鉴别；进食后腹胀，需与外台茯苓饮方证相鉴别。

口苦案（矢数道明）

吉某，46岁，女。患者诉说有时口中发苦，烧心及呃逆……用半夏泻心汤后，烧心、呃逆好转，但口苦依旧不易消除。因而考虑本例虽无胸胁苦满，但作为肝胆之热，试用小柴胡汤加茵陈、山栀子后，果然对口苦有明显效果。在各种热病经过中，小柴胡汤用于食欲不振、口苦、舌白苔、呕吐、寒热往来等症状，似乎颇为有效。（《汉方临床治验精粹》）

按："口苦咽干目眩"是少阳病提纲，也可以看作是小柴胡汤方证之一。加茵陈蒿、栀子，恐与主治者考虑口苦与肝胆有热相关。案后的经验，值得重视。

风湿性心脏病心悸夹冲气上逆案（刘渡舟）

张某，女，59岁。

患风湿性心脏病。初冬感冒，发热恶寒，头痛无汗，胸胁发满，兼见心悸，时觉有气上冲于喉，更觉烦悸不安，倍感痛苦。脉来时止而有结象。此为少阳气机郁勃不舒，复感风寒，由于心阳坐镇无权，故见脉结而夹冲气上逆。此证原有风心病而又多郁，外感内伤相杂。治法：解少阳之邪，兼下上冲之气。

处方：柴胡 12g，黄芩 6g，桂枝 10g，半夏 9g，生姜 9g，大枣 5 枚，炙甘草 6g。

3 剂后诸症皆安。（《刘渡舟临证验案精选》）

按：心脏病出现心悸气上冲喉，用小柴胡汤去人参，易桂枝，如此变化，与方证相合。桂枝甘草汤治"心下悸，欲得按"，且脉来歇止，可以理解。为何用小柴胡汤？何以见外感？何以见内郁？本案提及患者有感冒导致发热恶寒且无汗，有胸胁苦满且心烦。从按语中所及"原有风心病而又多郁"，想见患者平时有抑郁倾向。临床上内伤与外感常常兼夹，小柴胡汤既能透邪，又能解郁。

三、柴胡加龙骨牡蛎汤

经典的少阳病方及情志病方，传统的和解安神方，具有除胸满、定烦惊、除谵语、轻身的功效。现代研究提示，此方能抗抑郁、改善焦虑情绪、镇静、安眠、抗癫痫等，适用于以胸满、烦、惊、身重为特征的疾病。

经典配方

柴胡四两，黄芩一两半，人参一两半，桂枝一两半（去皮），茯苓一两半，半夏二合半（洗），大黄二两，龙骨一两半，牡蛎一两半（熬），生姜一两半（切），大枣六枚（擘），铅丹一两半。

上十二味，以水八升，煮取四升，内大黄，切如棋子，更煮一两沸，去滓，温服一升。（《伤寒论》）

经典方证

伤寒八九日，下之，胸满烦惊，小便不利，谵语，一身尽重，不可转侧者，柴胡加龙骨牡蛎汤主之。（107）

胸满烦惊案（叶橘泉）

周某，男，45岁，身体魁伟，壮实。1972年6月23日初诊。诉高血压、失眠，胸部压迫感，心情紧张，恐怖感，在测量血压时更加怦怦心跳，脉弦浮数，舌正常，食欲、大小便无异状。先与王清任的血府逐瘀汤，药后虽有好转，进度不大。复诊考虑其动悸甚，胸满烦惊，改用柴胡加龙牡汤去大黄，显著应效。据诉服药后自觉心胸开朗，不过还有些紧张，因于原方加甘麦大枣汤，渐次调治而愈。（《中国百年百名中医临床家丛书·叶橘泉》）

按："胸闷烦惊"是柴胡加龙骨牡蛎汤的经典方证之一，本案中患者胸部的压迫感、极度紧张的心情、恐惧感，特别是在测量血压时能加重心慌心悸感，这是对柴胡加龙骨牡蛎汤方证的形象描绘。血府逐瘀汤与本方均可以看作是柴胡类的配方，均可以用于以失眠、胸闷为表现特征的神经症，其方证鉴别点有：本方证的精神症状明显，如恐惧、抑郁、失眠、心悸等，而血府逐瘀汤证的躯体症状明显，如胸痛、头痛、腹痛、肌肉痉挛等。

癔病案（叶橘泉）

王某，女，18岁，某制药厂工人。

惊厥性歇斯底里，发作性动悸上冲，失神，四肢抽搐。1972年2月初诊。患者矮胖，面色晦黄。据诉发作时胸闷心跳，气塞喉头讲不出话，约几分钟至十几分钟，神志尚清楚，发作过后，非常疲劳，一二天才恢复，最近1个月要发数次，有时二三天发1次。患者14岁初次月经来潮，无异状。据其同宿舍女工反映，她近来性情异常急躁，常发脾气，她自己也感觉肝火太旺，难以控制。予柴胡加龙骨牡蛎汤合甘麦大枣汤，不数剂而愈。(《中国百年百名中医临床家丛书·叶橘泉》)

按：突发的恐惧感、气冲感、心慌、心悸等，是柴胡加龙骨牡蛎汤的方证之一。因此，临床上惊恐发作障碍、恐惧症、抑郁症、焦虑症、精神分裂症以及癫痫等常有应用柴胡加龙骨牡蛎汤的机会。甘麦大枣汤是妇人脏躁病的专方，其方证为"喜悲伤欲哭，数欠伸，如神灵所作"，多与柴胡加龙骨牡蛎汤合用。

癫痫案（刘渡舟）

尹某，男，34岁。

因惊恐而患癫痫病。发作时惊叫，四肢抽搐，口吐白沫，汗出。胸胁发满，夜睡呓语不休，且乱梦纷纭，精神不安，大便不爽。视其人神情呆滞，面色发青，舌质红，舌苔黄白相兼，脉象沉弦。辨为肝胆气郁，兼有阳明腑热，痰火内发而上扰心神，心肝神魂不得潜敛之故。治宜疏肝泻胃，涤痰清火，镇惊安神。

处方：柴胡12g，黄芩9g，半夏9g，党参10g，生姜9g，龙骨15g，牡蛎15g，大黄6g(后下)，铅丹3g(布包)，茯神9g，桂枝5g，大枣6枚。

服1剂则大便通畅，胸胁之满与呓语皆除，精神安定，唯见欲吐不吐，胃中嘈杂为甚。上方加竹茹16g，陈皮10g，服之而愈。(《刘渡舟临证验案精选》)

按：柴胡加龙骨牡蛎汤是癫痫病的常用方。徐灵胎说："此方能下肝胆之惊痰，以之治癫痫必效。"（《伤寒论类方》）日本尾台榕堂说："癫痫，居常胸满上逆，胸腹有动，每月及二三发者，常服此方勿懈，则免屡发之患。"（《类聚方广义》）但是，临床也以胸闷、惊恐、失眠、便秘，且体格壮实、舌苔厚黄者最为适宜。目前药方铅丹无售，可用生铁落、磁石、青礞石、生石膏等替代。

更年期综合征案（矢数道明）

某，女性，44岁。

体格、营养中等。从3年前开始发生2次不正常之月经过多，出血长时间持续不止，每次都进行了妇科止血手术。其后出现眩晕，上火，全身痿软乏力，背部胀，心下部堵塞，自觉下腹如有物上冲至心脏部而胸中憋闷，动悸，以及自觉心脏欲停止跳动感。患者因此而感到十分恐惧。曾经几所医院之内科、妇科、神经科检查均未发现特殊异常，而被诊断为神经官能症。

余诊之，其脉沉有力，腹部左右肋骨下附近有硬状之抵抗，压迫则很难受；从左肋骨下至脐之左侧触到腹部大动脉之波动亢进，尤在左脐下处有明显的悸动。此属柴胡加龙骨牡蛎汤之证，给予此方。

仅服10日，自觉症状全部减轻，已能恢复工作。其后虽也有时感觉不适，但服用3个月后而获痊愈。（《汉方辨证治疗学》）

按：本案患者对柴胡加龙骨牡蛎汤方证的腹证做了详细的描述：除自觉有心悸气上冲感外，医生按压上腹部可见抵抗感，腹主动脉的搏动感明显。临床上有此腹证者，用此方效果明显。

精神受刺激失眠自闭案（矢数道明）

某，男性，22岁。

此为战前之事，患者中学毕业升入某高等学校，在校寄宿。当时是以横蛮为自豪的时代，宿舍的老生为显示对新生的威严，有时竟把入睡的新生连被包着从2层楼的窗口抛出，患者不幸受害。此后由于受恐骇而发生失眠，并成严重神经衰弱。退学回家，整日闭门不出，除父母外不愿与任何人说话。2年中未曾理发洗澡，竟成废人之惨状。患者猜疑心强，不相信医生，拒绝诊治。因此，不能获得主诉且不能诊脉。余初诊时仅用纸笔问答，后患者同意诊察。其面如白蜡，脉无力，腹诊见心下至耻骨全腹硬而紧张如板状。大小便正常。给予柴胡加龙骨牡蛎汤。服药后似有起色，更兼用伯州散（反鼻、鹿角、津蟹烧黑为末），后显著好转，已出门与家人共语。服药1年余，其症痊愈。后承继家业，娶妻得2子。（《汉方辨证治疗学》）

按：本案患者符合抑郁症的诊断。抑郁症的意欲低下和疲劳相当于"一身尽重不可转侧"；抑郁症的焦虑症状相当于"胸满烦惊"。柴胡加龙骨牡蛎汤是抑郁症的常用方，根据编者临床观察，本方能改善睡眠质量，减轻疲劳感，提高意欲，消除惊恐不安感。本案主治者提及患者腹证——心下至耻骨全腹硬而紧张如板状，值得临床观察。

脱发重症案（矢数道明）

某，男性，50岁。

患者在美国经营大农场，准备归国结婚前5个月，突然开始脱发，渐脱去八成左右，所剩者变为白发。在美国治疗数月未能收效，仍然脱发。结婚后，因想治愈秃头而求治于余。诊之后给予柴胡加龙骨牡蛎汤。新婚旅行，一边服药。2周后开始长出毛发。回美国后续继服药，服 10 个月后，患者寄来在白宫前之近照及感谢礼状，视照片其已长满黑发。(《汉方辨证治疗学》)

按：调神，是调理体质中最高层次的治疗原则。患者脱发的诱因，可能与婚前紧张焦虑有关。柴胡加龙骨牡蛎汤能改善睡眠，消除不安感。临床上发现柴胡加龙骨牡蛎汤对于伴有抑郁倾向或睡眠障碍的创伤后应激障碍、性功能障碍、心律不齐、偏头痛、闭经、更年期综合征、肠易激综合征、痤疮、皮炎等也有应用的机会。

少女抑郁症案（黄煌）

Y 女，19 岁。2019 年 12 月 9 日初诊。

抑郁倾向 1 年余。学习能力下降，不愿与外界交流，不愿上学，感觉没有希望、想哭，人多的环境易烦躁。上课嗜睡，晚上失眠，常被恶梦吓醒。易腹胀欲吐。就诊前情绪问卷得分：焦虑分、抑郁分分别高达 17、15。体型中等，营养状况良好，表情淡漠，舌面红点满布，苔厚腻，唇红脉滑。腹诊见腹肌紧张，腹部叩诊则气声明显。病是抑郁症，其人体质属实热，并有痰热郁火。柴胡加龙骨牡蛎汤证在。处方：柴胡 15g，黄芩 10g，姜半夏 15g，党参 10g，桂枝 15g，茯苓 20g，制大黄 5g，生龙骨 15g，煅牡蛎 15g，栀子 15g，枳壳 15g，厚朴 15g，干姜 5g，红枣 20g。15 剂。

2019 年 2 月 26 日复诊：其母诉精气神好转，意欲大增，已不愿缺课。

按："一身尽重不可转侧"是《伤寒论》对柴胡加龙骨牡蛎汤方证的形象描述，这种状态与抑郁症导致的意欲低下非常相似。不愿意与人交流、兴趣缺失、悲观失望等是常见症状。柴胡加龙骨牡蛎汤是抑郁症的常用方之一。其人多有睡眠障碍，其体征多见腹肌紧张或腹主动脉搏动感明显、舌苔厚腻等。除柴胡加龙骨牡蛎汤外，本案用方还有栀子厚朴汤。这是一首用于抑郁症的小方，经典方证为"心烦腹满，卧起不安"，可以认为这是对严重抑郁状态的一种描述。其人多有胸闷烦躁、腹胀便秘等症状，舌尖红，或有黄腻苔，或有鼻衄，眼睑咽喉大多充血。

误服摇头丸中毒案（黄煌）

刘男，34岁，黑龙江人。2011年6月13日初诊。

共济失调6年。6年前因在夜总会被人恶作剧，误服过量摇头丸而导致中毒抽搐昏迷，急送抢救，气管切开，在医院重症监护室抢救，共住院45天，8次病危通知。住院期间，其母竟然因惊吓而猝死。该青年出院后，由其老父亲搀扶行走，针灸治疗1年无明显效果。因听人介绍来南京。见其人身高174cm，体重61.5kg。清瘦，表情淡漠，走路不稳，摇摇晃晃，讲话口齿不清，头颤手抖。按其腹肌紧张。据其"一身尽重不可转侧"，遂用柴胡加龙骨牡蛎汤。

处方：柴胡15g，黄芩5g，半夏15g，生晒参5g，茯苓15g，桂枝15g，制大黄10g，龙骨15g，牡蛎15g，干姜10g，红枣20g。嘱其隔日服用1剂。

2011年10月17日来诊：此时相隔四月余，其病情大有改观，说话口齿清楚多了，头颤抖消失，手抖也减轻，能使用手机了，我让他在病历本上写他的姓名，速度虽然慢，但字迹清楚。他告诉我可以爬楼梯了，但下楼梯不行。患者的父亲非常感激，我也没有想到柴胡加龙骨牡蛎汤居然对脑损伤也有效果。

问及介绍人是谁？答道是一位东北青年。查记录是个疑似运动神经元疾病，不明原因下肢不能走路，在北京某神经专科医院也没有确诊，我也是根据"一身尽重不可转侧"用柴胡加龙骨牡蛎汤，居然完全恢复，并考上了公务员。

2018 年接诊一位 6 岁的李姓女孩，发育慢，走路不稳易摔倒 6 个月。2018 年 11 月 18 日核磁共振：双侧大脑半球白质区异常信号伴弥散受限，考虑遗传代谢性脑白质病。患者睡眠梦多，胆小，憋尿力差，大便干。我用柴胡加龙骨牡蛎汤小剂量，服用了半年多。母亲反馈，药后孩子走路摔倒次数减少，情绪好转，学习能力提高，变聪明了。

按：许多脑损伤后的步态，与"一身尽重不可转侧"相似。而许多脑病导致的思维障碍、意识障碍，就是"谵语"。患儿走路不稳，可理解为"一身尽重不可转侧"，憋尿力差和便秘，则是"小便不利"的延伸。而其表情神态和行为，是柴胡体质的"默默不欲"。柴胡加龙骨牡蛎汤恢复大脑功能的效果有待观察。

感觉神经元神经病四肢麻木案（黄煌）

周男，40 岁。2019 年 12 月 31 日坐轮椅初诊。

四肢麻木伴行动不利 4 年。手脚麻，脚如踩棉花，手如戴手套，下肢乏力，视力下降。北京协和医院 2015 年 12 月 21 日诊断：感觉神经元神经病，视神经病变（双眼盲）。2016 年 1 月 19 日诊断：脊髓神经病变。其人体型高大，178cm，85kg，并不消瘦，但表情淡漠，语速平缓。舌质红，咽喉黯红。脉弦滑，108 次 / 分。从外表看，并不消瘦，与竹叶石膏汤、炙甘草汤证差别很大，反倒是有抑郁倾向。询其诱因，欲言又止，其亲友在旁代言有答公司经营不顺，压力颇多云云。再询得焦虑不安易怒，触事易惊，听到手机声音会吓一跳。入眠困难易醒，夜里头痛加重，汗多或盗汗。尚有胸部缩紧感，食欲差，腹胀矢气频臭，四肢冷，抑郁倾向比较明显，当有情志致病的诱因。此病与柴胡加龙骨牡蛎汤证的"胸闷烦惊""一身尽重不可转侧"正相符合，与栀子厚朴汤证的"心烦腹满，卧起不安"也相同。不必视其痿证而养阴填精，而当看其人是阳气内郁，治当解郁除烦。方取柴胡加龙骨牡蛎汤合栀子厚朴汤。

处方：柴胡15g，黄芩10g，姜半夏15g，生晒参10g，桂枝10g，茯苓20g，生龙骨20g，煅牡蛎20g，制大黄10g，栀子15g，厚朴20g，枳壳20g，干姜5g，红枣20g。15剂，每日1剂。

2周后复诊：喜告睡眠好转，晨起四肢麻木好转。原方续服至3月，在家已脱离轮椅，服药期间大便通畅，食欲好转。原方继续服用。

2020年4月29日三诊：药后可脱离轮椅，自行行走，腿部力量明显增强，散步能从每天2000步增至10000步。此病恢复如此，令人惊奇，不过神思间的病要除根很难。

按：感觉神经元病（SND）是以多灶性感觉缺失为临床特点，临床表现为感觉性共济失调、腱反射减退、浅感觉障碍等。其病因主要包括肿瘤、免疫异常和药物中毒等多种因素。大多数患者早期主要症状是步态不稳，并通常会发展到明显的共济失调，此为致残的主要原因。对于SND的治疗，目前仍在不断探索中，并没有大样本的试验提供可供借鉴的经验，或者专家提出的治疗共识。本案采用柴胡加龙骨牡蛎汤合栀子厚朴汤，临床效果是让患者满意的。其方证识别点是基于经典的描述，如"一身尽重不可转侧""胸满烦惊""心烦腹满"等。案中关于患者神态的记录也非常重要，提示在用方时选择合适人群的重要性。

四、四逆散

经典的止痛方，传统的疏肝理气方，具有治四肢冷、缓急止痛、除胀、解郁的功效。现代研究提示，此方能解除心理压力导致的躯体症状，能抗抑郁、催眠、调整胃肠道功能、保肝、抗炎、免疫调节、升压、改善微循环等，适用于以胸胁苦满、四肢冷、腹痛为特征的疾病。

经典配方

柴胡、芍药、枳实、甘草各十分。

上四味，各十分，捣筛。白饮和服方寸匕，日三服。

咳者，加五味子、干姜各五分，并主下利。悸者，加桂枝五分。小便不利者，加茯苓五分。腹中痛者，加附子一枚，炮令坼。泄利下重者，先以水五升，煮薤白三升，煮取三升，去滓，以散三方寸匕，内汤中，煮取一升半，分温再服。（《伤寒论》）

经典方证

少阴病，四逆，其人或咳或悸，或小便不利，或腹中痛，或泄利下重者，四逆散主之。（318）

湿热痢疾案（范文甫）

圆通和尚腹痛下痢，里急后重，痢下赤白。湿热痢疾也。清浊淆乱，升降失常故尔。

柴胡 6g，白芍 6g，甘草 6g，枳壳 6g，薤白 30g。

二诊：痢下见瘥，四逆散加薤白 30g。(《近代名医学术经验选编·范文甫专辑》)

按：用方循《伤寒论》规则，经方用法如此，值得体会。四逆散不仅仅是慢性病调理用方，古代多用于发热性疾病，日本医家和田东郭说："余多年用此药以治疫证及杂证，并及各种之异证，不可胜数，真稀有之灵方也。"(《蕉窗方意解》)尾台榕堂说："治痢疾累日下利不止，胸胁苦满，心下痞塞，腹中结实而痛，里急后重者。"(《类聚方广义》)

小便不畅案（范中林）

36 岁的小学女教师。小便不畅已 10 余年，重则尿黄窘迫，欲解不能。尿道灼痛，淋漓不尽。经多方检查治疗，疗效不显。诊时主诉每昼夜小便数十次，量极少，有时仅数滴、涩痛，腰及小腹亦感觉疼痛；下阴糜烂，白带多，四肢不温；舌尖边红，苔白滑。与四逆散加味：柴胡、芍药、枳实各 24g，甘草 9g，桔梗 30g，茯苓 30g。4 剂。另以自制九成丹涂下阴患处。药后，小便通利，诸症悉解。(《范中林六经辨证医案选》)

按：四逆散加茯苓治"小便不利"是古法。《伤寒论》中"小便不利"一词，在不同方下的含义不同。五苓散的小便不利应该是尿量少，猪苓汤的小便不利应该是尿黄涩痛，柴胡加龙骨牡蛎汤的小便不利是尿频尿失禁，而本方的小便不利应该是小便窘迫难出。本案主治者，又加桔梗。桔梗汤是《伤寒论》治疗咽痛的方。咽痛是内热的表现，与尿道灼痛理无二致。推测四逆散加桔梗，有助于缓解尿道黏膜的刺激症状。

两足强直病案（陈伯坛）

民国首任内阁总理唐绍仪外侄陈国创得两足强直病，卧床不起，请陈伯坛诊治。陈伯坛发现患者还有阵发性头痛、失眠、食不下、数日未解大便、小便短少等症状……他从通二便入手，处方重剂四逆散加茯苓，自信"此病可治，明日将有转机"。果然，药后大小二便都通，通身微似有汗，两膝能屈能伸，而且能吃能睡；第二天再进前方去茯苓，病情继续好转。后唐绍仪以"恭颂陈伯坛先生以经方愈病之神速"为题撰文登报，大加称赞。（《江门五邑海外名人传》）

按：本案患者就是和田东郭所谓的"异病"，临床表现怪异，自觉性不适感甚多，但通常无生命危象。只要用准药，近期疗效好，起效很快，即所谓"神速"。四逆散治疗异病，需要与半夏厚朴汤、甘麦大枣汤等方证相鉴别。半夏厚朴汤的咽喉异物感、上腹部的异物感比较明显，甘麦大枣汤的情感性症状比较突出，而本方的疼痛性、痉挛性症状非常多见，如头痛、腹痛、四肢拘急、便秘等。

老年气郁胸痛案（黄煌）

郭女，63岁。2019年11月6日初诊。

后背前胸不适绞痛2年，常备速效救心丸。因长期用药胃中不适，时心慌，头汗，目涩，腰冷膝痛，常年用热敷贴，右手麻木，喜打哈欠，易忘事。就诊时，依然抱怨命运不公："父亲是右派，我不能如愿上大学，长期不开心……我一辈子是为别人付出。"既往有乳腺癌、白内障、子宫肌瘤、腰椎间盘突出症。

其人体型中等，面黄黯，眼睑浮肿，表情丰富，川字眉，唇厚，脉弦滑。这种患者的不定愁诉甚多，临床如果对症状用药，往往会寒热温凉、活血化痰、补肾健脾的药开一大堆。我的经验是看其神态：她喋喋不休，眉飞色舞，通常气血尚足。痛苦症状繁多，但阳性体征不多，通常要考虑半夏厚朴汤。而怕冷的症状，多与抑郁的心情有关，特别是四肢冰冷、脉弦者，通常要考虑四逆散，都是气滞所致。

处方：柴胡15g，白芍15g，枳壳15g，炙甘草10g，姜半夏15g，厚朴15g，茯苓20g，苏梗15g，干姜5g，红枣20g。15剂。

2019年12月11日复诊：胸痛大好，偶有一过性隐痛，特别是药后情绪改善了，她笑着说："随便大家怎么做，我也不生气了"，胃口大开，精神力气恢复。原方加陈皮，满意而去。

按：本案用方是四逆散合半夏厚朴汤，是笔者的经验方——八味解郁汤，大多用于伴有抑郁焦虑的神经症。该方能调整心情，改善抑郁，消除或减轻躯体的不适感。本案记录了患者的原话，反映患者长期心情不好。面部表情提示焦虑情绪。

少女腹痛一年案（黄煌）

严女，14岁。2019年1月16日初诊。

腹痛1年余，前一段时间因为腹痛加重入当地医院诊断为急性阑尾炎、腹膜炎伴重度贫血。保守治疗后有缓解，3天前刚出院，仍然诉说腹痛。女孩身高160cm，体重50kg，肤白唇厚红，表情淡漠，低头不语，都是其父母代诉。食欲不好，喜欢香辣味重的食物，便秘干结。询问在学校情况，说不愿与人交流，不喜欢数学老师，讨厌妈妈批评，还有一个人不停地抠木头的奇怪小动作。咽红，右下腹压痛。这是情志病，当理气化痰。处方：柴胡 20g，白芍 20g，枳壳 20g，生甘草 10g，姜半夏 20g，厚朴 20g，茯苓 20g，苏梗 20g。并给以心理疏导。

当年 9 月初来诊，反馈此方效果非常好，服用 1 剂腹痛止，至今没再发。孩子心情好转了，不再将房间门关起来，肯与父母沟通，人也幽默了。

按： 本案患者以顽固性腹痛为主诉，是否为阑尾炎的诊断无法明确，但患者淡漠的表情，奇怪的行为，抑郁的情感，严重的便秘，提示可以用八味解郁汤。此方为四逆散与半夏厚朴汤的合方，四逆散解痉止痛、理气解郁，半夏厚朴汤化痰除胀，两方合用能缓解心理压力，消除躯体症状，是治疗抑郁症、焦虑症的常用方。

五、柴胡桂枝汤

经典的太阳少阳并病方，传统的和解方，具有退热、止痛、调和营卫的功效。现代研究提示，此方能解热、抗病毒感染、保肝、抗炎、双向调节体温汗腺及胃肠道、增强免疫、参与体液细胞免疫、镇静镇痛等，适用于以消瘦、寒热往来、腹痛、关节疼痛及皮肤损害为特征的疾病。

经典配方

桂枝一两半（去皮），黄芩一两半，人参一两半，甘草一两（炙），半夏二合半（洗），芍药一两半，大枣六枚（擘），生姜一两半（切），柴胡四两。

上九味，以水七升，煮取三升，去滓，温服一升。（《伤寒论》）

经典方证

伤寒六七日，发热，微恶寒，支节烦疼，微呕，心下支结，外证未去
者，柴胡桂枝汤主之。（146）

治心腹卒中痛者。（十）

流行性出血热案（杨麦青）

女，24岁，住院号：837245。因发热、头痛、肢节痛、腰痛2天入院。
查体：体温38℃，酒醉貌，球结膜充血，轻度水肿。白细胞$3.8×10^9$/L，
尿蛋白（＋），24小时尿量980mL，诊断为流行性出血热轻型。当即投柴
胡桂枝汤1剂，次日诸症消失，仅见面红，无其他不适，体温降至36℃，
24小时尿量增至1350mL。以后病情稳定，经过良好，住院共6天，痊愈
出院。（《伤寒论现代临床研究》）

按：流行性出血热是由流行性出血热病毒（汉坦病毒）引起的以鼠类
为主要传染源的自然疫源性疾病。以发热、出血、充血、低血压休克及肾
脏损害为主要临床表现。起病急，有发热（38～40℃）、三痛（头痛、腰
痛、眼眶痛）以及恶心、呕吐、胸闷、腹痛、腹泻、全身关节痛等症状，
皮肤黏膜三红（脸、颈和上胸部发红），眼结膜充血，重者似酒醉貌。口
腔黏膜、胸背、腋下出现大小不等的出血点或瘀斑，或呈条索状、抓痕样
的出血点。与柴胡桂枝汤方证的经典描述有相近之处。20世纪80年代初，
沈阳市传染病医院的杨麦青先生采用中西医结合诊治流行性出血热，解外
用柴胡桂枝汤，攻下用桃核承气汤，临床疗效极为明显。本案是流行性出
血热轻型，也是该病的发热期，柴胡桂枝汤对此有较好的疗效。

低热三年案（陈瑞春）

温某，女，42 岁，医师。1982 年 3 月 5 日就诊。

患者有结核病史，白细胞偏低，经常感冒，低热（37.5℃左右），微恶寒，鼻塞流涕，语音重浊，头晕眩冒，四肢酸痛，疲乏，食纳差，大便软，脉缓而弱，舌润薄白。

处方：柴胡 6g，桂枝 6g，白芍 10g，黄芩 6g，法半夏 6g，西党参 15g，炙甘草 5g，生姜 3 片，大枣 3 枚。

服 5 剂后，热退，身体轻爽，食纳倍增。继服补中益气汤加桂枝而愈。

患者前后 3 年，多次发病，症状如故，发则以低热、身重、疲乏为主症，均以柴胡桂枝汤调和营卫、和解表里；热退后，继以补中益气汤加桂枝固表获效。经过几年的调治，屡治屡验，反复施治，几成常规。（《伤寒实践论》）

按：陈瑞春先生擅长用柴胡桂枝汤，他说此方"是一张不用补药的保健良药。临床运用，高热可治，低热能平，尤其是老年体弱之人，有病可治，无病可防，长期服用，可以轻身却病，益寿延年""尤以治内伤、外感之发热功效见长"（《伤寒实践论》）。本案可见主治者用方的抓手为容易感冒、有上呼吸道症状和骨关节疼痛等，其人脉缓而弱、舌润苔薄白也是重要依据。

不明原因高热案（刘方柏）

患者，女，50 岁，干部。2004 年 10 月 19 日初诊。

数日前从南方数省旅游归蜀，就诊前 3 晚每于子夜 12 时左右出现寒颤，继之发热，高热至41℃，持续2小时后大汗淋漓，发热渐减。热退后汗仍不止，一直到天明方从大汗转为微汗，昼夜不停，直至夜12时又开始新一轮发作。伴头痛，全身痛，恶风，微呕，不欲饮食。同行其他几人均发现同样症状而住入某医院。经查，都排除疟疾，拟诊为副伤寒。本患者有严重胃溃疡宿疾，以往住院时曾被药物引发大呕血等症，因此惧怕住院而在他处服中药银翘散、藿香正气散、三仁汤等治疗，但3天来毫无效果。来诊室时已是上午10点，仍全身微汗。头痛身痛，恶风缩颈，神疲懒言，愠愠欲呕。脉弦缓，舌白。处方：柴胡10g，黄芩10g，白参12g，半夏10g，桂枝10g，白芍15g，大枣15g，炙甘草10g，青蒿30g。2剂。水煎，每日1剂。服药当晚寒颤、高热、大汗均止，后以本方加味调理痊愈。(《刘方柏重急奇顽证治实》)

按：本案高热寒颤，伴大量出汗、恶风、恶心微呕、头痛身痛，用柴胡桂枝汤加青蒿而愈。小柴胡汤合青蒿，是历代用于发热性疾病的常用方。但其人素有胃溃疡，曾经大出血，再加脉缓苔白，明显是桂枝汤证。两方相合，恰是柴胡桂枝汤。为何银翘散、藿香正气散、三仁汤无效？虽然都是用于温热病的方，但其方证不同。银翘散适用于风热证，如咽痛咳嗽头痛，咽喉要充血；藿香正气散适用于暑湿证或水土不服，如夏令的胃肠型感冒，患者常有腹胀腹泻、恶心呕吐；三仁汤主治湿温病，方证是发热缠绵、胸闷腹胀、小便短赤、舌苔黏腻满布者。

十二指肠溃疡胃痛案（张志民）

郑某，男，32岁。患十二指肠球部溃疡已2年，每因感冒或饮食不节，胃痛即发。一周前又作，服药无效。经检胸骨下时作疼痛，5天来每餐只能喝稀粥少许。询其此次胃痛系感冒之后转剧，现仍微有寒热（37.5℃），头晕，口苦，肢倦，不思饮食，深呼吸时觉胸部不舒，微咳，时欲呕，大便3天未行，舌苔薄白，脉浮数。此乃胃病宿疾因感冒而加重。治新病，宿疾可瘥。予柴胡桂枝汤原方。1剂后，头晕、口苦、肢倦等症减半，寒热除，胃痛大减，纳渐增。2剂后，诸症均除，食欲更加。再服2剂，能食干饭。（《伤寒论方运用法》）

按：柴胡桂枝汤"治心腹卒中痛者"。心腹，包括上腹部、胸胁部等；卒痛，提示疼痛为突发性、阵发性、刺痛，多为神经痛、痉挛性疼痛。提示本方能治疗腹痛，如消化道溃疡、胆石症、肠易激综合征、慢性肠炎等疾病有应用机会。但多见风热表证，如恶风发热、肢体疼痛、皮肤斑疹、往来寒热以及口苦咽干等。本案胃痛与感冒相关，因此主治者提出"治新病，宿疾可瘥"的观点。寒热除，胃痛也随之缓解。

过敏性鼻炎案（矢数道明）

小某，12岁，男。初诊1979年11月3日。6岁时患中耳炎，做过手术。5年前患过敏性鼻炎，鼻涕很多，但喷嚏不多，食欲不振，体型瘦弱。腹诊有胸胁苦满证。从改善体质出发，投柴胡桂枝汤提取物粉末剂1.5g，每日2次。服药2周后，5年来经常排出大量鼻涕的现象基本停止，过去每天擤鼻涕的纸堆积如山，而服药仅2周，每天就减少到最多擤2～3次。这样的速效病例还真是第一次见到。（《汉方临床治验精粹》）

按：本案提示柴胡桂枝汤有抗过敏的效果，对过敏性鼻炎有效。从此案记录来看，患者体质差，体型瘦弱，食欲不振，有中耳炎病史。由此，本方可以试用于过敏性咳喘、过敏性结膜炎、过敏性皮炎、过敏性紫癜等。

经前臀部神经痛案（黄煌）

徐女，36 岁。2021 年 4 月 27 日初诊。

经前腿部疼痛 3 ～ 4 年。经前臀部单纯疱疹致神经疼麻，疲劳、生气易引发，食欲、睡眠、二便等都没有异常。看其人体瘦，瓜子脸，大眼睛，神色也没有特别。唯舌嫩红，脉弱。据原文"伤寒六七日，发热，微恶寒，支节烦疼，微呕，心下支结，外证未去者，柴胡桂枝汤主之"中的"支节烦疼"，是指关节痛、肌肉痛、头痛、肢体麻木、抽痛等；"外证未去"，即指皮肤红斑、丘疹等。据此处方：柴胡 20g，黄芩 15g，姜半夏 15g，党参 15g，生甘草 10g，桂枝 15g，白芍 20g，干姜 5g，红枣 20g。15 剂。

2021 年 5 月 18 日复诊：药后腿部疼痛好转，神经痛消失，经前臀部疱疹好转，平时有偏头痛，现偏头痛未发。原方 15 剂，隔天服。

按： 柴胡桂枝汤在《伤寒论》中能治伤寒的"支节烦疼"，在《金匮要略》中治"心腹卒中痛者"，可见本方能止痛，特别是关节痛、神经痛等。但其人应该比较瘦弱，舌质应该嫩、黯淡，脉象也应弱，因为柴胡桂枝汤中有桂枝汤的存在。另外，皮肤的损害也是用方的依据之一。

六、柴胡桂枝干姜汤

经典的治疟方和调和方，具有除烦、定悸、止渴、止汗、止利的功效。现代研究提示，此方能抗身心疲劳、抗焦虑及抑郁、调节自主神经紊乱和血管异常痉挛、镇静、安眠、退热等，适用于以发热迁延不愈、胸腹动悸、口渴而食欲不振、腹泻等为特征的疾病。

经典配方

柴胡半斤，桂枝三两（去皮），干姜二两，瓜蒌根四两，黄芩三两，牡蛎二两（熬），甘草二两（炙）。

上七味，以水一斗二升，煮取六升，去滓，再煎取三升。温服一升，日三服。初服微烦，复服，汗出便愈。（《伤寒论》《金匮要略》）

经典方证

伤寒五六日，已发汗而复下之，胸胁满微结，小便不利，渴而不呕，但头汗出，往来寒热，心烦者，此为未解也，柴胡桂枝干姜汤主之。（147）

治疟寒多微有热，或但寒不热。（四）

口吃案（吉益南涯）

一人居恒口吃，谒先生曰：仆患口吃已久，自知非普通医药可效，特来求先生，幸勿以为罪也。先生问曰：其吃日日相同否？士曰：否，时有剧易，若心气不了了时，则必甚。先生曰：可。乃诊之：心胸之下无力，胸腹动甚。因与柴胡姜桂汤。告之曰：服之勿惰。士受剂，去后，贻书谢曰：积年之病，全得复原矣。（《皇汉医学》）

按：口吃是一种言语障碍，言语病态表现为急、快、猛、重，欲说不能；脸红心跳、脸部肌肉扭曲、体态动作古怪等。其人往往伴有对特定情景的恐惧、焦虑、紧张，并产生悲观、抑郁、消极情绪。本案提供了用经方干预口吃的经验。本案提及柴胡桂枝干姜汤所治疗的口吃具有"时有剧易""胸腹动甚"的特点，并需要比较长时间的服用，"服之勿惰"。

发热如疟案（浅田宗伯）

一妇人年五十余，外感后热不解，时时发热如疟，盗汗出，胸腹动悸，目眩耳鸣，或肩背强急，头上如戴大石，耳中如撞大钟。经众医一年余，无寸效。余用柴胡姜桂汤加黄芪、鳖甲。数十日，热减，盗汗止，因去黄芪、鳖甲，加吴茱萸、茯苓，兼用六味地黄加铁沙炼，诸症痊愈。（《浅田宗伯方论医案集》）

按：柴胡桂枝干姜汤是古代的治疟方。本案患者除发热时作的发病特点外，患者出现较明显的焦虑症状，如盗汗、心悸、耳鸣、头晕、肩背部的拘急感，"头上如戴大石，耳中如撞大钟"。其中胸腹动悸是柴胡桂枝干姜汤的腹证，即按压脐腹部可有明显的搏动感。

夜间腹胀伴下利案（刘渡舟）

某男，54岁。患乙型肝炎，然其身体平稳而无所苦。最近突发腹胀，午后与夜晚必定发作。发时坐卧不安，痛苦万分。刘老会诊经其处，其家小恳请顺路一诊。患者一手指其腹曰：我无病可讲，就是夜晚腹胀，气聚于腹，不噫不出，憋人欲死。问其治疗，则称中西药服之无算，皆无效可言。问其大便则溏薄不成形，每日二三行。凡大便频数，则夜晚腹胀必然加剧。小便短少，右胁作痛，控引肩背酸楚不堪。切其脉弦而缓，视其舌淡嫩而苔白滑。刘老曰：仲景谓"太阴之为病，腹满，食不下，自利益甚"。故凡下利腹满不渴者，属太阴也。阴寒盛于夜晚，所以夜晚则发作。脉缓属太阴，而脉弦又属肝胆，胆脉行于两侧，故见胁痛控肩背也。然太阴病之腹满，临床不鲜见之，而如此证之严重得非肝胆气机疏泄不利、六腑升降失司所致欤？刘老审证严密，考虑周详，肝脾并治，选用《伤寒论》的柴胡桂枝干姜汤：柴胡16g，桂枝10g，干姜12g，牡蛎30g（先煎），花粉10g，黄芩4g，炙甘草10g。此方仅服1剂，则夜间腹胀减半；3剂后腹胀全消，而下利亦止。（《刘渡舟临证验案精选》）

按：本案患者虽然患有肝炎，但此腹胀与肝炎无直接关系，而与其焦虑的情绪相关。案中描述患者的神情主诉，其繁杂怪异的表述，其治疗服用史，都反映出患者精神情绪的极度痛苦。本案大便频数是着眼点，焦虑状态解除，腹泻可止，腹胀遂消。或问如病属太阴，且脉缓舌淡苔白滑，为何不用附子理中汤？想必患者必定无面色晦暗、精神萎靡、四肢冰冷，也无腹冷喜温喜按，更无口吐清水、食欲不振、口淡不渴。基于此，柴胡桂枝干姜汤中有干姜、甘草温中，有桂枝、甘草平冲，有柴胡、黄芩、甘草清热足矣。

红斑狼疮案（胡希恕）

宋某，女，40岁，北新桥帆布厂工人。1971年7月25日初诊。面部起红斑已半年，因牙痛到医院拔牙，医生看到鼻上眉间有红斑，怀疑是红斑狼疮，不给拔牙。后经多次检查，找到狼疮细胞，告之为不治之症，建议中医治疗。现症：鼻上及眉间生有两块红紫斑，斑上覆痂如白霜，偶有少量溢液，痒不明显，但见阳光后痒加重，自感全身疲软无力，食欲减少，时有恶心呕吐，头痛头晕口干，经常感到身热而体温不高，二便调，舌苔白少津，脉细沉。证属血虚水盛，邪郁少阳。治以养血利水，和解少阳，与柴胡桂枝干姜汤合当归芍药散：柴胡四钱，黄芩三钱，天花粉四钱，生牡蛎五钱，桂枝三钱，干姜二钱，当归三钱，川芎三钱，泽泻五钱，茯苓三钱，白术三钱，白芍三钱，炙甘草二钱。6剂，水煎，分服。

二诊：1972年2月11日，自服上方后，眉间处狼疮红斑逐渐缩小，一般情况均见改善，故一直服上方。

三诊：患者全身症状明显好转，红斑仅在鼻尖上看到一小点，一般情况良好。（《中国百年百名中医临床家丛书·胡希恕》）

按：柴胡桂枝干姜汤合当归芍药散是胡希恕先生常用的调理方，多用于慢性肾炎、慢性肝炎、红斑狼疮、贫血以及长期的无名低热，如加吴茱萸可以治疗剧痛的青光眼。

癌症患者惊恐案（黄煌）

某女，53岁。子宫内膜癌术后3年，右乳癌根治术后10天。体型中等，营养状况良好。诉面红热感明显，入夜手心烫，头晕易惊，"放个钥匙声都能将我一惊"。1周前头晕，血压高达170/104mmHg。睡眠差多梦，口干，大便细软或腹泻。原以按火热处理，但先后用黄连阿胶汤、泻心汤等效果不明显。后见其就诊时神情紧张，额头汗出，同时脸部通红，有明显的焦虑表现。腹诊见腹主动脉搏动感明显，在胃脘部也能触及，脉滑100次/分。这是用桂枝甘草龙骨牡蛎的体征，可以在该类方中选择。惊悸本应用柴胡加龙骨牡蛎汤，但患者不怕冷，汗出多，且大便不成形；虽然是手术后，但并不虚弱，脉也不弱，不可用桂枝加龙骨牡蛎汤。分析是患此病后情绪紧张所致。用柴胡桂枝干姜汤抗焦虑最为合适。处方：柴胡15g，桂枝10g，干姜5g，生甘草5g，黄芩10g，天花粉15g，牡蛎15g。10剂。服后症状好转，继续服用原方，2个月后复诊，见面红缓解、心惊、烦热、气上冲等感觉都减轻了。

按：本案患者有气上冲逆的表现，如面红热、头晕、血压高、睡眠障碍，特别是容易惊吓，脐跳脉滑更是特征，符合柴胡桂枝干姜汤方证。黄连阿胶汤也治失眠，但其人体瘦肤干，舌红绛苔光剥；泻心汤能泻火清热降压，但其人面红油，舌苔黄腻，大便干结。

眼睛干涩面肌跳动案（黄煌）

姜女，41 岁。2016 年 7 月 25 日初诊。

眼睛睁不开 3 年，自觉面部肌肉跳动，眼干涩畏光，不停地眨眼（50 次 /30 秒），西医诊断为梅杰综合征。如何用方？还是看人。其人体型中等，营养状况良好，无虚劳憔悴之象。腹诊有明显脐跳，脉搏滑，90 次 / 分。易受惊吓，易出汗，有神不安、气上冲之象，是桂枝甘草龙骨牡蛎证。询得既往有抑郁症病史，这几年操心事情多，经常熬夜思虑多，入睡难，多梦早醒，还是神思间病。处方：柴胡 20g，桂枝 15g，干姜 10g，生甘草 10g，天花粉 20g，牡蛎 20g。9 剂。药后睡眠改善，眼睛能睁开，面肌跳动明显减轻。原方续服。2016 年 10 月 17 日随访，病情稳定。

按：梅杰综合征是由法国神经病学家 Henry Meige 于 1910 年首先描述的一组锥体外系疾患。主要表现为双眼睑痉挛、口下颌肌张力障碍、面部肌张力失调样不自主运动。本案患者有失眠、多汗、便溏、易惊、脐跳、心率偏快等，是用柴胡桂枝干姜汤的依据。

第四章

栀子类方医案

一、栀子豉汤 —————————————

经典的除烦方，传统的清热方，具有除烦热、助睡眠的功效。现代研究提示，此方能抗抑郁、抗焦虑、止血等，适用于以烦热、胸中窒闷、心下结痛为特征的疾病。

经典配方

栀子十四个（擘），香豉四合（绵裹）。

上二味，以水四升，先煮栀子，得二升半，内豉，煮取一升半，去滓，分为二服。温进一服得吐者，止后服。（《伤寒论》《金匮要略》）

经典方证

发汗后，水药不得入口为逆。若更发汗，必吐下不止。发汗吐下后，虚烦不得眠。若剧者，必反覆颠倒，心中懊憹，栀子豉汤主之；若少气者，栀子甘草豉汤主之；若呕者，栀子生姜豉汤主之。（76）

发汗若下之而烦热，胸中窒者，栀子豉汤主之。（77）

伤寒五六日，大下之后，身热不去，心中结痛者，未欲解也，栀子豉汤主之。（78）

阳明病，脉浮而紧，咽燥口苦，腹满而喘，发热汗出，不恶寒反恶热，身重。若发汗则躁，心愦愦反谵语；若加温针，必怵惕烦躁不得眠；若下之，则胃中空虚，客气动膈，心中懊憹，舌上胎者，栀子豉汤主之。（221）

阳明病，下之，其外有热，手足温，不结胸，心中懊憹，饥不能食，但头汗出者，栀子豉汤主之（228）

下利后更烦，按之心下濡者，为虚烦也，宜栀子豉汤。(375)

大病差后劳复者，枳实栀子豉汤主之。(393)

大叶性肺炎高热案（矢数道明）

49岁妇女，体温高达40℃，持续数日，因脑症发谵语狂乱之状。根据患者主诉，胸苦，由胸正中线至右乳下苦闷，咳嗽，咯铁锈色痰，舌苔褐而厚，尚有津液，脉沉迟。腹诊右季肋、心下有抵抗，压之苦闷，诱发咳嗽。右胸遍及浊音与大小水泡音，诊为大叶性肺炎。

柴胡桂枝汤、桃核承气汤小量兼服，未能好转。翌日出诊，口渴，水一刻亦不离口，喘急并有呼气性困难。呼气有如呼噜呼噜奇异之声，处于烦躁闷乱状态。颜面潮红，无因由而胸烦苦闷。体温39℃。

因有"发汗吐下后，虚烦不得眠，反复颠倒，心中懊恼""急迫之状"，根据大塚敬节建议，与栀子甘草豉汤，服后时余，黏痰排出，奇异呼吸音消失，热解，食欲增进，咳嗽亦显著好转，数日痊愈。(《临床应用汉方处方解说》)

按：大叶性肺炎高热，咳嗽吐铁锈色痰，舌苔焦厚，通常会考虑麻杏石甘汤、小柴胡汤、小陷胸汤证，加上心下抵抗，还会考虑大柴胡汤。但麻杏石甘汤要汗出，小柴胡汤有默默不欲饮食，小陷胸汤有胸痛痰浓稠难出，大柴胡汤要体格强健，上半身饱满，估计都不符合。至于喘息且有呼噜呼噜声，如果仅凭此症状，似乎要考虑"咳而上气，喉中水鸡声"的射干麻黄汤方证，但此方有生姜、细辛、五味子的化饮组合，患者当咳痰清稀，本患者痰呈铁锈色，显然不符。推测当时主治者根据其舌苔黄厚，所以用桃核承气汤；也可能考虑患者的发热不退且有胸闷，所以用柴胡桂枝汤。但是，两方都没有对证，故效果不明显。大塚敬节的着眼点应该不在病而在人。其人当有明显的焦虑抑郁情绪，胸正中线至右乳下苦闷、烦躁闷乱，这与经典方证的"烦热胸中窒""心中懊憹"是一致的。患者的面潮红，口渴水不离口，喘急，呼气奇异之声，这些症状的出现，与其精神状况相关。也就是说，患者胸膈有郁热。栀子甘草豉汤为栀子豉汤加甘草，主栀子豉汤证见"少气者"。少气，不是气虚，而是胸闷气短的一种表现。栀子除烦热、利胸膈。豆豉除烦满、治咳喘，《别录》谓"主伤寒头痛寒热，瘴气恶毒，烦躁满闷，虚劳喘吸，两脚疼冷"，《肘后方》用豆豉配饴糖、干姜"疗卒咳嗽"，《小品方》用豆豉配甘草、半夏、生姜、人参、柴胡治"气厥不得喘息"，其中甘草能缓急止咳，由此组成了一首平喘除烦的好方。起效之快，令人惊奇。

发热后心烦案（赵明锐）

殷某，女，45 岁。

由外感发热后复受精神刺激，遂引起心中烦已 3 个月之久。近十数日来，每日早晨心烦更为厉害，怵惕不安，心绪不宁，夜间影响睡眠，并伴有头晕、耳鸣、食欲不振、口渴欲饮等症。脉数无力，舌红苔少。由于患者好动，余误认为有坐立不安的躁动现象，遂以为是黄连阿胶汤症，服 2 剂后无效。又经细询患者，发现有胸中烦热、闷塞不舒之症，忽悟为是热邪内扰胸中，改投栀子豉汤（栀子 15g，香豉 15g），服 2 剂痊愈。(《经方发挥》)

按：黄连阿胶汤与栀子豉汤均能除烦，不同点在于：一是舌苔厚薄有无。"心中懊憹，舌上胎者，栀子豉汤主之"，适合栀子豉汤的患者舌上大多舌苔满布，黏腻或厚，而黄连阿胶汤大多舌红少苔。二是胸部症状有无。栀子豉汤的胸膈症状明显，其特征是"胸中窒"，即胸部有重压感、窒塞感、呼吸不畅感甚至疼痛感等，黄连阿胶汤没有明显的胸膈症状，仅仅表现为严重的睡眠障碍。三是出血部位不同。两方证多见血证，栀子豉汤常有鼻衄咽痛，黄连阿胶汤常有便血崩漏，前者多气火，后者多肠热官热，有上下之别。

霍乱后烦热案（贺季衡）

本邑公安局，局中患此者，日死三人。局长刘某，湖南籍，亦患此症。吐利既止，肢冷不和，烦扰大渴，饮以新汲水加白兰地少许，两日服三大瓮，诸恙遂退。他又发生恶热，床之四角须用四巡士以扇扇之，手不停挥。入夜，则以床置于空旷之地，方可略安片刻。饮以仲景栀子豆豉汤，一剂而退。（《指禅医案》）

按：发热性疾病往往导致情绪低落的现象值得重视，患者多有睡眠障碍、胸闷不乐、疲乏感、食欲不振等，中医通常用"余热未清""热扰胸膈"来解释。本案患者霍乱后出现的恶热烦躁、睡眠不安，不排除外感导致的抑郁。栀子豉汤有抗抑郁功效，《伤寒论》有栀子豉汤，后世有越鞠丸，都有栀子。有研究认为，栀子成分较低剂量的槲皮苷在抑郁症的炎症模型中可以通过快速抗炎作用，改善神经突触可塑性，而快速起效抗抑郁。（微信公众号"健康与抑郁"：脑科学团队，栀子为什么快速抗抑郁之去火除烦机制篇：槲皮苷成分快速抗炎而恢复神经可塑性）

上半身燥热睡眠障碍案（李小荣）

男，78岁。2014年7月17日初诊。

主诉：上半身燥热感并伴有睡眠障碍。

现病史：1周前因慢性气管炎住院，咳嗽气急明显改善，但上半身燥热感无减轻，虽热但无汗，燥热从早晨开始入夜可退，失眠多年长期服安眠药。有帕金森病史。

查体：形体中等，颜面黄，充血貌，精神尚可，声音洪亮，语速偏快。舌红略嫩苔薄，脉弦有力而滑数。

处方：生山栀12g，淡豆豉12g。5剂。

7月24日复诊：服3剂药后上半身热感大减，睡眠好转。近两天没有服中药，睡眠又变差，口干不饮水。有干咳，稍气急。

处方：麦门冬汤合栀子豉汤。6剂。

按：本案以上半身燥热为主诉，伴有睡眠障碍，栀子豉汤有效。主治者对患者神态的描述可以参考，面红充血貌、声音洪亮、语速偏快可视为"烦"的容貌。

原因不明发热案（娄绍昆）

李孩，男，7岁。10天前发现恶寒发热，体温38℃，患儿在发病后第3天夜间睡眠中，突发狂叫啼哭，自诉胸部与心下难过。连续几个晚上与白天都有狂叫啼哭，家人恐慌不已。西医诊为原因不明性发热，治疗无效。患儿的母亲、祖父希望中医药治疗。

初诊：2000年10月15日。刻诊所见，患儿烦热不安（38.5℃），不恶寒，无食欲，口臭，大便干结，小便黄臭，咬牙切齿，烦躁异常，张口呼吸。在诊察期间，患儿不断地啼哭，并且用手在头部与胸前乱抓乱击，根本无法诊脉；舌红少苔，心下部按之无压痛、无痞硬。症状表现如条文所叙："虚烦不得眠，若剧者，必反覆颠倒，心中懊侬……若少气者，栀子甘草豉汤主之。"张口呼吸一症，可视为"少气者"，故投栀子甘草豉汤3剂。处方：生栀子10g，生甘草5g，豆豉10g。

二诊：患儿神情烦躁不安，时有哭泣流泪，用手抓搔撕扯胸前的部位，其痛苦难以言表。其母亲说，服1剂药后体温就恢复正常。连续服药后，患儿的狂叫啼哭有所减少，没有张口呼吸，稍有食欲。诊察时，较前次配合。脉象弦滑，舌红少苔，口臭依然，胸部难过。原方不变，7剂。

三诊：患儿的祖父一个人来，告知患儿服药以后的情况：患儿除神情烦躁，时有哭泣外，其他一切都已经恢复正常，询问是否可以停药。余心中总觉得隐隐不安，但是又没有理由要求患儿长期服药。于是请其原方继续服用1周，观察其病情变化。

按：本案用方着眼点在于患儿不停地狂叫啼哭，并且用手在头部与胸前乱抓乱击，这是栀子豉汤证"胸中窒""心中懊侬"的形象描述。而其中患儿的腹证则为寻找栀子豉汤证提供了最后一块路标。"心下部按之无压痛、无痞硬"，可以排除小陷胸汤证和大柴胡汤证，提示患儿是"虚烦"。张口呼吸，视为"少气"，故加甘草。

小儿夜啼案（魏蓬春）

龙某，男，11个月。1983年10月4日就诊。患儿入夜则躁动不安、啼哭1周余。曾经他医用导赤散等治疗无效，因而来诊。小儿除上述症状外，伴有纳减，大便正常，小便赤而异臊，舌质红，苔薄黄，指纹紫红。此属热扰胸膈证，治宜清热除烦。处方：山栀子 4g，淡豆豉 8 枚。2 剂后，诸症消失。[《新中医》1985（3）：46]

按： 导赤散出自宋代钱乙《小儿药证直诀》："导赤散治小儿心热，视其睡，口中气温，或合面睡，及上窜切牙，皆心热也。"其组成为生地、竹叶、木通、甘草。本案为何失效？其原因是没有关注患者的躁动不安、啼哭的精神心理特征，患儿这一表现，就是"胸中窒""心中懊憹"的儿科表述。另外，本案提及"小便赤而异臊"，可视为栀子豉汤的小便症，按照传统中医"心火下移小肠"的说法，患者小便还可以出现尿频、尿急、尿痛、尿血等。

抑郁症案（邓剑虹）

1976 年，一 40 岁农妇诉，自 7 月病至 9 月，沉重，不能食，不得眠，自觉从咽下至心下有堵塞感。诊：脉大而数，100 次 / 分。患者曾是省级演员，今务农，考虑当以情绪为主要诱因。乃与半夏厚朴汤，又与甘草泻心汤，皆无效。忽悟栀子豉汤条"胸中窒""心中结痛""反覆颠倒，心中懊憹"，与 1 剂，能安睡数小时，连进 3 剂，诸症除。（《葭杭文集》）

按： 本案的读案要点是方证鉴别。第一，半夏厚朴汤与栀子豉汤均可治疗胸咽不适。但半夏厚朴汤证往往有咽部异物感，或如球状，吐之不出，吞之不下，并伴有嗳气等；而栀子豉汤往往有失眠，辗转反侧，并有胸闷如窒。第二，甘草泻心汤与栀子豉汤均能治疗上腹部的不适疼痛。但甘草泻心汤证是咽喉口腔有溃疡，腹泻肠鸣，且消瘦，心下痞硬；栀子豉汤证是胸中窒闷，心事重重，睡眠障碍。前者偏重于胃肠道，后者偏重于精神心理。

胃痛胸中满闷案（俞长荣）

赤锡乡郑某，胃脘疼痛。医之治，痛不减，反增大便秘结，胸中满闷不舒，懊㦬欲呕，辗转难卧，食少神疲，历七八日……按其脉沉弦而滑，验其舌黄腻而浊，检其方多桂、附、香、砂之属。此本系宿食为患，初只须消导之品，或可获愈，今迁延多日，酿成"夹食致虚"，补之固不可，下之亦不宜。乃针对"心中懊㦬""欲呕"二症，投以栀子生姜豉汤：生栀子三钱，生姜三钱，香豉五钱。分温作两服。嘱若一服吐，便止后服。服后，并无呕吐，且觉胸舒痛减，遂尽剂……诸症均瘥，夜间安然入睡，至晨大便已下，并能进食少许。（《伤寒论汇要分析》）

按：栀子豉汤不仅治疗"胸中窒""心中懊㦬"，也能治疗外感以后出现的"心中结痛"。如《伤寒论》"伤寒五六日，大下之后，身热不去，心中结痛者，未欲解也，栀子豉汤主之"。这种情况，通常是感冒、胃肠炎等发热或吐泻以后，出现胃痛胀、心下痞、胸闷、恶心、舌苔厚者。栀子生姜豉汤即栀子豉汤加生姜，主栀子豉汤证"若呕者"。

胆囊炎心下痛案（邓剑虹）

方老师，男，36岁。病2年，长住院，忽而诊为肝炎，忽又谓之胃溃疡，又诊为胆囊炎。余接手诊之，其心下痛，患者自述心下无可名状之异感，剧则痉挛一阵转小安，有时头晕明显，有时觉到胃部热感，而心下如痛非痛感从不间歇。"我想，《金匮》中的心中懊㦬或热痛必是此症，与栀子大黄汤合柴胡剂2剂，懊㦬尽除，再进类方，最后投以栀子豉汤加芒硝3剂，共计12剂，最终痊愈。（《葭杭文集》）

按："酒黄疸，心中懊憹或热痛，栀子大黄汤主之"（十五），栀子大黄汤为栀子豉汤加大黄、枳实。本案对该方证做了细致且有个性化的描述，增加了本案的现场感。

抑郁症案（王建红）

刘某，女，46 岁，职工。2001 年 6 月 12 日初诊。

患者终日心烦急躁，不能自控，总想和丈夫吵架，或者想跑到空旷无人的地方大喊大叫大哭。胸中憋闷，胃中满，腹胀，无食欲，不知饥饿，也不欲进食。大便干燥，数日未解，口渴欲饮。舌红绛，苔薄黄，脉滑数，体瘦。此属典型的枳实栀子豉汤加大黄或栀子大黄汤证。

处方：栀子 10g，豆豉 10g，枳实 14g，生大黄 6g。2 剂。

当晚服药，次晨服完 1 剂，至中午解下干结大便许多，腹胀顿时减轻。午休后感到胃腹空空，胃口大开，竟一次吃 2 包方便面和许多红烧肉。据述一个多月以来，因无食欲，从来没有这样吃过饭菜，也从未像今天这样感到饭菜的香味。继续服完第 2 剂药，烦躁、胸憋闷、胃满、腹胀诸症全消而愈。（《温病方证与杂病辨治》）

按：栀子豉汤除烦热，大黄、枳实通大便消腹胀，与本案患者病情切合。按语描述的烦躁之状，对理解栀子豉汤证很有帮助。

二、栀子厚朴汤

经典的除烦方，传统的清热理气方，具有除烦热、消腹胀、通大便的功效。现代研究提示，此方能抗抑郁、抗焦虑等，适用于以烦热、胸闷、腹胀为特征的疾病。

经典配方

栀子十四枚（擘），厚朴四两（炙，去皮），枳实四枚（水浸，炙令黄）。上三味，以水三升半，煮取一升半，去滓，分二服。温进一服，得吐者，止后服。（《伤寒论》）

经典方证

伤寒下后，心烦腹满，卧起不安者，栀子厚朴汤主之。（79）

神经官能症心烦案（刘渡舟）

曹某，女，72岁。1995年10月26日初诊，心烦持续2年，近有逐渐加重之势。西医诊断为神经官能症，给服镇静安神药，未见好转，转请中医治疗。刻下心烦，苦不堪言，家人体恤其情，谨慎扶持，亦不能称其心，反遭斥呵。烦躁不宁，焦虑不安，烦急时欲用棍棒捶打胸腹方略觉舒畅。脐部筑动上冲于心，筑则心烦愈重，并有脘腹胀满如物阻塞之感。伴失眠，惊惕不安，呕恶纳呆，大便不调，溺黄。舌尖红，苔腻，脉弦滑。辨证：火郁胸膈，下迫胃肠。立法：宣郁清热，下气除满。处方：栀子14g，枳实10g，厚朴15g。7剂药后，心烦减半，心胸霍然畅通，性情渐趋平稳安静，夜能寐，食渐增，获此殊效，病家称奇，又自进7剂。复诊时，仍有睡眠多梦、口舌干燥、口苦太息、小便黄赤等热未全解之症。转方用柴芩温胆汤合栀子厚朴汤，清化痰热，治疗月余而病除。（《刘渡舟临

证验案精选》）

按：栀子厚朴汤与栀子豉汤的方证区别在于：前者有腹部症状，如腹胀便秘等；后者主要是胸部症状，如胸闷咳喘等。栀子厚朴汤与小承气汤两方具有枳实、厚朴，均能治疗腹满痛，其不同点在于栀子、大黄之别。两药虽都能清热，但栀子长于除烦，大黄长于攻下。所以如有胸中窒闷、懊𢙫者，可用栀子厚朴汤；如大便不通，腹满而痛，可用小承气汤。本案对栀子厚朴汤的心烦腹满有细致生动的描述。烦，大多伴有睡眠障碍；烦，大多有热，故本案患者溺黄、舌尖红苔腻、脉弦滑。

癔病案（萧美珍）

任某，女，26 岁。1982 年 4 月 5 日初诊。

2 年前因情志不遂致精神失常。发病前先觉胸中烦乱异常，脘腹胀满，坐卧不安，时常悲伤啼哭不能自控，继而两目不睁，呼之不应，移时症消如常人。1 周或半月发作 1 次，遇精神刺激则发作更趋频繁。某医院诊为"癔病"，经暗示治疗稍有好转。近月来诸症加重，精神恍惚，终日烦闷不安，哭笑无常，口渴纳差腹满，尿黄便干。经色黑、量少，经期正常。舌质红，苔黄，脉弦数。诊为郁证，证属肝郁化火，上扰心神。方药：山栀15g，厚朴 12g，炒枳实 10g。日 1 剂，水煎服。

10 剂后自感腹内舒适，情志舒畅，食欲增进，舌红苔黄，脉数。继以上方合甘麦大枣汤，进 20 剂后，症消病除。追访已结婚生子，至今未复发。（《伤寒名医验案精选》）

按：女性癔病悲伤啼哭，为何不用甘麦大枣汤？是热象明显，如口渴，如尿黄，如舌红苔黄，如脉弦数，特别是患者最痛苦的症状是发病前先觉胸中烦乱异常，脘腹胀满，坐卧不安，这与栀子厚朴汤证的"心烦腹满、卧起不安"相符。倘若甘麦大枣汤证，当见一派虚象，如面黄无华、舌淡、脉细等，且必定无腹满。本案待腹满消，食欲增进，方改用甘麦大枣汤善后。

精神分裂症案（萧美珍）

萧某，男，17岁。1987年3月19日初诊。患者于1983年因受刺激致精神失常，狂言奔走。1986年病情加重，某精神病院诊为"精神分裂症"，经用镇静剂等治疗可暂时缓解，近1个月又因情志不遂而复发。现脘腹痞满，卧起不安，甚则彻夜不眠，稍不遂愿即怒不可遏，詈骂不休，心烦口渴，溲黄便干，舌质红苔黄，脉滑数。辨为热郁胸膈，痰蒙心窍，腑气不通，神明逆乱。治以清热除烦，镇心涤痰。方药：栀子20g，枳实12g，厚朴15g，生铁落30g（先煎）。日1剂，水煎，早晚顿服。

3剂后便泻如风泡，日3～5次，臭秽异常，狂躁遂减。诊其舌质红，苔薄黄，脉弦数。效不更方，仍宗上方加麦冬15g养心安神，继进7剂。药后精神状态明显好转，安然入睡，仍心烦、寐差、腹满，脉舌同前，以上方稍事出入，继进20剂，诸症若失，病告痊愈。10年后信访未复发，现在某院校读书，成绩优良。（《伤寒名医验案精选》）

按：桃核承气汤主治"其人如狂"，本案精神分裂症，精神失常，狂言奔走，脘腹痞满，詈骂不休，溲黄便干，为何不用桃核承气汤？鉴别点可能在：第一是桃核承气汤证，当有严重的便秘，女性有月经后延或闭经；第二是桃核承气汤证，腹证明显，大多在下腹部充实或有明显压痛。本案以上两证均不明显，而胸膈烦热明显，见脘腹痞满、卧起不安，甚则彻夜不眠，稍不遂愿即怒不可遏，且有舌质红苔黄，脉滑数。特别这种腹证上，原文提及"按之心下濡"，指按压上腹部柔软，与桃核承气汤证的"少腹急结"是有区别的。

通便以安神，常常是古代治疗谵语发狂的经验，《伤寒论》中治疗"谵语"的处方，多有大黄、芒硝，方如大承气汤、调胃承气汤、柴胡加龙骨牡蛎汤等。栀子有缓泻作用，《伤寒论》有"凡用栀子汤，病人旧微溏者，不可与服之"的古训，如配合枳实、厚朴，其泻下作用会加强，故本案出现腹泻，大便有泡沫，与消化不良、腹内有气相关。栀子厚朴汤虽然不能除谵语、下燥屎，却也能除烦热、消腹满，不妨将其视为轻剂的小承气汤。

窦性心动过速案（黄煌）

笪女，20 岁，164cm，46kg。2020 年 4 月 7 日初诊。

病史：3 月 5 日因纵隔气肿住院治疗，出院后近 1 个月来频繁心动过速，胸闷，情绪烦躁，腹胀，怕冷，反酸，恶心呕吐，食欲不振。

体征：体瘦，面部痤疮，面油，唇红，眼睑红，脐跳明显，舌红苔黄腻，脉滑数，脉率 104 次 / 分。

处方：栀子 20g，厚朴 20g，枳壳 20g，生甘草 10g，淡豆豉 20g，连翘 30g，黄芩 10g，9 剂。

2020 年 4 月 14 日复诊：服药期间腹痛，腹泻日达 6 次，但心跳明显缓解，食欲改善。尚时有胸中气堵感。原方去连翘、黄芩，续服 7 剂。

按：本案用方是栀子厚朴汤与栀子甘草豉汤的加味方，此方并不是心动过速的专方，但根据患者胸闷腹胀的发病特点以及舌红苔黄腻、眼睑充血的体征，用以上清热除烦方药，也能很好地缓解病证。舌唇咽喉以及眼睑黏膜的充血状态，是栀子方适用人群的重要特征。由此推测患者的胸膈以及消化道也处在一种充血的状态，也就是所谓的"气郁化火""余热未清""热扰胸膈"等。

三、茵陈蒿汤

经典的退黄方，传统的清热利湿方，具有退黄疸、通大便、止肤痒等功效。现代研究提示，此方能保肝、利胆、降血脂等，适用于以身黄鲜明如橘子色、寒热不食、小便色黄短少、腹满、舌红苔黄腻为特征的疾病。

经典配方

茵陈蒿六两，栀子十四枚（擘），大黄二两（去皮）。

上三味，以水一斗，先煮茵陈蒿，减六升，内二味，煮取三升，去滓，分温三服。小便当利，尿如皂荚汁状，色正赤。一宿腹减，黄从小便去也。（《伤寒论》《金匮要略》）

经典方证

阳明病，发热汗出者，此为热越，不能发黄也。但头汗出，身无汗，剂颈而还，小便不利，渴引水浆者。此为瘀热在里，身必发黄，茵陈蒿汤主之。（236）

伤寒七八日，身黄如橘子色，小便不利，腹微满者，茵陈蒿汤主之。（260）

谷疸之为病，寒热不食，食即头眩，心胸不安，久久发黄为谷疸，茵陈蒿汤主之。（十五）

急性黄疸性肝炎案（林上卿）

刘某，男，39 岁，福鼎沙埕渔民。1975 年 10 月 13 日就诊。

诉于 20 天前，因纳呆、疲乏、尿黄，赴某医院就诊，查黄疸指数 12μmol/L，GPT 200U/L，诊为"急性黄疸型肝炎"而住院。以维丙肝、肝太乐、能量合剂、维生素类，并配合中药（具体不详）治疗，病情日趋恶化，出现腹水，进而昏迷。拟"急性黄色肝萎缩"，转入我院。体检：T37℃，P110 次 / 分，R24 次 / 分，深度昏迷，皮肤巩膜黄晦，舌苔腻浊而黑，脉弦数。心肺（–），腹部膨隆，有移动性浊音，肝上界于右第六肋间，下界在右季肋上 1.5cm。肝功能：黄疸指数 80μmol/L，凡登白双相阳性，总蛋白 7.5g%，白蛋白 3.5g%，球蛋白 4g%，麝香草酚浊度试验（TTT）25U，甲状腺功能试验（TFT）（+++），硫酸锌浊度试验（ZnTT）27U，补体结合试验（CFT）（+++），谷丙转氨酶（GPT）372U。此为湿毒弥漫，三焦郁闭，肝胆失疏，水液不行所致。急投茵陈蒿汤合栀子柏皮汤化裁：茵陈 60g，大黄 18g，栀子、黄柏各 6g。水煎，分 2 次服，日 2 剂。

10 月 14 日二诊：药后连续下大便 3 次，约一痰盂，色黑状如糊，尿量增多，如皂角汁状，腹部稍软，神志略清，口干索饮，药既中病机，仍循前法，乘胜进军。

10 月 16 日三诊：又下大便 2 次，色状同前，黄疸减退，已省人事，腹水减退。此后每日一诊，俱按前方不变。（《皕一选方治验实录》）

按：从原文推测，茵陈蒿汤所主应该属于黄疸型肝炎。"伤寒七八日"

出现发黄，这与急性肝炎的黄疸前期日期相仿。皮肤发黄，巩膜发黄，其色鲜明如橘子色。呈现金黄色或橘黄色者，多为肝炎所致的黄疸。"寒热"可见于急性肝炎的黄疸前期表现，亦可伴随乏力、食欲不振、恶心、厌油、腹部不适、肝区痛、尿色逐渐加深等，本期持续平均5～7天。"不食"为肝炎常见症状，亦即食欲不振或厌食油腻伴有腹胀。所谓的"腹微满"不是轻微的腹满，而是病人感到腹满，但没有胀满的表现，推测应该是轻度腹水的表现。本案服用茵陈蒿汤加黄柏后，小便颜色发黑，与原文记载相符。栀子配黄柏、甘草，名栀子柏皮汤，也是退黄方，治"伤寒，身黄，发热"。

反复发作的荨麻疹案（大塚敬节）

患者为37岁高个子体格健壮的男性，约一个月前患荨麻疹，使用多种方法治疗无效。

初诊是1949年5月30日。患者自出现荨麻疹后，经常恶心欲吐，感觉咽喉部有物梗阻，无法去除。脉浮大，腹诊得心窝部胀满，略有抵抗感。大便硬而黑，小便呈赤褐色。

我诊断为肝功能障碍，投予茵陈蒿汤（大黄一日量为0.5g）。服药后的第二天尿量增加，尿色变浅，二三天后荨麻疹消失。为防止复发，便又继续服药两周。约4年后的1953年，该患者又来诊，诉荨麻疹复发。这次无恶心呕吐等症状，尿澄明，大便正常。有食欲，无心窝部胀满。于是投予十味败毒汤，七天的药物尚未服完，荨麻疹即已消失。（《汉方诊疗三十年》）

按：茵陈蒿汤不仅仅用于黄疸类疾病，以皮肤瘙痒为表现的疾病，如荨麻疹、湿疹、痤疮、带状疱疹、酒渣鼻等也有应用的机会。本案患者除皮肤瘙痒外，尚有消化道症状以及小便色深等。

阻塞性黄疸案（黄煌）

杜男，68 岁，165cm，61kg。2019 年 8 月 19 日初诊。

病史：肝窦阻塞综合征、肝硬化、门脉高压、脾功能亢进，今年 7 月行颈静脉肝内门腔静脉支架分流术，手术后腹水好转，但胆红素持续升高。检查：2019 年 8 月 9 日查总胆红素 216.3μmol/L，直接胆红素 195.5μmol/L，间接胆红素 20.8μmol/L。

精神差，疲劳，食欲一般，每日小便 2L，小便黄，味觉差，走路多则脚肿，口渴不明显。既往高血压、慢性支气管炎、肺气肿病史。

体征：疲倦貌，语速缓慢，肤色黄如橘色，双目黄，腹软无抵抗，苔黄厚舌红，下肢轻度浮肿。

处方：①茵陈蒿 50g，桂枝 15g，白术 30g，茯苓 30g，泽泻 30g，猪苓 30g，10 剂；②茵陈蒿 30g，栀子 15g，制大黄 5g，10 剂。两方隔日交替服用。

2019 年 9 月 23 日复诊：药后味觉恢复，胆红素下降。2019 年 9 月 22 日检查：总胆红素 88.9μmol/L，直接胆红素 76.5μmol/L。

按：本案所用两方均是经方主要的退黄方。茵陈蒿汤所治黄疸色鲜明，茵陈五苓散所治黄疸多伴有腹水浮肿。两方分别交替服用的方法，缘于对古代经方用法的尊重。考《伤寒论》《金匮要略》中，无栀子与白术、茯苓、桂枝同用的方，也无大黄与白术同用的方。所以，如果混为一方而煎服之，恐有不妥，谨慎起见，分别煎煮，分别服用。

第五章

大黄类方医案

一、大承气汤

经典的阳明病方，传统的峻下热结方，具有通大便、除腹满、除谵语的功效。现代研究提示，此方能兴奋肠管、促进肠蠕动、增加肠容积和肠血流量、保护肠黏膜屏障、防治内毒素血症和多器官功能损害等，常用于发热性疾病或危重外伤后的极期，也用于以脘痞、腹满、舌燥、便秘、神昏为特征的多种内伤杂病。

经典配方

大黄四两（酒洗），厚朴半斤（炙，去皮），枳实五枚（炙），芒硝三合。

上四味，以水一斗，先煮二物（厚朴、枳实），取五升，去滓，内大黄；更煮取二升，去滓，内芒硝；更上微火一二沸，分温再服。得下，余勿服。（《伤寒论》《金匮要略》）

经典方证

阳明病，脉迟，虽汗出不恶寒者，其身必重，短气，腹满而喘，有潮热者，此外欲解，可攻里也。手足濈然汗出者，此大便已硬也，大承气汤主之。若汗多，微发热恶寒者，外未解也，其热不潮，未可与承气汤。若腹大满不通者，可与小承气汤，微和胃气，勿令至大泄下。（208）

阳明病，潮热，大便微硬者，可与大承气汤；不硬者，不可与之。若不大便六七日，恐有燥屎，欲知之法，少与小承气汤，汤入腹中，转矢气者，此有燥屎也，乃可攻之。若不转矢气者，此但初头硬，后必溏，不可攻之，攻之必胀满不能食也。欲饮水者，与水则哕。其后发热者，必大便复硬而少也，以小承气汤和之。不转矢气者，慎不可攻也。（209）

伤寒，若吐、若下后，不解，不大便五六日，上至十余日，日晡所发潮热，不恶寒，独语如见鬼状。若剧者，发则不识人，循衣摸床，惕而不安，微喘，直视，脉弦者生，涩者死。微者，但发热，谵语者，大承气汤主之。若一服利，则止后服。（212）

阳明病，谵语有潮热，反不能食者，胃中必有燥屎五六枚也。若能食者，但硬耳，宜大承气汤下之。（215）

汗出谵语者，以有燥屎在胃中，此为风也，须下者，过经乃可下之。下之若早，语言必乱，以表虚里实故也。下之愈，宜大承气汤。（217）

二阳并病，太阳证罢，但发潮热，手足漐漐汗出，大便难而谵语者，下之则愈，宜大承气汤。（220）

阳明病，下之，心中懊憹而烦，胃中有燥屎者，可攻。腹微满，初头硬，后必溏，不可攻之。若有燥屎者，宜大承气汤。（238）

病人烦热，汗出则解，又如疟状，日晡所发热者，属阳明也。脉实者，宜下之；脉浮虚者，宜发汗。下之与大承气汤，发汗宜桂枝汤。（240）

大下后，六七日不大便，烦不解，腹满痛者，此有燥屎也。所以然者，本有宿食故也，宜大承气汤。（241）

病人小便不利，大便乍难乍易，时有微热，喘冒不能卧者，有燥屎也，宜大承气汤。（242）

得病二三日，脉弱，无太阳柴胡证，烦躁，心下硬；至四五日，虽能食，以小承气汤，少少与，微和之，令小安；至六日，与承气汤一升。若不大便六七日，小便少者，虽不受食，但初头硬，后必溏，未定成硬，攻之必溏。须小便利，屎定硬，乃可攻之，宜大承气汤。（251）

伤寒六七日，目中不了了，睛不和，无表里证，大便难，身微热者，

此为实也。急下之，宜大承气汤。（252）

阳明病，发热汗多者，急下之，宜大承气汤。（253）

发汗不解，腹满痛者，急下之，宜大承气汤。（254）

腹满不减，减不足言，当下之，宜大承气汤。（255）

阳明少阳合病，必下利，其脉不负者，为顺也。负者，失也，互相克贼，名为负也。脉滑而数者，有宿食也，当下之，宜大承气汤。（256）

少阴病，得之二三日，口燥咽干者，急下之，宜大承气汤。（320）

少阴病，自利清水，色纯青，心下必痛，口干燥者，可下之，宜大承气汤。（321）

少阴病，六七日，腹胀不大便者，急下之，宜大承气汤。（322）

痉为病，胸满口噤，卧不着席，脚挛急，必齘齿，可与大承气汤。（二）

下利，三部脉皆平，按之心下坚者，急下之，宜大承气汤。（十七）

下利，脉迟而滑者，实也。利未欲止，急下之，宜大承气汤。（十七）

下利，脉反滑者，当有所去，下之愈，宜大承气汤。（十七）

下利已差，至其年月日时复发者，以病不尽故也，当下之，宜大承气汤。（十七）

产妇郁冒，其脉微弱，不能食，大便反坚，但头汗出。所以然者，血虚而厥，厥而必冒，冒家欲解，必大汗出。以血虚下厥，孤阳上出，故头汗出。所以产妇喜汗出者，亡阴血虚，阳气独盛，故当汗出，阴阳乃复。大便坚，呕不能食，小柴胡汤主之。病解能食，七八日更发热者，此为胃实，大承气汤主之。（二十一）

产后七八日，无太阳证，少腹坚痛，此恶露不尽。不大便，烦躁发热，切脉微实，再倍发热，日晡时烦躁者，不食，食则谵语，至夜即愈，

宜大承气汤主之。热在里，结在膀胱也。（二十一）

伤寒身热便秘案（许叔微）

一武弁李姓，在宣化作警，伤寒五六日矣。镇无医，抵郡召予，予诊视之曰：脉洪大而长，大便不通，身热无汗，此阳明证也，须下。病家曰：病者年逾七十，恐不可下。予曰：热邪毒气，并蓄于阳明，况阳明经络，多血少气，不问老壮当下，不尔别请医治。主病者曰：审可下，一听所治。予以大承气汤，半日殊未知。诊其病，察其证，宛然在。予曰：药曾尽否。主者曰，恐气弱不禁，但服其半耳。予曰：再作一服。亲视饮之，不半时间，索溺器，先下燥粪十数枚，次溏泄一行，秽不可近，未离已中汗矣，濈然周身，一时顷汗止身凉，诸苦遂除。次日予自镇归，病人索补剂，予曰：服大承气汤得差，不宜服补剂，补则热仍复，自此但食粥旬日可也。故予治此疾终身，止大承气一服而愈，未有若此之捷。（《伤寒九十论》）

按：大承气汤是经典的阳明病方，传统的峻下热结方，具有通大便、除腹满、除谵语的功效。大承气汤证多见于急性传染病的极期或危重外伤后，也见于以脘痞、腹满、舌燥、便秘、神昏为特征的多种内伤杂病。许叔微是宋代经方家的代表，本案则是经方大承气汤应用的典范案例。发热性疾病身热无汗，大便不通，脉洪大而长，提示阳明实证，用大承气汤而便通汗出、热退身凉。整个过程并不复杂，不过，本案提及使用大承气汤的三个原则值得注意：第一，用下法不问老壮；第二，用药量要到位，以泻为度；第三，大承气汤服用后，慎用补益药物。

瘟疫身黄发斑案（程从周）

周郁吾，江右疡医也，得时疫热症，原兼停滞而起，因新娶，即寄居秦氏叔岳家，就近延医，渐致沉重，身目俱黄如柏，遍身紫斑点如蚊迹之状，目无所见，耳无所闻，呼亦不应。乃叔岳已代备衣棺，闻予医愈其乡人何云从之弟，乃迎余过诊一决。见其舌上黄苔，问之，数日未更衣，而脉已散乱。问还可救否？余曰：论脉无起色，但伤寒有凭症不凭脉者，今用背水一阵，或侥幸于万一，如再迟延，非余所知也。乃以大承气汤，倍加硝、黄灌下。一时许，腹中作响，缘昏沉不能起来，因而秽污满床。大行数次，便开目能认人，调治月余而愈。（《茆一选方治验实录》

按： 从本案记载来推断，患者很可能患有急性重症肝炎，已经出现肝坏死、肝昏迷。但主治者用大承气汤攻下而转危为安，其胆识值得称颂。数日未大便，舌上黄苔，是大承气汤的典型方证。需要鉴别的，是脉象不符合，所谓脉象散乱，估计患者心肌已经有损害，心律不齐，此时主治者毅然决然地用大承气汤，是基于"伤寒有凭症不凭脉"的经验之谈。脉症从舍问题很复杂，必须根据具体的病情和个体而定，不能一概而论。

仙方治疫案（梁玉瑜）

余于辛卯七月道出清江浦，见船户数人同染瘟病，浑身发臭，不省人事。医者俱云不治，置之岸上，徐俟其死。余目击心悯，姑往诊视。皆口开吹气，舌则黑苔黑瓣底。其亲人向余求救，不忍袖手，即教以用十全苦寒救补汤（生石膏八两研粉，生知母六钱去毛，黄柏四钱，黄芩六钱，黄连、生大黄、芒硝各三钱，生陈厚朴一钱，生枳实钱半，暹犀角尖四钱——编者补），生石膏加重四倍，循环急灌，一日夜连投多剂，病人陆续泻出极臭之红黑粪，次日舌中黑瓣渐退，复连服数剂，三日皆痊愈。是时清江疫疠大作，未得治法，辄数日而死。有闻船户之事者，群来求治。切其脉皆怪绝难凭，望其舌竟皆黑瓣底，均以前法告之，其信者皆二三日即愈，稍知医者不肯多服苦寒，仍归无救。余因稍有感冒，留住十日，以一方活 49 人，颇得仙方之誉。（《舌鉴辨正》）

按：梁玉瑜的家传验方是大承气汤、白虎汤、泻心汤、黄连解毒汤的合方。此三方都是中医治疗温热病的有效验方。大承气汤能除谵语，治"目中不了了""独语如见鬼状"，可以看作是发热性疾病极期出现的中毒性脑病。主治者特别记录了用药前后舌苔的变化，先前黑苔，药后随着泻下红黑粪后，黑苔渐退。这与传统的经验相符，《金匮要略》有"舌黄未下者，下之黄自去"的记载，明末名医温病大家也擅用大黄，舌苔是临床体征。他在《温疫论》中说："温疫下后二三日，或一二日，舌上复生苔刺，邪未尽也；再下之，苔刺虽未去，已无锋芒而软，然热渴未除；更下之，热渴减，苔刺脱，日后更复热，又生苔刺，更宜下之……所以凡下不以数计，有是证则投是药。"（《温疫论》）梁玉瑜所叙此事记载于《舌鉴辨正》，据文献推测此病应是鼠疫。有资料提示，1890 年广东高州有鼠疫大流行，并迅速蔓延。（《中国医史年表》）1893 ～ 1894 年，我国死于鼠疫者达 10 万人之多。（《新中国预防医学历史经验·第三卷》）

病毒性脑炎案（张琪）

李某，女，16 岁。1986 年 9 月 16 日初诊。病孩 1 个月前始头痛发热，伴有呕吐。当地医院以感冒诊治不效。1 周后病情加重，高热 39℃，神志不清，并频繁抽搐而转送某医院住院。经腰穿等检查，确诊为病毒性脑炎。给以氨苄青霉素、先锋霉素、甘露醇及牛黄安宫丸等药，治疗近1个月无明显改善……启其齿，舌红，苔黄燥。询其大便，其母讲每日鼻饲奶粉等，但2周大便未行。以手触其腹，硬满拒按，患者昏迷中尚知，用手拒之。脉象左右沉数有力……遂投以大承气汤。处方：生大黄25g，芒硝（冲化）15g，枳实20g，川朴10g。水煎鼻饲，每剂分2次隔6小时温服。日进2剂，发热见轻，体温降至38℃，抽搐未再发作。但大便未行，神志仍不清。药见初效，嘱原方再进。2剂后，下硬屎块少许，躁动减轻，体温再降至37.5～37.8℃之间，神志亦稍好转。因燥屎仍蓄积未下，故嘱前方再服。又进1剂，大便日数行，泻下黏稠夹杂硬块，初为黑污；继则深黄，其量甚多，约半痰盂。躁动遂止，体温转至正常，至午夜苏醒，识其亲友。继以养阴清热之剂调理而渐康复。（《张琪临床经验辑要》）

　　按：本案是头痛发热，并有频繁抽搐，诊断为病毒性脑炎，据证用大承气汤泻下得愈。治疗一下再下，直下大量燥屎和宿便，体温才恢复正常，神志清爽。这种方法源于《伤寒论》。而主治者能用大承气汤原方，且连续五投，胸中无定见者不会如此。案中关于大承气汤方证的舌、腹、脉三诊，步步有序，可师可法。

食积腹痛案（王堉）

　　黑六，里中人，遗其名。一日腹痛欲绝，强步至门，求助余治。余曰：何忽得此疾？曰：昨日吃莜面条半大碗，饭罢入瓜田渴甚，饮凉水二碗，归家则腹痛作矣。胸中如碗鼓甚，按之如刺。余曰，此食积也。但汝胸中如石塞窦无隙可通，用药治之，恐药弱而病强，攻之不破也。痛者曰：然则听之乎。余曰：尔欲病愈，须遣人扶掖，在田野中往返疾行数百步乃可，病者辞以不能。余曰：不能则难治也。再三苦求，乃以大剂承气汤加麦芽、槟榔疏之。告曰，三服乃可。病者归，初服而胸中如坠，二服后下气暴作，急如厕则如桶脱底，胸腹空虚，负耒而耕矣。(《醉花窗医案》)

按：王堉，山西介休县人，清代道光同治年间人，曾为官，擅医，著《醉花窗医案》。此案是急性肠梗阻用大承气汤的典型案例。此病在暴饮暴食后，特别是冷食过量，往往会引发。

急性肠梗阻案（门纯德）

全某，男，40岁。正值劳动时突然腹痛，蜷屈俯卧，嚎叫不已，抬至公社医院，诊为"急性肠梗阻"，因医院条件太差，不能施行手术救治。此时，余正在此地巡回医疗，应邀诊之。见面赤身热，腹痛拒按，其脉洪大滑数，遂疏与大承气汤令速煎服。不足1小时，患者下床欲便，便后安然如常。(《名方广用》)

按：急性肠梗阻如果大便得下，可以迅速缓解。本案腹痛拒按，脉洪大滑数，是历来使用大承气汤的重要客观体征。

神志恍惚案（姜佐景）

姜佐景治一患者因惊神志恍惚，仰卧榻上叩其所苦不应，客至默然，客去歌唱无序。饮食二便如常。惟有食时阙上热气蒸腾，轻则如云，重则如烟，状颇怪特。住院二十余日无诊断，无治疗。姜按其腹不胀满，更不拒按，沉思良久亦不能洞其症结，遂谢不敏而告辞。后病家延曹颖甫先生，服大承气汤一剂大泻，阙上热气减，即不歌唱。后胁痛又服小柴胡汤一剂又愈，后苦自汗精神不振，曹颖甫先生投桂枝加龙骨牡蛎汤一剂后，健康如常。姜深服之，遂拜曹颖甫门下。(《经方实验录》)

按：其事乃医林美谈，记于《经方实验录》中。本案值得注意的是，前额热气蒸腾一证，用大承气汤即减，而患者并没有明显的腹部胀满拒按，提示前额热气蒸腾或也为大承气汤证之一。阙上，指天庭之下至眉间这个部位。

热病头痛案（曹颖甫）

予尝诊江阴街肉庄吴姓妇人，病起已六七日，壮热，头汗出，脉大，便闭，七日未行，身不发黄，胸不结，腹不胀满，惟满头剧痛，不言语，眼胀，瞳神不能瞬，人过其前，亦不能辨，证颇危重。余曰：目中不了了，睛不和，燥热上冲，此《阳明篇》三急下证之第一证也。不速治，病不可为矣。于是，遂书大承气汤方与之：大黄 12g，枳实 9g，川朴 3g，芒硝 9g。并嘱其家人速煎服之，竟一剂而愈。(《经方实验录》)

按：发热性疾病，满头剧痛，大便七日未行，但也没有明显的腹胀硬满，用大承气汤一剂而愈。按曹颖甫先生说："盖阳明燥气上冲颠顶，故头汗出、满头剧痛、神识不清、目不辨人，其势危在顷刻。今一剂而下，如釜底抽薪，泄去胃热，胃热一平，则上冲燥气因下无所继，随之俱下，故头目清明，病遂霍然。非若有宿食积滞，腹胀而痛，壮热谵语，必经数剂方能奏效，此缓急之所由分。是故无形之气与有形之积宜加辨别，方不至临诊茫然也。"本案也提示大承气汤证不必痞、满、燥、实俱全。许多经方的方证有很多类型，或目中不了了，或不大便七八日，或满头剧痛，或前额热气蒸腾，都有用大承气汤的可能。但头汗出，脉滑大，应该是重要的客观体征。

经年头痛案（赵明锐）

吕某，女，50余岁。患头痛10多年，间作间止，经断续治疗未愈。因该形体较消瘦，前医多以虚证论之，偏以补气、补血，或气血双补之法，虽经医甚多，但十数年来未见显效。据诉，头痛多发生在盛夏，或受热、着风、情绪不佳而引起。初诊时正在发病，正额头痛如劈，痛苦万状。面部自觉灼热，汗出，口干，舌燥，渴而能饮，大便三四日未解，小便短赤，脉实大，舌质赤，老苔，有芒刺。证属阳明实热，腑气不通，上冲头部。服大承气汤1剂，解下燥粪少许，头痛稍有好转，脉舌如前。考虑药轻病重，未能彻底攻下。再投原方，服后次日泄下燥粪甚多，恶臭异常，其中并夹杂有紫血块，头痛及诸症十去其八九。续服增液承气汤而愈。随访2年未复发。(《经方发挥》)

按：本案关于患者体征记载比较详细，一是头痛与热相关，如头痛多发生在盛夏或受热时，患者面部自觉灼热；二是汗出、口干舌燥、渴而能饮、小便短赤，此是内热的明证；三是便秘，大便三四日未解，恶臭异常；四是脉舌证，如脉实大、舌质赤、老苔、有芒刺。患者头痛10多年，形体消瘦，但仍用大承气汤获效，说明久病未必多虚，消瘦也未必不能用攻下。

终夜不寐案（钱国宾）

钱国宾治陕西喻少川，身体刚健，偏嗜炙爆，性躁动肝气，年逾五旬，终夜不寐者六年，用痰火气血之药多矣。早晨诊候，寸关洪浮有力若坚实之象，惟两尺脉大。熟思之，以脉论，肥人当沉，今六脉洪浮有力；以症论，上身怕热，足反畏冷；以药论，清补俱已尽服。此六年不睡，乃阳亢症也，当大泄其阳，使阴气渐复，则寐矣。用大承气汤加大黄二两，泄十余行，其人昏倦，睡数日方醒，进以粥食愈。（《续名医类案》）

按： 阳亢不寐6年，用大承气汤一泻而能睡数日，是治失眠的变法。案中就识证思路提及三点：一是论脉，二是论症，三是论治疗史。此外，就患者体质而论，也是属于阳亢体质，"身体刚健，偏嗜炙爆，性躁动肝气"，也是识证所不应忽略的。不过，大承气汤只可暂用，不能久服。

脑梗死伴全身炎症反应综合征案（史载祥，黄柳华）

孙某，男，81岁。

主诉：意识不清1个月，高热2天。

现病史：患者在2012年11月15日无明显诱因，出现意识不清，查头颅CT显示右侧额顶叶新发脑梗死。诊断为"脑梗死"，于2012年11月22日收入中西医结合心内科。住院后，患者处于嗜睡状态，完全性混合性失语。

患者于2012年12月24日夜间高热达39.6℃。血常规示WBC15.12×10^9/L，NEUT％86.3％，CRP 81mg/L。心率150次/分，呼吸21次/分。胸片示双肺纹理增厚。次日亦高热39℃，寒战，予哌拉西林钠他唑巴坦、左氧氟沙星等抗生素治疗，高热仍不退。腹满而喘，全腹均可扪及坚硬包块，右侧腹部尤其明显，大便十余日未行，但偶尔翻身时有少量青色稀便流出。腹部 CT 显示升结肠及横结肠高密度影，外科会诊也不能解释其成因，怀疑腹部肿物，性质待定。小便不利，不用利尿剂则 5～6 小时不排尿。

2012 年 12 月 26 日首诊：患者发热 3 天，最高 39.6℃；伴寒战，神昏失语，大便十数日未行，舌红苔黄燥根厚，脉弦滑数有力（心率 90～120 次 / 分）。

西医诊断：脑梗死，肺部感染，全身炎症反应综合征，腹部肿物性质待定。

中医辨证：阳明少阳合病，以阳明腑实为盛。

治法：峻下热结，和解少阳。

予大承气汤合大柴胡汤加味：生大黄 30g（后下），芒硝 8g（冲服），厚朴 15g，枳实 30g，柴胡 15g，黄芩 15g，半夏 15g，赤芍 15g，生姜 15g，大枣 15g，生黄芪 30g。2 剂，水煎服，嘱中病即止，不必尽剂。

未及服药，家属予开塞露纳肛，排出约 500g 燥屎，干硬如砂石。其家属稍知医药，自认为积便已除，提出大剂量大黄、芒硝峻猛，自作主张而没有给患者服药。至当日夜间，患者再次高热达 39.4℃，遂于次日服此汤药，又排出砂石状硬结大便逾 500g，当夜体温 36.7℃。第 3 日再次排干结大便 500g。3 次共排出硬结大便 1500g 有余，未再发热。

2012 年 12 月 28 日二诊：患者脉静身凉，大便已通畅。腹部包块大为减少，仅左腹部遗留少量包块。心率由 90～120 次 / 分降至 66 次 / 分。舌红，苔黄腻，脉弦滑。患者燥屎排尽后，予以固护胃气、健脾和胃，方用六君子汤加减：陈皮 10g，清半夏 10g，茯苓 10g，炙甘草 8g，党参 8g，生白术 7g，莪术 10g，石菖蒲 15g，生黄芪 10g。3 剂，水煎服，每日 1 剂。

2013 年 1 月 4 日三诊：患者服上药后，体温正常，因其嗜睡且完全性混合性失语，故进流食且量很少。先时每日大便 1 次，后 3 日未大便。舌脉同前。遂于上方略微调整，原方加黄连 6g，全瓜蒌 30g。3 剂，水煎服。服后患者大便溏，2 日 1 次。且食欲增进，小便通利。复查血常规示 WBC 9.76×10⁹/L，NEUT% 66.7%，心率 70 次/分，CRP 9mg/L。（《经方治验百案》）

按： 本案治疗过程清楚，相关数据详实，危重的病情与明显的疗效，给人印象极深。《伤寒论》中有关大承气汤的条文由此形象化，好案难得，这个案例让人拍案叫绝！主治者眼光和胆气值得钦佩！不过就具体用药有一商议处，即方中如果不加黄芪是否更好？按经方例，黄芪通常用于虚劳、风水等内伤杂病，《伤寒论》无一黄芪方，虽然暗合黄龙汤的意思，但黄龙汤用人参、当归，而非黄芪。前人说："若气有余，表邪旺，腠理实，三焦火劫，宜断戒之。至于中风手足不遂，痰壅气闭，始终皆不加。"（明代《药品化义》）如为兼顾年高体虚，合附子、人参、当归是否更为合适？黄龙汤如此，温脾汤也是如此。另外，二诊改用补益方有些过早，人尚嗜睡，舌红苔黄腻，脉滑数，提示体内余热尚在，后改用小陷胸汤应是正确选择。

二、桃核承气汤

经典的蓄血病方，传统的泻下逐瘀方，具有治狂乱、下瘀血、通大便等功效。现代研究提示，此方能降低血黏度、抗凝血、改善微循环、降血脂、降血糖、抗缺氧、解热、泻下等，适用于以少腹急结、其人如狂为特征的疾病。

经典配方

桃仁五十个（去皮尖），大黄四两，桂枝二两（去皮），甘草二两（炙），芒硝二两。

上五味，以水七升，煮取二升半，去滓，内芒硝，更上火微沸，下火。先食温服五合，日三服，当微利。（《伤寒论》）

经典方证

太阳病不解，热结膀胱，其人如狂，血自下，下者愈。其外不解者，尚未可攻，当先解其外；外解已，但少腹急结者，乃可攻之，宜桃核承气汤。（106）

蓄血发狂案（曹颖甫）

沈石顽之妹，年未二十，体颇羸弱。一日出外市物，骤受惊吓，归即发狂，逢人乱殴，力大无穷……数日后，乃邀余诊。病已七八日矣，狂仍如故。问之，方知病者经事二月未行。遂乘睡入室诊察，脉沉紧，少腹似胀。因出谓石顽，曰此蓄血证也，下之可愈。遂疏桃核承气汤与之：桃仁一两，生军五钱，芒硝二钱，炙甘草二钱，桂枝二钱，枳实三钱。翌日问之，知服后下黑血甚多，狂止，体亦不疲，且能啜粥，见人羞避不出。（《经方实验录》）

按："其人如狂""少腹急结"是桃核承气汤经典方证的关键词，提示桃核承气汤可以用于精神障碍，但是应以腹证为凭，少腹部有胀满疼痛甚至拒按。该案记录与经典原文一致，特别是服药后两月未至的月经畅下、血色紫黑是瘀血得下的现象，即是原文"血自下，下者愈"的生动诠释。

由于荷尔蒙的影响，月经前的女性往往容易烦躁易怒、失眠、头痛、记忆力下降等，而一旦月经来潮，诸多不适可以随之减轻。这种所谓的"蓄血"现象是值得研究的。本方用药峻猛，如再加厚朴，即为桃核承气汤与大承气汤的合方。大承气汤也能用于脑病，如"谵语""不识人""独语如见鬼状""目中不了了""心中懊恼而烦"等，通常腹部胀满更甚。

惊吓后挺卧不动胸闷不语案（叶橘泉）

一商人，平素嗜酒，性拘谨而怯懦。其时苏州为日寇侵占，一日夜半，宪兵率伪警检查户口，彼吓得手足无措，瞠目结舌不知所答，被宪兵掌颊而卒倒，挺卧不省人事如卒中。邀往诊，脉细弦，重按带滑，颜面潮红，眼眶内含有泪液，触之似有知觉，但不言不语，挺卧不动，瞳孔及反射均正常，四肢无偏瘫征象，唯两足厥冷，腹直肌拘挛，按压下腹有抵触感，大便数日不下，投以桃核承气汤加牛膝、川芎，药后大便通而足转温，旋发太息呻吟，而自言胸闷如压巨石，再服一剂，泻下物带有血液，检查其肛门，是固有之痔疮在出血，后以原方减轻剂量，续服数剂而愈。（《中国百年百名中医临床家丛书·叶橘泉》）

按：患者受惊吓后挺卧不动，虽无狂乱，但精神障碍是肯定的。主治者根据其大便数日不行及腹直肌拘挛、按压下腹部有抵触感，用桃核承气汤加味而愈，是灵活应用经方的范例。此案尚有两点方证的识别点值得注意：一是患者面部潮红而下肢冰冷，这是瘀血的外证，可作为桃核承气汤适用人群的外观特征之一；二是服药后出现痔疮出血，这提示桃核承气汤服用后的"血自下"，不仅仅是女性的月经来潮，也包括下消化道甚至泌尿道的出血，但不是普遍现象。

经期无法思考案（黄煌）

刘女，25 岁，护士，163cm，53kg。2014 年 8 月 19 日初诊。

从初潮开始即经前头痛，4 ～ 5 年来越发严重，影响工作；并有项背僵硬及腰痛，异常烦躁，经后情绪缓解。其人唇红，面油光，痤疮散在、色黯，小腹按压充实。处方：桃仁 20g，桂枝 20g，生大黄 10g，芒硝 5g，生甘草 10g，7 剂。1 周后复诊，说药后一剂半，诸症减轻，诉说"原来这段时间应该是头痛最严重的时候，若不服药根本无法思考，现在服药后头脑比较清爽了"。

按：此为经前紧张症的案例。其经前的异常烦躁、无法思考和头痛，可以视为"其人如狂"；其腰痛、小腹部按压充实，可以视为"少腹急结"；月经后症状消失、情绪好转，可以视为"血自下，下者愈"。另外，患者面红油光，面部痤疮色黯，可以作为桃核承气汤适用人群的面部特征，与瘀血在下导致放射性充血有关。

伤寒坏证两腰偻废案（喻嘉言）

张令施乃弟伤寒坏证，两腰偻废，卧床彻夜痛叫，百治不效，求诊于余。其脉亦平顺无患，其痛则比前大减。余曰：病非死证，但恐成废人矣！此证之可以转移处，全在痛如刀刺，尚有邪正互争之象。若全然不痛，则邪正混为一家，相安于无事矣。今痛觉大减，实有可虑，宜速治之。病者曰：此身既废，命安从活，不如速死。余蹙额欲为救全而无治法，谛思良久谓：热邪深入两腰，血脉久闭，不能复出，只有攻散一法。而邪入既久，正气全虚，攻之必不应。乃以桃仁承气汤多加肉桂、附子二大剂与服，服后即能强起。再仿前意为丸，服至旬余全安……后江古生乃弟，伤寒两腰偻废痛楚，不劳思索，径用此法二剂而愈。(《寓意草》)

按：发热性疾病后导致腰腿痛，究竟是腰椎病，还是血管病，还是神经病变，现在无法明确，但此案提示了治疗腰腿痛用桃核承气汤加附子的思路，可以关注。经方中多用附子配桂枝治关节痛，如桂枝加附子汤、桂枝芍药知母汤、甘草附子汤等。也有附子与大黄同用或治胁下偏痛，方如大黄附子汤；或治心下痞而恶寒汗出，方如附子泻心汤；或治绕脐绞痛不止，方如《千金》温脾汤。由此可知，桃核承气汤加附子可以用来治疗腰腿痛和脐腹部疼痛属于瘀血者。

产后足痛案（萧琢如）

杨氏妇，产后两足痛如锥刺，跬步不能行。友人为挽余诊，询知痛处微热，手不可按，自产后十日得疾已一月矣，遍治不效。脉之弦数，舌苔黄，疏方用桃核承气汤，以肉桂易桂枝，三剂，大便下黑粪而瘥。(《遯园医案》)

按：本病可能是下肢深静脉血栓或血栓性浅静脉炎。大便发黑，估计是宿便多日。本方有通便作用，故便秘者宜。

死胎案（尾台榕堂）

一妇女妊娠6个月，自前月初开始出血，持续1个月而早产，因暑热胎儿糜烂，逆产头不出，身体已出，用尽各种手法仍不出。其人身瘦无血色，唇燥，脉微弱。腹诊触之，其头游移旋转，如西瓜浮于水中。余与桃

核承气汤 3 帖，在患者家住一夜。翌朝大便通畅，残留之儿头已出。(《临床应用汉方处方解说》)

按：现代医疗已经无需用桃核承气汤来下死胎了，这个案例可以作为史料来看，也可以作为桃核承气汤方证识别的案例来看。"热结膀胱""少腹急结"是经典方证，其部位正在小腹。所以，妇产科疾病用桃核承气汤的机会非常多，但大便畅通与否应该是鉴别点之一。

湿疹案（矢数道明）

35 岁妇女，全身发生湿疹，污秽，分泌结痂，瘙痒难忍，夜间尤甚，须热水沐浴方能忍受。伴月经不调，自觉上冲头痛。颜面潮红，脉有力，脐旁有抵抗压痛，特别在左下腹有索状物，触之疼痛。服用本方后，大便数行，痒减其半。继续服用 1 个月，疹退痒除。(《临床应用汉方处方解说》)

按：桃核承气汤用于皮肤病，主治者的着眼点是人。其人除月经不调外，尚有面部潮红、脐旁抵抗压痛，特别是左少腹有索状物且有触痛，这是对"少腹急结"的延伸描述。此外，患者服药后随着大便次数增多而瘙痒减轻，提示桃核承气汤服药起效后会伴随腹泻。

经前痤疮案（赵明锐）

刘某，女，24 岁，未婚。鼻尖部以及环口布满鲜红疹子，已经 3 年多了。每逢月经前更为增重，经后逐渐好转，夏季加重，冬天较好，并伴有行经时腹痛、头晕，余无异常。曾外搽、内服各种药物无效，患者颇为此苦恼。投以桃核承气汤加当归、川芎，共服一个半月，诸症痊愈。曾随访

1年，未见复发。(《经方发挥》)

按：面部三角区痤疮鲜红，于月经前加重，月经后减轻，符合桃核承气汤证的发病特点。

肩痛得泻肿消案（赵明锐）

王某，男，年过五十，赶马车农民。右肩部疼痛已20多个月，越来越重。中西药、针灸、拔罐、按摩等治疗无效。现症是右胳膊肩关节疼痛难举，前后左右伸屈都痛得咬牙切齿，局部无红肿现象。给以桃核承气汤加当归、川芎、牡丹皮为散，日服12g。3天后，右上肢全部肿胀，疼痛更甚，又继服2天，大便变稀、日3～4次，局部肿消，痛也减轻。10日后痛减大半，共服药3周痊愈。(《经方发挥》)

按：前案是经前痤疮，本案是肩膀疼痛，但用药都是桃核承气汤加当归、川芎，两案当有共同的体征。推测两人必定体格壮实，毛发浓密，面部黯红，大便干结，少腹部充实或有抵抗。

牙痛案（门纯德）

李某，男，46岁，炊事员。左下二臼齿腐蚀成黑洞，疼痛难忍，坐卧不安，面色红，大便干。方予桃核承气汤加味（桃仁10g，川大黄10g，桂枝10g，芒硝6g，炙甘草6g，银花12g，蝉蜕6g，生地10g，牡丹皮10g），仅服药2剂，牙痛消失。半年后小痛，自服上方1剂痛止。遂将上方常备，每痛时，1服即效。(《名方广用》)

按：面色红、大便干是桃核承气汤用于牙痛的抓手。蓄血证患者大多面部潮红，大便秘结。

耳鸣案（黄煌）

王男，38 岁，171cm，67kg。2019 年 11 月 12 日初诊。

去年去德国出差比较疲劳，回国后第 3 天突发耳鸣，持续至今。耳鸣以右耳明显，声如蝉鸣。人特别困乏。脾气也暴躁，睡眠不好、梦多。并说有腰突症、坐骨神经痛，右臀部肌肉隐痛，走路不便。今年做前列腺 B 超显示：双侧精囊腺弥漫性改变，精囊炎？前列腺钙化灶，双侧睾丸鞘膜腔积液。其人脸红油光，眉头浓密，头皮有红斑，上腹部抵抗，脉滑。与桃核承气汤原方：桃仁 15g，桂枝 20g，制大黄 10g，芒硝 10g，生甘草 10g，10 剂。嘱咐每日大便 3 次以上时，隔天服用。

2 周后复诊：耳鸣减轻，困意减轻，梦减少，精神状态好转，很少有暴躁情绪了。大便服药期间，1 日 3 ～ 4 次，停药后正常。原方加赤芍 15g，15 剂，嘱隔天服。

按：耳鸣的用方很多，需要个体化治疗。本案患者的脾气暴躁、睡眠多梦，可以视为"其人如狂"，腰痛以及精囊、前列腺、睾丸鞘膜积液的病变，可以视为"少腹急结"和"热结膀胱"。更重要的识别点，在于其人面红油光，头发浓密，头皮有红斑，这可以视为桃核承气汤证在面部的反映。毛发浓密者，大多血气旺盛，瘀血证多。

三、泻心汤

经典的止血方，传统的清热泻火方，具有止血、通便、除痞、定悸、除烦的功效。现代研究提示，此方能降压、降脂、改善胰岛素抵抗、通便、胃黏膜保护、抗溃疡、止血、抗菌、抗炎、抗内毒素等，适用于以出血、心烦悸、心下痞为特征的疾病。

经典配方

大黄二两，黄连一两，黄芩一两。

上三味，以水三升，煮取一升，顿服之。（《金匮要略》）

经典方证

本以下之，故心下痞，与泻心汤。痞不解，其人渴而口燥烦，小便不利者，五苓散主之。（156）

心气不足，吐血，衄血，泻心汤主之。（十六）

妇人吐涎沫，医反下之，心下即痞，当先治其吐涎沫，小青龙汤主之。涎沫止，乃治痞，泻心汤主之。（二十二）

吐血案（黎庇留）

右滩黄叔云之妻，体素弱多病，服小建中汤不少。次年四月时，患吐血。叔云最折服吴墨农、潘确卿医学，以其得长沙心法也。是时确卿已死，墨农远隔。乃请有名誉之谭次平治之，主以旋覆花代赭石汤加减。诊至第三日，付叔云耳曰："症不可为矣！幸我出妙方以缓之，宜办理后事勿迟。"语讫，怏怏而去。叔云亟修书速余往诊。留宿其家，见其晚间吐血之状，仰面大喷，如水喉之发射然。余曰："如此热甚，非釜底抽薪不可。"即与三黄泻心汤。翌日，吐瘀血一大团，血告止。（《黎庇留经方医案》）

按： 泻心汤专长止吐血衄血，特别是本案患者吐血势头颇猛，仰面大喷，是火热在内的明证，也是泻心汤的主治。所以，虽然体弱，必先止血，待血止后，可再调理体质。正所谓"急则治其标，缓则治其本"。

鼻衄兼心下痞案（刘渡舟）

孙某，男，60岁。病鼻衄而心烦，心下痞满，小便色黄，大便不爽，舌苔黄，脉寸、关皆数。辨为心胃之火，上犯阳络，胃气有余，搏而成痞。用大黄9g，黄连6g，黄芩6g，以麻沸汤浸药，只饮1碗，其病应手而愈。（《伤寒论通俗讲话》）

按： 此案是泻心汤方证与煎服法的范本。

倒经案（赵明锐）

宋某，女，28岁。十数个月以来，每逢月经来潮时，腹部胀痛不适，当日即鼻出血，不能自止，血色鲜红。后值经期，口鼻出血更多。急服泻心汤1剂。服后数小时，出血即逐渐减少，第2天完全停止。又宗此方加减化裁，继服2剂痊愈，概未复发。（《经方发挥》）

按： 倒经，是代偿性月经的一种表现。代偿性月经是指与月经周期相似的周期性非子宫出血。其原因可能为激素水平的变化，使黏膜血管扩张、脆性增加，易破裂出血，最多见为"鼻衄"，俗称"倒经"。按经典方证"吐血衄血，泻心汤主之"论治，效果明显。

气管淀粉样变咳血案（黄煌）

陈男，70岁。2013年10月初无明显诱因间断性咳鲜血，上海长海医院支气管镜示气管及双侧主支气管黏膜、气管结节样隆起，气道淀粉样变可能。气管镜活检病理，提示淀粉样变。2014年1月27日来诊。气管淀粉样变是罕见疾病，我也是第一次遇到。询得其最痛苦的症状是咳嗽咳血，影响睡眠。平时也是怕热多汗，大便偏于干燥。其人体型中等偏瘦，172cm，60kg，但目睛有神，面部有油光，脉弦滑有力，舌质黯红，苔黄，是热性体质。于是按"吐血衄血"处理。处方：生大黄10g，黄连5g，黄芩10g，10剂，沸水泡服，每日1剂。

2014年2月17日复诊：服上方3剂，咳血即止，夜间已能安睡，体重增加。原方15剂。

2014年9月15日三诊：体重上升至68kg，自从服用三黄泻心汤后，已停胰岛素、激素。可以开车7小时。目前已停三黄泻心汤。

2020年12月21日随访：诉服用三黄泻心汤后，诸症改善，支气管肺淀粉样变症状已经不明显，咳嗽未作。

按：气管支气管淀粉样变性是一种罕见的疾病，临床以多灶性黏膜下斑块最常见，其次为单灶瘤块样肿物，弥漫浸润型最少见。常见症状有呼吸困难或喘鸣、咳嗽、咯血和声音嘶哑等。本病在诊断后数年内，有较高的发病率和死亡率。尚无公认的最佳治疗方法。本案根据传统经验，用泻心汤不仅咳血控制，而且体重回升，7年后随访健在。可见古方可以治今病。

肝癌鼻衄案（黄煌）

姜男，58岁，175cm，65kg，BP：145/106mmHg。2021年2月，因吐血诊断为肝癌、肝硬化、脾大、腹水、食管胃底静脉曲张。

2021年3月3日初诊：诉每日鼻衄、齿衄，反复口腔溃疡，口干，大便黏，肛门痛。入睡困难，多梦，情绪易于波动，伴皮疹，左侧腹股沟有肿大的淋巴结。其人眼睛血丝胬肉明显，上腹按压痛，脉浮弦大而数，舌黯红苔厚，按"吐血衄血"处理。处方：①制大黄5g，黄连5g，黄芩10g，沸水泡服，日分3次服完；②黄芩15g，白芍15g，炙甘草5g，红枣20g，水煎服。各15剂，两方隔日交替服。

2021年4月7日二诊：鼻衄已4天未见。药后淋巴结或消失或减小，诉腹水消失，皮疹消失，失眠好转，目睛血丝好转，眼睛胬肉缩小，脉象稍缓和，心态转好平稳。体重增5.5kg。原方续服。

按：因为鼻衄，也因为上腹部按压疼痛，本案用泻心汤；因为大便黏、肛门痛，本案又合黄芩汤。泻心汤泻火止血除痞，黄芩汤清热止利。面对癌症，经方着眼整体，有是证用是方。

牙龈红肿出血案（黄煌）

王女，43岁，150cm，45kg。2020年4月13日初诊。

口腔扁平苔藓、口腔黏膜类天疱疮20年。满口牙龈红肿充血、出血，进食、说话疼痛难忍，经前加重。其人个子瘦小，头发乌黑油亮，牙龈通红如火，颊侧黏膜网状白斑，口唇干红，脉数滑112次/分。明显是热性体质。询得尚有口干口臭，下身瘙痒疼痛，带下色黄绿，入睡困难，胸闷心慌等不适。处方：生甘草10g，炙甘草10g，制大黄10g，黄连5g，黄芩10g，黄柏10g，栀子15g。15剂。

2020年5月12日复诊：牙龈出血缓解，睡眠改善，胸闷心慌缓解。嘱原方续服。

按：本案用方是笔者的经验方——大黄甘草解毒汤，多用于复发性口腔溃疡、口腔黏膜类天疱疮、口腔扁平苔藓等口腔黏膜病。此方可以看作是泻心汤与栀子柏皮汤的合方，可清热解毒，但其中甘草用量最大。大量甘草能够修复口腔黏膜，还有矫味、保肝的功效。本案就是大黄甘草解毒汤应用的典型案例。其人热象明显，如牙龈、唇舌充血，带下黄绿，外阴瘙痒，还有脉数滑。案中提及患者头发乌黑油亮，表明患者气血旺盛，可耐苦寒直折的火热之剂。倘若面色黄黯，头发稀疏干枯，则宜谨慎使用此方。

高血压眩晕案（大塚敬节）

患者为曾有高血压病的 59 岁妇人，主诉从前天开始出现头晕，头部一活动则恶心、呕吐。头重，耳鸣，颜面潮红，有烘热感，但足冷。大便两三天也没有一次。

投予三黄泻心汤治疗，服药两周后，上述症状消失。

两年后，相同症状复发，仍予三黄泻心汤而治愈。（《汉方诊疗三十年》）

按：本案两次用泻心汤均有效，即改善了患者的眩晕、面红发热、耳鸣、便秘等症状。高血压的治疗方很多，泻心汤的临床抓手在哪里？除了大便 2～3 天外，应该还有其他，比如患者体格壮实，面潮红而有油光，烦躁不安，舌质黯红，脉象滑实有力等，可惜医案中没有记录。还有，本案如果有上腹部按压胀满疼痛，合用大柴胡汤的机会也是有的。

臀以下冰冷案（张文选）

董某，男，65 岁。2006 年 3 月 7 日初诊。

患者自觉臀部、两髋冰冷往外冒凉气，从臀部向下延至大腿后侧也冰冷难忍，右腿为重。睾丸潮湿，阴茎睾丸发凉。四肢发胀，做较强运动则汗出，汗液冰冷，汗后全身发凉。曾多处求医诊治，观前医所用处方均为温阳祛寒、补气升阳方，其中一方附子用 30g，黄芪用 60g，但毫无效果。舌红赤，苔黄，脉滑大略数。患者自述，多年前在黑龙江居住，一年冬天曾在野外雪地工作受寒，认为臀以下冰冷可能与此有关。根据病史脉舌，辨为大青龙汤证，处大青龙汤原方 3 剂，嘱患者服药后多饮热水并覆被发汗。

2006 年 3 月 11 日二诊：如法服药后，汗出，臀部下肢冰冷有所减轻，但效果不明显。脉仍滑大略数，舌仍红赤。细细询问，大便不干，但小便发黄、气味浊臭，眼睛干涩，口气秽浊。从火郁阳遏、火郁生寒考虑，改用三黄泻心汤法。

处方：黄连 8g，黄芩 10g，酒大黄 5g。3 剂。

2006 年 3 月 14 日三诊：服药 1 剂，痛快地泻大便 1 次，排出臭秽大便颇多，臀、髋、大腿后部冰冷顿时变温；第 2 天大便正常，臀部向下温暖，四肢胀消。上方加生栀子 10g，黄柏 10g，6 剂。臀以下冰冷告愈。（《温病方证与杂病辨治》）

按：下肢冰冷，且有野外雪地受寒史，很容易推定是寒湿证，但主治者用大青龙汤发汗散寒效果不明显。后主治者转换思维，抓住眼前的体征"舌红赤，脉滑大"，并询得小便黄臭，口气秽浊。改用泻心汤，痛泻臭秽便甚多，居然下肢冰冷感顿时变温暖。可见中医临床不能仅仅凭概念推演，《伤寒论》的方证相应思路更为重要，正如清代医家王旭高所说："有是证则用是方，为千古心法。"（《退思集类方歌注》）

肥胖型糖尿病案（仝小林）

李某，女，63 岁。2007 年 12 月 23 日初诊。

血糖升高 3 年。患者 3 年前体检发现血糖升高，一直未予重视，未服用任何降糖药物。近期因体重下降明显，头晕，心下胀满，口舌反复生疮遂来求诊。现症见心下胀满，头晕，口舌生疮，体重下降，由原 65kg 降至 60kg，周身乏力，腰酸痛，双足麻木，眠差，纳可，大便偏干，小便可。舌红少苔，舌下络脉瘀滞；脉沉细弦数。当日 FBG 28.2mmol/L，PBG 28.8mmol/L，HbA1c 17.1%。身高 160cm，体重 60kg，BMI 23.4。

西医诊断：糖尿病。

中医诊断：脾瘅。

中医辨证：邪热结聚心下。

治法：泻热消痞。

处方：大黄黄连泻心汤加减。大黄 6g，黄连 30g，黄芩 45g，生姜 3 片。

2007 年 12 月 31 日二诊：患者服药 7 剂，心下胀满减轻 50%，手足麻木减轻 50%，头晕减轻 30%，口舌生疮较前好转。当日 FBG 15.9mmol/L，PBG 24.7mmol/L。上方加天花粉 30g，生牡蛎 30g，乌梅 15g。

2008 年 1 月 16 日三诊：患者服药 14 剂，心下胀满减轻 80%，口舌生疮好转 60%，头晕及手足麻木、乏力等症明显缓解，二便调。FBG 降至 10.3mmol/L，PBG 降至 14.4mmol/L，可继服。

患者继服药 1 个月，复诊前查 FBG 7.9mmol/L，PBG 9.5mmol/L，HbA1c 12.0%。上方加减服用 3 个月后，血糖基本稳定。

分析：脾瘅阶段未及时施治，病机主要矛盾发生变化。患者以心下胀满难忍就诊，其主症类似“心下痞，按之濡，其脉关上浮者，大黄黄连泻心汤主之”。因无形邪热结聚心下，以致心下胀满，热毒炽盛，上灼于口则口舌生疮，上蒸于头则头晕。大黄黄连泻心汤泻热消痞，泻火解毒，热毒火邪清解，则诸症好转，故仅服药 7 剂，收效甚佳。二诊加花粉、生牡蛎滋阴生津，乌梅酸以生津、酸敛气阴，因热毒炽盛日久，有伤阴伤津之

虞。三诊时，症情进一步好转，已趋于稳定，故可继服。(《糖络杂病论》)

按： 泻心汤本是治疗心下痞的方，但因为对证，不仅心下胀满大减，手足麻木减半，头晕、口舌生疮等症状减轻，而且空腹血糖数值也陡降。古人并不懂得糖尿病，更无血糖监测，但现代人按照泻心汤方证用药，血糖就能控制，这反映了经方医学的魅力所在。泻心汤并不仅仅是治疗心下痞的，也不仅仅是治疗头晕肢麻的，更不是专门用于降糖的，泻心汤就是治疗泻心汤证的。泻心汤证就是一种古人认识的疾病。本案患者就是泻心汤病患者。

四、大黄䗪虫丸

经典的虚劳病方，传统的祛瘀生新方，具有下干血、清血热的功效。现代研究提示，此方能抗凝、抗血小板聚集、抗血栓形成、溶栓、保护肝肾功能、收缩子宫等，适用于以肌肤甲错、两目黯黑、羸瘦为特征的疾病。

经典配方

大黄十分（蒸），黄芩二两，甘草三两，桃仁一升，杏仁一升，芍药四两，干地黄十两，干漆一两，虻虫一升，水蛭百枚，蛴螬一升，䗪虫半升。

上十二味，末之，炼蜜和丸小豆大，酒饮服五丸，日三服。(《金匮要略》)

经典方证

五劳虚极，羸瘦，腹满不能饮食，食伤、忧伤、饮伤、房室伤、饥伤、劳伤，经络营卫气伤，内有干血，肌肤甲错，两目黯黑。缓中补虚，大黄䗪虫丸主之。（六）

闭经案（刘渡舟）

王某，女，28岁，未婚。闭经3个月，肌内注射黄体酮无效。患者常感周身乏力，心烦，性情急躁，少腹拘急，大便干结不爽，小便赤黄，口唇干燥，不时舐润。望其两目黯青，面色不荣，皮肤干燥角化，舌色红绛，无苔，中有裂纹，脉沉。刘老辨为血热相搏，日久变成干血内结。治当泻热逐瘀，嘱病人购服同仁堂产大黄䗪虫丸180g，每次服6g，1日服3次。

二诊：服药不久，月经来潮，持续5天，经量中等，颜色黯红，其他诸症亦随之减轻。视其舌色仍然红绛，脉沉而略涩。此乃干血尚未尽化，瘀热犹存之象。令其仍服大黄䗪虫丸。观其诸症皆愈，又疏圣愈汤一方（党参、黄芪、生地、川芎、白芍、当归）3剂，以善其后。（《刘渡舟临证验案精选》）

按：经典原文的"内有干血"，后世也称之为"久瘀败血"。即病程较长，缠绵难治的疑难症，特别是女子多月经稀发或闭经，或血黑如漆，经来不畅。喻嘉言说："此世俗所称干血痨之良治也。"（《医门法律》）所以，临床上对以闭经、消瘦为特征的疾病，会有应用大黄䗪虫丸的机会。本案女子四七，正是气血充旺的年龄，"筋骨坚，发长极，身体盛壮"（《素问·上古天真论》），为何闭经？是干血不化的缘故。患者两目黯青，面色不荣，皮肤干燥角化，与经典方证"肌肤甲错，两目黯黑"相符。另外，本案提示大黄䗪虫丸证有热象，如舌红绛、口唇干燥等，这些体征可以供识别大黄䗪虫丸方证参考。

卵巢早衰案（黄煌）

赵女，22岁，170cm，60kg。2014年10月13日初诊。

发现卵巢早衰2年，行中西医两法治疗月经能正常来潮，但激素一旦撤退，月经周期逐渐拉长，甚至数月未至。2014年8月1日，经后停服芬吗通，月经两月未至。自述易急躁，寐差，记忆力减退，月经量极少。曾服用桂枝茯苓丸加葛根麻黄，柴胡加龙骨牡蛎汤，温经汤加麻黄，麻黄附子细辛汤等无效。其人面色黄黯，两目黯黑，痤疮，唇红，下肢皮肤干燥。当有干血，与大黄䗪虫丸改汤：制大黄10g，黄芩10g，生甘草15g，桃仁15g，杏仁15g，赤芍20g，地黄30g，水蛭15g，䗪虫10g，桂枝15g，蜂蜜3匙。20剂。

2014年12月1日复诊：药后腹部有温热感，10月30日经至，经期5～6天，乳胀。原方改水蛭10g，䗪虫15g，15剂。

2015年1月12日三诊：12月19日经至，经期6天，经量变多，药后头痛好转，体重上升。原方续服。

按：桂枝茯苓丸也是活血方，配合葛根、麻黄，可以用来治疗闭经，与大黄䗪虫丸证的区别在于：第一，是看体型体貌。前者体格壮实肥胖，毛发浓密，皮肤多有痤疮，多囊卵巢综合征多见；后者体型消瘦，皮肤干燥，甚至脱发。第二，是问食欲。前者食欲旺盛；后者食欲不振，甚至厌食多日。第三，是腹诊。前者腹部充实，下腹部常隆起，通常没有明显压痛；后者腹部扁平，皮下几乎没有脂肪，但按压常有明显压痛，或可触及硬结。大黄䗪虫丸与温经汤都能治闭经，但温经汤适用人群的皮肤白皙，真皮薄，并有腹泻、口唇干燥、手足掌粗糙开裂等。笔者开始没有注意到这些鉴别点。大黄䗪虫丸方中有生地、赤芍、大黄、黄芩，以药测证，患者当有皮肤黏膜充血等热象，本案提及的患者面色黄黯而唇红的特征，值得进一步观察。

糖尿病肌肤甲错案（仝小林）

刘某，男，45 岁，2003 年 1 月初诊。

下肢皮肤鱼鳞样改变 5 年余，血糖升高 20 年。患者 20 年前体检发现血糖升高，开始服用二甲双胍、阿卡波糖等，血糖控制尚可。自 1998 年起，出现双小腿部皮肤变暗，伴斑片状脱屑，且病变范围逐渐扩大，程度渐重。刻下症：双下肢皮肤紫暗枯槁，与余处白皙光泽之皮肤对比如若两人，病变皮肤泛起片片白屑，如鱼鳞状，每日白屑大量脱落，如下鹅毛样雪，沾满衣物，患者极为苦恼。面色晦滞，双目干涩，纳眠尚可，二便调。舌暗，舌下络脉瘀闭，脉沉弦涩。

西医诊断：糖尿病皮肤病变。

中医诊断：肌肤甲错，糖尿病络病。

中医辨证：虚劳干血，络脉瘀损证。

治法：养血破瘀通络，缓中补虚。

处方：大黄䗪虫丸。

患者坚持服用大黄䗪虫丸 3 年，下肢皮肤紫黑、鱼鳞样改变及大量脱屑症状逐渐好转，其间曾配合汤剂、散剂调理血糖。至 2006 年 8 月，双下肢皮肤紫黑、脱屑等症已完全治愈，双下肢皮肤白皙光洁，面色红润，与余处皮肤无异。

分析：糖尿病皮肤病变是糖尿病微血管病变之一，多发生于病程较长者。该患者病程已久，络脉病变经历由瘀至损的改变，沉瘀痼着，络脉虚损，长期失养，终致皮肤紫黯枯槁，呈鱼鳞状脱屑，此时若专于破瘀通络则更伤络脉，若功专养血补益则因干血不除而徒劳无益，唯养血补益与破瘀通络并重方能收效，故以缓中补虚立法，以大黄䗪虫丸主之。大黄䗪虫丸出自《金匮要略》，为治疗虚劳干血之代表方，《张氏医通》言："夫五劳七伤，多缘劳动不节，气血凝滞，郁积生热，致伤其阴，世俗所称干血痨是也。所以仲景乘其元气未离，先用大黄、䗪虫、水蛭、虻虫、蛴螬等蠕动唼血之物，佐以干漆、生地、桃仁、杏仁行去其血，略兼甘草、芍药以缓中补虚，黄芩开通郁热，酒服以行药势。待干血行尽，然后纯行缓中补虚收功。"糖尿病皮肤病变的形成过程相对漫长，治疗亦非短时可以收功，故需长期坚持服用。(《糖络杂病论》)

按：患者坚持服用大黄䗪虫丸3年，皮损完全恢复，可为理解"缓中补虚"一词提供思路。原文中的"缓"，一指慢性病宜丸，所谓丸者，缓也，特别是众多虫类药集于一方，丸剂更能发挥药效；二指久服，干血的形成日久，必须缓缓搜剔，方能有效。糖尿病皮肤病变也很多，治非活血化瘀一法，方非大黄䗪虫丸一首。本案对患者的皮损描述细致形象，对理解"肌肤甲错，两目黯黑"的经典方证很有帮助。

顽固性湿疹案（毛科明）

王某，女，45岁，2013年11月29日初诊。

10年前药物流产后皮肤出现少量皮疹，随后逐渐泛发至全身，皮肤遇水即症状加重，瘙痒剧甚。曾赴多地诊治，诊断为湿疹。10年来，服用各类中西药物效果几无，已4年多未洗过澡，夫妻分床而居，甚为痛苦。来诊时，见全身皮肤色素沉着，肤质粗糙，呈黑褐色，并时有散发新生丘疹。下肢长有大量如赤豆状大小结节。平时月经量少，有痛经。舌尖舌边瘀点，脉滑。腹诊两少腹压痛，以左小腹明显。初用桂枝茯苓丸合下瘀血汤、桃核承气汤合麻杏苡甘汤无效，后改用大黄䗪虫丸加减：熟大黄15g，生地30g，黄芩10g，白芍15g，赤芍15g，生甘草5g，土鳖虫15g，水蛭15g，桃仁20g，杏仁20g，牡丹皮15g，红花10g。（干漆不用，以牡丹皮、红花代虻虫、蛴螬）

10余剂后，皮疹未有新发，瘙痒好转，已能洗澡。患者间断服用此方8个月，除遗留有色素外，新疹未发，皮肤变光滑。随后仍间断服药2年，除梅雨季节皮肤偶有瘙痒外，病情稳定。

按：经典方证的"肌肤甲错""两目黯黑"，明确提示大黄䗪虫丸证有皮肤病变，临床上对皮肤干燥甚若鱼鳞，或如麸皮、多皮屑、皮损黯黑的皮肤病患者常用本方。本案病情严重，患者痛苦程度可想而知。前面用桂枝茯苓丸、下瘀血汤、桃核承气汤等活血化瘀方无效，而大黄䗪虫丸居然有效，可见此瘀血非彼瘀血，瘀血还有不同的分类。大黄䗪虫丸证的瘀血皮肤的改变更明显、更严重，而且有月经量少、痛经、小腹部压痛等瘀血证作为支撑。

银屑病案（黄煌）

李男，64岁，157cm，45kg。2018年8月21日初诊。

病史：银屑病35年，2014年、2016年胃癌2次手术。现诉近期银屑病严重，抓挠不停，一夜仅睡眠 2～3 小时。大便 2～3 天 1 次，量少，干燥如羊屎，饮食正常。其人消瘦明显，皮肤黯黑，全身皮肤大片红斑，皮屑成片干燥，从头到脚，体无完肤。面黯红，鼻翼两旁微小血管可见，鼻头色紫红，舌黯红瘦小。

处方：大黄䗪虫丸加减。

制大黄 10g，黄芩 10g，白芍 10g，赤芍 10g，生甘草 10g，桃仁 15g，杏仁 15g，生地 30g，水蛭 10g，䗪虫 10g，牡丹皮 15g，红花 5g，地龙 10g。10 剂，服时兑少量蜂蜜。

2018 年 9 月 11 日二诊：药后瘙痒减轻，睡眠改善，腹部及下肢皮损变薄。信心大增，原方续服。

2019 年 1 月 29 日三诊：下肢皮屑减少，皮肤已经光滑。

按：银屑病的临床表现与"肌肤甲错"是一致的，但并不意味着大黄䗪虫丸为银屑病的通治方。本案用方的着眼点尚有消瘦而面舌黯红、大便干结等。其人内热明显，但又有瘀血。大黄䗪虫丸方中大黄、生地、桃仁、杏仁、芍药都能通便，大黄、黄芩、生地、牡丹皮还能凉血止血。

五、温脾汤

古代的止痛方，传统的温下寒积方，具有止腹痛、通大便、祛寒积、提食欲的功效，适用于脐腹冷痛、大便不通的疾病，多用于肠梗阻、肠粘连等疾患伴体质虚弱时。

经典配方

当归、干姜各三两，附子、人参、芒硝各二两，大黄五两，甘草二两。

上七味，咬咀，以水七升，煮取三升，分服，日三。(《备急千金要方·心腹痛》)

大黄四两，人参、甘草、干姜各二两，附子一枚大者。

上五味，咬咀，以水八升，煮取二升半，分三服。临熟，下大黄。(《备急千金要方·热痢》)

大黄、桂心各三两，附子、干姜、人参各一两。

上五味，咬咀，以水七升，煮取二升，分三服。(《备急千金要方·冷痢》)

经典方证

下久赤白，连年不止，及霍乱，脾胃冷实不消。(《备急千金要方·热痢》)

治腹痛，脐下绞结，绕脐不止。(《备急千金要方·心腹痛》)

治积久冷痢，先以温脾汤下讫，后以健脾丸补之，未有不效者。(《备急千金要方·冷痢》)

骤腹痛案（佚名）

华亭费秋谷母骤腹痛，濒危者再。闻天马山有道人能医，乃亲往延治。途遇一老翁，同憩于亭间，问何适？费以延医对。翁于囊中出一方曰：此孙思邈所得龙宫方也，服之当有效。费于匆遽间不辨何药，即市归进母，一月而愈。后以方示人，盖即《千金方》温脾汤也。(《皕一选方治验实录》)

按：老翁未见患者，只是根据患者家属口述"骤腹痛濒危"，投方即效。这些用药思路，大多出于民间。主治单一，但只要对路，效果立显。此案可见温脾汤也是流传民间的验方，"骤腹痛濒危"，是温脾汤的主治之一。可能是肠梗阻，可能是消化道及腹腔的炎症。

食停肠胃案（李省斋）

吴赉臣明经，脐腹绞结，胀痛非常，头晕形寒，手足冷痹。诊左脉沉细，右洪滑而弦。禀质素弱，食停肠胃，冷热不调，服行气导滞止痛诸方无效。法宜寒热并行，宗《千金》温脾汤以进：附子、干姜、大黄、芒硝、文党、当归、甘草。服此方后，形寒肢厥已除，痛亦稍缓，似属投治，而口燥渴，唇紫，舌苔黄，现出热象。改用苦辛清降轻剂，痛复如故，二便仍闭，腹胀肠鸣，心悸呕恶，渴喜热饮，竟夜不寐，上下牙齿时自相交击，得食愈痛，痛时须重按抚摩。右脉坚滑搏指，仍进温脾法二剂，大下溏粪，并用酽醋炒麦麸乘热频熨，痛渐止。后以厚朴温中合五苓以温中而通膀胱，诸病悉除矣。（《皕一选方治验实录》）

按：此案也是腹痛，不过，案中关于"脐腹绞结，胀痛非常""二便仍闭，腹胀肠鸣""得食愈痛，痛时须重按抚摩"较前案"骤腹痛"要详细。而且，本案对患者的整体状况也有描述，如既往史的"禀质素弱，食停肠胃"，脉证的"左脉沉细，右洪滑而弦"，特别治疗史有曲折。在一进温脾汤后，主治者改用苦辛清降轻剂，病情即反复；再进温脾汤，大下溏粪；又加热敷，方使得病有转机。提示用温脾汤治疗食积腹痛不便，一定要大下，祛邪务尽。苦辛清降轻剂，推测应该如半夏泻心汤、左金丸之类，是治疗胃病方，对脐腹部绞痛，非大黄、附子、芒硝、干姜等不可。

肺癌骨转移便秘案 2 则（黄煌）

案一 江男，71 岁，170cm，62kg。2018 年 8 月 20 日初诊。

本月发现肺小细胞肺癌骨转移，术后并放化疗，放疗后出现咽喉疼痛有 10 天，并有 7～8 天不大便。其人体瘦，精神萎靡，面黯红，口臭明显，舌苔滑厚腻，脉弱数 120 次 / 分。考虑其有不完全性肠梗阻可能，必须攻下。但其人体质虚弱，遂用温脾汤温下之。处方：生大黄 10g，玄明粉 5g，生甘草 10g，制附片 10g，干姜 10g，生晒参 10g，当归 10g，日分 2 服。

1 周后复诊：药后大便通畅，食欲改善，能进食了，脸色好转，舌苔已薄。给予原方以及小柴胡汤加苡仁、芦根方，两方隔日交替服用。

2018 年 11 月 7 日三诊：大便通畅，食欲好，脸色红润。

案二 王男，55 岁。2019 年 2 月 25 初诊。

肺癌 4 年余，手术后 11 个月出现骨转移。现左肩、右腿疼痛严重，不能平躺、坐立难安。现服用普瑞巴林、盐酸羟考酮缓释片。食欲差，便秘严重，便质干，开塞露也无用，只得用手抠，并伴有腹痛。来诊时，见其人体瘦，面无血色，一脸的痛楚貌，因为下肢疼痛而不停挪动身体。唇紫红，舌黯苔黄厚腻，脉滑。腹部叩之鼓音。体虚病实，宜用温下。处方：生大黄 15g（后下），制附片 15g，细辛 10g，芒硝 10g（另冲服），生晒参 10g，干姜 10g，当归 10g，生甘草 10g。此方服后大便通畅，每隔 2

天服用芒硝 1 次，食欲好转，精神随之好转。2019 年 5 月 31 日过世。

　　按：温脾汤对肿瘤转移后，出现便秘腹痛时有缓解症状的效果。以上两案均是肺癌骨转移，均服用大量的止痛药，并有严重的便秘。服用本方后不仅大便通畅，而且食欲、精神均有好转。肿瘤引起的疼痛，患者通常服用硫酸吗啡控释片等强效中枢性镇痛药，但这种药物常常引起腹痛便秘、恶心呕吐、食欲不振等，依笔者经验，温脾汤可作为减轻肿瘤镇痛药副作用的有效配方，可以在临床上进一步观察。

第六章

黄连类方医案

一、黄连阿胶汤

经典的少阴病方，传统的滋阴清热方，具有除烦助眠、止利、止血、安胎的功效。现代研究提示，此方能抗焦虑、镇静、抗菌、补血、止血、安胎等，适用于以心烦不得眠、心下痞、腹痛、舌红、便血、崩漏为特征的疾病。

经典配方

黄连四两，黄芩二两，芍药二两，鸡子黄二枚，阿胶三两。

上五味，以水六升，先煮三物，取二升，去滓，内胶烊尽，小冷，内鸡子黄，搅令相得。温服七合，日三服。（《伤寒论》）

经典方证

少阴病，得之二三日以上，心中烦，不得卧，黄连阿胶汤主之。（303）

失眠烦躁案（刘渡舟）

李男，49岁。失眠2年。入夜则心烦神乱，辗转反侧，不能成寐。烦甚时，必须立即跑到空旷无人之地大声喊叫，方觉舒畅。询其素喜深夜工作，疲劳至极时，为提神而常饮浓咖啡。致入夜则精神兴奋不能成寐，白天则头目昏沉萎靡不振。视其舌光红无苔，舌尖宛如草莓之状红艳，格外醒目，切其脉弦细而数。处黄连阿胶汤3剂便安然入睡，续服3剂，不寐遂愈。（《刘渡舟临证验案精选》，有删节）

按：本案是对黄连阿胶汤方证的"心中烦，不得卧"的一种形象的描述。而患者舌光红无苔，舌尖如草莓之状红艳，更为黄连阿胶汤方证提供了客观的体征。与本案类似的记载，有叶天士《临证指南医案》的"绛赤如火"、《王旭高医案》的"舌光如柿"以及《柳选四家医案》中曹仁伯医案的"舌上之苔剥落不生者久矣"等。另外，本案提及患者的脉象"弦细而数"也是非常重要的指征。黄连能抑制心率，心率缓慢者慎用本方。

严重失眠案（赵明锐）

某女，年60岁。失眠达11年之久，每夜最长能睡3个小时，严重时，多天彻夜难眠。每到夜晚十时左右，即感到心中烦闷不适，稍事活动或游走后即觉心胸舒适。一切安眠、安神镇静之药均无效用，患者颇为所苦。诊时颜面潮红，脉数有力，给服黄连阿胶汤，日服1剂。经服4剂后，每日已能睡眠5小时以上。继服20余剂，睡眠已基本正常，以后虽偶尔也出现失眠，但比起以前来大有好转。（《经方发挥》）

按：本案患者的病状与前案有相似之处，都是严重的失眠，而且都喜欢外出活动后或走动，否则烦躁难耐，都有脉数。本案记录患者颜面潮红，这是内热的外在表现。

热病后失眠案（何世英）

一老妇年近古稀，外感高热4天，热退匝月，日夜不能合眼瞬息，西药安眠、中药安神俱无效。精神烦躁，痛苦难堪。舌质光红而干，脉弦细

而数。当时按少阴热化、水火未济，而以黄连阿胶汤治之，1剂酣睡，再剂乃安眠。(《名老中医之路》江尔逊口述·忆陈鼎三先生)

按：本案记载患者的舌质光红而干。另外，本案患者为古稀老人。根据笔者临床观察，老年女性的严重失眠，使用黄连阿胶汤的机会较多。笔者曾治一80岁高龄老太，1998年5月脑梗死入院治疗近1个月，无明显疗效，进一步发展为失语，遂改服中药。其舌质红绛无苔，思维尚清晰，但无法言语。询得患者食欲全无，入夜难寐，整日焦躁不安，与服黄连阿胶汤加生地、麦冬、甘草；1周后复诊，睡眠改善，烦躁明显好转，食欲也增加。又以此方续服半月，能简单言语。

服阳和汤后彻夜难眠案(黄煌)

某女，29岁。因乳腺手术后服阳和汤，致失眠持续45天。入睡困难，严重时彻夜难寐。服安眠药左匹克隆仍每小时醒1次。入夜身热汗出，多梦，手心发热，牙龈出血，时有便秘。其人肤白憔悴，口唇干红，乃阴虚火旺之证。处方：黄连5g，黄芩10g，白芍15g，阿胶10g(另烊)。7剂，临服加鸡蛋黄1枚。

1周后复诊：睡眠改善，已停服安眠药，睡眠时间增长，入睡时间提早至11点，虽夜醒4次，但第2天精神可。原方续服7剂。睡眠每晚有6小时以上，上床1小时能入睡。

按：阳和汤有麻黄，麻黄的副反应是令人兴奋、焦虑、失眠，本案提示黄连阿胶汤可能有干预麻黄误用后副作用的作用。另外，本案记录患者入夜身热汗出、唇干红、牙龈出血，可以进一步丰满黄连阿胶汤方证。

孕妇舌灼热案（黄煌）

　　某女，30 岁。孕期 4 个月，舌灼热难受，喜自咬破出血方能舒适。吃人参羊肉汤更严重。怕热，喜吃西瓜，夜寐易醒，身热足凉，胸闷气短。不想吃饭，口苦反酸。带下黄如豆浆。查有轻度贫血。其人体壮，身高 172cm，体重 70kg。肤色黄，眼睑红，脉滑，108 次 / 分。告知是心火上炎之证。处方：黄连 5g，黄芩 10g，白芍 15g，阿胶 10g（另烊），鸡蛋黄 1 枚，7 剂。药后口苦减轻，咬舌头减少（2 ～ 3 天咬 1 次），食欲好转，睡眠情绪好转，脸色改善。

　　按：本案取效的原因是方证对应。舌头灼热感仅仅是一个症状，方证的识别须要抓整体。患者的体格比较强健，食欲差，口苦反酸，有用大柴胡汤或半夏泻心汤的可能，但前方是泻下剂，后者有半夏，均不宜孕妇。询得患者有睡眠障碍，脉象滑数，有轻度贫血，则用黄连阿胶汤就比较妥当。

卵巢早衰闭经案（黄煌）

　　姚女，38 岁。2010 年 1 月 16 日初诊。

　　病史：闭经半年，乳房发育不良。经常口腔溃疡，胃痛，嗜睡，潮热汗出，大便干结，2 ～ 3 天 1 次。检查提示雌激素水平呈绝经期状态。

　　体征：体白瘦，皮肤干燥，头发枯黄，舌尖红，唇厚色深红。

　　处方：黄连 5g，黄芩 10g，白芍 30g，阿胶 15g，生甘草 15g，生地 20g。15 剂。

　　2010 年 2 月 8 日复诊：末次月经 1 月 28 日来潮，诸症均消失。

按：卵巢早衰的治疗也需要个体化。本案用方的着眼点是患者肤白干燥、嘴唇干红、经常口腔溃疡以及睡眠障碍。不过，其睡眠障碍并不是心中烦、不得卧，而是嗜睡。其实嗜睡也是睡眠质量差、夜晚不能充分休息的结果。黄连阿胶汤本有止血功效，但在本案居然能通月经。

皮肤病案（大塚敬节）

这是25年前的事情，我妻子为顽固皮肤病所苦，皮疹大致呈圆形，以两颊为中心向外扩展，瘙痒，色微红，干燥，有微小的皮屑。遇强风或日光后红色变浓，瘙痒加重。

我打算用内服药物来治疗，先后投予大柴胡汤加石膏、大黄牡丹汤加薏苡仁、桂枝茯苓丸合黄连解毒汤等，治疗达百日之久，未见任何效果，反而有加重的倾向。最后甚至认为用汉方可能无法治愈了。

于是我改变了思路，反复思考后，用阿胶滋润皮肤的干燥，用黄连、黄芩祛除皮肤的发红与热感，便投予黄连阿胶汤。该方效果显著，服药1次后，皮疹的发红即变淡，1周后瘙痒消除，约1个月后痊愈。

我从这里得到启发，知道了对于这种皮肤病用黄连阿胶汤有效。后来用该方治愈了多例妇女颜面的皮肤病。应用黄连阿胶汤的指征是：皮疹小，隆起不明显，疹色带有红色、干燥等。（《汉方诊疗三十年》）

按：此案乃用黄连阿胶汤治疗皮肤病的典型案例。笔者曾经综合矢数道明、大塚敬节、娄绍昆、欧阳卫权的6则案例，发现黄连阿胶汤治疗的皮肤病有如下规律：病情顽固难愈，常规疗法无效；局部皮肤干燥发红，瘙痒严重；睡眠障碍或容易疲劳；女性为多；舌脉非必见；起效大多在7天以内，或睡眠改善，或皮肤红斑消退。本案没有记录患者的睡眠情况，但对局部皮肤病状描写得非常详细，特别是案后提及黄连阿胶汤适用皮肤病的特征，值得重视。

二、葛根芩连汤

经典的热利方，传统的解表清热方，具有清热止泻的功效。现代研究提示，此方能解热、抗菌、抗病毒、抗缺氧、降糖、调节脂质代谢、解痉、抑制胃肠运动、调节肠道菌群、抗心律失常等，适用于以腹泻、汗出、项背强急、脉滑数为特征的疾病。

经典配方

葛根半斤，甘草（炙）二两，黄芩三两，黄连三两。

上四味，以水八升，先煮葛根减二升，内诸药，煮取二升，去滓，分温再服。（《伤寒论》）

经典方证

太阳病，桂枝证，医反下之，利遂不止。脉促者，表未解也。喘而汗出者，葛根黄芩黄连汤主之。（34）

小儿麻疹合并痢疾案（赵绍琴）

方某，男，4岁。

初诊：麻疹透见4日，昨日大便作泄，日行5～6次，便中带有脓血，身热较甚，体温 38.4℃，神志欠佳，腹中作痛，大便气坠不畅，家属焦急特甚，故夜间来寓求医。望之遍体麻疹透发甚佳，体温 38.5℃，两手指纹色紫至气关，两手脉象滑数有力，尺部滑实，舌苔黄厚，小便短少，观其大便色深黄黏稠，似带脓血，腹中微痛，仍时咳嗽，夜间不以安静睡眠，手足心灼热特甚。此温热卫营合邪，疹毒特重，病中饮食失当，胃肠积滞蕴郁化痢，属麻疹合并痢疾之证。治须外以宣透其疹，内以泄化其滞，切不可再予饮食，必须慎食忌口，否则因循增重而导致本不胜病。嘱病儿之母，一定只吃素稀粥，俟热退痢愈始可逐渐增些饮食，否则仍变坏症，莫谓言之不预也。

处方：荆穗炭 3g，葛根 1.5g，黄芩 4.5g，黄连 3g，生甘草 3g，焦山楂 6g。2 剂。

二诊：身热渐退，体温 37.8℃，神志甚佳，麻疹似将透齐，昨日大便 3 次，后坠沉重已减，大便仍黏色深，腹痛亦有好转，两手指纹紫色较淡，已降至风关，两手脉象滑数，咳嗽较前大减。麻疹透齐已还，胃肠积滞渐化，舌苔黄厚渐轻。再以疏调胃肠，兼以导滞。

处方：荆穗炭 3g，葛根 1.5g，黄连 3g，赤芍 6g，焦山楂 6g，黄芩 3g，炙甘草 3g。2 剂。

三诊：身热已退净，体温 36.5℃，麻疹已愈，腹泄未作，昨日大便已正常，仅 1 次，夜间睡眠甚佳，指纹已降至风关，脉象濡滑。疹邪已愈，胃肠滞热亦轻，再以调理胃肠，以善其后。饮食寒暖千万小心，忌生冷荤腥之物。

处方：蝉蜕 3g，僵蚕 3g，黄连 3g，焦麦芽 6g，炙甘草 3g。2 剂。

四诊：诸恙皆愈，眠食如常，体温 36.6℃，指纹脉象皆如常。停药慎食 2 周，避风凉，慎起居，以清淡饮食为消息善后之法。(《赵绍琴临证验

案精选》)

按：出疹性发热性疾病，伴有腹泻或惊厥者，如麻疹、水痘、手足口病、川崎病等有应用葛根芩连汤的机会。现代经方家叶橘泉认为，麻疹用葛根汤的机会多，但麻疹汗出后，热犹高，喘咳频频而汗多脉促者用本方。(《古方临床运用》)但本案不仅仅有咳嗽，还合并痢疾，其大便色深黄黏稠带脓血，与葛根芩连汤治疗"利遂不止"相合。其两手脉象滑数有力，尺部滑实，与"脉促"相近，而且夜间烦躁，手足心灼热特甚，舌苔黄厚，是黄连、黄芩主治。方证相应，故本案取效满意。

流行性乙型脑炎案（岳美中）

黄某，男性，3岁。于1958年8月20日入院，确诊为流行性乙型脑炎。患儿入院时，高热，体温达40℃，有汗，口渴，面赤，唇干，呕吐，舌苔黄而润，大便日2次，微溏，脉数，右大于左。认为暑邪已入阳明气分，予以辛凉重剂，白虎汤加味。处方：生石膏45g，知母6g，山药9g，连翘9g，粳米9g，炙甘草3g。

21日晨二诊：热反加重，体温高达40.5℃，舌黄而腻，大便日3次，溏薄。仍进原方，石膏量加至60g。午后再诊，体温升至40.9℃，更加入人参服之，热仍如故，大便溏泄不减。

22日三诊：前后大剂白虎汤连用2天，高热不但不退，而且溏便增至4次，闻声惊惕，气粗呕恶，病势趋向恶化。但汗出、口渴、高热、舌黄、脉大而数，均是白虎汤之适应证，何以服后诸症不减反有加重呢？苦思良久，忽悟到患儿人迎脉数，面赤，高热，汗出，微喘，是表有邪；舌黄不燥，呕恶上逆，大便溏泄且次数多，是脾胃蕴有暑湿，乃夹热下利证。前此屡投清阳明经热之白虎，既犯不顾表邪之错误，又犯膏、母凉润助湿之禁忌，无怪服药后高热和溏泄反有增无减。患儿既属夹热下利，纯系葛根黄芩黄连汤证，因亟为处方：葛根12g，黄芩9g，黄连1.5g，甘草3g。

1剂甫下，热即减，体温降至39.4℃，2剂又降至38.8℃，大便转佳，呕恶亦止，很快痊愈出院。（《岳美中医案集》）

按：葛根芩连汤是《伤寒论》的重要方剂，可用于发热性疾病。本案初用白虎汤，是据其高热、自汗、口渴、脉数，但连用2天高热不退，后从大便溏泄多次，舌黄不燥，断为是暑湿夹热下利，改用葛根芩连汤而效。可见白虎汤与葛根芩连汤的方证鉴别在于大便性状以及舌苔上。葛根芩连汤的经典方证是"利遂不止"，不仅腹泻次数多，尚有大便黏稠臭秽，或肛门灼热发红等。

肠伤寒案（赵寄凡）

患者，刘某，男，17岁。入院日期1961年11月1日。

患者发热汗出，头晕，大便泄泻，日3～4次，已2周。入院前2日，经某医院查肥达反应……印象为肠伤寒。入院检查：体温39℃（腋下），面色苍白，无欲状，胸腹及背部有散在玫瑰疹，肝脾未触及，脉浮弦不数，舌胖质红，苔薄白。

入院后先予香连化滞丸，每日12～18g。治疗3日，无明显好转。不恶寒，反恶热，口渴喜饮，大便溏泄色重，秽气熏人。脉舌相参，证乃协热下利，热重阳明。投葛根芩连汤：葛根15g，吴茱萸2.5g，川连2.5g，黄芩5g，炙甘草3g。

服1剂后，症状减轻，遂倍量继服2剂，症状消失，脉静身凉。更以

原方剂量1剂善后，邪去正安，停药调养。(《津门医粹》)

按：本案肠伤寒，腹泻日3～4次，持续2周。虽然面色苍白、舌苔薄白、脉浮弦不数，但大便色深黄、秽气熏人是着眼点。其次，患者不恶寒反恶热、汗出口渴喜饮也是着眼点。葛根芩连汤经典方证是"喘而汗出"，其喘，不一定是呼吸道症状，而是里热充斥所致。本案患者的恶热汗出口渴，也是里热的征象。其实，葛根芩连汤并不是肠伤寒的专方，许多发热性疾病都有应用的机会。如湖南经方家胡天雄使用葛根芩连汤治疗流行性感冒，以壮热、头痛、面赤、气粗四症齐具为主要指征，患者皆不恶寒，或恶寒亦轻微而短暂。他认为，使用本方不必惧其苦寒陷表，已屡验之。(《中国百年百名中医临床家丛书·胡天雄》)

间质性肺炎合并急性胃肠炎案（史载祥，黄柳华）

李某，男，77岁。

主诉：发热、腹痛7天。

现病史：患者于2012年3月26日夜间受凉后出现流涕、鼻塞等症状，3月27日晨，体温38.5℃，伴咽痛、咳嗽、咳白黏痰，自服泰诺（酚麻美敏片）后体温可降至37.5℃，17:30时出现发热，寒战，体温40℃，伴腹痛、恶心、呕吐1次，为胃内容物，收入急诊留观。

既往史：肺炎、肾功能不全氮质血症期病史。吸烟30余年。

查体：面色㿠白无华，眼结膜略苍白，双肺呼吸音粗，可闻及大气道哮鸣音及湿啰音，脐周轻压痛，无反跳痛，T 38.7℃，P 142次/分，R 24次/分，BP(80～90)/(50～60)mmHg。3月28日查血常规示 WBC 10.05×10⁹/L，NEUT% 89.1%，HGB 75g/L；肾功能示 Cr 99.9μmol/L。3月30日床旁胸片示双肺间质性炎症改变，主动脉型心、主动脉结钙化。

2012 年 3 月 29 日 14 时查动脉血气：血氧分压 62.1mmHg，二氧化碳分压 19.2mmHg，动脉血氧饱和度 92%。患者于当日 18 时，突现血氧饱和度下降至 70% 左右，伴有呼吸困难加重，转入抢救室，行气管插管接呼吸机辅助呼吸后血氧饱和度 100%，体温反复不退（38～39℃）。先后予莫西沙星、哌拉西林钠舒巴坦钠、氟康唑、阿奇霉素等抗生素治疗，效果不佳。

2012 年 4 月 2 日首诊：发热 1 周，体温 39℃，恶寒，无汗，烦躁，腹痛，腹泻，不断排出稀便，持续气管插管，在气管插管中吸出黄色黏痰，脉紧数。

西医诊断：间质性肺炎合并感染，急性肠胃炎，肾功能不全氮质血症期。

中医辨证：表寒里热，太阳阳明合病。

治法：发汗解表，兼清里热。

予大青龙汤合葛根芩连汤加味：生麻黄 6g，桂枝 10g，杏仁 10g，生石膏 100g（先煎），炙甘草 10g，葛根 20g，黄芩 15g，黄连 10g，金荞麦 80g。共 3 剂，浓煎 100mL，每日分 4 次，鼻饲。

2012 年 4 月 5 日二诊：服中药第 2 天，体温恢复正常，腹泻止，脉弦滑。改从风湿论治法，以巩固疗效，予麻黄杏仁薏苡甘草汤加减：生麻黄 6g，杏仁 10g，炙甘草 10g，生薏苡仁 30g，金荞麦 80g，鱼腥草 60g，黄芩 15g，生黄芪 30g，莪术 15g，知母 15g。3 剂，水煎服，每日 1 剂。

2012 年 4 月 9 日三诊：自 4 月 3 日 20 时至今，体温一直维持在正常范围。后将气管插管拔出，改为面罩吸氧。复查动脉血气分析：二氧化碳分压 33.1mmHg，血氧分压 73.1mmHg，动脉血氧饱和度 96.2%。有间断

咳嗽，咳痰减少，脉略弦细，舌红略黯、少苔。(《经方治验百案》)

按：本例患者持续发热 7 天，使用多种抗生素治疗效果不佳，改用中药大青龙汤合葛根芩连汤后，热退泻止。将清肠热的葛根芩连汤与发汗解表的大青龙汤相合而用，是本方的亮点。

小儿高热下利腹痛案（矢数道明）

4 岁男孩，突然发热 40℃，意识不清，泻下臭味之黏液便，腹部软弱，左下腹部触及索状物，且有压痛。脉数而忽强忽弱，呈现所谓促脉。与葛根黄连黄芩汤，发热逐渐下降，下利亦减少。第 3 日热退，第 4 日诉口渴，但水入口即吐。因有烦躁与小便不利，故与五苓散，呕吐立刻停止而痊愈。(《临床应用汉方处方解说》)

按："脉促"是葛根芩连汤的经典方证之一。所谓促脉，指脉来急数有力而呈不规则间歇。本案的用方着眼点就是促脉。

妊娠流感案（胡天雄）

双峰二中流感发病已近尾声，有青树坪税务所所长家属林某，妊娠 6 个月，得流感，延友人曾君治以银翘散，服 2 剂，效果不显，又延老医谢某处保生无忧散。病家见后方有归、芪，而前方是凉药，疑病为曾君药误，将问罪于曾君。曾因出身于地主家庭，惶惶然，戴夜来邀会诊，冀能解除围困。患者高热，头痛，面赤，气粗，自汗，肢体酸痛，卧床不起。患者之夫骤持前师两方出，曰：此两方一凉一补，施之于同一病人，其中必有一错，请问何者为是？何者为非？余素讷于言，骤逢此问几不知如何对答，徐曰：前方以治病为主，后方以护胎为主，两者皆有目的，非胡乱开方者，顾目前高热如此，当以治病为急，病去则胎儿自安。此易事，今晚服药1剂，明日还你一个好人。其夫见余说如此，其事遂息。即投葛根芩连汤1剂，当晚立即煎好，分2次服完。翌晨，余往访之，患者已热退身和，起床扫地矣。（《中国百年百名中医临床家丛书·胡天雄》）

按：此案很有现场感，妊娠流感高热治疗不易，但先生胆识过人，1剂而安，佩服！其间医生苦衷，让人嘘唏。

高血压多汗案（馆野健）

34岁男子，为原发性高血压患者，有心动悸、不眠、小便不利等症，用柴胡加龙骨牡蛎汤虽好转，但左肩酸痛，左背痛，易汗，在诊室头额汗淋漓，经常擦汗，天凉亦然，头昏眼花，面红。与葛根黄连黄芩汤兼用三黄丸，血压自170/100mmHg降至130/70mmHg。（《临床应用汉方处方解说》）

按：《伤寒论》用葛根芩连汤治疗伤寒利遂不止，而本案用于原发性高血压头昏心悸，病虽不同，而其体质状态则一。本案患者容易出汗，满头大汗，天凉亦然，是里热所致。心悸，可以看作是"脉促"的延伸。而失眠，是"烦"的代词，也是黄连主治。肩背痛，可以视为葛根证的"项背强"。三黄丸，即泻心汤，由大黄、黄连、黄芩三药构成，能清心泻火，能治疗面红烦躁头昏痛的高血压患者。

油腻男汗多血糖居高不下案（黄煌）

王男，44 岁，178cm，90～95kg。2012 年 4 月 30 日初诊。

病史：血压、血糖偏高 5 年余。血糖餐后 15mmol/L 左右。头晕痛，稍动即汗，阴雨前腰酸痛，大便日 1 次，偏稀。父亲高血压、糖尿病。

体征：体壮，面部油光，舌黯红。后背少许痤疮。

处方：葛根 60g，黄连 5g，黄芩 10g，生甘草 5g，肉桂 10g，制大黄 5g。10 剂。

2013 年 10 月 14 日：空腹餐后半小时及餐后 2 小时血糖均在 12mmol/L 左右，血压降至 130/80mmHg 左右，体重稳定。原方改黄连 15g，15 剂。

按：葛根芩连汤在糖尿病上应用机会较多。其人多为壮实的中老年男性，满脸油光，怕热多汗，容易腹泻或大便黏臭，往往食欲旺盛而疲劳困重，动辄气喘，心率偏快。本案就是比较典型的案例。方中黄连的用量可根据血糖值高低加以增减，最大量可达 30g。本案加制大黄少量，可清肠胃内热，尚能止血。肉桂与葛根配，能升清通阳；肉桂与黄连配，能辛开苦降，以防上下格拒，且能助眠。

多囊卵巢综合征案（黄煌）

王女，21 岁。2021 年 1 月 26 日初诊。

病史：多囊卵巢综合征确诊 2 年。月经稀发，6～8 个月来 1 潮。末次月经日期为 2020 年 11 月 4 日，经期 7～9 天，有痛经。近半年体重上升明显，平时食欲旺盛，易口腔溃疡，易腹泻，易汗，怕热，记忆力差，睡眠梦多易醒。外婆有糖尿病。

体征：体型中等，口唇汗毛多，头发易出油，皮肤干燥。舌红，脉弱，68 次 / 分。

处方：葛根 60g，黄连 5g，黄芩 10g，生甘草 5g，桂枝 10g，肉桂 5g，制大黄 5g，怀牛膝 20g。15 剂，经期停服。

2021 年 3 月 17 日复诊：药后睡眠好转，月经 2 月 6 日来潮，痛经严重，行经后体重下降，心情好。3 月 6 日，阴道分泌物增多 1 周，尚未来潮。原方 20 剂。

2021 年 6 月 2 日三诊：月经 5 月 16 日来潮，痛经缓解，但淋漓至今未停，经期腹泻持续数日（一天 5 次左右）。溃疡消除，记忆力好转，体重下降 7 斤。原方 20 剂。

按：本案以月经稀发为主诉，但为何用葛根芩连汤加味方？从本案记录来看，患者体型偏胖，毛发浓密，怕热多汗，头发出油，易腹泻，易口腔溃疡，是葛根芩连汤证适用的那种内热体质。脉弱，故加肉桂、桂枝；月经闭经，故加牛膝。笔者的思路更多地从整体来调月经，没有拘泥于"瘀血""肝肾不足""痰湿"等病机，体现了"有是证用是方"的方证相应原则。另外，本案患者服用葛根芩连汤后，严重的痛经也得以缓解，提示葛根、肉桂可能有解痉止痛功效。葛根主治的"项背强"，可以理解为一种痉挛状态。肉桂主腹痛，唐代甄权《药性论》记载"止腹内冷气，痛不可忍"。北周姚僧垣《集验方》亦记载治"卒心痛"的桂心汤，即单味肉桂水煎服。

盗汗性功能不良案（梅莉芳）

郑某，男，29 岁，电商。2022 年 2 月 19 日初诊。

病史：近月来入夜盗汗，常汗透衣被，或对房事兴致缺乏，或心有余而力不足，耳鸣，大便不成形、黏滞，阴囊部潮湿，易齿衄。工作日夜颠倒，喜肥甘厚腻，常食夜宵。

体征：体格壮实，毛发浓密，眼睑红，面部油腻，背部及胸口散在丘疹，腹软，舌红，苔薄腻。

处方：葛根芩连汤加大黄、肉桂。

葛根 30g，黄芩 10g，黄连 5g，生甘草 5g，制大黄 5g，肉桂 10g，黄柏 10g。10 剂。

2022 年 3 月 15 日复诊：药后盗汗程度降低，仅仅微微汗出，耳鸣改善，性欲提升，其妻诉"欲望太强，每日均有想法"，房事时间较前持久。但大便依旧不成形、黏滞，阴囊部潮湿。原方去大黄、肉桂，每周服 2 ～ 3 剂，10 剂。

按：葛根芩连汤对改善男性性功能的功效值得重视。没有使用通常的补肾壮阳方药，而用葛根芩连汤加大黄、肉桂，这是方证思维的良好运用。此案用方的着眼点有：一是患者的体型体貌，体格壮实、毛发浓密、经常应酬夜宵的油腻男多用；二是容易出汗，葛根芩连汤原治"喘而汗出"，这种汗往往量大黏臭，多伴有呼吸急促等，此汗是内热的一种表现。前人许宏说，此方"能治嗜酒之人热喘"（《金镜内台方议》）。热汗，也是葛根芩连汤的主治。可见，经方的应用，更多地需要着眼整体。

三、黄连汤

经典的胃肠病方，传统的清上温下、和胃降逆方，具有止腹痛、止呕吐、止泻、助睡眠等功效。现代研究提示，此方能降低血糖、控制异常心律、促进胃排空、镇静等，适用于腹痛呕吐、寒热夹杂者。

经典配方

黄连三两，甘草三两（炙），干姜三两，桂枝三两（去皮），人参二两，半夏半升（洗），大枣十二枚（擘）。

上七味，以水一斗，煮取六升，去滓，温服，昼三夜二。（《伤寒论》）

经典方证

伤寒，胸中有热，胃中有邪气，腹中痛，欲呕吐者，黄连汤主之。（173）

外感后腹痛而呕案（萧琢如）

黄某，宁乡人，先患外感，医药杂投，方厚一寸。后更腹痛而呕，脉弦数，舌色红而苔黄，口苦。余曰：此甚易事，服药一剂可愈，多则两剂，何延久乃尔。与黄连汤。某人疑余之轻易也，请第二方。余曰：不必更方，后当自知。去后三日，复晤于洋货店，曰疾果瘳矣，相与大笑而别。（《遁园医案》）

按：脉弦数，舌红苔黄，口苦是提示此案痛呕的性质属热。不过，为何不用泻心汤？为何不用大柴胡汤？其中识证要点尚未点出。从黄连汤组方用肉桂来看，其腹中痛当在脐腹部，特别是少腹部。其痛多为冷痛，或阵发性的绞痛，压痛较轻，喜热敷。与泻心汤的"心下痞"、大柴胡汤的"心下满痛"有别。黄连汤证的"欲呕吐"，非呕吐，是上腹部一种极度不适感，如闷如胀，食不得下，呕而不出，欲吐不得，烦躁欲死，即所谓的

"胃中有邪气"。这是邪结中焦，寒热互结，脾胃升降失常，上下格拒的表现。故这种呕吐，也非半夏泻心汤所能治疗，必须使用黄连、肉桂苦寒与辛温的配伍，以交通上下。

久泻后呕吐案（赵守真）

陈襄人，男，25 岁。久泻得愈后，又复呕吐……诸药杂投，终属无效。现症为身微热，呕吐清水，水入则不纳，时有冲气上逆，胸略痞闷，口不知味，舌尖红燥，苔腻，不渴，脉阴沉迟而阳则浮数，此吾诊得之概状也。窃思其病泻久脾虚，水停胃中不化，随气上冲作呕，而水入不纳，由于胸中郁热所抗拒。乃上热中虚之证，治之以《伤寒论》黄连汤。此用姜、桂、参、草温补脾胃而降冲逆，黄连清胸热，伴半夏以止呕吐，为一寒热错综之良方。服药呕吐渐止，再剂，症全除，能进稀糜，后用五味异功散加生姜温胃益气而安。（《治验回忆录》）

按：本案对黄连汤证的病机概括为上热中虚，并通过脉象提示患者的病机是阴阳错杂。其呕吐清水，身热而不渴，舌尖红燥而苔腻，均是寒热交杂的表现。

少女胃痛即呕案（朱木通）

某女，10 岁，自幼儿时期即发育不太好，营养不良。8 岁即屡发胃炎，胃痉挛。1 年中必发数次，痛时即呕吐，心胸灼热，便秘。如是 3 年间，发作时唯请西医注射镇痛剂，大抵一两针止痛。此次发作，连续注射 3 针而无少差。呕吐，心胸灼热，便秘。黄连汤加大黄，1 剂疼痛止，呕吐亦除。连服 5 剂已感泻下过甚，于是由第 6 剂起去大黄。通计 10 余剂，胃病尽除。(《中医临床廿五年》)

按：本方使用的是黄连汤加大黄，不仅仅因为便秘，还因为患者胃痛。《伤寒论》载："心下痞，按之濡，其脉关上浮者，大黄黄连泻心汤主之。"大黄、黄连仅 2 味药，但对于胃炎疼痛有效。朱木通，台湾经方家，20 世纪 50 ～ 70 年代比较活跃，著有《中医临床廿五年》。他擅用黄连汤，认为"黄连汤治胃炎，便秘者加大黄，下痢者加茯苓，是一般原则"(《中医临床廿五年》)。

风寒外感案（张志民）

男性，17 岁。1956 年 10 月 16 日初诊。

昨日下午打篮球时，寒潮来袭受风寒。吃夜饭一半，尽呕吐而出。腹痛欲解大便，所解不多。胸中疼热，微发热恶寒，夜睡不安，时时欲呕，饮水亦呕。面微有热色，体温 37.8℃，自汗恶寒，胸腹烦疼，欲呕而呕不出，不渴，不欲食，不知饥。舌尖红，苔黄白相兼，脉弦数。证属风寒外感，胃热肠寒。方用：桂枝 9g，黄连 9g，法半夏 9g，党参 9g，炙甘草 9g，生姜 9g，红枣 9g。服 2 剂。药后各症均除。(《伤寒论方运用法》)

按：风寒外感而不用疏风发汗的药物，反用黄连汤，其用方着眼点是患者有消化道症状，如胸腹烦疼、欲呕而呕不出、不渴、不欲食、不知饥。同时又有体温升高而自汗恶寒。本案提供了黄连汤在发热性疾病中应用的经验。

胆汁反流性胃炎案（黄煌）

孔男，41 岁，162cm，57kg。2020 年 11 月 16 日初诊。

病史：慢性胃炎伴胆汁反流 6 年。多食后胃胀反酸，怕冷，自述"夏季不得吹空调、电风扇，遇冷打喷嚏，气上冲"。小便无力，大便 3 天 1 次。既往低血压。

体征：面黄无油光，目睛红，脉浮重按无力，61 次 / 分，舌苔苔根厚，脐下拘急。

处方：黄连 5g，肉桂 10g，桂枝 10g，党参 20g，姜半夏 15g，干姜 5g，炙甘草 5g，红枣 20g，15 剂。

2020 年 11 月 30 日复诊：诸症好转，大便依然困难。原方加大黄续服。

按：胆汁反流性胃炎（bile reflux gastritis）亦称碱性反流性胃炎，是指由于幽门括约肌功能失调或胃幽门手术等原因造成含有胆汁、胰液等十二指肠内容物流入胃，使胃黏膜产生炎症、糜烂和出血，减弱胃黏膜的屏障功能，引起氢离子弥散增加而导致胃黏膜慢性病变。临床表现为腹胀、胃部有灼烧感、呕吐，严重者还会出现胃出血，黄连汤有应用的机会。笔者的临床抓手尚有患者黄瘦、脉弱、舌苔根部白厚、小腹部拘急或小便无力等。

糖尿病呕吐案（黄煌）

夏女，69 岁，165cm，53kg。2021 年 1 月 25 日初诊。

病史：糖尿病确诊 1 年。近期食欲减退，稍吃即吐，不能进食，大便或秘或泻，体重减轻 15kg。上周感冒发热后，口角起疱疹，视物模糊，晕车。

体征：面黄憔悴，眼睑红，舌质黯，苔白腻，腹部松软塌，陷无形状。

处方：黄连 5g，肉桂 10g，生晒参 10g，姜半夏 15g，炙甘草 5g，干姜 5g，红枣 20g。10 剂。

2021 年 2 月 8 日复诊：药后已经可以吃饭，体重增加 2.5kg。二甲双胍、阿卡波糖等降糖药已减量。原方续服。

按：胃动力异常和胃排空紊乱在糖尿病患者中是常见的，其发生率在 29％～76％，表现为胃活动节律紊乱、胃窦扩张、胃窦动力低下、胃窦十二指肠功能紊乱及胃轻瘫。黄连汤为常用方，有止痛止呕、改善睡眠、消除疲劳、稳定血糖值、回升体重等功效。使用黄连汤的临床抓手是面黄憔悴、消瘦、稍食即吐、舌质黯而舌苔白腻。为何要用黄连？其人虽有所谓脾胃虚弱的表现，但热象依然明显，比如糖尿病本身就是胃热所致，且患者伴有眼睑充血、口角疱疹、视物模糊等。古代文献提示黄连是消渴的专药。如《本草经集注》："俗方多用黄连治痢及渴。"《海上方》记载："偶于乡野人处得治消渴丸方，神验不可言。方用麦门冬、黄连捣丸。"所以，黄连汤适用人群的病理特征是虚人热病，上下格拒。

糖尿病血糖居高不下案（梅莉芳）

卞某，男，51 岁。2021 年 12 月 25 日初诊。

病史：发现血糖升高多年，未治疗。就诊时，空腹血糖 16.34mmol/L，糖化血红蛋白 12.5％。自觉疲劳，体重下降，易口腔溃疡，受凉易腹泻，进食后反酸。

体征：中等身材，面红如醉，有翳状胬肉，唇黯红，眼睑深红，脐下松软。舌质嫩红，脉弱。

处方：黄连汤。

黄连20g，肉桂15g，生晒参10g，姜半夏15g，干姜5g，红枣20g，生甘草10g。7剂，1剂药分4次服用。

2022年1月2日复诊：药后空腹血糖14.49mmol/L，自觉疲劳感明显减轻，体重止跌，泛酸缓解。原方黄连加至25g，生晒参加至15g，15剂，日分4次服用。

2022年1月22日三诊：药后空腹血糖12.3mmol/L，糖化血红蛋白10.7%，不觉药苦，口腔溃疡仍有，余无明显不适。原方黄连加至30g，20剂，仍日分4次服用。

2022年2月12日四诊：药后空腹血糖9.2mmol/L，口腔溃疡少发。原方续服，服法同上。

按：本案是黄连汤降糖的成功案例，主治者采用大剂量黄连是亮点。黄连是古代治疗消渴的常用药，但量效关系尚不是非常清楚，本案提示黄连汤的黄连用量在30g效果显著，血糖值下降，且口腔溃疡控制。基于黄连属于苦寒药，患者能否耐受大剂量，需要根据患者的口感，以及患者黏膜充血与否来决定。本案的经验值得重视。同时，本案有效的原因，也不能忽略黄连汤全方的整体效应，如人参对于体重下降明显的糖尿病患者有提升体重的临床效果，肉桂与黄连配合，对稳定血糖值有实验室的依据。笔者认为，黄连汤可以作为糖尿病的常用方加以重视。

四、黄连解毒汤

经典的温热病方，传统的清热泻火解毒方，具有解热毒、除烦热、止血等功效。现代研究提示，此方能抑菌、抗内毒素、抗炎、解热、降糖、降脂、降压、改善胰岛素抵抗、促进胃肠动力、抑制胃酸分泌、催眠、抗凝、抗血小板聚集和活化、改善脑缺血、改善外周循环等，适用于以神昏错语、烦躁失眠、心悸、舌红口燥、脉滑数等为特征的疾病。

原书配方
黄连三两，黄芩、黄柏各二两，栀子十四枚（擘）。

上四味，切，以水六升，煮取二升，分二服。（《肘后方》）

原书方证
伤寒时气温病，若已六七日，热极，心下烦闷，狂言见鬼，欲起走，烦呕不得眠。（《肘后方》）

疗凡大热甚，烦、呕、呻吟、错语、不得眠皆佳。传语诸人，用之亦效。此直解热毒，除酷热，不必饮酒。剧者，此汤疗五日中神效。（《外台秘要》）

温病神昏案（张仁锡）

李姓，身热渐和，而神识昏昏如醉。脉沉数有力，舌赤无苔，颇喜出口舐至鼻尖上下，或口角左右。欲索刀以自去势。与之言，初则似清，继乃昏乱。历治多人，皆叹为异。余曰：此邪热伤及心营之重候也，不必疑其症，但以脉舌凭之即可得其治法。《伤寒舌鉴》中所谓红舐舌者，大率类此。爰宗其意，用黄连解毒汤加生地、云苓、连翘、灯心等味，连投二帖，病机稍退，渐次向安。（《清代名医医话精华》）

按：脉舌是黄连解毒汤方证的重点。所谓"红舐舌"，指舌频频舐至鼻尖上下或口角左右者。清代张登《伤寒舌鉴》云："此为恶候，可用解毒汤加生地黄，效则生，不效则死。"

合谷疗案（翟竹亭）

田陵寨李某，年六十余，患合谷疗，赴余家诊治。大似高粱籽，色黑如墨，硬似铁石，一手尽肿，上至尺泽穴，俱坚硬。告伊曰：此证手阳明大肠部位，因大肠久积火毒，尽归于此，必先服药，泻大肠火毒，外用三棱针，将此疗正顶刺入五分深，再将白降丹锭插入疗内，用膏药盖之，3日外，连疗根尽都拔出，然后再上红升丹，方保无虑。伊深信。服黄连解毒汤3剂，肿消完；上白降丹，3日之外，连疗根脱落一块，大如红枣；遂用红升丹，每日2次，新肉渐生，饮食大进，20日遂收全功。(《湖岳村叟医案》)

按：黄连解毒汤是外科痈疽的常用方。《方舆輗》云："凡诸疮毒至心中烦躁者，不拘长少，宜用此方。"又云："黄连解毒汤治唇燥舌赤，或为斑，或为疗，热毒酷热者。"推测本案患者尚有烦躁、脉数、舌红等热象。

便秘带血脱肛肿痛案（魏筱泉）

丹徒杨云甫，便秘带血，脱肛肿痛，已历年余，时作时止。前医不知为大肠蕴热而谓为气虚下陷，误进补中益气汤而脱肛肿痛益甚，乃求治于予。予用黄连解毒汤加槐花、柏叶，肿痛脱肛均愈。再进五仁法，而大便如常，此后遂永不复发。(《清代名医医话精华》)

按：肛门肿痛用黄连解毒汤，是对病用方。其人必有热象，当寻求之。

高血压性神经官能症案（矢数道明）

56岁男子，工厂经营者，肥胖面赤之多血体质，血压达到190/100mmHg。因恐怖症不敢侧卧，每晚宿于医院，早晨回家工作。头昏眼花，时有鼻衄，一想到血压则焦急不安，坐立不稳，经常跑到医院躺在床上，接受注射。诊为高血压性神经官能症。用大柴胡汤、柴胡加龙牡汤治疗，恐怖不愈；改用黄连解毒汤后，头昏眼花与不安消失，不再去医院住宿。血压虽不理想，约为170/90mmHg，但已不再担心。（《临床应用汉方处方解说》）

按： 黄连解毒汤是温热病方，唐代崔知悌说："凡大热甚，烦、呕、呻吟、错语、不得眠皆佳。"其证以精神症状突出。本案虽是高血压，但其头昏眼花、极度焦虑，与崔氏所谓的"烦""错语"相类似。本方与大柴胡汤、柴胡加龙骨牡蛎汤均可以治疗烦躁，但大柴胡汤呕吐而按之心下满痛，柴胡加龙骨牡蛎汤胸满烦惊、一身尽重不可转侧，特别是脐腹动悸是特征，而黄连解毒汤重在脉舌，其脉必定数疾，舌必深红。

黑皮症案（大塚敬节）

43岁妇女，主诉3年前之春天，突然颜面赤、瘙痒，接收皮科治疗期间，一侧颜面变黑，诊为瑞尔黑皮症。便秘，头昏眼花，现已基本不痒。与黄连解毒汤加大黄，黑色逐渐变浅，6个月后完全恢复正常颜色。（《临床应用汉方处方解说》）

按： 瑞尔黑皮症又名瑞尔黑变病，是一种主要发生在面部的色素沉着病，多见于中年妇女。本病病因病机的认识尚不十分明确。本病发现于战争年代，故亦称为"战时黑变病"，最早在1917年描述。本病可能不是一个病因的独立疾病，而可能属于焦油黑变病（参照职业性皮肤病中的"中毒性黑皮病"），是一种光接触性皮炎。受损皮肤为褐色或蓝灰色，其边缘有毛囊周围的小色素斑点，通常波及暴露部位，如面，特别是额、颞部，以及颈、胸及手背等。本案提示黄连解毒汤对此病可能有效。但从本案记录看，患者便秘、头昏眼花等也是热性体质的表现之一。

荨麻疹案（大塚敬节）

45岁妇女，自2个月前为荨麻疹所苦恼，鸠尾部出现风疹块且渐次加重。用十味败毒汤、桂枝茯苓丸、白虎加桂枝汤无效。针对胃泛酸和心下痞，与黄连解毒汤显著好转，20日痊愈。（《临床应用汉方处方解说》）

按：主治者将胃反酸与心下痞作为用方着眼点，值得重视。黄连配黄芩是《伤寒论》治疗心下痞的经典配伍，栀子主"心中懊恼"，而崔知悌用黄连解毒汤治"苦烦闷干呕"，均有消化道症状。

鼻衄齿衄案（叶橘泉）

据叶橘泉先生回忆，一韩姓老人保存一方：生石膏、鲜生地、黄连、黄芩、黄柏、山栀、赤芍、牡丹皮、鲜茅根、芦根。说她当年在苏北打游击时患重病，始月经过多、牙龈出血，后项间发生疖子样的紫疙瘩，流血不止，血异常腥臭。此方是一乡间医生所开，药后即愈。1年多后，因战斗几昼夜无眠，旧病复发，鼻衄齿衄，周身紫斑，上半身更多。再服此方，又逐渐而愈。（《江苏中医》1961年第12期38～39页）

按：本验方是黄连解毒汤和犀角地黄汤的加减，没有犀角，但生石膏、芦根、茅根清热凉血，可作为犀角的替代品。本方可用于过敏性紫癜、血小板减少性紫癜、血友病等出血性疾病。

痛经案（王孟英）

里中张君雪沂令正，37 岁。于乙巳年患经行腹痛，医进胶艾汤多剂，痛乃日盛，而加以呕吐。迄今十载，诸药备尝，迩年轻至益频，痛势益剧，满床乱滚，声彻比邻。乞余诊之，脉弦滑而数，曰：颠痛口渴乎？带多腰痛乎？汛色紫黑乎？病者惊以为神，惨容为之一展。余谓雪沂曰：此证不但温燥腻补不可用，即四物汤亦在禁例，宜乎遍访女科，而竟无一效也。与芩、连、栀、胆、茹、柏、蒿、薇、乌贼、茅根、藕为剂。服至下月经行，即不吐，痛亦大减。此等药服逾半载，各恙悉蠲。(《王孟英医案》)

按：脉弦滑而数，复加三问，点出识证关键。人但知瘀血痛经、虚寒痛经，而不知郁热伏火也能导致痛经。此等医案，读后最有回味。

子宫肌瘤术后月经过多案（黄煌）

李女，29 岁。多发性子宫肌瘤，手术剔除后月经量大惊人，最多那两天 1 小时换一次大号卫生巾，还有血块，经期长达 10 天，经期头昏困重，疲惫不堪。询得其人喜食"活珠子"，即经传统孵化出的鸡胚胎，此物为南京女性所爱，民间说大补能治头晕。她经常一天吃好多个。其人肤白唇红，面色红，有油光，脉搏 120 次 / 分。是热性体质。处方：黄连 5g，黄芩 10g，黄柏 10g，栀子 10g，制大黄 10g。10 剂，隔日 1 剂。

1 个月后复诊：告知此次月经 6 天即净，量已少无血块，2 小时换 1 次卫生巾即可，头昏减。嘱原方每周服 2～3 剂。

2 个月后三诊：经量明显减少。

按：黄连解毒汤能治月经过多病。金元四大家张子和用此方治"妇人年及五十以上，经血暴下者"（《儒门事亲》）。《名医类案》记载："西园公，不知何郡人。曾治一妇人，年六十二，患血崩不止，以黄连解毒汤四帖，后服凉膈散合四物六帖即愈。"本案用黄连解毒汤的着眼点，除月经过多外，在于其人唇红、面红油光、脉数。如果其人面色黄，可合用四物汤，名温清饮，明代龚廷贤《万病回春》中用其治妇人经脉不佳，或如豆汁，五色相杂，面色萎黄，脐腹刺痛，寒热往来，崩漏不止。

口腔扁平苔藓／口腔黏膜类天疱疮案（黄煌）

王女，43 岁。口腔扁平苔藓、口腔黏膜类天疱疮 20 年。近月来满口牙龈红肿充血、出血，进食、说话时疼痛难忍，经前加重。口干口臭。带下色黄绿，下身瘙痒疼痛。入睡困难，胸闷心慌。其人身躯娇小，头发乌黑油亮，口唇干红，牙龈通红如火，颊侧黏膜网状白斑，脉滑数 112 次／分。火热之甚，一目了然。处方：生甘草 10g，炙甘草 10g，制大黄 10g，黄连 5g，黄芩 10g，黄柏 10g，栀子 15g，15 剂。药后牙龈出血缓解，睡眠改善，胸闷心慌缓解。

按：本案用方是笔者的经验方——大黄甘草解毒汤。此方可以视为黄连解毒汤加大黄、甘草，是热性口腔黏膜病的常用方，多用于口腔黏膜类天疱疮、口腔扁平苔藓、复发性口腔溃疡、白塞病等。其中甘草用量最大，通常在 20g 以上。大剂量甘草，有黏膜修复、保肝、矫味的功效。适用本方者，多见唇舌黯红、目睛充血、口臭喷人、烦躁失眠等。

五、小陷胸汤

经典的结胸病方，传统的清热化痰方，具有除胸痛、化黏痰、通大便的功效，适用于以胸腹痛、痰黄黏稠、便秘为特征的疾病。

经典配方

黄连一两，半夏半升（洗），瓜蒌实大者一枚。

上三味，以水六升，先煮瓜蒌，取三升，去滓；内诸药，煮取二升，去滓，分温三服。（《伤寒论》）

经典方证

小结胸病，正在心下，按之则痛，脉浮滑者，小陷胸汤主之。（138）

伤寒胸痛案（程原仲）

京师邻人陈怀玉尊间，患伤寒六七日，胸高胀痛，按之坚硬痛甚。予用半夏三钱，瓜蒌仁二钱，黄连一钱五分，姜三大片，煎服，胸宽痛止病愈。（《皕一选方治验实录》）

按：胸高胀痛，按之坚硬痛甚，提示小陷胸汤方证不仅疼痛，且有局部坚硬。

伤寒胸膈饱闷案（缪仲淳）

姚平子伤寒，头疼身热，舌上黄苔，胸膈饱闷，三四日热不解，奄奄气似不属者。一医以其体素弱，病久虚，其意欲投参少许。缪叱曰：一片入口死矣！亟以大黄一两，瓜蒌二枚连子切片，黄连、枳实下之。主人惊疑，不得已，减大黄之半。二剂便通，热立解，遂愈。（《续名医类案》）

按：本案不是小陷胸汤原方，而以枳实代替瓜蒌，不过，如此用方甚妙。《张仲景50味药证》载"枳实主治心下坚、胸痛、腹满且大便不通者"，正与本案患者之苦相符。如果小陷胸汤原方加枳实、桔梗，宽胸开膈功效更佳。

热病胸闷案（叶橘泉）

郑某，女，30岁。于夏季患急性热病，10余日后，热不解，胸闷烦乱，不食不眠，不呕不吐，不噫不嗳。患者自以手拍胸，谓胸闷欲死，在床上反覆颠倒，呻吟叫号。诊之脉浮滑，舌苔白腻，虽口渴，不能饮。予半夏泻心汤合栀子、豆豉，服药仍不能接受。考虑其胸闷，按之则痛，乃改用小陷胸汤加味：黄连一钱，瓜蒌实四钱，半夏二钱，薤白三钱，枳壳、实各四钱，淡芩一钱半，柴胡一钱半。1剂见效，2剂而热退病愈。（《中国百年百名中医临床家丛书·叶橘泉》）

按：本案用方是小陷胸汤加枳实、薤白、柴胡、黄芩，小陷胸汤主胸闷，按之则痛；枳实、薤白、瓜蒌主胸闷胸痛；柴胡、黄芩主往来寒热，胸胁苦满。方证相应，故取效明显。本案患者胸闷欲死，在床上反覆颠倒，呻吟叫号，为何用栀子豉汤无效？推测其病不是无形之气火，而是有形之痰热，故栀子豉汤仅仅是胸中窒，而小陷胸汤是心下按之痛。不食不眠为何与半夏泻心汤无效？半夏泻心汤是心下痞，按之软，且有明显的呕吐。可见，本案识证的要点在腹证。

妊娠恶阻案（叶橘泉）

一孕妇，先患恶阻，呕吐痰涎，经某医院注射黄体荷尔蒙等，呕稍减，一日因感冒夹食滞，发热咳嗽，胸闷，心下痛，欲呕不吐，懊憹不安，通宵不眠。余诊之，心下有压痛，脉浮滑，舌白腻，予三物小陷胸汤，2剂而安，继以小半夏加茯苓汤数剂，恶阻泛恶等悉痊。（《皕一选方治验实录》）

按：本案补充了小陷胸汤的精神症状，即懊憹不安、通宵不眠。这与黄连除烦的功效相关。

胃脘痛案（刘渡舟）

孙某，女，58岁。胃脘作痛，按之则痛甚，其疼痛之处向外鼓起一包，大如鸡卵，濡软不硬。患者恐为癌变，急到医院作X光钡餐透视，因需排队等候，心急如火，乃请中医治疗。切其脉弦滑有力，舌苔白中带滑。问其饮食、二便皆正常。辨为痰热内凝、脉络瘀滞之证。为疏小陷胸汤：黄连9g，全瓜蒌30g，半夏10g。共服3剂，大便解下许多黄色黏液，胃脘之痛立止，鼓起之包遂消，病愈。（《刘渡舟临证验案精选》）

按："脉浮滑"是经典的小陷胸汤证，本案补充其脉有力。服药后解下许多黄色黏液，可以解释为小陷胸汤的泻痰的功效显现。

心绞痛案（张志民）

患男，62岁。1956年4月5日初诊：患糖尿病及高血压多年。近两年来，时感胸闷，步行过急时，胸闷短气加剧。长期服D860。近1个月有时忽然心区刺痛，连及背部及左肩部。西医诊断为心绞痛，硝酸甘油片舌下含服能止痛。昨天下午去浴室洗澡，假寐受凉。夜饭后，心痛突发作，较平时发作为剧，痛如绞窄，连及胸背胁腹。患者咳嗽痰黄稠，便秘已2日，无寒热，舌质边紫尖红，苔薄黄腻，脉弦滑时有间歇。证属胸阳失运，痰浊内结，气滞血瘀。处方：全瓜蒌18g，薤白9g，法半夏9g，黄连9g，桂枝9g，桃仁9g。服1剂即心痛未发，胸脘较舒畅，大便通顺，咳减痰易出。续服3剂，痛未再发。（《伤寒论方运用法》）

按：心绞痛用小陷胸汤，其用方的着眼点在胸痛、咳嗽痰黄稠且便秘。小陷胸汤擅长下老痰，对咳嗽痰多、色黄黏稠者最为适合。其中瓜蒌实功不可没，《张仲景50味药证》载"瓜蒌实主治胸闷痛，兼治咳痰而大便不通者"。

肺癌脑转移头昏胸闷案（黄煌）

曹女，56岁，161cm，66kg。2018年9月11日初诊。

病史：2年前左肺癌切除术，8月复查，发现脑转移。现诉头晕，头部如有紧箍咒，爬楼胸闷喘不过气，时有黑矇，经常感冒，发时喷嚏，咽痛咳嗽，近有伴咳吐黄痰、口干，严重时影响睡眠。

实验室检查：江苏省人民医院2018年8月28日查红细胞$5.34×10^{12}$/L，血红蛋白151g/L，甘油三酯6.38mmol/L，癌胚抗原（CEA）9.38ng/mL，神经元特异性烯醇化酶（NSE）17.27ng/mL。右侧顶枕叶异常信号灶伴周围大片水肿，有转移可能，右侧顶叶少许缺血灶。

体征：营养状况良好，咽喉红，唇红，舌边红，有齿痕，舌底静脉瘀紫，脉搏 80 次 / 分。

处方：柴胡 20g，黄芩 15g，姜半夏 15g，党参 10g，生甘草 5g，黄连 5g，全瓜蒌 30g，干姜 5g，红枣 15g，生大黄 5g。10 剂。

2018 年 9 月 25 日复诊：药后大便夹带黏液，咳吐黄痰消失，头晕症状明显改善，睡眠改善，胸闷不明显，黑矇盲眼症状消失，服药期间开始服靶向药"康威娜"。原方隔日服。

按： 小柴胡汤与小陷胸汤合方，名柴陷汤。本案又加大黄，则清热化痰散结的功效加强。虽然不能说本方能够控制肺癌脑转移，但患者服用后，很多症状缓解，是有近期疗效的。药后大便带黏液的现象，值得进一步观察。

乳汁不畅案（黄煌）

曾治 J 女士产后右乳乳汁一直不畅，乳房结块，孩子吮吸后奶头疼痛流血，虽经月嫂按摩，依然不解，非常痛苦。询得整天无饥饿感，勉强进食，大便不畅，产后 8 天中只有 2 次，咽喉常有一口黏痰，头痛。视其体质充实，面部皮肤丘疹，其舌苔黄厚，脉滑有力，按压上下腹部均比较充实，手上有抵抗感。考虑是结胸病。处方：黄连 5g，全瓜蒌 30g，姜半夏 10g，制大黄 10g，枳壳 30g，水煎。另用老发面湿敷。当夜服药，翌晨得畅便，乳痛大减，乳汁也大增。而且，喉中那口浓痰也没有了，脸上也变得光滑了。

按：乳房在胸，其病大多有结块疼痛，故乳房病有用到小陷胸汤的机会。本案抓住其便秘、脉滑、苔黄、全腹部按压抵抗充实，用小陷胸汤加大黄、枳壳，用药精准。

六、白头翁汤

经典的厥阴病方，传统的清热解毒方，具有止血痢、解热毒、利肛肠的功效。现代研究提示，此方能抗肿瘤、抗炎、抗菌、抗原虫真菌、调节免疫、促进肠道黏膜修复等，适用于以里急后重、口干舌燥、脉滑数为特征的疾病。

经典配方

白头翁汤

白头翁二两，黄柏三两，黄连三两，秦皮三两。

上四味，以水七升，煮取二升，去滓，温服一升。不愈，更服一升。（《伤寒论》《金匮要略》）

注：此方续加甘草二两，阿胶二两，即为《金匮要略》白头翁加甘草阿胶汤。

经典方证

热利，下重者，白头翁汤主之。（371）

下利，欲饮水者，以有热故也，白头翁汤主之。（373）

产后下利虚极，白头翁加甘草阿胶汤主之。（二十一）

血痢下血稠黏案（萧琢如）

王某，患下血稠黏，间露里急后重，发散升补，备尝之矣，踵门乞诊。脉弦数而沉，舌鲜红而苔黄燥，与白头翁汤加僵虫、乌梅，五帖，遂霍然已。（《遯园医案》）

按：本案提示白头翁汤可用于血痢。下血稠黏、其人脉弦数而沉、舌鲜红而苔黄燥均是热象。《汉医神效方》云："白头翁汤治肠风下血，妙不可言。"

血痢鲜红日二十行案（曹颖甫）

余尚忆曾治一杨左白头翁汤证，其脉案曰：利下，色鲜红，日二十行，无表证，渴欲饮水，脉洪大。《论》曰"热利下重者"，又曰"下利欲饮水者，以有热故也，白头翁汤主之"。其药味为：白头翁三钱，秦皮三钱，枳实二钱，黄连五分，生甘草钱半，黄芩钱半，黄柏三钱，复诊大效。（《经方实验录》）

按：本案提示白头翁汤证下血鲜红，其人渴欲饮水，脉洪大。

毒痢案（浅田宗伯）

神户侯臣中条仁兵卫之子，年二十，患痢疾，医疗之不解，痢益盛。昼夜七八行，其色或如鱼肠，或如败脓，臭不可近，自觉肛门至直肠间糜烂，每有热水泻下，下利时自肠中至肛门苦楚不能忍，咽喉亦糜烂而干燥，好冷水，不欲食，虚赢，脉数，殆现危笃之候。余以此为一种毒痢，与白头翁加甘草阿胶汤，兼用甘汞丸。服之二三日，下物臭气得减，苦楚稍安。连进四五日，热解，利大减。但心下虚痞，食不进，时而欲呕，或下鲜血稀水，因与《千金》断痢汤，数日得痊。（《浅田宗伯方论医案集》）

按：白头翁加甘草阿胶汤原本用于产后下利虚极，本案则用于青年男子的热毒痢，可见不必拘于产后。本案对痢疾的表现描述详细，"昼夜七八行，其色或如鱼肠，或如败脓，臭不可近"，这是热毒的表现，特别是"每有热水泻下，下利时自肠中至肛门苦楚不能忍，咽喉亦糜烂而干燥"，提示甘草证的存在。案中提及的甘汞丸具体组成不知，但含有汞剂是肯定的，汞剂对消化道有腐蚀作用，本病不宜。《千金》断痢汤由黄连、附子、人参、甘草、龙骨等组成，对于心下虚痞、吐水等有效。

妊娠痢疾案（胡希恕）

张某，女，31岁。初诊日期1965年3月10日。

自前日开始腹痛、腹泻，大便有红白黏液，白天2～3次，晚上7次，里急后重明显，恶心，纳差，畏冷，溲黄，服西药无效。既往有血吸虫病史，今怀孕已7月。舌苔薄白，舌质稍红，脉沉细滑数。证属湿热带下，伤及血分，治以清热凉血，兼以祛湿导滞，与白头翁加甘草阿胶汤：白头翁三钱，黄连二钱，黄柏一钱，秦皮一钱，甘草三钱，阿胶三钱。

二诊（3月12日）：上药服1剂，昨日泄2次，无红黏液便。今晨泄2次，第2次稍带黏液。前方加茯苓三钱。

三诊（3月13日）：上药服1剂后，腹已不痛，昨夜便行2次、质溏，

溲黄，纳可。上方加焦白术三钱，2剂消息之。（《中国百年百名中医临床家丛书·胡希恕》）

按： 白头翁汤治疗热利，阿胶、甘草理虚止血，本案用此方一来用于血痢，二来安胎。

阳虚毒恋痢疾案（叶秉仁）

胡某，男，6岁。1942年夏秋之交，患痢疾，经多方医治少效，数月未愈，求诊于余。诊其患儿形容消瘦，两目少神，痢下赤白黏冻，腹中疼痛，并见脱肛，按其手足觉冷，脉象沉细。舌质淡红，苔前光剥，根部黄白相间。证属阳虚毒恋，虚实夹杂。治宜温清并施，方以《备急千金要方》加味白头翁汤去厚朴、龙骨。

处方：白头翁10g，秦皮10g，黄柏6g，黄连3g，干姜2g，当归10g，炙甘草3g，粳米一撮，阿胶10g（烊化），赤石脂20g（包煎），淡附片6g，茯苓12g，红枣4枚。服3剂。

药后肤温脉起肛收。续服3剂，下痢遂止，胃纳大增，调理数日而痊愈。（《叶秉仁医论医案》）

按： 是病为邪热入于厥、少阴两经之候。热毒伤下焦血分，故便脓血；厥气横逆，故腹痛；神倦肢冷、脉沉细，又为少阴寒化之象。证情寒热虚实错杂，恐非纯清纯温所能奏效。故与《备急千金要方》白头翁汤颇适。本方由《伤寒论》白头翁汤、四逆汤、槐花汤与《备急千金要方》驻车丸合方加厚朴、生龙骨而成，意取白头翁汤清泄肠中热毒，四逆汤回阳救逆，当归、阿胶以养阴血，槐花汤收敛固涩。温清并用，虚实兼顾，故取效神速。此皆效法后人经验所得。

直肠癌案（黄煌）

金女，36 岁，150cm，44kg。2018 年 4 月 11 日初诊。

病史：直肠癌 7 个月，未行手术，化疗 8 次，放疗 25 次。2018 年 3 月 9 日 CT：距肛门约 8cm 直肠癌较前退缩小；腹膜后小淋巴结同前。现在腹部隐痛，多食胃胀，便前腹胀，大便挂盆、质黏不畅，每天 1～2 次。身热，眠差多梦。

体征：瘦小，双眼有神，皮肤黄黑但有油光，面部有色斑，舌瘦小苔黄腻，舌底下静脉曲张，腹部无压痛，但触之灼热，脐温 38.9℃，额温 37.1℃，脉滑数 120 次/分。

处方：白头翁 10g，黄连 5g，黄柏 10g，秦皮 10g，黄芩 15g，白芍 15g，生甘草 10g，红枣 30g。15 剂。

2018 年 5 月 8 日复诊：药后已无腹痛。面色较前白润。便黏易饥盗汗消失，手脚心热减，人觉舒适。脐温 36.6℃。原方 15 剂，隔日服。

2018 年 5 月 15 日三诊：2018 年 5 月 11 日检查报告肿块已无。大便性状颜色正常，脐温 37.8℃，食欲可，无明显不适。原方 15 剂。

按：本案用方是两首止利方白头翁汤与黄芩汤的组合。主治官颈癌、直肠癌、结肠癌、前列腺癌、膀胱癌等有如下情况者：①或大便臭秽黏滞不爽，里急后重，肛门坠胀灼热；②或阴道分泌物腥臭，或子宫出血黏稠。此方苦寒，对热体比较适合，其人唇红如妆，或舌红有刺，性情急躁，身体四肢发热，或肤如火燎，腹皮灼热，扪之灼手，脐部温度高。关于身体热，是黄芩的体征之一，《金匮要略》三物黄芩汤治"妇人在草蓐自发露得风，四肢苦烦热"。《奇方类编》载以黄芩一两煎汤内服，治"盛夏时有大热证，头大如斗，身热如火者"。而本案提及的脐部温度高一症，也值得进一步观察,《类证活人书》记载:"协热利者,脐下必热。"

小肠间质瘤严重腹胀案(黄煌)

施男,76 岁。小肠间质瘤术后 2 个月。现诉腹胀,头晕,怕热,夜间烦躁不能安眠,夜间口干要喝水,大便日一行,便黏。其人体瘦,面红,眼睑红,唇黯红,舌红,脉弦滑,早搏频繁。处方:黄柏 10g,红枣 20g,白头翁 5g,秦皮 5g,黄连 5g,黄芩 15g,白芍 15g,生甘草 5g。7 剂。

复诊:怕热腹胀消失。原方 10 剂。

半月后三诊:药后头晕未作,腹胀已无,药味可。现诉大便干结,2 天 1 次,右牙龈肿痛,睡眠欠佳,精神可,食欲可。舌苔厚,脉滑。原方加生大黄 10g,10 剂。

按:腹胀的主治方较多,如大承气汤主腹满痛、谵语潮热者,大柴胡汤主心下满痛者,栀子厚朴汤主心烦腹满、卧起不安者,厚朴七物汤主腹满饮食如故者,厚朴生姜半夏甘草人参汤主发汗后虚弱腹胀满者,而本案用黄芩汤合白头翁汤治疗的腹胀是烦热口干便黏者。黄芩汤与白头翁汤均是热利方,黄芩汤有腹中热脉滑数,白头翁汤有下重口干欲饮水。案中记录患者体征均是热象,其腹胀头晕,怕热,烦躁不能安眠,夜间口干要喝水,大便黏,与经典方证相符。

第七章

石膏类方医案

一、白虎汤

经典的阳明病方，传统的清气分热方，具有清热、解肌、除烦、止渴、止汗的功效。现代研究提示，此方能解热、抗炎、镇静、降糖等，适用于以恶热、自汗、大渴、脉滑而厥为特征的疾病。

经典配方

知母六两，石膏一斤（碎），甘草二两（炙），粳米六合。

上四味，以水一斗，煮米熟，汤成，去滓。温服一升，日三服。（《伤寒论》）

经典方证

伤寒，脉浮滑，此以表有热，里有寒，白虎汤主之。（176）

三阳合病，腹满，身重，难以转侧，口不仁，面垢，谵语，遗尿。发汗则谵语，下之则额上生汗，手足逆冷。若自汗出者，白虎汤主之。（219）

伤寒，脉滑而厥者，里有热，白虎汤主之。（350）

伏暑案（柴屿青）

柴屿青治陈勾山舅人梁大患疹，身热谵语，口渴遗尿。服药增剧，求治。两脉沉伏，意其疹尚未透，拟用消毒饮子。不信，势已濒危，复求诊，脉尚如故，探其舌，燥裂生刺，且面垢唇焦，始信为伏暑实热之症。急投白虎汤二剂，病解而脉始洪矣。故临症者，脉既难凭，尤当察其舌也。（《续名医类案》）

按：本案身热谵语，两脉沉伏，寒热难辨，主治者以舌证为凭而投白虎汤，脉始转洪，真象显露。于是有"临症者，脉既难凭，尤当察其舌也"的感叹。脉诊很难，清人陶保廉说："一证兼数脉，一脉兼数证，脉象由臆度，病状括万千，言之多文，行之鲜实。"（《舌鉴辨正·序言》），而舌诊相对客观性较强，是方证识别中值得重视的体征。《伤寒论》中有"舌上胎者，栀子豉汤主之""阳明病，胁下硬满，不大便而呕，舌上白胎者，可与小柴胡汤""若渴欲饮水，口干舌燥者，白虎加人参汤主之"等记载。虽然经典原文对白虎汤证的舌象描写缺如，但从白虎加人参汤的"口干舌燥"来看，也根据《神农本草经》石膏主"口干舌焦不得息"的记载，白虎汤方证的舌象一定是干燥的。清代梁玉瑜经验："黄苔黑刺舌，脏腑极热也，不论何病，均宜白虎汤及大承气汤循环间服，至苔刺退净乃愈。"（《舌鉴辨正》）本案记录"燥裂生刺"，干燥的舌面，毫无津液，而且舌面出现裂纹，舌质红、状如杨梅，这是气热炽盛、阴津已伤的表现。

发热大汗如雨案（方略）

乙酉孟夏，靖邑刘文士自省归里，发热头痛，医以解表导滞之药服至旬余，愈增汗出烦躁。更医诊治，因其脉涩便通，舌白不渴，手足逆冷，疑为夹阴证，以真武汤投之。遂尔乱言无次，神识昏迷，大汗如浴，哕呃之声达于户外，举室仓皇，呼号神佑……遂用：生石膏一两，知母八钱，生甘草五钱，淡竹叶为使。连进二剂，诸症悉屏。改用滋阴养血调治旬余，精神如旧。（《尚友堂医案》）

按：本案用方的着眼点也在大汗出。白虎汤与真武汤两方一主气热，一主虚寒，病性有天壤之别，但都有大汗肢冷等证，一有混淆，将有大错。两方证的鉴别点在于：一看脉，脉有力无力之别；二看舌，舌面干燥湿润之别；三看神，眼神有光无光之别。

热厥案（黎庇留）

吉源坊谭礼泉之女，患发热，医数日，未愈。忽于黎明叩门邀诊，至则见其发热大渴，而手足厥逆。礼泉见前医连用犀角，恐其寒化脱阳也。世俗最畏热药，习闻予以温药起死回生，以为我偏于温补，多有延至手足厥冷，始来请救，意谓非予莫属焉。于是破晓邀诊。诊得脉浮滑，断曰："此热厥也。太阳表邪，随热气入里，致阴阳气不相顺接，故厥耳。"礼泉曰："连服犀角，何以其厥非从寒化？"予曰："少许犀角，安敌方中之羌活、独活、陈皮、半夏乎？此症原系少阳，小柴胡加减本可了，乃误服'方不成方'以燥药为主之剂，故变热厥也。"与大剂白虎，即愈。(《黎庇留经方医案》)

按："伤寒，脉滑而厥者，白虎汤主之"，本案用方着眼点悉依原文。厥，四肢冷，或晕厥。脉滑，脉来流利，或滑数，或数疾。脉滑的同时，患者多见强烈的心悸、气短、不安感、虚弱感、倦怠感甚至昏迷等。脉滑而厥多见高热患者。厥有寒热之别，《退思集类方歌括》云"脉滑而四肢厥冷，内有烦渴谵语等见证，此谓热厥"，本案即为热厥。

麻疹高热案（刘渡舟）

孙某，女，3岁。出麻疹后，高热不退，周身出汗，一身未了，又出一身，随拭随出。患儿口渴唇焦，饮水不辍，视其舌苔薄黄，切其脉滑数流利。辨为阳明气分热盛充斥内外，治急当清热生津，以防动风痉厥之变。处方：生石膏 30g，知母 6g，炙甘草 6g，粳米一大撮。服 1 剂即热退身凉，汗止而愈。(《刘渡舟临证验案精选》)

按：此案对白虎汤证做了精准的描述：一是大汗出，二是脉滑数，三是口渴饮水多。方证相应，药仅四味，而其效立显。方中粳米不可缺乏。张锡纯喜用白虎以山药代粳米汤，认为："山药最善滋阴，白虎汤得此，既祛实火，又清虚热，内伤外感，须臾同愈，愚用此方救人多矣。"然而，有人通过对茯苓、山药替代白虎汤中粳米干预发热模型的比较，结果表明白虎汤中使用粳米的退热效果优于使用山药或茯苓。[陈婷，任秋生，杨爱东，等.茯苓山药替代白虎汤中粳米干预发热模型的比较研究.中国医学工程，2014，22（8）：158]

暑温案（何足道）

1985 年 7 月 24 日，患儿李某因"发热原因待查"住本院儿科。患儿入院前 2 天开始发热，汗多，口渴喜饮，烦躁不寐，腹泻。入院时体温 38.2℃，腹稍饱胀。入院西医诊断：①发热原因待查。②上感。③Ⅰ度营养不良。④中度贫血。⑤佝偻病。入院后经抗炎（注射青霉素）、对症及支持疗法，症状不见好转。7 月 25 日上午经冰敷降温，体温反升至 39℃不降，且腹胀如鼓，症状加剧，当天下午发出病危通知并动员转院。其父担心转院途中发生意外，遂转请中医会诊。

父诉患儿日夜不宁、不肯吃饭已 3 日，今起无汗，微咳，渴喜凉饮，尿黄量少，大便三日一行、质软。察患儿啼哭不休，声高气促，身灼热，前额尤甚，腹胀如鼓，按压时患儿自以小手推拒。指纹色红，正当气关，关脉洪数。其父疑其子为"阳明腑实证"，提议"用三承气急下存阴"。余辨"阳明经证"凡三备：大热、烦渴、脉洪，唯"无汗"相悖。考虑患儿原本汗多，无汗乃"冰敷"所致。大便虽三日一行但"质软"，且连日呒食甚少，并无燥屎可言。腹胀拒按且日见增大，乃多饮、频频输液，复加汗闭、尿少而水无出路，水湿内停之故。遂诊为"阳明经证夹暑湿内郁"，治以"清解阳明大热兼宣散暑湿"，方取"白虎汤"加减。

石膏 30g，知母 5g，炙甘草 5g，苡米 20g，香薷 5g，藿香 5g。1 帖，煎 2 次合而为一，当日下午频频灌下。嘱停用西药并停止冰敷，改温水洗浴促微汗。

次日父告：服药 3 小时后体温下降，口渴缓解，已进食稀粥，入夜小儿安然入睡，要求续服中药。察患儿静卧已不啼哭，身虽热已不灼手，腹胀已消，按之不拒，指纹色红，撤向风关，关脉稍数。遂处原方石膏减半，余照旧，1 帖。

翌日晨来诊，察脉静身凉，腹平软，揉之泰然，指纹色淡，于风关隐约可见。处竹叶石膏汤 2 剂以善其后。药尽痊愈出院。（《当代名家论经方用经方》）

原按： 此病西医诊断分割为五，虽有凭有据，但难得要领，其治疗效果欠佳。从中医观点看，此患儿初系典型"阳明经证"后，因误治复加暑天被寒，致水湿内停。足见中、西立论适反。如按原法续治，必危殆不救，转院亦枉然。若套用"白虎汤"或依其父误用"三承气"下之，亦恐引外邪内陷而成坏病。白虎汤乃千年名方，余据季节特点与具体病情改动 3 味药，1 剂见效，2 剂收功。

三阳合病案（许叔微）

有市人李九妻患腹痛，身体重，不能转侧，小便遗失。或作中湿治。予曰：非是也，三阳合病证。仲景云：三阳合病，腹满身重，难转侧，口不仁，面垢，谵语遗尿，不可汗，汗则谵语，下则额上汗出，手足逆冷。乃三投白虎汤而愈。（《伤寒九十论》）

按：三阳合病，通常是指太阳、少阳、阳明三经的证候同时出现，所谓"必太阳之头痛发热，阳明之恶热不眠，少阳之耳聋寒热等证皆具也"（《医宗金鉴·订正伤寒论注》），也有认为是热象更甚。但如果从西医学角度来看，本案患者可能患有脊髓炎。脊髓炎是一种由于感染或毒素侵及脊髓所致的疾病，表现为病损以下肢体瘫痪、感觉障碍及尿便障碍。"身重难以转侧"，相当于麻木、截瘫、四肢瘫；"口不仁"，相当于吞咽困难发音不清；"遗尿"，是脊髓炎导致的二便功能障碍；"谵语"，是意识模糊。

急性横贯性脊髓炎案（夏奕钧）

吴某，男，24岁，南京大学硕士研究生。1990年7月间出现两下肢麻木，经某医院检查，拟诊为"脊髓脱鞘病"。1991年4月，患者足底麻木逐渐加重，行走不便；5月6日初开始发热持续，体温波动在38～40℃之间，5月6日突然步履困难伴发热，深夜送南京某医院住院治疗，住院号4734。入院时体温39.8℃，头颈以下呈瘫痪状态，全身知觉丧失，有尿潴留，排大便无知觉。经CT及多项实验室检查，确诊为"急性横贯性脊髓炎"。入院后，体温逐渐增高，达40℃以上，持续不退，呼吸浅促，心率120～140次/分，昏迷不醒。经用大剂量激素、抗生素、补液等抢救无效。因病已临危，院方连续 2 次发出病危通知，于 6 月底自动出院回乡，入江阴市人民医院治疗。几天后，病情依然不见好转，遂急求中医诊治。至中医诊治之时，高热已持续 80 天。患者恶热喜凉、祖胸露腹，渴欲冷饮，身无汗出，舌红少苔，脉数急疾，120 次 / 分。一派邪盛火热烁液耗津之候，此时无大汗，仍属阳明。急当清泄阳明燥热，救未耗之阴，安和脏气，控制病势。方取白虎汤配大剂甘润生津救液之品。

处方：生石膏 30g，知母 10g，细生地 15g，南、北沙参各 15g，大麦冬 15g，干石斛 15g（先煎），天花粉 10g，生苡仁 12g，川柏 10g，络石藤 10g，连翘 10g，桔梗 10g。初服 5 剂，热势稍减；再服 10 剂，体温恢复正常，持续 80 余天的高热终被控制。继而以生首乌、石斛、知母、黄柏、黄连、牛膝、元参、麦冬、生地、当归、川断、络石藤等养阴清热益肾通络药出入增减、调治。其间对棘手的癃闭，配合大黄、琥珀研末内服；对持续 5 个月的无汗燥热，采用伏温病助阴托邪法，温散与清润并进；对右下肢痿痹，配合大活络丸内服。均获得满意疗效，经过 1 年多的治疗，终于康复。（《南京中医学院学报》1994 年第 3 期）

按：本案的精彩之处，是用白虎汤加减控制持续 80 多天的高热。其用方的着眼点是恶热喜凉、渴欲冷饮、舌红少苔、脉数疾。或问：无汗为何用白虎汤？推测病情初始必有高热大汗，但病延日久，津液耗损，已经无作汗之资。故本案用方是白虎汤加入养阴增液的生地、麦冬、沙参、石斛。这是白虎汤应用的变法。

重症肌无力突发高热案（赵绍琴）

胡某，女，52 岁。因重症肌无力住院半年。4 日前突发热，体温

38.5℃，致病情迅速恶化。因虑其呼吸衰竭，借用铁肺备急。病人面色萎黄，形体消瘦，精神不振，舌胖苔白糙老且干，两脉虚濡而数。自述心烦梦多，小溲色黄，大便两日未行，体温 39.4℃。会诊诸医，皆主甘温以除大热。赵师曰：虚人实病。先用冰水少少与之。病人喜饮，一杯喝完，续服一杯。饮毕头身小汗出，即时安睡。赵老断为阳明气分之热，故改用白虎汤：生石膏 25g，生甘草 10g，知母 10g，粳米 60g。煎 100mL，分 2 次服。1 剂汗出，体温 37℃，改用甘寒生津益气方法以善其后。（《赵绍琴临证验案精选》有删节）

按：重症肌无力（MG）是一种由神经 - 肌肉接头处传递功能障碍所引起的自身免疫性疾病，临床主要表现为部分或全身骨骼肌无力和易疲劳，活动后症状加重，经休息后症状减轻。中医有用补中益气汤等补益药治疗的报道，但本案却是另有一番病情。病人面色萎黄，形体消瘦，精神不振，舌胖苔白，似乎可以用人参、黄芪之类，但苔糙且干，脉虚濡而数，且心烦梦多，小溲色黄，大便 2 日未行，体温高达 39.4℃，不是用阳虚能解释的。赵绍琴先生嘱先用冰水少少与之的办法探路，发现患者出现口渴、心烦、自汗出的白虎汤证。经典原文虽然没有明确白虎汤证主治口渴，但从后世的文献来看，口渴而且喜饮冷水也是白虎汤证之一。本案中所谓的"虚人实病"，虚人指患者消瘦面黄，所谓实病指白虎汤证。

异动症案（黄煌）

胡女，57 岁。2019 年 3 月 25 日坐轮椅来诊。

病史：异动症 5 年。手脚不停舞动，呲牙咧嘴不能自制，吐词不清，无法伸舌。吐黏痰，怕热，身有汗。其母异动症。

体征：体瘦，腹直肌紧张。

处方：生麻黄10g，生石膏100g，杏仁10g，生甘草15g，当归15g，川芎15g，生晒参15g，干姜5g，桂枝15g，浮小麦50g，红枣30g。7剂。

2019年4月1日家人代诉：药后腿有力，但精神亢奋，异动症状加重。出汗多，欲饮水，便干结，3～5天一行。

处方：生石膏100g，知母30g，生甘草15g，浮小麦50g，红枣30g，生地30g，百合干60g。7剂。

2019年4月22日三诊：药后异动及异常发声减少，服药时不便秘，停药又干结。原方知母增至40g，20剂。

2019年5月20日四诊：已能走路。原方改生石膏150g，知母50g，20剂。

按：异动症又称运动障碍（dyskinesia），是为一种舞蹈样、手足徐动样或简单重复的不自主动作，常见于面部肌肉，颈、背和肢体亦可出现，严重者影响生活。本案对异动症有近期疗效，不能说白虎汤是异动症的专方，只是患者有白虎汤证而用之。患者出汗多、欲饮水、大便干结是着眼点。另外，根据《伤寒论》"三阳合病，腹满身重，难以转侧，口不仁"来看，异动症活动障碍也与此相似。另有报道，口服生石膏可以治疗大骨节病，其止痛效果明显，并可缓解肌肉痉挛，改善关节伸屈角度，使肌肉松软。（《中药药理学》）

血症案2则（王孟英）

案一　吴酝香之仆吴森，在越患感，旋杭日鼻衄数升，苔黄大渴，脉滑而洪。孟英投白虎汤二帖而安。

案二　郑某，吐血盈碗，孟英脉之，右关洪滑，自汗口渴，稍一动摇，血即上溢，人皆虑其脱，意欲补之。孟英曰：如脱，唯我是问。与白虎汤加西洋参、大黄炭，一剂霍然。(《王孟英医案》)

按：以上两案，一为鼻衄，一为吐血，均用白虎汤为主治愈。其用方着眼点在脉洪滑和口渴。《伤寒论》白虎汤条有"脉浮滑""脉滑而厥"的表现，在发热性疾病中，脉浮滑是白虎汤证的关键性体征。脉浮滑者，即使其他症状不明显，也可以使用白虎汤。因此，白虎汤是针对全身整体代谢亢进状态的，其本质是高代谢综合征。脉滑而厥多见于高热患者。脉滑，指脉来流利，或滑数，或数疾。厥，指四肢冷，或晕厥。脉滑的同时，患者多见有强烈的心悸、气短、不安感、虚弱感、倦怠感甚至昏迷等。《退思集类方歌括》云"脉滑而四肢厥冷，内有烦渴谵语等见症，此谓热厥"，本案即为热厥。

热病胎动案（舒驰远）

曾医房婶，怀孕三月而患热病，求吾药。吾见其口燥心烦渴，欲饮冷者，阳明里热也，法宜白虎撤其热；汗出恶热，大便闭结者，胃实也，法宜调胃承气以荡其实；口苦咽干者，少阳腑证也，法宜黄芩以泻腑热；舌胎干黑，芒刺满口者，内火烁干津液，阴欲竭之征也；腹微痛而胎动者，热邪逼及胞胎也。若不急行驱阳救阴之法，胞胎立坏，不可为矣！即用白虎汤合调胃承气加黄芩，一剂而热势略杀，再投一剂，泄下二次，结去津回，诸症皆愈，其胎即安。(《舒驰远伤寒集注》)

按：白虎汤加大黄、芒硝、黄芩以安胎，非有胆识者不敢如此。其用方着眼点在于患者一派热象，本案列举口燥心烦、渴欲饮冷、汗出恶热、大便闭结、口苦咽干、舌胎干黑、芒刺满口等征象，由此引出白虎汤、调胃承气汤、黄芩等方药，思维非常清晰，体现了方证相应的思想。

妊娠壮热出血案（钟育衡）

病人妊娠两月余，壮热不已（体温 39℃），不恶寒，反恶热，大渴引饮，喜冷饮，阴道流血，脉洪大滑数，舌苔黄白而干。此为阳明经证，邪热弥漫，胎被灼而不安。用清解阳明，直折热邪，邪去胎自安。拟白虎汤加味：生石膏 100g，知母 20g，生甘草 10g，粳米 20g，山栀子 15g，黄芩 10g。用水 1500mL，先煎石膏、粳米 1 小时，再下其他药物，取 400mL 药汁，分 2 次温服。服 2 剂后，患者热退，血止，胎安。（《北方医话》）

按：白虎汤加黄芩、栀子安胎，壮热大渴是着眼点。笔者也曾于 1995 年初夏治一 14 岁的少女，患血小板减少性紫癜伴月经过多，量大如暴崩，血红蛋白仅 3g，虽面如白纸，但口渴异常，时值五月，但身热汗多，大瓶矿泉水一饮而尽；心悸，脉象滑数，用白虎汤加龙骨、牡蛎、生地、阿胶，坚持服用 3 个月而愈。本案生石膏用量达 100g，值得重视。关于石膏用量，岳美中先生主张剂量要大，他说："白虎汤方中石膏之量从不少于 500g，而麻杏石甘、越婢等汤方中石膏之量从不超过 250g。这是仲景《伤寒论》方剂配伍中有关重要的部分，不容等闲视之。"（《岳美中医案集》）阴道出血属于热证者多，虚寒证者也有。就热证而言，尚需与黄连阿胶汤相鉴别。黄连阿胶汤证有烦热，特别是夜不得寐，且唇舌鲜红而干；白虎汤证也有烦热，但大多有身热大汗，常常汗出如洗，而且有口干渴，喜饮冷水。

消中案（吴菱山）

一老人，年逾七十，素有痰火，过思郁结，因得消中之患。昼夜饮食无度，时时常进则可，若少顷缺食则不安。每服寒凉俱罔效，人皆以年老患消中危之。吴诊，其脉左寸关弦，右寸关弦滑，尺浮，大腑燥结。吴疑之，此大肠移热于胃，胃火内消，故善食而不发渴也。断曰：消中，善食而饥，肉削消，脉虚无力者，不治。此痰火内消，肌色如故，依法治之，可生也。遂用白虎汤倍入石膏服之，胃火渐平，饮食渐减。次以坎离丸养血，四物汤调理，二月而安。（《名医类案》）

消谷善饥案（张天锡）

兰某，男，36岁，公务员。1978年4月因消谷善饥就诊。自述多年来患一怪病，可在任何时候发作，发作时每顿如正常就餐，吃完就饿，必须再吃，如是者一日十数次。且当时粮食凭票，患者不胜其烦。经西医多次检查血糖、尿糖正常。辗转多家医院住院，治疗无效。不明原因又恢复正常，但人感觉困倦。此次疾病复发，其形体消瘦，食多但大便不增多，饮水多，唇红，小便数，脉弦数，舌质红，苔薄黄，诊断为消谷症。处方：白虎汤。生石膏240g，知母60g，甘草60g，粳米120g。2剂，水煎服，1日服3次。服药1次后，诸症消失，不再感到饥饿。嘱其再服1次，不必尽剂。（《四川名家经方实验录》）

按：以上两案提示白虎汤能治疗善饥，伴有症状应该有大便干结、口渴、消瘦、脉滑等。由此可见，能食善饥可以作为白虎汤方证识别的依据之一。

牙痛案（黎庇留）

家慈忽患牙痛，不能食。以体质素健，拟白虎汤。市药时，袁医曰：方中生石膏七八钱，而乃用炙草之补，曷不易以生甘草？为一律凉药乎？予曰：白虎之用炙草，汝实未梦见用意之所在，则不可强不知以为知也。渠又劝用熟石膏。予曰：白虎之石膏，必用生，若煅则为无用之死灰矣。此物嫌其下坠，故伍以炙草、粳米，使其逗留胃中，以消胃热，不使下坠者，有深旨焉。汝不过见某药治某病，无怪谓炙草为参、术、苓、草之草而以为补也。袁又曰：前数月，服桂枝四钱，日两服，合八钱，即此人乎？予曰：然！袁曰：何寒热相悬也？予曰：前患风湿相搏，今患阳明实热，证不同，药安同哉？服白虎，牙即不痛。（《黎庇留经方医案》）

按：此案不仅是用白虎汤治牙痛，其启示尚有二：第一，知之为知之，不知为不知，不可强不知以为知也，此治学态度适用于经方，亦步亦趋，尊重前人的实践经验，按经方规律用药，是初学者的态度；第二，方随证变，前患风湿相搏，今患阳明实热，证不同，故方也变，这是经方使用的原则。

二、白虎加人参汤

经典的阳明病方，传统的清气分热、救津液方，具有清热、止渴、止汗、解肌、除烦、理虚的功效。现代研究提示，此方能解热、抗炎、镇静、降糖、强壮等，适用于以恶热、自汗、憔悴虚弱、口渴感明显为特征的疾病。

经典配方

石膏一斤（绵裹，碎），知母六两，甘草二两（炙），粳米六合，人参三两。

上五味，以水一斗，煮米熟，汤成，去滓，温服一升，日三服。（《伤寒论》）

经典方证

服桂枝汤，大汗出后，大烦渴不解，脉洪大者，白虎加人参汤主之。(26)

伤寒若吐若下后，七八日不解，热结在里，表里俱热，时时恶风，大渴，舌上干燥而烦，欲饮水数升者，白虎加人参汤主之。(168)

伤寒无大热，口燥渴，心烦，背微恶寒者，白虎加人参汤主之。(169)

伤寒脉浮，发热无汗，其表不解，不可与白虎汤。渴欲饮水，无表证者，白虎加人参汤主之。(170)

若渴欲饮水，口干舌燥者，白虎加人参汤主之。(222)

太阳中热者，暍是也。汗出恶寒，身热而渴，白虎加人参汤主之。(二)

中暑案（李冠仙）

龚玉屏子椿官，体本瘦弱，16岁自在扬管店务，当事亦太早，忽受暑而归，发热头眩，倦怠少气，心烦渴饮，天柱倾欹欲倒。予用人参白虎汤。其家以时证用参为疑。予曰：先天气弱，暑又伤气，脉象数而甚虚，非参不可，且必佳参。汝等不信，多请先生斟酌，当可决疑。再三敦嘱而去。是时天气炎热，病证甚多，予至晚回家，则其叔守园坐等已久。予一见即问曰：尔侄服药何如？曰：尚未。问何以不服？曰：君教我多请先生斟酌，我连请七人矣。问伊等云何？曰：止钱觐扬先生欲改用党参，徐寿东先生以为君当不错，其余皆以为不可用参。内有焦医尤以为不可，曰时邪用参，如吃红矾，入腹必死。众言如此，不得不疑，而寒家素服君药，无有不效，又不敢服他人之药，特再候教。予曰：予只道此法平常，医者当无不解，今若此更何言。但令侄今日不服此药，明日即不救。子速回府，制药与服，倘有不测，予当偿命。送至门又嘱曰：予愿偿命，君或不肯，此方参一钱，银三十两，倘有不测，予当罚出。君纵不要，听凭散与穷苦，予决不食言。若不服至不救，其责在子。次日大早往视，已一药而愈矣。

嗟乎！医道之不明也，竟至于是耶。《经》云"热伤气"，又云"壮火食气"。盛夏酷热，铄石流金，未有不伤气分者，故治之必顾气分。孙真人生脉散、东垣清暑益气汤、丹溪十味香薷饮，皆人人共见之方，未有不用参者。至人参白虎汤，乃《金匮》中暍门专主之方。《金匮》乃医圣仲景之书，是不足法，更何法也！（《仿寓意草》）

按：白虎加人参汤是中暍专方，《金匮要略》已经明示。中暍，即中暑、日射病。该病常于高温下劳作后突然发生。病初，患者精神沉郁，头痛、头晕、耳鸣、眼花，继而出现恶心、呕吐、全身皮肤发红、小便增多。有的会突然由兴奋转为嗜睡，严重者突然昏迷、意识丧失、谵妄，或因呼吸麻痹而死亡。白虎汤清热消暑，加人参能救津液，此方用于中暑已为常规，提示对病用方，也是古代治病的思路。发热性疾病能否用人参？本案主治者与他人有争执。从《伤寒论》113方看，人参多用于汗、吐、下之后出现气液不足者，或心下痞硬、呕吐不止、不欲饮食者，或身体疼痛、脉沉迟者，或烦渴、舌面干燥者，或恶寒、脉微者。其脉象，由大变小，由浮转沉，由弦滑洪大转为微弱；其体型，逐渐消瘦，即所谓"心下痞硬"；其舌面多干燥。本案患者先天气弱，受暑而归，发热头眩，倦怠少气，心烦渴饮，脉象数而甚虚，白虎加人参汤证悉具，故用后迅速痊愈。

霍乱案（江尔逊）

早年余乡梓霍乱流行，死亡甚众。余曾治一男性青年患者，剧烈吐泻，四肢厥逆，脉微细几绝。当时医药条件极差，无输液设备。余诊视后，急予大剂四逆加人参汤，连服 2 剂，吐泻顿止，阳回脉出。讵料 3 日后，病人继发高热，神志恍惚，急延余往诊。症见高热神恍之外，尚伴口舌干燥，苔老无津，脉转洪数。《伤寒论》云："少阴病，得之二三日，口燥咽干者，急下之。"但此病起于霍乱吐泻，阳明腑实之证犹未悉具。未可遽投承气汤，乃予白虎加人参汤。1 剂稍安，再剂而热退神清；继与加减复脉汤调治而瘥。（《经方大师传教录：伤寒临床家江尔逊杏林六十年》）

按：吐泻后气液不足，而余热复起，故神志恍惚、口舌干燥、苔老无津、脉转洪数。白虎加人参汤证悉具。《伤寒论》对白虎加人参汤证的舌象有较多的描述，如"舌上干燥""口干舌燥""口燥渴"等。本案记载的苔老，即干燥粗糙。

感冒发热案（藤平健）

发病后第 5 日，服用葛根汤、小柴胡汤加石膏、小柴胡汤合白虎加人参汤，病情未见好转。因为痛苦，晨 4 时即醒来。严重口渴，一口喝下一玻璃杯水。心前区不适，高热达 40.2℃，头面、身躯、四肢汗出如洗，然而脊背寒如泡在冷水中。心下痞硬，鸠尾至脐腹满而上冲。晨 5 时不待天明即给奥田先生打电话，主诉胸中痛苦难忍、辗转反侧。8 时热度为 39.7℃。或感冒，或肠伤寒，或败血症，令人不解。10 时，奥田先生至而诊之，其脉洪大，烦渴自汗，背恶寒，心下痞硬等。诊为典型三阳合病，完全符合白虎加人参汤证。背微恶寒，服用白虎加人参汤 1 小时，恶寒、心下痞硬先消失，随之背中变温，心下轻爽。3 个半小时，体温已降至 37.5℃，诸症全部消失，有食欲，很快入睡。(《临床应用汉方处方解说》)

按：本案主治者以亲身经历记录了白虎加人参汤治疗感冒持续 5 天发热不退的经过，其间的感受细致，利于理解白虎加人参汤证。除大量出汗，严重的口渴外，尚有两个明显的症状值得注意。一是烦躁。《伤寒论》有"大烦渴不解""舌上干燥而烦""心烦"等记载，本案患者是胸中痛苦难忍，辗转反侧，睡眠障碍。二是心下痞硬。许多有人参、甘草的经方，大多用此证，如大半夏汤、甘草泻心汤、旋覆代赭汤、桂枝人参汤等。大多见于大量发汗，或严重腹泻，或反复呕吐的患者。其人多消瘦憔悴，上腹部按压缺乏弹性甚至扁平凹陷，患者也有自觉的痞闷不适等。本案患者是心下痞硬，并有鸠尾至脐腹满而上冲感。以上症状，均在服用白虎加人参汤后消失，可见方证对应。

一氧化碳中毒后遗症大烦渴不解案（陈雁黎）

患者，女，59 岁，农民。2012 年 9 月 28 日就诊。

其儿代诉：患者素有高血压、冠心病。2012 年元月 10 日，因生火取暖不慎 CO 中毒，昏迷，住我院急诊科。诊断为 CO 中毒后遗症，遗留有左半身不遂，手足重滞，舌强语謇。抢救半月后，转本院针灸科，进行中药及针灸治疗 2 个月。4 月去自治州人民医院内科住院近 1 个月。5 月中旬又回我院住针灸科和康复科，进行康复治疗共 2 个月。先后诊断有高血压、冠心病、脑萎缩、脑白质变性、脑梗后遗症。留有半身不遂，行动迟缓，语言謇涩，只好回家服药治疗。8 月中旬，口干口渴能饮，至 9 月初每日饮水量大增，几乎不停地要水喝，尿量和次数均增多，形体消瘦。去内科看病，血糖正常，尿常规、血常规均正常，医生束手无策，求中医治疗。

患者坐轮椅，家人推来，并带有暖水瓶及茶杯，想喝时随时就得喝上，晚上还要喝水数次，真有仲景谓"大烦渴不解，欲饮水数升"之势。检查：形体消瘦，表情呆滞，能听懂医生所问，语言不利，面色青灰，皮肤干燥，肢凉无汗，无寒热，不恶心，饮食尚可，小便量多，大便正常，舌微瘦，苔腻而干，脉弦细。此病先治渴，予白虎加人参汤原方：生石膏 45g，知母 15g，炙甘草 6g，红人参 10g（打碎），粳米尖尖 1 汤勺。水煎服，米熟即可，3 剂。

复诊：患者面色好转，微有喜悦，口渴减轻，饮水量明显减少，继予原方 3 剂痊愈。2013 年春，患者上呼吸道感染咳嗽来取药时，本病未犯。2014 年 8 月 25 日写此病案时，电话回访，其儿答："吃饭、洗脚、去卫生间均能自理。"（《胡希恕伤寒论方证辨证》）

按：一氧化碳中毒是含碳物质燃烧不完全时的产物经呼吸道吸入引起的中毒，对大脑皮质的影响最为严重。轻者有头痛、无力、眩晕、劳动时呼吸困难，重者呈深昏迷，伴有高热、四肢肌张力增强和阵发性或强直性痉挛，患者多有脑水肿、肺水肿、心肌损害、心律失常和呼吸抑制，可造成死亡。本案根据患者口渴大量饮水的特征，与白虎加人参汤，方证对应，效如桴鼓。

多汗症案（张文选）

蔡某，男，25岁。2005年10月1日初诊。

患者体格壮实偏胖，多汗，头面、颈项部出汗尤甚，头发常因汗出而潮湿，汗出后背部发凉，口渴，面赤，腰痛。脉沉滑略数，舌胖，舌尖红赤，苔偏黄。从多汗、口渴、汗后背凉，辨为白虎加人参汤证。

处方：生石膏60g（先煎），知母12g，红人参5g，粳米20g，炙甘草8g。7剂。

2005年10月11日二诊：服药后显奇效，汗出明显减少，腰痛止，以前阴茎软弱不能勃起，服此方后竟然性冲动增强，阴茎能正常勃起。脉沉细滑，舌胖红赤，苔偏厚。参照《金匮要略·血痹虚劳病脉证并治》桂枝加龙骨牡蛎汤法，上方加生龙骨30g（先煎），生牡蛎30g（先煎），7剂。汗出痊愈，阳具勃起正常。（《温病方证与杂病辨治》）

按：用白虎加人参汤治疗多汗，随着出汗好转，性功能也随之恢复，这提示多汗与阳痿之间有共同的病理机制，可以用阳明气热来概括。不过，主治者用方并不是以概念为先的，从按语看，其眼光在多汗、口渴、汗后背凉。前两证容易理解，但后背凉则易于视为阳虚。"伤寒，无大热，口燥渴，心烦，背微恶寒者，白虎加人参汤主之"，原文提及背微恶寒，这是一种大量发汗后患者体质虚弱的表现。具体表现为怕风畏空调，或背部如水浇，同时患者精神萎靡、形容憔悴、烦躁不安等。尤在泾说："背微恶寒，与时时恶风同义。"（《伤寒贯珠集》）

甲亢案（黄煌）

姜女，23岁，162cm，53kg。2019年11月12日初诊。

病史：4年前确诊为甲亢。近两年多来，怕热多汗，夜间经常盗汗湿衣，口渴，食欲旺盛，易饥饿，食量大，大便干结，2～3日1次，入眠困难，梦多易醒，动则喘气，脾气大，月经后延3年，曾半年来1次月经，经期3～4日，痛经，经量少，有血块。

体征：眼凸，脸部偏红，舌红，手震颤。舌前无苔，脉滑90次/分，腹肌紧张。

处方：生石膏60g，知母100g，生甘草10g，粳米一把，白芍30g。15剂，每日服。

2019年12月17日：夜里出汗好转，饥饿感不明显了，食量减少，大便正常，正常工作，舌面干燥。原方加生晒参10g，40剂。

2020年3月18日：药后盗汗消失，失眠好转，脾气改善，药后无腹泻，易口渴，体重稳定，手足凉易汗，无精打采，犯困。原方40剂。

按：甲状腺功能亢进，通常伴有大量的出汗、亢进的食欲、情绪激动、心跳加速等，与白虎汤证以及白虎加人参汤证非常相似。国内也有用白虎加人参汤成功救治甲状腺危象2例的报道，报道认为本病临床所出现的身大热、汗大出、口大渴、脉虚大无力符合白虎加人参汤证。[湖南中医杂志，1990（3）：39]

病毒性疱疹案（黄翔）

患儿3岁半，去年初出现不明原因的大吃大喝不停，有时还出鼻血。

今年初双腿出现"皮炎"，晚上睡觉经常因瘙痒而醒，醒后哭闹且狂抓不止，以至于左边大腿后侧都被抓破很大一块。在找我的两天前，脸上又出现了疱疹，经社区医院大夫诊断为"病毒性疱疹"。我看到发来的照片，孩子舌质红，舌苔黄，舌上干裂，下唇内侧溃疡，溃疡周边鲜红，左侧脸上有疱疹，微微渗液而结黄痂，双下肢则疱疹和皮炎并见，抓挠后的创口满布大小腿，创口周围颜色鲜红。处方：生石膏30g，知母20g，山药20g，西洋参10g，麦冬15g（1天后去掉），甘草20g（1天后改为10g）。药后1天，患儿舌质变淡，舌上裂纹几乎消失，大创口颜色变淡，多数创口结痂。4天后，喝水明显减少，大创口颜色进一步变淡，有些小的创口甚至都痊愈了，脸上的疱疹也消失了。8天后，腿上光滑很多，皮炎和疱疹基本痊愈，只是最大的创口结痂还未脱落。

按：本案的用方着眼点有局部和整体两部分，局部皮损颜色鲜红，瘙痒非常严重，整体孩子食欲旺盛，大吃大喝不停。睡觉醒后哭闹且狂抓不止，舌质红，舌上干裂，口唇溃疡周边鲜红。这都是白虎汤以及白虎加人参汤证。有关白虎汤及白虎加人参汤治疗皮肤病的案例很多，日本医家荒木性次报道两案可以参考。"一男子，不知何物引为斑疹，或被毒虫螫，本人不得而知。全身突然发痒疹，愈搔愈痒，红斑密布，全身汗出恶寒，难忍。服白虎加人参汤，1剂即愈。""一女孩全身生湿疹，剧痒，夜亦不眠，皮肤摺皱不堪且流汁，几年不愈，经医药、温泉等，尽一切办法均无效。用本方（白虎汤）1/3量，经数日而愈。"（《临床应用汉方处方解说》）笔者经验，凡是皮损局部发热、红斑密布、口渴烦躁者，或汗出多者，可以用白虎汤或白虎加人参汤。

三、竹叶石膏汤

经典的温热病后期的调理方，传统的清热养阴方，具有退虚热、增体重、止汗、止呕、止咳、止渴等功效，适用于以赢瘦、食欲不振、持续低热、多汗为特征的疾病。

经典配方

竹叶二把，石膏一斤，半夏半升（洗），麦门冬一升（去心），人参二两，甘草二两（炙），粳米半升。

上七味，以水一斗，煮取六升，去滓，内粳米，煮米熟汤成，去米。温服一升，日三服。（《伤寒论》）

经典方证

伤寒解后，虚赢少气，气逆欲吐，竹叶石膏汤主之。（397）

发热泄泻案（王孟英）

叶杏江仲郎，患发热泄泻，医治十七日不效，骨瘦如柴，音嘶气逆。所亲许芷卿，荐孟英诊之。脉数大渴，汗多苔黄，以竹叶石膏汤加减，十余剂渐以向愈，大便反极坚燥，继予滋养而康。（《王孟英医案》）

按：本案用方的具体药物不明，但方证明确，消瘦、气逆、脉数、大渴、汗多，是对经典原文"虚赢少气，气逆欲吐"的清晰化的描述。患者多汗、口渴、脉数，不离阳明气热津伤的白虎加人参汤证，但其人骨瘦如柴，久泻不愈，则气液更耗，虚象突显。特别是本案是腹泻，但用竹叶石膏汤后居然大便反坚硬，可见竹叶石膏汤证不避腹泻。日本浅田宗伯有案佐证："席工为吉，年十二，下利日二三行，略无所苦，日日出游。一日，洞泄如注，凡六行，而眼陷鼻尖，身热炽盛，心下苦闷，呕逆，舌上白苔，渴欲饮水，脉沉紧。与竹叶石膏汤，五日而愈。"(《治瘟编》)

小儿吐泻后烦渴尿多案（赵守真）

刘某，男，3岁。先患吐泻，经服药1周后，吐泻全止。旋而烦渴，引饮不休，小便每小时10～15次不等。舌紫红无苔，指纹显露而深红，喜卧地下，午后有潮热，夜半汗出而解，食欲不振，尿清长，时作干呕，肌肉日形干瘦，睛光尚好，犹可自由行动，此为阴虚内热，治宜滋阴清燥法，处竹叶石膏汤加减。

查《伤寒论》有说："伤寒解后，虚羸少气，气逆欲吐者，竹叶石膏汤主之。"本方虽为病后津气两伤，余热未尽之清补一法，但移以治肺胃之热，未尝不可。其方竹叶、麦冬清心肺之热，石膏原治烦渴引饮，与麦冬配用，效力尤巨，又人参改洋参则具强心生津作用，去半夏之辛燥，易花粉之清润，甘草和中，粳米益胃，实备有相辅相成之义。是以用之以清肺热，肺清则宣化，宣化则津生，津液四布，不专下注，则尿少而渴自止，自以清肺热为第一要着。因此，更知本病之适用竹叶石膏汤，乃依上法煎服。另以蚕茧、麦冬、山药水煎作茶饮。

药进3剂，疗效显著，渴尿均减，稍能进食，潮热止，汗不出，只余渴、尿两证，势亦已衰。再4剂，口不渴，尿亦趋正常，遂用参苓白术散调理收功。(《治验回忆录》)

按:《伤寒论》云"伤寒解后，虚羸少气，气逆欲吐，竹叶石膏汤主之"，提示本方证多见于发热性疾病的恢复期，患者出现低热不退、口干舌燥、怕热多汗、烦躁不安等。清代医家徐灵胎说："此仲景先生治伤寒愈合调养之方也。其法专于滋养肺胃之阴气，以复津液。"（《伤寒论类方》）本案患儿吐泻后，肺胃阴液大伤，故烦渴引饮不休，并有小便每小时 10～15 次不等。午后有潮热，夜半汗出而解，食欲不振，时作干呕，肌肉日形干瘦，此证与竹叶石膏汤证相符。

高热半月呕吐案（胡希恕）

吕某，女，18 岁。因高热住院治疗，半月热仍不退，用激素治疗热退亦不明显。每天体温在 38～39℃之间波动，症见身热，自汗盗汗，恶心呕吐，食入即吐，苔白，脉细数。胡老会诊，认为是津液大虚，必以养胃生津方能抗邪外出，与竹叶石膏汤加味：淡竹叶 12g，生石膏 45g，半夏 12g，党参 10g，炙甘草 6g，粳米 15g，麦冬 15g，生姜 10g，枣仁 15g。服 3 剂，热退，呕吐止，自汗、盗汗亦止。他医用补中益气汤欲补其虚，又致大汗不止乃至虚脱，无奈输液救急。再请胡老会诊，仍给原方 6 剂，诸症渐已。（《经方传真》）

按：受"甘温除大热"学说的影响，补中益气汤常被用来治疗不明原因的长期发热。不过，还是必须与竹叶石膏汤方证鉴别。两者均有自汗、食欲不振等，但前者有明显的疲劳感，怕风，舌质淡红；后者有明显的烦躁和消瘦，怕热、口渴喜冷饮是其特点。前者是气虚阳气郁伏而不升，后者是阴虚津液匮乏而有余热。本案对患者的形体描述不够，一般来说，患者当面色苍白，精神萎靡或烦躁，肌肉萎缩，腹壁菲薄或腹部凹陷如舟底状，皮肤枯燥，体重下降明显。以高龄老人、儿童较为多见。患者不思饮食，或饥不欲食，甚至恶心欲吐，口干渴，喜饮水而不解渴。

乳腺炎发热反复发汗后脉无力案（刘渡舟）

张女，25 岁。乳腺炎术后发热不退，体温在 38.5 ～ 39.5℃之间。注射各种抗生素效果不显，又用"安乃近"发汗退热，然旋退旋升，不能控制。因为手术后几经发汗，患者疲惫不堪，又见呕吐而不欲饮食，心烦，口干，头晕，肢体颤动，舌质嫩红，舌苔薄黄，脉数而无力……处竹叶石膏汤方：生石膏 30g，麦冬 24g，党参 10g，半夏 10g，炙甘草 10g，粳米一大撮，竹叶 10g。上方仅服 4 剂，即热退呕止，而胃开能食。（《刘渡舟临证验案精选》）

按：本案脉数而无力，这是需要重视的客观体征。"仲景虽未言脉，若察其脉虚数而渴者，当以竹叶石膏汤主之。"（《伤寒溯源集》）竹叶石膏汤方证多见脉象或细数，或洪大而数，但大多按之弱或空大，但脉缓者慎用。

发热多日绝谷舌无苔案（浅田宗伯）

浅田宗伯治中川左右卫门之弟，刚满 20 岁，患暑疫（夏季热性传染病），数十日热不解，体瘦而衰，舌上无苔而干燥，喜饮冷水，绝谷数日。烦躁已处于危笃之状。于是与竹叶石膏汤，2 ～ 3 日烦渴消解、食欲增进，但脉频数仍如故，气血枯燥又大便难，与参胡芍药汤徐徐恢复，免于危急。热性病小便色赤者，竹叶石膏汤效佳。（《浅田宗伯方论医案集》）

按：本案记录了竹叶石膏汤方证的舌象——舌上无苔而干燥。这种舌象，温病家的医案多有记载。在热病的后期，余热未清，气液两伤，营养状况恶化，消化能力下降，各种机能减退，组织萎缩，常常在舌头上反映出来：舌体多瘦小萎缩，舌质红嫩，舌苔少或舌裂苔剥，舌面干燥无津，或口腔糜烂。由于余热未清，故尿液浓稠色深黄。

分枝杆菌感染肺炎后无法行走案（黄煌）

陈男，77 岁，175cm，60kg。2021 年 4 月 19 日坐轮椅就诊。

病史：1 年前乏力发现中性粒细胞、血小板下降。18 天前出现无明显诱因的发热，后住院确诊为分枝杆菌感染性肺炎。现已退热，但体力减退严重，全身乏力，竟然无法行走。食欲不振，盗汗。有糖尿病（空腹血糖 7mmol/L 左右），肺结节。

体征：贫血貌，肤极白，脉细弱难触及。舌光红，舌面满布裂纹，少苔。

处方：淡竹叶 20g，生石膏 20g，麦冬 40g，姜半夏 10g，生晒参 15g，生甘草 10g，粳米一把。7 剂，米熟汤成。

2021 年 4 月 26 日复诊：药后体力增加，能走路，不需拐杖了，食欲好转，大便 1 日 2 次，脉转有力。原方 14 剂。

2021 年 5 月 11 日三诊：胃口、精神状态均有好转，大便正常，行走正常；1 周前持续 2～3 天，黄昏有低热。原方 14 剂。

按：发热后，乏力、盗汗、食欲不振，再加明显的体征，竹叶石膏汤方证的识别并不困难，但需要与小柴胡汤方证相鉴别。两方均能治疗低热、消瘦，且有食欲不振、呕吐等。小柴胡汤是口苦，舌有白苔，少有汗，是内有郁热；竹叶石膏汤是口干，舌上无苔，汗多，是津液伤。小柴胡汤体质状态要好于竹叶石膏汤，虽消瘦但未脱形；竹叶石膏汤严重营养不良，骨瘦如柴者多。在精神状态上，小柴胡汤证见默默不欲饮食，竹叶石膏汤证见烦躁而少气懒言。

竹叶石膏汤与麦门冬汤均有人参、麦冬、甘草、粳米，均有养阴开胃的功效。鉴别点：一是有汗无汗之别，本方证内热重，故多汗；二是发热有无之别，本方证有低热持续；三是脉数有无之别，本方证脉细数，心跳快。也就是竹叶石膏汤证的病理机制是"伤寒解后，余热不清，气液两伤"（李培生主编《伤寒论讲义》）。

四、风引汤

经典的热瘫、痫病方，传统的清热息风、定惊安神方，具有止抽搐、疗风瘫、治癫痫的功效，适用于以抽搐、多汗、狂乱为特征的疾病。

经典配方

大黄、干姜、龙骨各四两，桂枝三两，甘草、牡蛎各二两，寒水石、滑石、赤石脂、白石脂、紫石英、石膏各六两。

上十二味，杵，粗筛。以韦囊盛之。取三指撮，井花水三升，煮三沸，温服一升。（《金匮要略》）

经典方证

治大人风引，少小惊痫瘛疭，日数十发，医所不疗，除热方。（五）
除热瘫痫。（五）

头晕痛案（萧琢如）

江西黄君在中，初患外感，诸医杂治，屡变不痊。延诊时，言刻下最苦者头晕痛，猛不可当，心烦口苦，手足不时热而麻木，已半月矣，大便时硬时溏，小便黄而涩，舌色红而苔黄，脉弦数。与风引汤两帖，疾如失。后以误用他医方，疾复发，但比前较为轻减，复延诊。仍用风引汤愈之，改进甘寒养阴，十余剂而瘥。（《遯园医案》）

按： 本案所患便是后世所谓的肝风内动、肝阳上亢之类的内伤杂病。当下时方不外天麻钩藤饮之类，但若用经方，则非风引汤莫属。头晕肢麻、心烦口苦、舌红苔黄、脉弦数，构成本案用方的着眼点。经典原文并无以上诸症，但有"风引惊痫瘛疭"的记录。"风引即风痫掣引之谓"（多纪元简），瘛疭即手脚痉挛、口斜眼歪，均是神经系统病变的常见症状。用清代医家王旭高的话便是"风火交织"。可以说，风引汤是古代的脑病方，有清热息风、定惊安神的功效，笔者多用于高血压、中风后遗症、颈椎病等，但脉必弦数，舌必红，面多充血。

风火舌大满口案（黎庇留）

龙田坊吴心明乃翁，年逾花甲，忽患舌大满口，不能食，不能言。余审其脉洪大，是为风火入心，风承火热，火借风威。主风引汤，一服即愈。（《黎庇留经方医案》）

按： 风引汤是脑病专方。史料记载："永嘉二年，大人小儿频行风痫之病，得发例不能言；或发热，半身掣缩，或五六日，或七八日死。张思惟合此散，所疗皆愈。"（《外台秘要·卷十五》）。根据此病发热、抽搐，而且发病率高、死亡率高的特点，推断当年流行的可能是脑炎。本案为风火相煽之证，推测为高血压病。舌大满口，乃心脾热证。张子和说："胀热结于舌中，舌为之肿，名曰木舌。"（《儒门事亲》）风引汤中大黄能撤心脾之热。脉洪大，乃阳明气分热证，风引汤中石膏、寒水石能除阳明气分热，"石膏一味，治阳邪入里，传为骨蒸，令人先寒后热，渐成羸瘦，有汗而脉长者为切"（《本草思辨录》）。不能食，不能言，是热盛之证，恐有中脏入脑之重症。从本案可见风引汤能治疗危急重症。

脑膜炎后遗症案（马光亚）

黄某，男。1974年患脑膜炎，住某总医院。急性期度过之后，后遗症是筋骨抽掣，神志欠清，躁扰不安。住在2楼第5病房，为长期病客（住了8个月）。黄先生与我原为老友，1975年5月我去看他，走进病室，他卧在病床上，两手拘急近胸，发出大声呼叫，似乎已不相识。他口渴，脉涩，手臂拘不能伸，腿脚僵硬，不能下床行动。我诊断之后，认定必须滋养其筋骨，方能解其苦痛。记忆中有一条不见经传的方子，就是《验方新编（下）·筋骨门》治"筋缩不舒疼痛不止"的便方。方的出处，似乎是《辨证奇闻》。药如下：当归30g，白芍15g，苡仁15g，生地15g，玄参15g，柴胡3g。此方大大见效，服后手足即能舒伸，不久即可下床，扶着走动。同时，我用芍药甘草汤给他当茶，有时也用西洋参蒸水当茶。芍药甘草汤是舒筋的，西洋参水是生津的。服了这些汤药及单方，一天一天渐有起色。但手足能活动之后，神志有时仍有不安之象。我便亲为配制风引汤与服。风引汤是《金匮》方，"除热瘫痫"，并治"大人风引，小儿惊痫瘈疭，日数十发"。药如下：牡蛎18g，甘草18g，干姜36.5g，大黄 36.5g，龙骨 36.5g，滑石、石膏各 54g，赤石脂、紫石英、白石英、寒水石、桂枝各 30g。共研细末。每用 10g，白纱布包，水蒸服。服了二料，不但能下床扶着走动，神志亦渐正常了。此时，便出医院回家休养。

回家初期，仍是服风引汤。但风引汤的粉末，布包蒸水服，粉末的沉淀很厚，久服觉得很腻口，服到第 4 料，便停止了……

脑膜炎后遗症，为难治之症。我选择的第一个方，培养阴血，舒筋疏肝，发生奇效，足证古人以养血来舒筋的治法是正确的。继用风引汤来治其神经之不正常，幸亦恰当。这首方，喻嘉言、陈修园等名家都甚推崇，惟因其难制难服，很少人用它，即使《医方集解》亦不曾收载。此方治神经之错乱，确有疗效。(《台北临床三十年》)

按：本案用风引汤治疗脑膜炎后遗症的经验值得借鉴。风引汤所主的"瘛疭"，语出《黄帝内经》"病筋脉相引而急，病名曰瘛疭""热病数惊，瘛疭而狂"，都是抽搐惊狂的神经精神症状。上海老中医刘树农先生有用风引汤治疗乙脑的经验，他说："每遇小儿暑痫，均治以风引汤，不妄事增损，二三日即痊愈。"(《名老中医之路》)

病毒性脑炎发热抽搐案（李发枝）

张某，女，12 岁，郑州市人。2001 年 6 月 8 日初诊。

主诉：发作性抽搐、发热 2 个月。

现病史：患者于 2 个月前，以狂躁、头痛、失眠住郑州市精神病院，按狂躁型精神病治疗 1 周，病情不减且出现发热，转河南省人民医院，诊为病毒性脑炎。在治疗过程中逐渐出现高热、抽搐（癫痫样发作）、狂躁，半月后转北京儿童医院，仍诊为病毒性脑炎。治疗半月后，病情加重，遂返郑州，入住郑州市第二人民医院，治疗 1 周病情仍未缓解，家属邀余到医院诊治。刻诊：高热（39～40℃），昏迷，抽搐（日发 20 余次），烦躁，腹胀满，10 天未解大便，牙关紧闭，无法看舌，脉滑数。

辨病：痫证（病毒性脑炎）。

辨证：风引汤证。

处方：大黄 12g，干姜 6g，生石膏 30g，寒水石 30g，西滑石 30g，紫石英 30g，赤石脂 30g（无白石脂），桂枝 6g，生龙骨 30g，生牡蛎 30g，甘草 10g，羚羊角粉 3g（另包），甘草 10g，僵蚕 12g，蝉蜕 12g。3 剂，每日 1 剂，水煎半小时，分 2 次鼻饲管灌注。

2001 年 6 月 11 日二诊：药后解黑干大便 2 次，热稍减（38～39℃），抽搐次数减少，烦躁减。继服上方 6 剂。

2001 年 6 月 18 日三诊：体温 37.1℃，大便每日 2 次，烦躁再减，仍神志不清，可张口，日抽搐 3～5 次，舌质红，苔黄，脉弦。

继服上方 35 剂后，热退，神志渐清，可说话，但不利，抽搐停止，可饮食。再以上方研细末，装 0 号胶囊，每次 6 粒，日 3 次，服 4 个月，除记忆力下降、语言稍迟钝外，余无不适。

2008 年 10 月 20 日，因月经不调来诊，言其自 2001 年服中药后，记忆力、语言逐渐恢复正常，早已正常生活。

又：北京中医医院王玉光博士曾就一手足口病合并中枢神经系统感染病例，咨询于余，余建议其试用风引汤。相关文章发表于《北京中医药》2009 年第 4 期，读者可以查阅。（《李发枝方证辨证选录》）

按：本案提示风引汤可以作为治疗病毒性脑炎抽搐烦躁的专方。其人多怕热多汗、大便干结、脉浮大、心率偏快。

小儿脑瘫癫痫案（黄煌）

朱女，1周岁，86cm，13kg。2018年3月27日初诊。

病史：5个月前，患化脓性脑膜炎伴脑积水痉挛1个月。发作时四肢紧张抖动，目上视，每次1秒钟，有时连续10余次；心跳快，眼神透着恐惧神色；睡着后易惊，自汗、盗汗。

处方：桂枝15g，生甘草10g，龙骨20g，牡蛎15g，生石膏30g，赤石脂30g，紫石英30g，寒水石30g，滑石30g，干姜10g，制大黄5g。7剂，水煎服300mL，加适量麦芽糖，分5天服完。

2018年4月3日复诊：抽动次数减少，认知能力大有进步，可与人进行眼神交流。原方续服。

2019年1月15日三诊：持续服用至今。抽动消失，能走路，吃饭喜欢自己拿餐具，喜欢跟小朋友玩。

按：风引汤是笔者临床治疗小儿癫痫的常用方。方证以抽动、烦躁、便秘、怕热、多汗为抓手。原方用量不大，故本案采用1剂5天分服的办法。考虑口感，可以放麦芽糖或冰糖调味。由于疾病难治，通常需要久服，如本案患儿连续服用风引汤1年多，癫痫样症状才消失，认知能力也大有进步。本方与柴胡加龙骨牡蛎汤的方证需要鉴别，本方偏热，彼方偏郁。即本方大多烦躁、怕热、多汗、肤色白；彼方则沉默寡言、怕冷、肤干而黄。

第八章

茯苓类方医案

一、五苓散

经典的利水方，传统的通阳化气、健脾利水方，具有止口渴、利小便、止吐、止泻、止汗、定眩、治头痛等功效，适用于以口渴、吐水、腹泻、汗出而小便不利为特征的疾病。

经典配方

猪苓十八铢（去皮），泽泻一两六铢，白术十八铢，茯苓十八铢，桂枝半两（去皮）。

上五味，捣为散，以白饮和服方寸匕，日三服。多饮暖水，汗出愈。（《伤寒论》《金匮要略》）

经典方证

太阳病，发汗后，大汗出，胃中干，烦躁不得眠，欲得饮水者，少少与饮之，令胃气和则愈。若脉浮，小便不利，微热消渴者，五苓散主之。（71）

发汗已，脉浮数，烦渴者，五苓散主之。（72）

伤寒，汗出而渴者，五苓散主之；不渴者，茯苓甘草汤主之。（73）

中风发热，六七日不解而烦，有表里证，渴欲饮水，水入则吐者，名曰水逆，五苓散主之。（74）

病在阳，应以汗解之，反以冷水潠之。若灌之，其热被劫不得去，弥更益烦，肉上粟起，意欲饮水，反不渴者，服文蛤散；若不差者，与五苓散。寒实结胸，无热证者，与三物小陷胸汤。白散亦可服。（141）

本以下之，故心下痞，与泻心汤。痞不解，其人渴而口燥烦，小便不利者，五苓散主之。（156）

太阳病，寸缓关浮尺弱，其人发热汗出，复恶寒，不呕，但心下痞者，此以医下之也。如其不下者，病人不恶寒而渴者，此转属阳明也。小便数者，大便必硬，不更衣十日，无所苦也。渴欲饮水，少少与之，但以法救之。渴者，宜五苓散。(244)

霍乱，头痛，发热，身疼痛，热多欲饮水者，五苓散主之；寒多不用水者，理中丸主之。(386)

假令瘦人，脐下有悸，吐涎沫而癫眩，此水也，五苓散主之。(十二)

脉浮，小便不利，微热消渴者，宜利小便、发汗，五苓散主之。(十三)

渴欲饮水，水入则吐者，名曰水逆，五苓散主之。(十三)

喜饮凉水入咽即吐案（江应宿）

一仆人，19 岁。患伤寒发热，饮食下咽，少顷尽吐，喜饮凉水，入咽亦吐，号叫不定，脉洪大浮滑，此水逆证，投五苓散而愈。(《名医类案》)

小儿烦躁吐水案（矢数道明）

5 岁男孩，患痢疾，高热下降后，出现烦躁，拒绝盖被，口渴，水入即吐，饮一口吐出二三口，小便不利，脉浮数大而无力。以五苓散 2g 用米汤溶化服用，服 1 剂呕吐停止，小便利，食欲好转，渐渐恢复。(《临床应用汉方处方解说》)

胸廓成形术后剧烈呕吐案（大塚敬节）

32 岁高个子男性，为治疗右肺结核而在某医院行胸廓成形手术，术后随即口渴严重，无法忍耐而饮少量水，但水入后随即吐出，吐后又是严重口渴。医院禁止一切饮食，只是给予营养剂的静脉注射和经肠道补充。但口渴很厉害，无法忍受。给予少量米汤后，还是被吐出。即使不进任何饮食也仍有干呕。

于是与我商量，问有无止住这种口渴和呕吐的方法。

我说，这个药很便宜，服用一次口渴和呕吐就会止住。便给予了五苓散粉末 2.0g，嘱其用米汤送下。并又追加一句，只要药能过喉咙便不会再吐出来。

结果就像我说的那样，一剂五苓散解除了数日的痛苦。(《汉方诊疗三十年》)

按："渴欲饮水，水入则吐者，名曰水逆"，这是五苓散的经典方证。以上三案均是严重的呕吐，患者口渴而水入即吐，均用五苓散原方取效。可见，五苓散治疗吐水的功效是值得重视的。文献调查，五苓散对多种呕吐有效，如酒后呕吐、急性胃肠炎呕吐、妊娠呕吐、新生儿呕吐、溺水后呕吐等。其呕吐多见水入即吐。特别是大量饮酒以后出现饮水则恶心呕吐、腹泻、口渴、少尿、面部潮红浮肿、头昏胸闷等，用五苓散有效。另外，矢数道明与大塚敬节的案例均提及用米汤送服五苓散颗粒剂，这与《伤寒论》原方服用法一致。

暑热案（余听鸿）

常熟大东门外余义大店伙，余姓，年五十余，因暑天到浒浦，舟中受热受风，是晚回店，发热极盛。至晨，脉伏肢厥，二便皆秘，遍体无汗，项背体寒。邀余诊之，曰：风袭太阳之表，暑湿热郁于里，急宜开表通阳，迟则恐成刚痉。叶天士曰：通阳莫如通小便，使膀胱一开，一身之阳气皆通。即进以五苓散，每服五钱，煎沸汤一大碗饮之。饮两次，小溲通畅，而汗出脉起厥回，体转热矣。(《诊余集》)

妊娠小便不通案（余听鸿）

常熟长田岸某姓妇，妊娠四月，小溲点滴不通。某妇科进以鲜生地、龙胆草、青麟丸等寒凉之品，小溲秘之更甚，已有三日。余诊其脉，沉细而涩，少腹胀痛。余曰：此胞阻也，被寒凉凝滞膀胱，无阳不能化气而出。即将葱二斤煎水熨洗少腹，略能小便。即进五苓散：桂枝一钱，猪苓、赤苓各二钱，泽泻二钱，白术二钱。研粗末，煎沸滤清饮之。仍不能通畅，而少腹痛势稍减。将前方去桂枝易肉桂一钱，服法依前。服后而小便大畅而愈。(《诊余集》)

按：以上两案提示五苓散有利尿功效。不过，前提条件是"阳气不通"。两案记载其脉伏或脉沉细，与《伤寒论》脉证不一致。

痢疾案（邢鹂江）

门村周家湾周某，年方弱冠。抗战前某年夏天，因学校聚餐时误食病牛肉，致泄泻无度。延西医补液，泻虽稀而痢下红白，几经转折终不减。日痢四五度，入暮则惊扰不安，并烦渴异常，床前常备西瓜汁，饮毕复呕，呕毕复饮，众医皆谓噤口，断为不治。乃急邀邢老诊之。患者形瘦色㿠，小溲滴沥不爽，小腹板窒隐痛，脐间动气筑筑，舌红嫩，苔白厚。邢老谓：此肉桂证也。病家惑而不解。邢老又谓：此病在下焦，肾气不振，湿愈不化而热愈结，故腹痛、溲难；肾为胃关，肾气不化，故食不得入；夜烦惊、脐筑者，皆心火、冲气之症。舍肉桂，何以温通下焦阳气？乃以上好肉桂，米饭为丸，以川雅黄连煎汤送服钱许。是夜即呕止，而能安卧，翌晨能进薄粥。邢老复易丸为汤，加五苓散，数剂而痢止。续进健脾养胃之剂调理数月，方告痊愈。(《邢鹏江临床实验录》)

按：肉桂主突发的腹痛，而且比较剧烈。"止腹内冷气，痛不可忍"，见唐代甄权的《药性论》。单用桂心八两水煎服治卒心痛，桂心末温酒服疗心痛，均见于北周姚僧垣（499—583）撰的《集验方》。而肉桂所主的腹痛，脐周腹痛或少腹痛最多。元代王好古说"下部腹痛，非桂不能除"(《珍珠囊》)。考《伤寒论》黄连汤主"伤寒……腹中痛，欲呕吐者"，小建中汤主"腹中急痛"，桂枝加桂汤主"气从少腹上冲心者"，桃核承气汤主"少腹急结"，土瓜根散主"少腹满痛"，肾气丸主"少腹拘急"，桂枝加龙骨牡蛎汤主"少腹弦急"，温经汤主"少腹里急"，上方均有桂，虽说《伤寒论》方无肉桂之名，其实古代的桂枝就包含肉桂在内。五苓散中桂枝也应以肉桂为宜，而为汤则桂枝也可，但量宜大于肉桂。

外感发热案（邢锡波）

吕女，48岁，干部。患外感证，发热恶寒，肢体酸痛，自汗出，心烦，腹胀，小便不利，四肢浮肿，两腿胫部按之指痕凹陷，口干，舌苔白腻，脉象浮软。因与五苓散，变散剂为汤剂服。证属：表邪外袭，水饮停潴。治宜：疏表利水。处方：泽泻15g，茯苓15g，猪苓12g，桂枝10g，白术10g。服药后再服热水1杯，以助药力，温覆以取微汗。1剂后，汗出寒热减，小便稍畅，腹部轻松，而心烦较重，脉象略数。此系邪已化热，以桂枝为辛温之品，能助热增烦。因外邪已解，遂减桂枝为5g，加滑石15g，大腹皮12g，以清热消胀利水。连进3剂，小便畅通，口亦不干，四肢肿消，腹已不胀而愈。因此，知五苓散之用桂枝是取其疏散表邪。（《邢锡波医案集》）

按： 五苓散本用于发热性疾病，《伤寒论》云："伤寒，汗出而渴者，五苓散主之。"本案虽无明显的口渴感，但自汗出，小便不利，四肢浮肿明显。主治者投五苓散改汤，并嘱再饮热水，取微汗。果然，随着汗出和小便的通利，热遂退。五苓散去桂枝，名四苓散，多合用茵陈蒿退黄，合栀子、六一散通淋。

高热口渴案（俞长荣）

程某，证见高热口渴，谵语不眠，小便短赤，脉浮洪大。连给大剂人参白虎汤3剂，不但症状无减，口渴反而增剧……踌躇间，恰病者邻居程某来访，谓闻乡前辈曾治一病人，口渴喜热饮，后用桂附之类取效云云。我猛然大悟，急问病者："喜热饮否？"答："喜热饮。"虽至手不可近，亦一饮而尽。再细察其舌，质红无苔而滑，因思：脉浮洪大，发热，虽似白虎汤证，但口渴喜热饮，实非白虎汤所宜……当按膀胱蓄水证治。遂用五苓散改汤剂，桂枝用肉桂以引火归原。每剂用桂八分研末，分2次冲服。仅2剂，热退口和，小便清利。后调理半个月复原。（《伤寒论汇要分析》）

按： 本方与白虎加人参汤，均用于发热、汗出、口渴者。其鉴别点在于：一是脉象不同，白虎加人参汤证脉洪大或数，本方证脉缓；二是舌象不同，白虎加人参汤证津伤舌红干燥，本方证舌胖齿痕；三是渴感不同，白虎加人参汤证口渴异常欲饮水数升，本方证渴不欲饮或喜热饮。五苓散证或吐水，或下利，是胃肠道水液的吸收障碍；白虎加人参汤证口干舌燥是由于体表发汗而失水，但胃肠道功能正常。五苓散证是水液代谢异常，白虎加人参汤证是体温升高而代谢亢进。

足踝积液案（矢数道明）

山某，64 岁，女。初诊 1983 年 8 月 10 日。体格营养一般。主诉 2 个月前右足踝外侧下方肿胀约蛤蜊大小，呈圆形。肿处软而有波动，似为积水。经外科穿刺后，抽出透明液体。肿处不红不痛。抽后不久，再度积水肿胀，先后 3 次均如此，乃改来本院求治。触诊时，确有波动，似为积水无疑，属局限性水分偏在，故投给五苓汤 1 个月量。但患者走后未再来复诊。2 个月后寄来感谢信，并称服药后不到 1 个月，肿块日益缩小，迅速消失，迄今未再发。本症例并无明显的小便不利或口渴表现，但服用五苓汤很对证，故能取得显著效果。(《汉方临床治验精粹》)

按：五苓散是古代蓄水病专方。体腔积液、鞘膜积液、关节腔积液，甚至体表的囊肿，也可以看作是蓄水。本案主治者说，本案患者并没有明显的小便不利或口渴表现，但用五苓散仍然有显效，说明经典方证是不完善的，不同疾病下的方证，应该有不同的类型。

小儿流涎案（权依经）

王某，男，3 岁，兰州医学院干部家属。1976 年 8 月 12 日初诊。患儿自生后经常口流涎水，先以为属正常现象，未予治疗；后因流涎水太多，才进行多方治疗，但疗效不佳，遂邀中医治疗。方用五苓散半量治之。服药 3 剂后，涎水量大为减少，又服 3 剂而告愈。(《古方新用》)

按：流涎过多，视为吐水，这是对经方方证的一种引申解读法。

剧烈头痛案（矢数道明）

某男，工人。6年前开始发生剧烈头部疼痛之后，近来每月反复发作3～5次，因此不能工作而被劝告退职。其头痛发时，揪发击首，其状如狂；严重时意识丧失，数日内神志呆滞不能工作。经几所大医院诊治，亦未能确诊与收效。后某医院诊断疑为癫痫发作，故又作为癫痫处理。余诊后，思先贤有"头痛剧而难愈者，可试予五苓散"之说，故拟五苓散方煎服。服药3日后，头痛减轻，睡眠好转，感觉心情舒适。后每虽有发作，但症已大为减轻。服药1年后，头痛大致痊愈。(《汉方辨证治疗学》)

按： 临床用经方的依据，可以是客观性强的体征，也可以是患者特异性强的症状，还可以是前人的经验之谈。本案即根据先贤的"头痛剧而难愈者，可试予五苓散"之说用方取效。

梅尼埃病日饮8瓶水案（黄煌）

张女，41岁。2019年3月20日初诊。

眩晕9年，近半月加剧。南京某医院出院诊断：梅尼埃病、前庭性偏头痛。现仍有阵发性头晕，就坐时常突发天花板晃动数秒，左耳嗡嗡响，下午更甚如雷，听力下降，口渴难受，一日7～8瓶500mL的水，饮水不解渴，胃胀，时腹泻。时时自汗出，舌边齿痕白苔，面部色斑，眼泡肿，腹软。此水饮眩晕，与五苓散方：茯苓40g，白术30g，泽泻60g，猪苓30g，桂枝25g，7剂。

复诊：耳鸣消失，听力恢复，眩晕好转，口渴减少，每天只需饮水1500mL左右。

按： 五苓散也能治眩晕。本案患者的严重口渴、胃胀腹泻、自汗、齿痕舌、面部色斑等症状与体征，是五苓散识别的关键指征。

葡萄膜炎伴肥胖畏光头痛案（黄煌）

Z女，47岁，167cm，100kg。2012年4月16日初诊。

双眼视力下降1年半以上，确诊为"葡萄膜炎"，并以激素治疗，因怕副作用而求中医治疗。当天眼科检查报告：视力左0.5，右0.5；B超：双眼玻璃体混浊，网膜水肿。询得除视力下降外，尚有畏光、头痛、耳鸣、项背部拘急不适、小便少等不适症状。其人肥胖，两腿浮肿，舌胖大有齿痕。与五苓散加味方：桂枝20g，肉桂10g，白术30g，茯苓30g，猪苓30g，泽泻40g，葛根60g，怀牛膝60g。水煎，日分3次服用。此方共服105剂。

同年9月3日复诊：喜告视力改善，当日检查：左眼1.0，右眼0.8。体重下降10kg。

按：眼病用五苓散的机会较多。从经典原文来看，"癫眩"一证，可以理解为头痛、眩晕、畏光、精神障碍等，而眼病中出现以上症状的患者不少。如角膜病的过敏性角膜炎、角膜水肿等；晶状体及玻璃体病的白内障、玻璃体混浊、飞蚊症，以及葡萄膜炎、青光眼等。另外，以水肿渗出为病理特征的眼底病，也可以视为"蓄水"在眼底的表现。如中心性浆液性视网膜炎、黄斑水肿、渗出性老年性黄斑变性、视网膜水肿、视神经乳头水肿、视网膜脱离、糖尿病视网膜病变等，也有应用五苓散的机会。本案患者除眼睛病变外，尚有畏光、头痛、耳鸣、小便少、两腿浮肿、舌胖大有齿痕等五苓散证的存在。作为服药的附带效果，减重10kg，也提示五苓散具有减肥功效。

二、苓桂术甘汤

经典的痰饮病方，传统的温阳化饮方，具有利水、定悸、定眩的功效。现代药理研究提示，此方能改善胰岛素抵抗、促进脂质代谢、保护神经等，适用于以眩悸为特征的疾病。

经典配方

茯苓四两，桂枝三两（去皮），白术、甘草（炙）各二两。

上四味，以水六升，煮取三升，去滓，分温三服。（《伤寒论》《金匮要略》）

经典方证

伤寒，若吐若下后，心下逆满，气上冲胸，起则头眩，脉沉紧，发汗则动经，身为振振摇者，茯苓桂枝白术甘草汤主之。（67）

心下有痰饮，胸胁支满，目眩，苓桂术甘汤主之。（十二）

夫短气有微饮，当从小便去之，苓桂术甘汤主之，肾气丸亦主之。（十二）

突发眩晕案（赵绍琴）

蔺某，女，51岁。

初诊：突发眩晕，不能起坐，恶心欲吐，心悸不安，自觉胃中辘辘有声。舌白滑润，舌体胖大，边有齿痕，脉象濡滑而沉。一派水饮上泛之象，先用苓桂术甘汤方法，以消饮定眩：桂枝10g，茯苓15g，白术12g，炙甘草 6g，半夏 10g，陈皮 6g，泽泻 10g，3 剂。

二诊：眩晕渐减，心悸稍安，胸闷恶心未除，脉沉濡，舌白润。仲师云："病痰饮者，当以温药和之。"继用前法增损：桂枝 10g，茯苓 20g，白术 12g，炙甘草 6g，干姜 3g，半夏 10g，陈皮 10g，泽泻 10g，焦三仙各 10g，3 剂。

三诊：眩晕已止，诸症渐安，已能下地活动，微感胸闷，纳食欠佳，舌白脉沉。用《外台》茯苓饮以运中阳：茯苓 15g，白术 10g，桂枝 6g，枳实 6g，厚朴 6g，白蔻仁 3g，焦三仙各 10g，3 剂。

药后诸症皆安，停药休息数日而瘥。（《赵绍琴临证验案精选》）

按：苓桂术甘汤和小半夏加茯苓汤都是治疗眩晕的专方，其鉴别点在于前者往往有起则头眩，后者往往有恶心呕吐。但两方合用的机会很多，本案的用方主要着眼点：①自觉胃中辘辘有声。②舌白滑润，舌体胖大，边有齿痕。③脉象濡滑而沉。其中胃中辘辘有声，是"心下有痰饮"的体征之一。舌象的描述也比较细致，值得参考。

痰饮咳嗽眩晕案（何任）

沈某，男，57 岁。1976 年 1 月 24 日初诊。

咳嗽痰多，遇寒而作，气短而促，脘胁时闷，作剧则见眩晕，苔淡脉迟。寒饮之疾，予温药和之。

处方：茯苓 18g，肉桂 3g（研吞），白术 12g，生甘草 6g，7 剂。

1976 年 2 月 10 日二诊：痰饮夙疾，药后轻舒。1 月 24 日方连服 14 剂，气已平，眩晕亦未再作。近日略感形寒，仍原方旨加味为续。

处方：茯苓 18g，桂枝 9g，白术 12g，生甘草 6g，橘红 6g，姜半夏

9g，生姜 2 片，红枣 7 枚，7 剂。(《何任临床经验辑要》)

按：心下有痰饮，不仅是胃内停饮，也可以理解为咳嗽多痰。本案属于寒饮咳嗽，推测其痰液清稀量多。

神经衰弱眩晕案（马光亚）

龚某，男，75 岁，住恒春。1976 年 7 月 23 日就诊。患头晕年余，坐或立时，常有地在震动的感觉，脉迟，微见间歇，舌质淡，口不渴，饮食及二便均正常，这是《伤寒论》所说 "……气上冲胸，起则头眩，发汗则动经，身为振振摇者" 的病证，处方用苓桂术甘汤加味：茯苓 13g，白术 10g，桂枝 6.5g，炙甘草 6.5g，川天麻 6.5g。服 3 剂病即痊愈。西医学认为此证是神经衰弱。(《台北临床三十年》)

按：苓桂术甘汤主治的头晕，需与五苓散、真武汤主治的头晕相鉴别。苓桂术甘汤的头晕，多为体位性，并伴有气上冲胸、心悸气短；五苓散的头晕，多伴有吐水、腹泻、小便不利；真武汤的头晕，多伴有四肢沉重疼痛，疲劳感明显。因为三方均是利水剂，故舌头多胖大有齿痕。

冠心病面黑如煤胸满短气案（刘渡舟）

山西大同王君，面黑如煤，自诉胸满短气，有时憋闷欲绝，不敢登楼爬高坡，心悸时兼见早搏，西医诊断为冠心病。切其脉沉弦而结，视其舌水滑欲滴。夫面色黧黑为水色，脉沉而弦为水脉，舌苔水滑欲滴为气寒津凝之候。今色脉之诊无一不是水象，则胸满、气短等症为 "水心病" 无疑。用苓桂术甘汤予服。服至 5 剂，则胸满转舒，气息变长，揽镜自照，面黑变淡。患者服药见效，信心倍增，连服此方 50 余剂，如此严重的

"水心病"霍然而愈。(《温病方证与杂病辨治》)

按: 本案是冠心病,心悸气冲、胸闷气短,用苓桂术甘汤有效。作为客观指征,其人面黑如煤、脉沉弦而结、舌水滑欲滴三症颇为形象。但临床用此方也不必拘于此,面浮红,或面色黄白者也有之,关键是舌黯淡,或苔白滑。另外,刘渡舟先生提出"水心病"的概念也很有临床实用价值。

阵发性房颤伴背部发冷案(吴以岭)

患者,王某,男,72岁。2013年1月22日诊。

主因间断心悸伴背部发冷8年余,加重1月余就诊。8年前,患者因劳累后出现心慌心悸症状,就诊当地医院诊断为阵发性房颤,患者未予重视,症状反复发作。近年来,患者常有心悸症状,伴有胸闷;背部发冷觉有冰块覆盖,夜间卧床休息时更觉明显;心悸发作无规律,时1天3~4次或3~4天发作1次,每次持续数秒后可自行缓解。2021年12月16日查动态心电图示:偶发房早,24小时979次,其中构成房早二联律1次,三联律2次,发生成对房早6次,发生房性心动过速5次。诊断为心律失常、房性早搏,曾因此反复多次住院治疗。治疗后,早搏次数略有缓解,但仍觉有背部冰凉感。

近1个月来,患者仍时有心悸胸闷,自觉后背冰凉感明显加重,难以忍受,夜间尤甚,难以入睡,多梦,潮热盗汗,大便干燥,小便正常,食纳尚可,舌尖红,苔白腻,脉细。中医辨证为中阳不足,饮停心下证。给予温阳化饮法,宗苓桂术甘汤合小半夏汤加减:茯苓30g,桂枝12g,白术12g,炙甘草6g,半夏12g,炮姜9g,炮附子9g。水煎服,日1剂。

1周后患者复诊,诉服药后背部发凉如覆盖冰块感明显好转,心慌症状、发作次数及难受程度明显改善,舌脉同前,仍以前方略作加减继服1

周，症状缓解后停药，后随访 3 个月未见明显复发。

2013 年 10 月 17 日，由于天气转冷，患者再次出现后背发凉感，夜间尤甚，遂再次来诊。患者舌淡苔白厚，脉细弱，纳可，寐差。辨证同前，仍以温阳化饮为治法，以苓桂术甘汤加减。处方如下：茯苓 30g，桂枝 12g，白术 12g，炙甘草 6g，人参 10g，炮附子 9g，炮姜 8g，吴茱萸 12g。患者持续服药 2 周后，症状缓解，随访 3 个月未见复发。

按：此例为阵发性房颤、房性早搏患者，心悸症状持续多年，经多家医院反复治疗，早搏次数虽有减少，但心悸症状仍时有反复，可知早前治疗未触及根本。该患者除心慌症状之外，有长期的背部发冷感，剧烈时难以忍受，且冷感具有夜间及冬季加重的特点，与阴寒之气有同气相求之征。患者此症状与《金匮要略·痰饮咳嗽病脉证并治》篇所阐述"夫心下有留饮，其人背寒，冷如掌大"之症状具有高度的吻合性，因此结合患者临床表现，中医辨证当为中阳不足、饮停心下证。患者中阳不足，寒饮内生，停于心下，阴寒之气上凌于心，胸阳被遏，多有心悸、胸闷等症，阳气不能敷布背部，则有背部发冷如有冰盖，冬季寒气较重则有明显加重现象。治则宗"病痰饮者，当以温药和之"之法则，处方则结合"心下有痰饮，胸胁支满，目眩，苓桂术甘汤主之""呕家本渴，渴者为欲解，今反不渴，心下有支饮故也，小半夏汤主之"之阐述，以苓桂术甘汤合小半夏汤加附子、炮姜、吴茱萸等温阳化饮之药治之，病机相和，效如桴鼓，症状随之缓解。

便秘案（刘渡舟）

陈某，女，52 岁。素有大便秘结，常五六日一行，坚如羊屎。口干渴，但饮又不多。每到夜晚，自觉有气从心下上冲，继则头晕、心悸、气短、胸闷等症俱见。身有轻度浮肿，小便短涩不利，颜面虚浮，目下色青。脉沉弦，舌胖嫩，苔水滑。此证水病似燥，因津液不得敷布而致。水为阴邪居于下，病则必犯阳气而逆于上，所以症见头晕目眩、胸满、心悸。水邪不去，则气化不行，津液不布，故上见口干而渴，下则小便不利、大便秘结。更参其脉与舌，确定心阳不足，水气为患无疑。为疏：茯苓30g，桂枝9g，白术6g，炙甘草6g。服2剂则头晕心悸减。原方又加肉桂3g，助阳以消阴；加泽泻12g，利水以行津。又服2剂，小便自利，大便每日一行，面色转红，诸症随之而愈。(《伤寒论通俗讲话》)

按：本案是便秘为主诉，但用苓桂术甘汤有效，其缘由是通阳而大便自行。其用方着眼点在于患者有气从心下上冲感，并有头晕、心悸、气短、胸闷、小便不利等症。这与经典方证相符。另外，颜面虚浮、目下色青、脉沉弦、舌胖嫩、苔水滑的客观指征也不可忽略。其中目下发青，是刘渡舟先生所言的"水斑"，常作为用苓桂术甘汤方证的重要体征。

腹泻伴胃部振水音案（黄煌）

王某，男，35岁，179cm，60kg。以腹泻2年来诊。进食后即泻，吃辛辣食物更严重。食欲旺盛，易有饥饿感，但食多即胀。胃镜检查：胃下垂，胃肠排空速度快。其人形体消瘦，面黄黯，胃部振水音，脐跳，舌尖红苔腻。处方：茯苓40g，桂枝20g，白术20g，生甘草10g，干姜5g，红枣20g，7剂。2年后反馈，说服药后腹泻即除，至今未作，饥饿感缓解。因号难挂上，再加无所苦，遂没来复诊。

按：苓桂术甘汤也能治疗腹泻。其着眼点在于人黄瘦，胃内振水音。胃内振水音的腹诊：患者仰卧，医生用并拢的指尖连续且快速冲击上腹部，可以闻及"晃荡"或"咕噜"的声响。这是胃肠内气体与液体撞击的声音。通常在餐后或饮水后 2～3 小时，依然有振水音，有诊断价值，胃下垂多见。

视网膜炎案（刘渡舟）

李某，男，年已不惑。患"视网膜炎"，视物时在目右上方出现黑色物体遮盖不散。曾服杞菊地黄汤与东垣益气聪明汤，皆无效可言。诊见其面色黧黑，舌苔水滑欲滴，脉来弦，心悸，头晕，断为苓桂术甘汤证。从阴邪蒙蔽清阳为患考虑，为疏苓桂术甘汤加泽泻。服至 30 余剂，面色转明，目明而右上方黑花消失。(《温病方证与杂病辨治》)

按：苓桂术甘汤可用于眼病。尾台榕堂说本方"治饮家眼目生云翳，昏暗疼痛，上冲头眩，睑肿，眦泪多者，加苡仁。当以心胸动悸、胸胁支满等症为目的，治雀目症亦有奇效"(《类聚方广义》)。陆渊雷则说"胃水常引发目疾，赤痛而多眵，本方加车前子，奇效"(《伤寒论今释》)。两位医家都强调用本方的前提是饮家或胃水。本案记录的面色黧黑、舌苔水滑欲滴、脉来弦、心悸、头晕才是苓桂术甘汤的方证。由此可知，经方治病自有证据。

梅核气案（刘渡舟）

曾带学生在京西实习，某学生治一白姓妇，患梅核气，乃用《金匮要略》半夏厚朴汤，药三投而丝毫无效。切其脉弦，视其舌水滑，断为苓桂术甘汤证。此咽喉受水寒之邪所阻为病，非痰气相搏之证。乃用桂枝 12g，茯苓 30g，白术 10g，炙甘草 6g。服 5 剂，咽喉清爽而愈。(《温病方证与杂病辨治》)

按：半夏厚朴汤证是痰气交阻，其舌多黏腻；苓桂术甘汤证是水饮上冲，其舌多水滑。但两方均能治疗心悸、头眩等症。

三、茯苓饮

经典的痰饮病方，传统的健脾、理气、化痰方，具有消痰气、去宿水、除腹胀、令能食的功效，适用于以腹胀、心下痞、食欲不振、吐水、胃内有停水为表现的疾病。

经典配方

茯苓三两，人参二两，白术三两，生姜四两，枳实二两（炙），橘皮一两半（切）。

上六味，切，以水六升，煮取一升八合，去滓，分温三服，如人行八九里进之。忌酢物、桃李、雀肉等。（《外台秘要》）

经典方证

治心胸中有停痰宿水，自吐出水后，心胸间虚，气满不能食，消痰气，令能食。（十二）

慢性胃炎伴湿疹案（矢数道明）

41岁男子，因患慢性胃炎、胃下垂症、慢性胰腺炎等病，于7年前曾接受治疗。全身严重倦怠，易感冒，苦恼于阳痿。营养一般，颜面污秽，脉弦，舌无苔。心下部有停水，痞满，脐下无力，大便日一行。除胃症状之外，此患者数年前，于阴囊与大腿内侧出现严重湿疹，因瘙痒而痛苦。于中药局问病，买八味丸，服后湿疹恶化。投与此患者茯苓饮，胃症状好转，3个月后阴囊湿疹亦明显见好。服药5个月，数年来之胃病与湿疹基本痊愈。此湿疹与胃内停水有关。(《临床应用汉方处方解说》)

按：患者病不少，有慢性胃炎、胃下垂、慢性胰腺炎、湿疹、阳痿等。如何用药？主治者抓住"心下部有停水""脐下无力"的腹证，用茯苓饮取效。易于感冒，为何不用桂枝汤？全身严重的倦怠感，为何不用补中益气汤？严重的湿疹，为何不用五苓散？阳痿，为何用八味丸不适？其原因，应该在于患者具有茯苓饮的特异性腹证"心下部有停水"，也就是胃内振水音。其腹诊方法：患者仰卧，医生用并拢的指尖连续且快速冲击上腹部，可以闻及"晃荡"或"咕噜"的声响。这是胃肠内气体与液体撞击的声音。通常在餐后或饮水后2～3小时后依然有振水音，有诊断价值。胃内振水音的出现，提示患者的胃动力不足，瘦弱体型比较多见，胃下垂、幽门梗阻等患者多见。在调理慢性疾病过程中，调整胃肠功能是重要的一个环节。对此，古代医家的论述非常多，如"诸病不愈，必寻到脾胃之中，方无一失"(《慎斋遗书》)"治病当以脾胃为先"(《医权初编》)。当然，还是要以证为凭。茯苓饮的特异性方证就是胃中停水。

胃病消瘦气短案（黄煌）

苗女，42岁，156cm，40kg。2015年6月15日初诊。

满脸黄褐斑，2年前体质状况不好，诊断为胃窦炎、反流性食管炎伴胆汁反流、胃息肉，并有子宫脱垂、胃下垂、低血压等。心慌气短，自述"唱歌时唱一句便感气短"，行走三五十米便小腹坠胀，两胁疼，便秘，肛门坠胀，进食后经常吐清水。曾听人说气虚，但服黄芪不适。其人上腹硬，有鼓音及振水音，齿痕舌，脉弱。考虑是胃动力不足，胃里有停饮，是《外台》茯苓饮证。处方：茯苓20g，党参15g，白术20g，陈皮30g，枳壳20g，枳实20g，干姜10g，15剂。

2015年6月29日复诊：吐水好转，睡眠安好，口干盗汗缓解，两胁不再疼了，大便也顺畅了。

按：患者唱歌气短，走路腹坠，很容易让人视为"中气不足"，但为何用黄芪不适？黄芪证是汗出而肿、无力倦怠，通常腹部松软，容易饥饿，进食后无不适。而本案患者却有明显的消化道症状，如进食后吐水，两胁肋胀痛，按压上腹部有鼓声以及振水音。这是与黄芪证大相径庭的。而胸闷气短，未必是气虚，气滞、痰凝均可出现，如茯苓饮中的橘皮、枳实、生姜三味药物组合在一起，便是《金匮要略》治疗胸痹的专方——橘枳姜汤："胸痹，胸中气塞，短气，茯苓杏仁甘草汤主之，橘枳姜汤亦主之。"本案患者消瘦、面黄、脉弱，虽然一派虚象，但用方却是理气药居多，而效果甚佳。这就是一种"有是证则用是方"的思维方式。

严重腹泻极度消瘦案（黄煌）

章女，39岁，160cm，34kg，教师。2019年1月28日初诊。

3年前，因消瘦在上海找某名中医调理，让其多吃鸡、鸭、鱼、虾等，结果腹胀严重，大便变黑。做肠镜服用泻药后，一直腹泻，泻黄褐色黏液或血液，稍带油水即泻，只能吃白粥以及无油的开水烫青菜。食欲正常但食后腹胀，常觉口淡无味，恶心干呕，一年半内体重下降20kg。站立上课后，虚弱感明显，常常觉得眼睛睁不开。还经常脱肛，十分痛苦。检查有直肠炎、胆囊息肉。其人骨瘦如柴，面黄，眼圈发青，唇淡黯。腹部扁平凹陷，脐跳明显。考虑赢瘦，与虚劳名方薯蓣丸改汤缓图。

处方：山药 50g，党参 10g，白术 10g，茯苓 10g，生甘草 5g，当归 10g，白芍 10g，川芎 10g，熟地黄 15g，肉桂 10g，阿胶 5g，柴胡 10g，防风 10g，神曲 15g，豆卷 15g，杏仁 10g，桔梗 10g，干姜 5g，红枣 50g。10 剂，每剂服 2～3 天。

此方连续服用半年，效果有但不明显。同年 7 月初来诊，说入夏后体重降至 30kg，月经半年未至。腹诊见腹部舟状，上腹部有明显的振水音，舌边齿痕，脉搏 58 次 / 分。考虑胃动力不足，停水明显。与薯蓣丸与茯苓饮两方，嘱其隔日交替服用。茯苓饮方为：党参 15g，白术 20g，茯苓 30g，枳壳 30g，陈皮 30g，干姜 10g，10 剂。

2019 年 8 月 28 日复诊：药后体重增 4.5kg。晨起口苦，咽喉酸，胃中泛酸，脱发明显，大便不成形。原方续服各 15 剂。

2019 年 11 月 4 日三诊：体重达 40kg，脱发好转，药后胃口好转，月经来潮，量少色黑。原方各 15 剂。

按：本案是茯苓饮与薯蓣丸合用，治疗腹泻消瘦案。薯蓣丸是理虚经方，《金匮要略》记载主"虚劳诸不足，风气百疾"，临床功效能提振食欲，增加体重，但是本案初用薯蓣丸效果却并不明显，其原因是患者的胃动力不足，饮食不能充分消化吸收。后改为薯蓣丸与茯苓饮隔日交替服用，方使体重迅速回升，这说明茯苓饮消痰气，令人能食的功效不容小看。

四、猪苓汤

经典的治淋专方，具有清热利尿止血的功效，可通治泌尿道感染，适用于以尿频、尿急、尿痛、排尿窘迫、尿失禁等一系列尿路刺激症状为特征的疾病。

经典配方

猪苓（去皮）、茯苓、泽泻、阿胶、滑石（碎）各一两。

上五味，以水四升，先煮四味，取二升，去滓，内阿胶烊消。温服七合，日三服。（《伤寒论》《金匮要略》）

经典方证

若脉浮发热，渴欲饮水，小便不利者，猪苓汤主之。（223）

阳明病，汗出多而渴者，不可与猪苓汤；以汗多胃中燥，猪苓汤复利其小便故也。（224）

少阴病，下利六七日，咳而呕渴，心烦不得眠者，猪苓汤主之。（319）

小便脓血案（岳美中）

1941 年在唐山，诊治一李姓妇女，年 50 余，半年来经常尿脓血，频而且急，尿道作痛，经多方医治未效。其脉数、小腹痛拒按。此虽下焦蕴有湿热，但久溺脓血必致阴伤，处以猪苓汤：猪苓 9g，泽泻 12g，白术 9g，阿胶 6g，滑石 9g。药尽 3 剂，诸症均逝。数日之后又复发，但稍轻，因思其久病必虚，则于方中加山药 9g。服药 3 剂，诸症反而加重，虑其加山药恐有失当之处，去之。复进原方 3 剂，诸症又减，只余排尿时尿道稍感疼痛。又虑及尿道久痛恐有砂石瘀滞，加入海金砂 9g 以导其浊。药后 2 剂，诸症又大作。鉴于 2 次复发失败的教训，再不敢任意加减，乃守猪苓汤原方，服 10 剂而获痊愈。（《岳美中医话集》）

按： 猪苓汤是泌尿道感染的专方。原方即可，不能随意加减。岳美中先生对此有深刻体会，他曾以本方加山药，加海金沙，但却2次治疗都失败。他说："我在指导学生临证时，常举此例相告，谓古方不可任意加减。若欲加减，宜谙习古人之加减法而消息之。"（《岳美中医话集》）对于岳老的教训，猜测用方不效是否为山药、海金沙影响阿胶的吸收有关？仅仅是猜测。经方配伍，奥秘无穷，初学者还是先用原方为妥当。

慢性肾炎案（刘渡舟）

黎女，19岁。患慢性肾炎，下肢浮肿，小便红赤灼热而短，心烦少寐，腰酸无力。尿检：红细胞（+++）、蛋白（+）。辨为阴虚有热而水热凝结。为疏猪苓汤加旱莲草、女贞子、三七粉，共服12剂，诸症渐愈。查尿：红细胞及蛋白均不见。（《伤寒论通俗讲话》）

按："小便不利"是猪苓汤的经典方证，但经方中以小便不利为方证的颇多，如四逆散、柴胡加龙骨牡蛎汤、五苓散等均是。何为猪苓汤的"小便不利"？本案可以作解，小便红赤灼热而短是特征。猪苓汤加二至丸、三七粉，与尿血明显有关。

尿失禁案（赵明锐）

王某，男，45岁，汽车司机。因夏日长途行车，饱受暑热、饥渴之苦，数日以后，出现小便不能控制而自遗，尿量不多，点滴淋漓，并伴有口干舌燥、身微热等症。是为夏日伤暑，暑热之邪留于膀胱，致膀胱气化失常，不能约束小便而成。给予猪苓汤，5剂而愈。（《经方发挥》）

按：猪苓汤证在夏日多见，酷热多汗再加饮水不多是其诱因。本案提示小便不利也包括尿失禁。

尿路结石案（矢数道明）

野某，54 岁，男。初诊：1984 年 11 月 9 日。体重 65kg，有肥胖倾向，体格魁伟，颜面偏红。脉有力，舌无苔。初诊时血压 140/90mmHg。主诉去年 12 月 8 日，左侧腰及下腹部发生疝痛，在某大学病院住院检查结果，左输尿管中有 10mm×6mm 大的结石，肾功能也有所降低。但是，上述病痛只发生 1 次，故病院虽曾建议作手术，本人不愿接受而出院。最近又发生过与以前相同的左腰部疼痛，为避免手术乃来求治。腹诊：左脐旁有拘挛、抵抗和压痛，投猪苓汤合芍药甘草汤的合方。服药 2 个月时，随尿排出一块较大的结石，其后，腰及下腹部疼痛已彻底消失。（《汉方临床治验精粹》）

按：清热通淋的猪苓汤合解痉止痛的芍药甘草汤合用，治疗尿路结石，矢数道明的经验可取。

尿痛如血管在跳动的尿道炎案（黄煌）

徐女，55 岁。2018 年 12 月去越南旅游疲劳后出现尿频尿急，诊断有尿道炎、阴道炎。之后症状反复，于 2019 年 4 月 3 日来诊。诉小便不适，尿痛时如血管在跳动，无尿血，有痔疮。其人 158cm，59kg，舌质红，脸部轻度浮肿。考虑猪苓汤为泌尿系统感染的专方，又考虑绝经期后阴道炎多由于血燥生风，宜用地黄。记得《诊余集》有记载，孟河名医费兰泉曾治一妪，年五十余，阴痒半载，服黑归脾汤大剂 30 余剂而愈。黑归脾汤中有大剂熟地黄。治疗尿赤淋痛的导赤散也用生地黄清心凉血。处方：猪苓30g，茯苓30g，泽泻30g，六一散30g，阿胶珠10g，生地30g。10剂，每天服。

2019年5月8日复诊：阴道及尿道炎好转明显，尿频急刺激症状已不明显，现诉体重上升。原方15剂，隔天服。

按：猪苓汤所主的"小便不利"，泛指尿频、尿急、尿痛、排尿窘迫、尿失禁等一系列尿路刺激症状。莫枚士说此方"为治小便不利之专方"（《经方例释》）。日本汉方医也认为本方主治"治淋病点滴不通，阴头肿痛，少腹膨胀作痛者"（《类聚方广义》）、"清解下焦蓄热，利尿之专剂"（浅田宗伯）。本方证当有尿血。原文"淋家不可发汗，发汗则必便血"，告诫淋家非常容易尿血。故猪苓汤用阿胶能够治疗尿血。本案虽无肉眼血尿，但不排除显微镜下血尿或潜血。阿胶、地黄是张仲景的止血组合。另外，地黄、阿胶也能滋阴养血，对更年期后的女性阴道炎也有好处。

产后下利失眠案（刘渡舟）

崔某，女，35岁。产后患下利，误以为虚，叠进温补，非但无效，且增口渴。其脉沉而略滑，舌绛而苔薄白。初诊，因其腹泻口渴，作厥阴下利治之，投以白头翁汤，服药症情有所减轻，未能全瘳。一日又来诊，自述睡眠不佳，咳嗽而下肢浮肿，小便也不畅利。聆后思之良久，乃恍然而悟，此乃猪苓汤证。仲景不云乎"少阴病，下利六七日，咳而呕渴，心烦不得眠者，猪苓汤主之"，正指此证而言。此证阴虚有热，而水邪复泛滥，犯于上则作咳，走于肠则作泻；阴虚有热，则睡眠不佳；少阴不能司水，故小便不利而肿。遂书原方与之，服5剂而诸症全瘳。（《伤寒挈要》）

按：猪苓汤可以助眠，"心烦不得眠"是经典方证之一。这种睡眠障碍，或多梦易醒，或烦躁难眠，大多伴有尿路刺激症状。

久咳案（侯春光）

何某，女，42岁。2020年12月3日初诊。

感冒剧咳10天。日夜阵咳，曾有咳剧，以至刚饮之茶水喷出，夜间因咳而辗转反侧，难以入眠，昼日神疲乏力，甚是烦躁，小便短赤。肺部CT示未见异常。平时嗜茶。

身形苗条，面容憔悴，眼袋色深，眼周轻微浮肿，舌质偏红，舌苔薄腻，脉细数。

处方：猪苓12g，茯苓12g，泽泻12g，滑石12g，阿胶珠12g。3剂。

2020年1月26日：惊喜睡眠明显改善，基本不咳，白天偶咳，工作精力恢复，小便已色清。自续3剂后已瘥。（据金海涛提供案例整理）

按："咳而呕渴"为猪苓汤证的或然证，提示猪苓汤证可出现咳嗽、恶心呕吐、口渴的症状。不过，小便不利依然是方证中的关键。本案患者小便短赤，心烦不得眠，故用猪苓汤有效。

顽固性咳嗽案（唐祖华）

朱女，48岁。2021年3月7日门诊。

病史：干咳3个月，夜间明显，每次咳到干呕方可暂缓，严重影响睡眠。胸部DR检查未见明显异常。曾经服用抗感染及止咳化痰西药，中药曾服止嗽散、桑菊饮、杏苏散、小青龙汤等无效且渐加重，晨起面目微肿，尿黄，排尿有灼热感。

体征：舌质舌尖红，舌苔花剥无根。

处方：阿胶20g，滑石30g，猪苓20g，茯苓20g，泽泻15g。3剂，水煎服，每日1剂，每日3次，每次150mL。

服药3天后，咳嗽渐止、尿量增多、尿时灼热感消失，晨起时面目仍轻度浮肿，再予原方2剂。于3月13日回复咳止，诸症消退，求方调理，嘱以百合糜粥自养。（微信公众号：大竹经方，2021年5月25日。有删节）

按：本案是顽固性的咳嗽，根据其有排尿灼热感，尿黄短，用猪苓汤取效。猪苓汤治咳的功效应该是通过缓解黏膜的刺激症状来实现的，水热互结，在下为小便不利，在上为咳嗽气喘，其理则一。从临床来看，猪苓汤治疗的这种剧咳，大多夜间咳嗽明显，甚至影响睡觉，咳嗽剧烈，咳到呕吐，并有尿路刺激症状，或伴口渴、大便不成形等。

第九章

半夏类方医案

一、小半夏加茯苓汤

经典的止呕方，具有止呕降逆的功效，适用于反复呕吐、口不干渴的患者。

经典配方

半夏一升，生姜半斤，茯苓三两（一法四两）。

上三味，以水七升，煮取一升五合，分温再服。（《金匮要略》）

经典方证

呕家本渴，渴者为欲解；今反不渴，心下有支饮故也，小半夏汤主之。（《千金》云，小半夏加茯苓汤。）（十二）

卒呕吐，心下痞，膈间有水，眩悸者，小半夏加茯苓汤主之。（十二）

先渴后呕，为水停心下，此属饮家，小半夏加茯苓汤主之。（十二）

呕吐自汗头眩心悸案（谢甘澍）

傅金生，时当暑月，天气亢燥，饮水过多，得胸痛病，大汗呕吐不止。视之口不渴，脉不躁，投以温胃之剂，胸痛遂愈，而呕吐未除，自汗头眩加甚。其父来寓更方。余以昨剂颇效，原方加黄芪与服。服后亦不见躁，惟汗出抹拭不逮，稍动则眩晕难支，心下悸动，举家咸以为脱。吾许以一剂立愈，以半夏五钱，茯苓三钱，生姜一片，令即煎服。少顷汗收呕止，头眩心悸顿除。（《谢映庐医案》）

按：呕吐、汗出、头眩、心悸，与小半夏加茯苓汤而愈。此证需与五苓散证相鉴别，鉴别点是渴与不渴。五苓散证当口渴感明显，水入即吐，大多伴有发热、腹泻。而本案无外感发热，无腹泻，也无口渴。眩悸，也需与真武汤证相鉴别，鉴别点是神态。真武汤证当有精神萎靡、极度疲劳、全身浮肿貌、四肢沉重疼痛，而本案患者必定精神抖擞，两眼放光，神经质状态。

恶心呕吐案（矢数道明）

大某，16岁，女。1980年2月22日初诊。

体格、营养、面色均一般。主诉3年前起，经常出现原因不明的恶心，严重时引起呕吐，终日处于类似晕车样的情绪中，胃中很不舒服。此外，常伴有眩晕、耳鸣、全身倦怠，尤其在午前严重。平时易感冒，病院查明患上颌窦炎，有月经痛，常发生脑贫血，血压120/70mmHg。平日基本上不吃午饭。因患者闻到煎药气味就会诱发恶心，故投给了小半夏加茯苓汤提取物粉末剂。服药后效果明显，3年未愈的习惯性恶心、呕吐很快好转，大便顺畅，胃口变好，精神良好，情绪日益开朗，恢复了学业。由于服药使胃肠情况好转，故连续服药4个月，终获痊愈。本患者未发现有胃内停水，也很少感到口渴。（《汉方临床治验精粹》）

按：少女3年的神经性呕吐，用小半夏加茯苓汤4个月终获痊愈，其病因不在躯体而在中枢。患者的情绪是最主要的着眼点，虽然病已3年，但其形体不憔悴，其脉舌无异常，胃内不停水，很少有口渴，但其情绪不稳定，症状且与之相关。焦虑的神情一定会反映在这个少女的脸上，可惜医案没有能够描述。

幽门痉挛呕吐不止案（矢数道明）

20 岁男职工，1 年半以前诊断为胃和十二指肠溃疡，据称胃切除 2/3。此后无特殊不适，大约 1 个月前开始，吃什么都吐，吐时非常痛苦。食后 20 分钟左右即吐，食用肉汁等流质 30 分钟左右吐出。患者从埼玉县乘电车来医院就诊，全身严重疲倦，因不能站立，途中 4 次下车，坐在招待所长椅上休息，勉强地好不容易走到这里。现症发生于 1 个月之前，饮过量威士忌酒之故。经放射诊断，为幽门痉挛，经各种治疗，呕吐不止，致使体格瘦弱。气色尚好，但消瘦，脉弱，腹软，手术瘢痕内陷，振水音不甚明显。口干，眩晕。余与小半夏加茯苓汤，第 3 日呕吐停止，1 周后复诊时，精神振作，途中没下车，一直来到医院。前次回家途中很痛苦，在途中边休息边走，到家已夜晚，据说家里人对此很担心。继续服药 20 日，呕吐治愈，上班工作。（《临床应用汉方处方解说》）

按： 胃也是有情感的，极度的焦虑往往会导致呕吐。虽然患者消瘦，脉弱，但是"气色尚好"，是本案的关键。气色是神态的同义词，说明患者眼神明亮，反应敏捷，充满焦虑惊恐。另外，通过振水音不甚明显，可排除《外台》茯苓饮证。

耳源性眩晕伴水饮停胃案（陈嘉栋）

王某，女，53 岁，工人。1963 年 5 月 10 日初诊。

眩晕 3 天，呕吐频繁，呕吐物俱是清水涎沫，量多盈盆，合目卧床，稍转动便感觉天旋地转。自述每年要发数次，每次发作长达月余，痛苦不堪。西医诊断为耳源性眩晕症。形体肥胖，苔薄白而腻，脉沉滑。此水饮停胃，浊邪上干，清空失旷。法当和胃化饮，饮化浊降则诸症自除。处方：制半夏四钱，生姜三钱，2剂。

5月13日复诊：眩晕、呕吐均止。原方加茯苓四钱，继服2剂。并予丸方。处方：制半夏四两，陈皮二两，茯苓四两，炒白术三两，甘草一两，生姜二两。共研细末，以生姜加水打汁泛丸。早晚各服三钱，开水过下。

追访2年，未发作。(《江阴县老中医医案选编》)

按：本案所用小半夏汤是止呕剂。莫枚士说："此为治呕之专方，亦主方也，为诸半夏、生姜同用之祖。其用生姜者，以为呕家之圣药，非是制半夏毒使然。与生姜半夏汤不同，凡心下痞、肠鸣、呕吐等症，并皆宜之。"(《经方例释》)尾台榕堂说："诸病呕吐甚，或病人恶汤药，呕吐恶心，不能服对证方者，皆宜兼用此方（小半夏汤）。"(《类聚方广义》)按《金匮要略》的说法，小半夏汤适合于"呕家"。"呕家"，是一类容易呕吐、经常呕吐的人群。这种呕吐是慢性病，经常发作，但不会影响生命。所以，现代临床常见的神经性呕吐、功能性消化不良、神经性厌食以及眩晕症、焦虑症的一部分可能就是"呕家"。本案患者形体肥胖，苔薄白而腻，脉沉滑，是"呕家"的外貌特征，特别是长达数月，反复发作，依然如此体态，通常可以考虑半夏类方。

呕吐日夜不休案（翟冷仙）

一中年女性，呕吐痰沫清水，甚则昏厥，日夜不休，久绝饮食，翟老用制半夏四两，云茯苓四两五钱，干姜六分，服头煎后呕吐稍止，随服二煎，呕止得寐。醒后知饥，即渐进粥浆。后原方药量减半，另加西洋参炖

服而愈。[《江苏中医》，1993（3）：3]

按：近代名医张锡纯曾治疗一位英国医生患顽固性呕吐，患者不能进食物多日，日本医生和美国医生共同会诊，呕吐依然不止，以为不救，遂决死生于张锡纯。张锡纯用半夏加茯苓、生姜，一二服后奇效忽显，数日后竟然康复，令洋大夫赞叹不已。张锡纯所用之方，就是本案所用的小半夏加茯苓汤。本案患者病势急重，用方半夏、茯苓量极大，但起效显著。半夏大剂量应用，值得研究。吴鞠通曾治秀氏产后不寐，用《灵枢》半夏秫米汤，半夏一两不应，次服二两得熟寐，有减至一两仍不寐，加至二两又得寐，再减又不寐，于是竟用二两，服七八帖后，用《外台》茯苓饮收功。（《吴鞠通医案》）

慢性支气管炎案（权依经）

牛某，男，50岁，定西城关公社居民。1962年9月18日初诊。

患者咳嗽，吐白色稀薄痰已4年余，伴有气短、气促。每遇天气变化时症状加重，平时容易感冒，病情严重时影响睡眠。西医诊断为慢性支气管炎。舌质暗，苔白滑，脉滑而动。辨证为痰湿阻肺，发为咳嗽。方用小半夏加茯苓汤治疗：半夏12g，生姜12g，茯苓12g。水煎，分2次服。

二诊：患者服上药10余剂后，病情好转，症状消失。第2年随访，病告痊愈，再未复发。（《古方新用》）

按：半夏不仅仅止呕，也能止咳化痰。本案用方的着眼点在于患者的气管炎与情绪相关，每遇天气变化时症状加重，提示其体质的敏感，可能其心理也是极度敏感的，所以病情严重时影响睡眠。其苔白滑、脉滑动，提示患者没有虚寒痰热，推测患者的脸色比较滋润，宛如常人。这种咳嗽，可以用二陈汤、半夏厚朴汤、温胆汤之类。

二、半夏厚朴汤

经典的情志病方，传统的理气化痰方，具有利咽喉、止呕吐、除胀满、止咳喘、定眩悸等功效。现代研究提示，此方能抗焦虑、抗抑郁、镇静催眠、抑制咽喉反射、调节胃肠蠕动等，适用于以咽喉有异物感乃至躯体感觉异常、腹胀、恶心为特征的疾病。

经典配方

半夏一升，厚朴三两，茯苓四两，生姜五两，干苏叶二两。

上五味，以水七升，煮取四升，分温四服，日三夜一服。(《金匮要略》)

经典方证

妇人咽中如有炙脔，半夏厚朴汤主之。(《千金》作：胸满，心下坚，咽中帖帖，如有炙肉，吐之不出，吞之不下。)(二十二)

梅核气案（孙文垣）

张溪亭乃眷，喉中梗梗有肉如炙脔，吞之不下，吐之不出，鼻塞头晕，耳常啾啾不安，汗出如雨，心惊胆怯，不敢出门，稍见风即遍身疼，小腹时疼，小水淋涩而疼，脉两寸皆短，两关滑大，右关尤搏指，此梅核气症也。以半夏四钱，厚朴一钱，紫苏叶一钱五分，茯苓一钱三分，姜三片，水煎，食后服。每用此汤调理多效。(《皕一选方治验实录》)

按：咽中如有炙脔、见风身体痛、小便淋涩疼痛，是躯体症状；心惊胆怯、头晕耳鸣，是精神症状。本案患者所病当属于当今所谓的神经官能症。症状繁多，似乎属于虚象，但脉象滑大，并无温补的依据。半夏厚朴汤理气化痰、利咽定惊，最适用此证。

梅核气案（李省斋）

王泰瞻上舍，年富形伟，素服茸、附、姜、桂阳药相宜。癸亥冬夜，偕友观剧万寿宫，食毛栗一握，忽然喉咙间如有物梗阻之状，即至药肆问药。医者作寒痰阻气，进附桂理中丸一枚，旋服附、姜、丁、蔻、参、术药一瓯，未尽剂，而气愈急，阻塞咽喉，呼吸语言甚艰，茶水都不能入。三鼓急召余诊。余曰：此梅核症也，窒碍于咽喉之间，咯不出，咽不下，如梅核之状是也，进是药恶得不加剧也。且书云缓治杀人，余急以甜梨捣汁半杯啜之，下咽觉其气略开，稍可谈病，旋即又塞，急煎加味四七汤服之，气渐下，是夜至天明连服两剂，次晨仍照原方加减以进，调理旬日，其气全消。

四七汤：厚朴、半夏、苏子、茯苓、杏仁、沉香。

按：此症始则喜怒太过，继则过食辛热炙熔之物及大热纯阳之药，积蕴日久而成郁热，厉痰结气，故致斯疾耳。

又方：橘红、厚朴、苏子、半夏、云苓、缩砂、神曲。(《皕一选方治验实录》)

按：本案是焦虑症，与情绪相关，临床症状甚痛苦，但脉舌无虚象，检查无阳性发现，温补也无效。半夏厚朴汤、温胆汤等半夏剂通常有效。本案用半夏厚朴汤，原方中为干苏叶，即紫苏叶。《本草汇言》载："紫苏，散寒气，清肺气，宽中气，安胎气，下结气，化痰气，乃治气之神药也。"本案换成紫苏子，苏子下气化痰力量强于苏叶。《药品化义》载："苏子主降，味辛气香主散，降而且散，故专利郁痰。咳逆则气升，喘急则肺胀，以此下气定喘。"本案尚加杏仁、沉香，两味药物均是止咳下气的药物。四七汤，是半夏厚朴汤的别名。《易简方》载："四七汤，治喜怒悲忧恐惊之气结成痰涎，状如破絮，或如梅核在咽喉之间，咯不出，咽不下，此七气所为也。或中脘痞满，气不舒快；或痰涎壅盛，上气喘急；或因痰饮中节，呕逆恶心，并宜服之。"

气郁眩晕案（吴茭山）

一宦者，年七十，少年患虚损，素好服补剂。一日事不遂意，头目眩晕，精神短少，请医调治，遂以前症告之，谓常服人参养荣、补中益气等汤，每帖用人参三五钱，其效甚速。若小可服之，茶汤耳。医者不察，遂以前方倍以人参、熟地，弗效。都以为年高气血两虚，当合固本丸，与汤丸并进，可以速效。服之数服，筋脉反，加以气急。吴诊，其脉大力薄。问有病情，因得之，曰：先生归休意切，当道欲留，岂无抑郁而致者乎？况公有年，气之所郁，医者不审同病异名、同脉异经之说，概行补药，所以病日加也。病者叹曰：斯言深中予病。遂用四七汤，数服稍宽，气血和平，浃旬而愈。（《名医类案》）

按：半夏厚朴汤证的识别，需要摒弃陈规旧说，如胸中横着一"虚"字，则眼前往往无半夏厚朴汤证。而且，服药的同时需配合心理疏导，效果才好。本案患者因事不顺心而发病，用大剂补益无效且不适，主治者耐心沟通，晓之以理，让患者了解自己的体质状况与发病原因，再投以半夏厚朴汤，效果自然显现。

上半身浮肿伴似有物上冲咽喉案（大塚敬节）

一位很熟悉的朋友夜间打来电话，要我尽快往诊。

患者是该友人的妻子，妊娠期间浮肿，今天分娩后不久，胸部、颈部、面部浮肿迅速加重，胸部苦闷，有一种呼吸将停，接不上气的感觉。最痛苦的是喉咙部位犹如有物自下向上冲塞，气流不畅，不停地咳嗽。随着咳嗽，咳出泡沫样痰。痰咳出后略减轻，然后又恢复原状。从早上至夜间，几乎无尿。颜面肿大，有平时的两倍，颈部也呈重度浮肿。

于是参照《金匮要略》水气篇"问曰：病者苦水，面目身体四肢皆肿，小便不利，脉之，不言水，反言胸中痛，其上冲咽，状如炙肉，当微咳喘"条文，给予半夏厚朴汤治疗。所煎汤药尚未全部喝下去，咽喉部如物冲塞的感觉即已消失。天快亮时，接连排出多量小便，数日后痊愈。（《汉方诊疗三十年》）

按：《金匮要略》水气病篇有"问曰：病者苦水，面目身体四肢皆肿，小便不利，脉之不言水，反言胸中痛，气上冲咽，状如炙肉，当微咳喘……"这一段，《皇汉医学》也把它列为半夏厚朴汤的主治。本案据此而用半夏厚朴汤治疗妊娠咳嗽。从半夏厚朴汤的组成看，方中茯苓有利水功效，"咽中如有炙脔"的症状背后，不排除上半身水肿的可能性。临床上患者常有面部轻度浮肿、眼睑浮肿、齿痕舌、声带水肿等，严重者可能有胸水或喉头水肿等。

惊恐发作呼吸急迫案（大塚敬节）

主诉头痛、眩晕和心悸的神经官能症患者。

患者为 33 岁的妇人，1936 年 5 月 5 日初诊。

该患者因前年秋天 4 个孩子均患百日咳而身心疲惫，其后患风湿性关节炎，医生说有可能继发心脏瓣膜病，所以非常担心，每天在忧恐不宁的心情中过日子。1936 年 2 月的一天夜里，突然感觉心脏被握住一样（使用这种形容词叙述症状者，多见于半夏厚朴汤证），惊恐中按自己的脉搏，发现脉搏处于停止的状态，便急忙请医生来注射了药物。（注意其尚有自己把脉的时间，却发现脉搏停止的叙述）。从此以后，和别人说话 30 分钟后就会出现头痛和眩晕、食欲不振。月经正常，睡眠良好。有时心悸加重、呼吸急促时，会出现尿频，间隔 10 分钟左右有 1 次（如果心脏有器质性病变，小便反而减少）。

该患者夜间如果没有保姆陪伴，便不能迈出房门一步。有时白天外出时，恐怕会死在路上，便将姓名、住址记在纸片上，揣在怀里。

根据这些症状，投予了半夏厚朴汤，服药 10 天后症状减轻，2 个月后便未再发作。（《汉方诊疗三十年》）

按：本案是焦虑症中的惊恐发作。大塚敬节先生提到突然心脏有如揪感者，多为半夏厚朴汤证。这个经验非常重要。心前区的胀满感、窒息感、气冲感、揪心感，都可以看作是"咽中如有炙脔"的延伸。

不寐咳嗽案（荒木性次）

40 岁妇女，数年前患不眠症，长久不愈，余症有轻度咳嗽，亦数年不愈。与半夏厚朴汤，不眠症完全治愈。患者本人未注意，当别人问之，则

云最初咽中有炙脔。(《临床应用汉方处方解说》)

按："妇人咽中如有炙脔"是半夏厚朴汤的经典方证，也是临床必见证。不过，不一定是患者主诉，临床医生不一定会关注。

腰紧发紧感多年案（黄煌）

某男，66岁。2017年春夏之交来诊。腰部发紧感3年左右，多项检查无异常发现。服用过大柴胡汤、桂枝茯苓丸、葛根汤等，无明显效果。诉说少腹腰部如有绳子捆绑着，但其人步态正常，营养状况好，表情丰富，眉头紧皱，就诊时叙述症状喋喋不休，不断重复诉苦。不断吐气，咽喉痰多。此病非常奇怪，寻思有无情绪诱因，让其回想发病前有何情况。其妻子即说，当时因感冒去卫生所输液，其丈夫怀疑医生拿错药瓶，遂有此种奇怪症状。据此思路顿开，考虑是疑病症。舌红胖大，苔腻，脉弦滑数。当是痰气交阻，予半夏厚朴汤与温胆汤两方隔日交替服用。处方：①姜半夏15g，茯苓15g，陈皮15g，生甘草5g，枳壳15g，竹茹10g，干姜5g，红枣15g；②姜半夏15g，厚朴15g，茯苓20g，苏叶10g，干姜5g。各10剂。

3个月后复诊，诉腰部发紧、疼痛缓解明显。后来每年来门诊1～2次，都是同样的主诉，但均不影响正常生活，每次也都是同样的处方，安慰他几句，也就笑着满意地离去了。

按：本案是疑病症患者，用方的着眼点是其神态。用半夏厚朴汤的患者，大多营养状况良好，毛发浓密，肤色滋润或油腻。表情丰富，眉头紧皱，眨眼频频，或口吃，或说话时紧张，清嗓吞口水等。就诊时，话语滔滔不绝，主诉零乱重复，表述细腻怪异夸张。大多为躯体的不适感和异样感。本案用方是半夏厚朴汤与温胆汤合用，隔日交替服用。两方均能治疗神经官能症，能理气化痰清热，其不同点在于：前者治疗痰气，后者治疗痰热；前者多有咽喉异物感、胸闷、腹胀等躯体症状，后者多有头晕、失眠、惊恐不安等精神症状。

胸闷以拳捶胸的惊恐发作案（黄煌）

L男，26岁，2017年1月16日来诊。2年前吸烟过多突发心动过速，之后经常发作。若发则并有胸闷腿软，最突出的症状是胸闷，难受时必用拳捶胸，方能稍微缓解。喜欢叹气，频频清嗓清鼻，鼻咽部位异物感。入睡难早醒，容易出汗。此是焦虑症患者。其人瘦高，190cm，65kg，眨眼频，时时皱眉，眼睑充血，咽喉红，唇红舌红，脉滑。热象明显，是家乡老中医常说的"气火证"，即所谓气郁化火而形成的一种病证。用半夏厚朴汤加味方：姜半夏15g，茯苓15g，厚朴15g，苏梗15g，枳壳15g，栀子15g，连翘30g，黄芩10g，15剂。1个月后来复诊，告知胸口舒适，捶胸现象消失，睡眠改善。

按：本案是一个热性的半夏厚朴汤证，其热象表现在体征上。黏膜的充血状态，提示可以用清热药的栀子、连翘、黄芩。此方是笔者的经验方，名八味除烦汤。此方可以看作是半夏厚朴汤和栀子厚朴汤的加味方，有除烦热、利咽喉等功效，适用于胸中窒闷、烦热明显的抑郁症、焦虑症等精神心理疾病。

乙脑胃潴留案（叶秉仁）

徐某，男，5岁。就诊日期：1966年7月26日。

咳嗽月余，发热神萎3天，呕吐抽搐半天入院，诊断为乙脑重型、百日咳。入院后即给予吸氧、降温（安乃近）、止痉（亚冬眠、水化氢醛）、呼吸兴奋剂（阿托品、洛贝林、戊四氮）、抗脑水肿（山梨醇）、静脉补液（葡萄糖水 500mL/d）、激素、人工呼吸等措施。每日鼻饲流汁及中药清热凉营、息风开窍之品，如金银花、连翘、大青叶、板蓝根、龙胆草、石膏、黄芩、石菖蒲、郁金、陈胆南星、牛黄抱龙丸等。病情反复变化，无明显好转。

8月1日初诊：体温 36～38℃（肛），神志昏迷，呼吸浅表，喉间痰涌，中午呕吐1次，吐出物为黄绿色水液，大便溏，舌苔腻，脉濡数，36小时前鼻饲的汤药经胃管流出（胃潴留已发生）。此为暑邪闭阻脾胃，水湿停聚中焦。

处方：苍术 3g，川厚朴 2.5g，炒陈皮 3g，制半夏 5g，茯苓 10g，九节菖蒲 5g，广郁金 5g，炙甘草 1.5g。浓煎 60mL，分3次缓慢鼻饲，每次间隔3小时。

8月2日复诊：服药后胃气得降，水饮痰涎上泛不显，惟神志仍昏迷，湿热仍蒙蔽清窍，宜芳香开窍，用至宝丹1粒研细，分3次鼻饲，每隔3小时1次，西医处理以激素、抗脑水肿疗法为主。从此昏迷解除，病情日趋好转。

8月4日三诊：停用阿托品、山梨醇，并能口服四环素胶囊。因湿化之后，邪热又炽，中药又以苦寒泄热、甘寒生津等法治疗。病人于8月20日痊愈出院。（《叶秉仁医论医案》）

按：西医治疗乙脑，强调把好高热、惊厥、呼吸衰竭三关，但据叶秉仁先生观察，除了注意三关之外，高热、惊厥、缺氧、脑水肿等因素造成的消化道功能紊乱也应引起重视。临床所见，乙脑病人出现恶心、呕吐、胃液反流、腹胀、泄泻等情况不少，如果不干预，会加重病情，促成死亡。本案是用中药干预胃潴留的成功案例。本案用方可以看作是半夏厚朴汤加减，即半夏厚朴汤去苏叶，加苍术、陈皮、菖蒲、郁金等。本案的可贵之处，在于思路的转换。乙脑属于温病，清热凉营、息风开窍是中医治疗的基本法，但个体化差异也不能忽略。叶秉仁先生就是在清热息风药物无效的情况下，从鼻饲管发现患者水饮潴留的端倪，断然改用温燥的方药，这是方证相应原则的体现。半夏厚朴汤有促进胃排空的功效，在湿温中应用尤多，如藿香正气散、藿朴夏苓汤等都是半夏厚朴汤的类方。而本案用苍术尤为要紧。前人亦曾说过："凡湿困脾阳，非茅术芳香猛烈，不能开泄，而痰饮弥漫亦非此不化。"

三、半夏泻心汤

经典的胃肠病方，传统的和胃降逆方，具有止呕、除痞、止利、除烦的功效。现代研究提示，此方能调节胃肠运动、保护胃黏膜、抑制幽门螺杆菌、抗消化性溃疡等，适用于心下痞、呕吐、下利而烦的疾病。

经典配方

半夏半升（洗），黄芩三两，干姜三两，人参三两，甘草（炙）三两，黄连一两，大枣十二枚（擘）。

上七味，以水一斗，煮取六升，去滓，再煎取三升，温服一升，日三服。（《伤寒论》《金匮要略》）

经典方证

伤寒五六日，呕而发热者，柴胡汤证具，而以他药下之，柴胡证仍在者，复与柴胡汤。此虽已下之，不为逆，必蒸蒸而振，却发热汗出而解。若心下满而硬痛者，此为结胸也，大陷胸汤主之。但满而不痛者，此为痞，柴胡不中与之，宜半夏泻心汤。（149）

伤寒中风，医反下之，其人下利日数十行，谷不化，腹中雷鸣，心下痞硬而满，干呕，心烦不得安，医见心下痞，谓病不尽，复下之，其痞益甚。此非结热，但以胃中虚，客气上逆，故使硬也，甘草泻心汤主之。（158）

呕而肠鸣，心下痞者，半夏泻心汤主之。（十七）

时证案（徐灵胎）

西塘倪福征患时证，神昏脉数，不食不寝。医者谓其虚，投以六味等药。此方乃浙中医家，不论何病，必用之方也。遂粒米不得下咽而烦热益甚，诸人束手。余诊之曰：热邪留于胃也。凡外感之邪，久必归阳明，邪重而有食，则结成燥矢，三承气主之；邪轻而无食，则凝为热痰，三泻心汤主之。乃以泻心汤加减及消痰开胃之药，两剂而安。诸人以为神奇，不知此乃浅近之理，《伤寒论》具在，细读自明也。若更误治，则无生理矣。（《洄溪医案》）

按：三泻心汤，即半夏泻心汤、甘草泻心汤、生姜泻心汤。此案虽然没有写明何首泻心汤，但其法不离三泻心汤的苦辛通降。发热性疾病过程中出现烦躁、不能进食，应该考虑热痞中阻，泻心汤是常规。但前医却据阴虚阳虚的浮泛之论用六味地黄丸之类，有违《伤寒论》方证相应的基本精神。本案是强调为医细读《伤寒论》的重要性。

久痢误治致胸痞案（马元仪）

凌伯尹患痢，两月不止，百治益甚。诊之，右关尺虚而结滞，胸中有块突起如拳，水浆不得下咽。曰：此症屡经误治，邪未得降，而胃气已伤。客邪乘虚结于心下，与痰饮相搏而成痞，水不得下咽者，土虚不能胜水，且以寒饮内格而不入也。与半夏泻心汤二剂，结块渐平，再剂而症减七八，渐进粥饮。盖外邪夹内饮相结，其留连胶固，有非一表一里所能尽者，攻之则正愈伤，补之则痞益甚，然舍此则治法何从而施。乃用人参、大枣以安胃气之虚，而加炮姜、半夏、黄芩、黄连以涤痰治邪，而成倾痞之用。正如良吏治民，威惠兼著，而治功成矣。（《续名医类案》）

按：半夏泻心汤证的病理机制，传统解释有"寒热交结之痞"（王旭高）"胃脘虚寒，肠中浮热"（高学山）"表邪乘虚陷里，与胸中素有之湿浊交相互结"（张秉成）等。本案是热病后邪气乘虚入胃，寒热互结而成痞。这种情况在发热性疾病过程中常会出现。此时攻之则正愈伤，补之则痞益甚，唯有苦辛通降一法，半夏泻心汤是常用方。

烧心胃痞满案（王占玺）

1976年12月1日，于江西省德兴县香屯公社香屯大队巡回医疗时，治当地农民倪某，男性，48岁。1年多来经常烧心，胃脘满阻不适，且稍有疼痛，身体逐渐消瘦，有时腹胀，食欲不振，大便正常。经本县医院及公社卫生院经常服药治疗未效，邀为诊治。观患者身高消瘦，舌苔白腻稍黄，舌质稍红，脉象弦滑虚大而数。心肺无明显改变，肝脾均不能触及，胃脘部压痛。素嗜饮酒，饥饱无定。此脾胃湿热为患，给予半夏泻心汤去大枣，加大黄。

半夏 10g，党参 10g，黄连 6g，黄芩 10g，干姜 6g，甘草 6g，大黄 3g。每日煎服 1 剂。

服用 5 剂后，烧心、脘阻满等症状消失。嘱将原方再服 5 剂，隔日 1 剂为之善后。至 1977 年 3 月 17 日随访，前病愈后未发。(《伤寒论临床研究》)

按：半夏泻心汤是胃病的常用方。除呕吐、烧心、心下痞外，其人大多体型中等，但也有消瘦的，如本案就是。但其舌苔多黄腻，唇舌多红。本案加少量大黄，即成泻心汤，也是治疗心下痞的常用方。

胸痞恶心案（俞长荣）

林某，男，30 岁。患疟疾 3 天，经内服奎宁片后，疟疾虽除，但觉胸中痞闷，食后欲呕，但又不得呕，尤其见到油腻食物即生恶心感。甲医认为疟后余邪未尽，予小柴胡汤 2 剂，未见减轻；乙医认为，疟后脾虚，进以六君子汤 2 剂，痞闷更甚。诊其脉有弦象，舌苔白。自述除胸痞、恶心欲呕外，并无其他痛苦。诊断认为邪踞心下，胃失和降，虚中夹实之候，治宜苦辛通降，予半夏泻心汤。

半夏、潞党参各 9g，黄芩 6g，黄连、干姜各 4.5g，甘草 3g，大枣 3 枚。

服 1 剂后，恶心顿除，胸痞显减，食欲稍振。次日照原方再服 1 剂遂愈。

按：本例始病少阳，截之过早，邪无出路，乘虚入胃，寒热互结而成痞；胃气受损，有失和降，故恶心欲呕。治拟半夏泻心汤，药取苦辛寒热、消补并进，仍不越少阳和解之意。(《俞长荣论医集》)

按：半夏泻心汤与六君子汤的方证鉴别：一是痰热与停水之别。前者按之心下痞，有口苦、舌苔黄腻、大便黏等；后者按之心下软有振水音，口淡而舌苔白。二是呕不能食与欲食不化之别。前者恶心呕吐，胃胀烧心；后者食欲不振，进食后腹胀。三是面色不同。前者面色正常，唇红；后者面色萎黄，唇淡。半夏泻心汤与小柴胡汤两方均能治疗呕吐，但前者病专在胃，是肠胃的升降功能障碍；后者病在胆，是内有郁热，外有风热。临床上，前者呕而肠鸣、心下痞，后者往来寒热、胸胁苦满。

慢性肝炎胃肠功能失调案（岳美中）

徐某，男，42岁，军人。

病程较久，1958年8月起，食欲不振，疲乏无力，大便日2～4次，呈稀糊状，腹胀多矢气。曾在长春某医院诊断为慢性肝炎，治疗10个月出院。此后因病情反复发作，5年中先后4次住院，每次均有明显之肠胃症状。

1964年元月住入本院，8月7日会诊，经治医师谓：肝功能谷丙转氨酶略高（150～180U/L之间），其他项目均在正常范围内。唯消化道症状，8个月来多次应用表飞鸣、胃舒平、消胀灵、薄荷脑、次炭酸铋、黄连素、酵母片、四环素等健胃消胀、止泻与制菌剂治疗，终未收效。现仍食欲不振，口微苦，食已胃脘满闷腹胀，干噫食臭，午后脘部胀甚，矢气不畅，甚则烦闷懒言，大便溏，日2～4次，多至5次，无腹痛及下坠感，精神疲惫，不欲出屋活动，睡眠不佳，每夜3～4小时，少至2小时，肝区时痛。望其体形矮胖，舌苔白润微黄，脉沉而有力、右关略虚。此为寒热夹杂、阴阳失调、升降失常的慢性胃肠功能失调病证，取用仲景半夏泻心汤以调和之。

党参 9g，清半夏 9g，干姜 4.5g，炙甘草 4.5g，黄芩 9g，黄连 3g，大枣 4 枚（擘）。以水 500mL，煎至 300mL，去滓再煎，取 200mL，早晚分服，日 1 剂。

药后诸症逐渐减轻，服至 40 余剂时，患者自做总结云：月余在 5 个方面均有明显改善。食欲增进，食已脘中胀闷未作，腹胀有时只轻微发作，此其一；精力较前充沛，喜欢到院中散步或做些其他活动，时间略长也不感疲劳，此其二；大便基本上 1 日 1 次，成形，消化较好，大便时能随之排出多量气体，甚畅快，此其三；肝区疼痛基本消失，有时虽微微发作，但少时即逝，此其四；睡眠增加，夜间可 5～6 小时，中午亦可睡半小时许，此其五。多年久病，功效有进展。后因晚间入睡不快，转服养心安神之剂。

1965 年 2 月 5 日再次复诊时，前症复作，仍处半夏泻心汤。10 余剂后，效验不著，改服附子理中汤。7 剂后，诸症不惟不减，反心下胀闷加剧，大便次数增多，复又用半夏泻心汤加茯苓，20 余剂，获得显效。后来大便不实、次数多及心下痞满，虽有因饮食或其他原因，时有反复，而在服用甘草泻心汤、半夏泻心汤的调理下，逐渐巩固疗效，于 11 月出院。（《岳美中医案集》）

按： 本案虽然诊断为慢性肝炎，但症状主要在消化系统，如食欲不振、干噫食臭、午后脘部胀甚、矢气不畅、大便溏等，同时伴有焦虑不安等精神症状，如烦闷懒言、精神疲惫、不欲出屋活动、睡眠不佳等。对于伴有消化道症状的焦虑症患者，半夏泻心汤最有效，但其人大多营养状况良好。半夏泻心汤与附子理中汤均能治疗腹泻，其鉴别点在于：前者病在上，多心下痞、恶心呕吐；后者病在下，多腹痛、腹泻、腹中冷等。前者的抗焦虑与助睡眠效果好，后者的止泻止痛强壮效果好。

性功能减退案（陈雁黎）

患者，男，40岁。体胖，头昏汗多，面垢，色青灰，疲乏无力，易烦眠差，口干，口苦，口中有异味，腰膝酸软，性功能明显减退，大便黏稠，粘在马桶上冲不净，苔腻厚而黄，舌胖。诊为高血压、高血脂、脂肪肝，每天必服降压药。证属湿热内郁，予四逆散合半夏泻心汤加生石膏。

方用：柴胡15g，炒白芍12g，炒枳壳12g，法半夏12g，黄芩12g，川黄连5g，炙甘草6g，党参10g，生石膏30g，生姜6g，红枣4枚（擘）。5剂，水煎服。

药后，人即轻松，口干苦、异味消除，患者信心大增，又服上方10剂，大便正常，性功能恢复，以鹿胎颗粒善后。（《胡希恕伤寒论方证辨证》）

按：性功能不良，不用所谓的补肾药，而用半夏泻心汤合四逆散，还加生石膏，思路别致。其用方着眼点是消化道症状明显，如口干、口苦、口中异味；如大便黏稠、粘在马桶上冲不净；如苔腻厚而黄、舌胖。按"有是证用是方"的原则，半夏泻心汤是必须用的。汗多，用生石膏；情绪低落，用四逆散。按患者年壮体胖，且有高血压、高血脂、脂肪肝，如果上腹部充实抵抗，也可以用大柴胡汤加黄连。

十二指肠球部溃疡伴肛门疼痛案（黄煌）

刘女，57岁。2020年11月25日初诊。

咽喉上腹部以及肛门不适2～3年。大便日1次，量少不成形，时夹血，肛肠科检查排除直肠肿瘤。诉心胸阵发性热感，上腹部有压榨感，口干口苦，食后不适，咽喉有痰，多梦易醒，头部怕风，头晕欲吐，经常口腔溃疡。有十二指肠球部溃疡病史。

其人营养状况良好，身高 164cm，体重 55kg，一脸的焦虑貌，唇咽黯红，腹部按之软，无压痛，有脐跳，舌苔厚黄腻。此为热痞，当用半夏泻心汤，头晕欲吐加茯苓：姜半夏 15g，黄连 5g，黄芩 15g，党参 15g，干姜 5g，炙甘草 5g，红枣 20g，茯苓 30g。15 剂。

1 个月后复诊，告知咽喉痰堵感减轻了，上腹部舒服了，肛周也不痛了，晕吐缓解了，饭量增加了，我看她的舌苔也变薄了。肛门疼痛从调胃治痞入手，往往有较好的疗效，可能都是属于消化道的缘故，治疗不必考虑太多，"有是证用是方"即可。

按：半夏泻心汤的用方着眼点：一是上腹部不适，如胃胀胃痛、恶心呕吐、烧心反酸、舌苔黄腻；二是大便不成形、黏滞、便后肛门口疼痛或有痔疮肛裂等；三是烦躁不安或多梦易醒、胸闷心悸、烦热出汗等；四是口腔溃疡、口干口臭或上消化道溃疡。本案这四种情况都有。

湿疹反复伴焦虑失眠案（黄煌）

夏女，45 岁。2020 年 9 月 17 日来诊。

周身湿疹反复 3 年，皮疹痒有渗液。前用越婢加术汤、防己黄芪汤等好好坏坏，效果不理想。细询其皮肤症状繁多，如夜里浑身燥热、烦躁梦多易醒、晨起面肿、手脚肿胀感。经常咽喉难受，胃胀痛，每晚饭后反流，有时夜晚剑突下突发痛，大便黏、不成形，痔疮时发。长期口腔溃疡。当从痞证用方。其人双眼皮大眼睛，唇厚，舌黯红有紫点，脉滑。痰热证据明显，方选半夏类：姜半夏 15g，黄连 5g，黄芩 15g，党参 15g，干姜 5g，炙甘草 5g，红枣 20g，厚朴 15g，茯苓 20g。20 剂。药后皮疹好转，渗出基本已无，瘙痒缓解。

按：胃肠道与皮肤都是情感器官，焦虑抑郁等心理会引起胃肠道以及皮肤的变化。半夏泻心汤和半夏厚朴汤能治疗胃肠病，能抗焦虑助眠，也能治疗皮肤病。本案的用方着眼点不是反复发作的湿疹，而在于明显的消化道症状、长期的口腔溃疡，以及焦虑的神态和不良的睡眠。

便秘案（藤原凤）

《漫游杂记》曰：有一人病大便燥结，平素十余日一行，下后，肛门刺痛不堪，经数年不愈，请余诊之。其脉沉劲，脐之左右，积有结块，连于心下。余曰："此病在腹，不在肛门，若不能持久，则不愈。"乃作半夏泻心汤加大黄三分与之，日二服。数日后，便利，肛门不痛。余按其腹，连结者未解，试休药。数日，又如旧，于是再服前方。经三月，腹候渐稳，灸背数百壮，遂痊愈。（《皇汉医学》）

按：半夏泻心汤加大黄治疗便秘，也能治肛门疼痛。

四、温胆汤

古代的情志病方，传统的清热、化痰、和胃方，具有壮胆、助眠、止呕、定眩悸、宽胸等功效。现代研究提示，此方能镇静、抗焦虑、抗抑郁，适用于以恶心呕吐、眩晕、心悸、失眠、易惊等为特征的疾病。

原书配方

半夏（汤洗七次）、竹茹、枳实（麸炒、去瓤）各二两，陈皮三两（去白），甘草一两（炙），茯苓一两半。

上为剉散，每服四大钱，水一盏半，加生姜五片，大枣一枚，煎七分，去滓。食前服。（《三因极一病证方论》）

原书方证

治心胆虚怯，触事易惊，或梦寐不祥，或异象惑，遂致心惊胆慑，气郁生涎，涎与气搏，变生诸证，或短气悸乏，或复自汗，四肢浮肿，饮食无味，心虚烦闷，坐卧不安。

治大病后，虚烦不得眠，此胆寒故也，此药主之。又治惊悸。（《三因极一病证方论》）

惊悸不寐案（程原仲）

兵部郎中方公（讳道通同邑人）令江夏时患病，遣人之武陵逆予。来人言，公病惊悸心跳，夜眠不安。及至署诊脉，两关洪滑，予曰："痰证也。"公曰："惊悸心跳不得眠者，为心血虚，医亦有云痰者，令加贝母于养血安神汤中，服之罔效。"予曰："不得眠为血虚，在常人则然。公痰证过重，用贝母治之，何异杯水救车薪之火？"遂用半夏五钱，枳实、竹茹各一钱，橘红一钱五分，生甘草七分，姜七大片，服之即安。

再剂，半夏减作三钱，药三投，疾痊愈。公问曰："不眠者忌用半夏，今反以为君，加至五钱。与古人治法得毋背驰乎？"曰："此温胆汤耳，古人用以治有痰惊悸也，公体厚素多痰，且两关脉甚滑。非重剂何以能瘳？

故半夏四倍于他药。"(《皕一选方治验实录》)

按：本案的启示有三。其一，惊悸心跳，夜眠不安，从痰论治的依据在哪里？从案语可见，一是患者体质素厚，推测是肥胖，所谓肥人多痰。二是两关脉洪滑，"有是证则用是方"，就不能依据常规不得眠为血虚。其二，虽然都是化痰药，但贝母的化痰与半夏的化痰功效不一、药证不一，故贝母无效。可见药证不得不辨。其三，药量与药效相关。半夏必四倍于他药，重剂方能取效。临床用方复杂如此，绝不是说几句气虚血虚空泛笼统套语就能够取效的。

惊悸胆怯不寐案（佚名）

庶母因儿痘惊苦积劳，虚烦不得卧，心与胆虚怯，触事惊悸，百药不效。家弟长文，偶于友人许，闻兴化陈丹崖疗一女人甚奇，其症与母类，叩其方乃温胆汤也，试之数剂而效。半夏七钱，竹茹、枳实各三钱，陈皮四钱半，白茯苓、炙甘草各二钱二分半。分二剂，姜、枣煎服，外加酸枣仁五钱。后因虚极，加人参二钱。质之仲淳，曰：此必有痰而善饭者也。果然。(《皕一选方治验实录》)

按：温胆汤主治的疾病，就是那种心胆虚怯、触事易惊的情志病，往往虚烦不寐，或噩梦连连。但其人往往形容不憔悴，因为其人必食欲旺。食欲旺，特别是好肥甘者，易生痰。

惊悸胆怯不寐案（刘渡舟）

钱某，女，52岁，湖北潜江县人。患胆怯，最怕天空打雷声音，每于阴云四布，雷霆将作之时，令其子女环守身旁，执其手，捂其头，始觉心情安宁，否则一声雷响，则昏绝扑地，不知人事。患者身体肥硕，经常头晕，胸满，呕吐痰涎，睡眠极差。舌体胖大，舌苔微黄，脉来沉弦而滑。此证为胆气虚怯于内，痰热浊邪上扰于心所致。治当利胆化痰、镇惊安神为先，处以温胆汤加味：竹茹 20g，半夏 18g，陈皮 12g，生姜 14g，枳实 10g，茯苓 20g，硃砂粉 1g（分冲），琥珀 10g，珍珠母 30g，龙齿 15g。服 10 余剂，头晕、胸满、呕吐、失眠等症皆愈。闻雷声亦不知恐惧，从此惊悸胆怯之证痊愈。（《刘渡舟临证验案精选》）

按：温胆汤，是古代的壮胆方。对惊恐障碍、创伤后应激性障碍等都比较适用。其人肥胖者多，舌体胖大，脉弦滑，王旭高谓之"痰热扰乱心神"。

惊叫噩梦连连的 PTSD 案（黄煌）

B 女，32 岁，英国人。2020 年 3 月 4 日初诊。

2002 年被逼迫看恐怖视频加上感情纠纷后开始发病，惊恐发作惊叫 30 小时不停，近 10 年稍缓。专科医院确诊为 PTSD。近期病情反复，时有幻觉，经常噩梦连连，能梦到自己死亡、脖子折断、笔插入眼睛等恐怖场景。恐怖时不由自主发抖，胸痛，胃胀痛，易于恶心呕吐，或便秘或腹泻，食欲不振。

患者身材中等偏小，眼睛大而明亮，就诊时神色紧张，有惊恐貌，舌苔薄腻，脉弦滑，脐跳。这种因为极度惊恐导致的不适，可以用温胆汤。

处方：姜半夏 20g，茯苓 25g，陈皮 20g，生甘草 10g，枳壳 20g，竹茹 10g，干姜 5g，红枣 20g。15 剂。

2 周后复诊：尖叫能控制，噩梦不安感减，胸痛有减，发抖减轻。现诉头有刺痛感如刀刺，喜哭泣，醒来哭泣数小时。续服原方。

按：创伤后应激障碍（PTSD）是指个体经历强烈的精神创伤后所导致的精神障碍。女性比男性更易发展为 PTSD。其临床表现与温胆汤证非常吻合，可以说温胆汤证就是创伤后应激障碍的专方。

抑郁症案（何运强）

郭某，女，62 岁，河北省河间市人。2010 年 10 月 15 日初诊。

患者近 2 年来不明原因出现精神疲惫，郁郁寡欢，多愁善感，对生活失去兴趣，医院诊断为抑郁症。服用抗抑郁西药效果不佳，无奈投中医治疗。患者体形胖大，表情木然，两眼呆滞，目光迟钝，头晕，饮食减少，睡眠差，多噩梦。舌苔黄腻，脉象滑而有力。

处方：陈皮 20g，半夏 20g，茯苓 20g，枳壳 15g，竹茹 12g，甘草 6g。7 剂，水煎服。

二诊：药后全身稍觉轻松，各种症状依旧。

调方：陈皮 30g，半夏 30g，枳壳 30g，茯苓 30g，竹茹 15g，甘草 6g。15 剂，水煎服。

三诊：患者睡眠好转，噩梦少，食欲有所增加。但依旧精神萎靡，情绪低落。

疏方：陈皮 50g，半夏 60g，茯苓 60g，枳壳 30g，竹茹 15g，麻黄 10g，甘草 6g。21 剂，水煎服。

四诊：患者出现难得之笑容，目光较以前敏锐许多，睡眠渐觉踏实，开始料理简单家务。原方再服 15 剂。

随访：患者药后不适尽消，2 年来无反复，目前在一小区做清洁工作。

临证心得：时下门诊中抑郁的患者在逐渐增多，西医治疗往往不尽如人意，而求治于中医者很多，但临床上症状复杂，往往辨证不清，使临床医生颇感茫然。据黄师经验：体形肥胖的抑郁患者多有温胆汤证，因为大多属于黄师所谓的半夏体质，即传统中医所谓的痰湿之证。此例患者让人一看便知是半夏体质，其多梦、头晕、纳差，也是温胆汤证，但起初运用温胆汤效果并不明显，因为笔者用药剂量过于保守。黄师常说对于体质明、方证清的患者要敢于用大剂量药物，尤其半夏一药，大剂量应用有很好的催眠镇静效果，如果常规剂量，恐难收佳效。此案加用麻黄也是黄师独到的经验。他认为麻黄可使人精神兴奋，对于情绪低落、偏寒无热的抑郁患者加用之会有很好疗效。临床验证，果如其言。（《经方实践得失录》）

按：温胆汤加麻黄，通常用于精神分裂症、抑郁症等精神疾病在服用大量精神科药物后，出现神情呆滞、反应迟钝、嗜睡等症状，或有肥胖、闭经等。

唇舌感觉异常案（刘渡舟）

杨某，女，59 岁。患病已 5 年，屡治无效。自称其右侧唇与舌体感觉热而麻，如涂辣椒末，而左侧的唇舌则觉寒凉如冰，冷彻肌肉。其人殊肥，面色黧黑，每日晨起必先呕吐痰涎数口。而且心悸易惊，少寐多梦，舌苔白腻，脉弦滑有力。用温胆汤加胆星、竹沥、黛蛤散，服 6 剂后，诸症全消。（《经方临证指南》）

按：患者症状怪异，病经 5 年，用方着眼点在于其人殊肥、舌苔白腻、脉弦滑有力。肥人多痰,其所出现唇舌的异样感觉可以认为是痰热作怪。面色黧黑,非肾虚,因为形体不赢瘦,脉象无虚象,故不必用肾气丸。心悸易惊,少寐多梦,也非血虚,因为无憔悴之神色,也无细弱之脉象,故不用归脾、人参养荣之类。

五、大半夏汤

经典的胃反病方,传统的润燥降逆方,具有止呕、润燥、理虚的功效,适用于反复呕吐、体质虚弱、消耗明显的患者。

经典配方

半夏二升(洗完用),人参三两,白蜜一升。

上三味,以水一斗二升,和蜜扬之二百四十遍,煮取二升半。温服一升,余分再服。(《金匮要略》)

经典方证

胃反呕吐者,大半夏汤主之。(《千金》云:治胃反不受食,食入即吐。《外台》云:治呕,心下痞硬者。)(十七)

治呕而心下痞硬者(《外台秘要》)。

食管癌案(王克穷)

刘某,男,91岁。2012年1月7日初诊。进行性吞咽困难40余天。

门诊以食管癌收住入院。住院号：2169716。家属代诉：2个月前无明显诱因出现进行性吞咽困难，食后呕吐，服止吐药后，症状缓解，后间断性出现上述症状，曾在咸阳国医堂就诊，口服中药4剂（具体用药剂量不详），鲜有疗效。近10天来上症加重，流食、饮水均出现呕吐，遂来陕西中医药大学附属医院就诊。上消化道钡餐检查结果示：肺气肿、主动脉硬化；食管中上段癌；慢性胃炎伴胃功能减弱。现症：形体消瘦，食入即吐，咳吐白色顽涎痰，脘腹不适，喜温喜按，胸部、背部无疼痛，大便干结如羊粪，乏力，舌质淡红，苔薄白，脉沉弦缓。中医诊断：食管癌（噎膈）。辨证：痰气交阻证。治则：益气化痰，和胃止呕。处方：生半夏260g，人参45g，白蜜126g（约200mL），3剂。上2味以水2400mL和蜜扬之240遍，煮取600mL，分3次温服，每次200mL。

2012年1月10日二诊：患者面露喜色，自述服上药2剂后，呕吐明显减轻，痰涎减少，痰色白质地较前清晰，可食少量的蛋糕、饼干，嘱少食多餐，逐渐恢复吞咽功能。后继用本方8剂，恢复正常进食，有时一餐可食包子4个，因春节将至，要求出院。1个月后电话随访，其女儿代述，患者心愿已了，绝食后于2天前病逝，但末期生活质量尚佳，纳寐皆可。[《新中医》，2021（10）：97]

按：高龄食管癌患者呕吐不止，但用大剂量大半夏汤2剂即能进食，疗效可喜。可以讨论三点：第一，关于半夏的用量。大半夏汤中半夏二升，相当于多少重量？经方中的柴胡加芒硝汤的半夏为20铢，而此方用量恰好是小柴胡汤用量的三分之一，则可推测小柴胡汤的半升半夏应该是60铢，大半夏汤应该是240铢。按汉晋度量衡一两等于4分，一分等于6铢折算，24铢为一两，则大半夏汤的半夏恰好是10两。如按汉代一两等于15.625g计算，当重150g以上。如按生半夏与干半夏3∶1的比例，则用干半夏也应该在 50g 左右。由此可见，本案用量是超常规的，不过，本案止呕的效果明显，此经验值得重视。第二，关于生半夏。《金匮要略》规定大半夏汤中的半夏要"洗"，可见是用生鲜品。本案也用生半夏，服后也无毒副反应，这与对症下药以及汤液煎煮时间较久（2400mL 煮取 600mL）有关。第三，关于用方着眼点。本案提及患者形体消瘦，呕吐白色顽涎痰，大便干结，可以作为大半夏汤的特异性方证加以记忆。

顽固性贲门失弛缓症案（黄福斌）

唐某，女，54 岁，干部。住院号：00321。1984 年 4 月 11 日入院。

主诉：食入呕吐反复发作 10 年，加重 1 个月。患者 1974 年春患呕吐，X 线钡餐检查诊为贲门失弛缓症，当时经治一度好转。尔后每因劳累或情绪不畅时，经常反复发作。各大医院辗转治疗，收效甚微。西药 654-2、东莨菪碱、中药旋覆代赭汤、吴茱萸汤、丁香透膈散等服之迨遍。1 月来症情加重，食入即吐，甚时茶水难入，脘痞，气短，无力，形体消瘦，面色㿠白无华。舌质淡，苔薄白，脉虚细。体检：神清，精神疲乏，营养差，贫血貌，消瘦，心肺（-），腹软，呈舟状，上腹部有轻压痛，肝脾（-）。纤维胃镜：贲门痉挛。入院诊断；顽固性贲门失弛缓症。中医辨证：呕吐日久，胃虚气逆，治用大半夏汤：制半夏 30g，人参 10g（另炖，兑服），白蜜 10mL。

3 剂后，呕吐好转，能进少量流质饮食。效不更方，继进 3 剂，呕吐渐止，饮食大增，精神好转。继以六君子丸善后，巩固疗效。1985 年 6 月随访：前证终未再发，饮食正常，精神饱满，体重增加，早已恢复工作。

［《江苏中医杂志》，1986（11）：16］

按：贲门失弛缓症又称贲门痉挛、巨食管，是由于食管贲门部的神经肌肉功能障碍所致的食管功能障碍引起食管下端括约肌弛缓不全，食物无法顺利通过而滞留，从而逐渐使食管张力、蠕动减低及食管扩张的一种疾病。其主要特征是食管缺乏蠕动，食管下端括约肌（LES）高压和对吞咽动作的松弛反应减弱。临床表现为吞咽困难、胸骨后疼痛、食物反流等症状。本案患者病程长达 10 年，形体消瘦，贫血及营养不良明显。大半夏汤起到了明显的止呕进食的功效。

胃反案（黄煌）

张老，某部队歌舞团老团长。虽已经八十开外，身体尚健。今年 3 月，他突发胰腺炎，5 月复发，住院后发现有胆管结石，内窥镜下手术取石失败，只得装支架而作罢。几次大病并禁食，再加连续使用抗生素，老人体重大减，食欲全无，而且不能进食，食入即吐，每天靠输液度日，日渐枯槁。我 1 周前去会诊。其人神情默默，气馁声低，其腹扁平而无弹性，其舌光无苔如猪肝，其脉弱无力。我认定是胃反病，肠内液枯，胃虚失降，是大半夏汤方证无疑。处方：生晒参 10g，党参 30g，姜半夏 15g，蜂蜜 250g。嘱咐药房技师煎药前，将蜂蜜与水充分混合均匀后入煎，并嘱咐病家服药时少量缓缓咽下。下午开方，晚上药送到。初服 60mL，觉汤液可口，并无不适，继而服完 150mL。一夜好睡。翌日按时服药，竟然一天不吐，后逐日开胃进米粥、烂面条等，因缺钾，吃苹果、香蕉泥等也十分香甜可口，持续近月的食入即吐现象由此消失。

按："胃反"，古病名，是一种比较严重的消化功能障碍，以"朝食暮吐，暮食朝吐，宿谷不化"为特征。临床上抗生素呕吐、幽门梗阻、贲门失弛缓症、放化疗后胃肠道反应、肠粘连、妊娠呕吐等可以见到。其人大多消瘦干枯，上腹部板硬缺乏弹性，舌光无苔，舌面干燥无津液，或数日不便，或大便干结难出。这种状态，用程门雪的话说，是"气阴大伤，胃火下降，津液枯槁，上下无以濡润"（《金匮篇解》）。

幽门梗阻呕吐案（朱进忠）

刘男，52岁。1999年4月21日初诊。患者数年来胃脘部经常疼痛，呕吐1年，加重4个月。吐物为黏液及食物，大便秘结3～4日一行，胃脘灼热隐痛，舌苔白，脉虚大。上消化道钡餐造影诊断为幽门不全梗阻。证属脾虚夹饮，久吐伤阴。处方：半夏15g，人参10g，蜂蜜60g，生姜4片。每日1剂，水煎服。服药2剂，呕吐减轻，大便正常，胃脘部仍稍感灼痛。6剂后呕吐停止，胃脘部灼热隐痛未再发作。[《山西中医》，1999，15（6）]

按：本案是反复呕吐达1年，伴有大便秘结。推测患者消瘦干枯，否则脉象不会虚大。

青光眼案（刘渡舟）

某男，24岁，患青光眼半月余，眼痛，视力急剧下降，头痛剧烈，如束铁箍，恶心而呕吐频作且控制不住，大便偏干。查眼压：左眼37mmHg，右眼32mmHg。处方：半夏20g，生姜30g，党参12g，蜂蜜50g。于蜂蜜中加两大碗水，以勺扬之10余分钟后煮药，温服。药后呕吐即止，2周后头痛、眼胀、呕吐诸症悉除，眼压正常。（《刘渡舟临证验案精选》）

按：大半夏汤治疗青光眼呕吐，虽然仅仅是个案，但提示了"有是证用是方"的原则是通用的。患者的呕吐、便秘，是大半夏汤的主治。胡希恕经验："剧痛的青光眼而呕恶者，也多有应用吴茱萸汤的机会。"大半夏汤与吴茱萸汤两方均能治疗呕吐：前者能润燥，后者能化饮；前者多用于便秘，后者多用于吐涎。

六、麦门冬汤

经典的肺痿病方，传统的润燥降逆方，具有止咳、止呕、增进食欲、补充营养的功效，适用于以咳逆上气、干呕、食欲不振、咽喉不利而羸瘦为特征的疾病。

经典配方

麦门冬七升，半夏一升，人参二两，甘草二两，粳米三合，大枣十二枚。

上六味，以水一斗二升，煮取六升，温服一升，日三夜一服。(《金匮要略》)

经典方证

大逆上气，咽喉不利，止逆下气者，麦门冬汤主之。(七)

妊娠咳嗽案（大塚敬节）

患者为27岁妇人，去年流产后发生膀胱炎，使用龙胆泻肝汤治愈。

目前妊娠 4 个月，出现严重咳嗽，牵引腹部震颤，恐怕引起流产而求治。

气流如挤出样剧烈咳嗽，一阵接着一阵，很频繁。几乎无痰，喉咙干燥。

我投予麦门冬汤，服药 10 天后症状减轻，20 天后痊愈，其后正常分娩。

对于妊娠咳嗽，麦门冬汤多有效。以前曾治疗一例有陈旧性肺结核妇人的妊娠咳嗽，发作频繁，服用麦门冬汤后明显减轻，后来也安全分娩。（《汉方诊疗三十年》）

按：妊娠咳嗽，中医名"子嗽"，指妊娠期间咳嗽或久咳不已。若久咳不愈，精神倦怠，形体消瘦，潮热盗汗，痰中带血，则属瘵咳，俗称"抱儿痨"。多因体质阴虚，怀孕后血气又多以养胎，肺阴亏损所致。清代名医喻嘉言说："此胃中津液枯燥，虚火上炎之证，麦门冬汤乃治本之良法也。"大塚敬节先生说："对妊娠咳嗽，麦门冬汤多半有效。"适用麦门冬汤的妊娠咳嗽，患者应该有咳嗽不止、咽喉干燥、舌苔光等阴伤的症状和体征。

冬日音哑案（矢数道明）

韩某，朝鲜妇女，当年 34 岁。年轻时，声音洪亮，擅长唱歌，但自数年前开始，每年至冬日，则声音嘶哑，11 月至翌年 2 个月，早晨醒来时，完全不能言语。咽喉沙沙而干，口语不利，急起床，漱口水入咽部，堵塞咽中之痰用力咯方咯出。因痰干结成硬块，咯吐甚难，约需 1 个小时勉强咯出，即便在白日，静默 1 个小时亦发不出声音，咽喉干燥。由于口语不利，只能强行说几句欲吃东西之话。每晚在枕边置裁好之纸，直到入睡时将咽部痰咯出，擦痰纸已堆积如山。此为血热上逆所致之咽喉干燥。余诊为火逆上气之证，与麦门冬汤加桔梗、紫菀、玄参各3g。1周后，高兴地打来电话，咽喉甚为舒畅。苦恼已消，痰易咯出，发声良好。冬日持续用本方，从而解除了数年来之痛苦。（《临床应用汉方处方解说》）

按：本案患者的突出症状是咽喉干燥且失音，用方是麦门冬汤加味方。麦门冬汤的经典方证是"大逆上气，咽喉不利"，此处的"大逆"，《医宗金鉴》认为是"火逆"，曹颖甫《金匮发微》亦持"火逆"之说。"火逆"的提出，是强调患者在咳嗽的同时应该有燥热的表现，如咽喉干燥灼热疼痛、局部充血、声音嘶哑、痰中带血等。本案的燥热明显，故加玄参，《医学衷中参西录》说："玄参，味甘微苦，性凉多液，原为清补肾经之药，又能入肺以清肺家烁热，解毒消火，最宜于肺病结核、肺热咳嗽。"桔梗、甘草构成了《伤寒论》治咽痛方——桔梗汤，也能治疗肺痈吐脓痰，后世也由此引申出了玄麦甘桔汤。紫菀，主治"咳逆上气"（《神农本草经》）"咳唾脓血"（《名医别录》）。

脑膜炎后口吐涎沫不止案（权依经）

王女，14岁。1968年6月15日初诊。患者患脑膜炎，经西医治愈后，经常口吐涎沫不止，吃东西时尤著，且伴有性情烦躁、易怒。舌淡红，苔薄白，脉平不数。给予理中丸、苓桂术甘汤治之无效。用治"肺痿"之属热的麦门冬汤治之：麦冬21g，党参9g，半夏9g，炙甘草6g，大枣4枚，粳米9g。水煎分2次服。服上方3剂后，初见疗效，口吐涎沫有所减少，说明药病相投，故在上方中逐渐加重半夏、麦门冬之药量，最后半夏加至24g，麦冬加至60g，每日1剂。连服20余剂，病愈涎止。（《古方新用》，

有删节）

按：治疗吐涎沫不止，经方中有吴茱萸汤、甘草干姜汤、小青龙汤、理中丸、苓桂术甘汤、炙甘草汤等方可选。前五方均属于虚寒，以口水量多清稀为特征，而吴茱萸汤烦躁欲死，甘草干姜汤小便清长，小青龙汤咳喘恶寒，理中丸心下痞硬，苓桂术甘汤胃内停饮，各有特征。炙甘草汤与麦门冬汤应该属于肺痿方。所谓"肺痿"，属于亡津液所致，大多是在汗吐后或大病后发生。本案患者脑炎后吐涎沫不止，案中未记载津液不足的特征，推测患者当有食欲不振、大便干结、口干舌燥、舌苔薄白或苔光而干等临床表现。

食管癌术后案（黄煌）

周男，64岁。2021年4月13日初诊。

食管癌术后半年。已行放、化疗，术前体重为54kg，术后体重下降至44kg。食欲一般，口干舌燥，饮冷腹泻，入夜及进食时出汗。既往白细胞偏低。

其人体瘦，163cm，48kg，脸色偏苍白，眼睑淡，轻度贫血貌，咽喉不红，舌苔薄白有裂纹，舌体有瘀点，腹部扁平，腹肌弹性差，脉大而缓弱。证属胃气阴两伤。给予《金匮要略》麦门冬汤：麦门冬50g，生晒参15g，姜半夏10g，炙甘草5g，红枣20g，粳米一把。15剂，日分3次服用。

2021年5月11日复诊：药后脸色好转，体重轻微增高，腹泻消失，刀痕处隐痛减轻，食欲可。原方改麦冬60g，红枣30g，炙甘草10g，加枸杞子20g，15剂。

按：清代医家沈明宗认为麦门冬汤"为肺痿之主方，一切痿证皆可有效。老人及虚人，亦应此方证为多"。从临床看，患者大多肌肉萎缩，皮肤干枯而缺乏弹性，舌苔少或光剥，或有裂纹，舌淡红。多见于高龄老人或癌症等消耗性疾病的晚期。本案是食管癌后贫血消瘦，服用麦门冬汤后有改善。麦门冬汤中的粳米不可缺乏，从剂型看，本方是一种药粥，患者少量多次服用，有利于提振食欲，增加体重。

肺癌案（黄煌）

黄男，76岁，169cm，70kg。2021年3月3日初诊。

左肺鳞癌晚期胸腔转移已经1年，服用靶向药物安罗替尼后反应很大，手掌关节红肿热痛伴皮疹，头皮经常长脓疱，肛门干裂，大便2次/日，偏稀或拉稀，夜尿3次，时有尿意但不出。舌有溃破（痛），咽痒咳嗽引腰胸痛，口苦，食欲正常，睡眠不佳，1年内体重下降4kg。1个月前服用小柴胡汤合麦门冬汤、玄麦甘桔汤后，手足症状好转明显。但近期吐泻后咽痛难忍，影响说话及吞咽，大便不成形。

其人消瘦，咽喉糜烂，舌红苔少，脉浮。处方：麦冬40g，姜半夏10g，生晒参10g，生甘草10g，红枣20g，粳米1把，桔梗10g。14剂。

2021年3月24日复诊：药后咽痛减轻，手足开裂痛好转，咳嗽好转，大便转成形。靶向药物持续服用，入院复查胸部CT较前相仿，评估稳定。原方续服25剂。

按："咽喉不利"，不仅仅是咳嗽，也包括咽喉疼痛、溃疡、失音等。

本案肺癌化疗后，虽然大便腹泻，但其咽喉糜烂疼痛影响说话和吞咽并伴舌红少苔，依然支持麦门冬汤方证的诊断。另外，药后不仅咽痛减轻、咳嗽好转、大便成形，而且手足开裂也好转。此案提示肺癌化疗时配合麦门冬汤，可能有减轻副作用、增强体质的临床疗效。

第十章

黄芪类方医案

一、黄芪桂枝五物汤

经典的血痹病方，传统的补气、通阳、活血方，具有通血痹、疗恶疮、止汗的功效。现代研究提示，此方能改善心脑供血，以及微循环、增强免疫、保护神经损伤、促进神经修复等，适用于以肢体麻木、自汗而浮肿为特征的慢性疾病。

经典配方

黄芪三两，桂枝三两，芍药三两，生姜六两，大枣十二枚。

上五味，以水六升，煮取二升。温服七合，日三服。（《金匮要略》）

经典方证

血痹，阴阳俱微，寸口关上微，尺中小紧，外证身体不仁如风痹状，黄芪桂枝五物汤主之。（六）

问曰：血痹病从何得之？师曰：夫尊荣人骨弱肌肤盛，重困疲劳汗出，卧不时动摇，加被微风，遂得之。但以脉自微涩，在寸口、关上小紧，宜针引阳气，令脉和紧去则愈。（六）

糖尿病周围神经病变案（仝小林）

周某，女，54岁，2008年5月22日初诊。

血糖升高7年，2001年患者因欲行子宫摘除术做常规检查，发现FBG 6.22mmol/L，手术前及术中注射胰岛素，出院后即停用胰岛素，亦未服药，仅饮食控制。2007年因手足麻木查PBG 7.9mmol/L，同时诊为"神经炎"，一直服用甲钴安胶囊，每天 3 次，1 次 1 粒。近几月开始服用阿卡波糖 50mg，每天 2 次，配合饮食运动疗法，血糖控制较好。现症见右足趾及背部麻木，视物模糊，眠差易醒，夜尿 2 ～ 3 次 / 晚，大便干，每日一行。2007 年 11 月 19 日查颈动脉超声见双侧颈动脉球部内膜增厚伴斑块形成（单发），脑动脉超声未见明显异常。5 月 21 日 FBG 5.1mmol/L，PBG 5.6mmol/L。既往高血压史 1 个月，现用尼麦角林 10mg，每天 1 次，复方罗布麻，每天 2 次，1 次 2 片。舌暗红，边有齿痕，苔少，脉弦硬。

西医诊断：糖尿病，颈动脉硬化斑块。

中医诊断：糖尿病络病，血痹。

中医辨证：血虚络瘀证。

治法：养血活血通络。

处方：黄芪桂枝五物汤加减。

黄芪 30g，川桂枝 30g，白芍 30g，鸡血藤 30g，首乌藤 30g，当归 30g，水蛭粉 12g，莪术 9g。

嘱下次就诊前查下肢血管超声及肌电图。

2008 年 6 月 18 日二诊：服药 28 剂，右足趾及后背麻木好转约 50%。现左手指麻木，左眼可见一结节，右下肢浮肿，夜尿 2 ～ 3 次。复方罗布麻片减至每天 1 次，1 次 2 片。2008 年 5 月 23 日查 HbA1c 5.4%，双下肢动静脉 B 超未见异常，双侧胫腓神经传导速度稍减慢。当日血压 135/75mmHg。上方加怀牛膝 30g，生薏苡仁 30g，水蛭粉增至 15g。

2008 年 8 月 13 日三诊：服上方 45 剂，右足趾及后背麻木减轻 90%，右下肢浮肿减轻 60%，现双手指尖麻木。8 月 13 日，随机血糖 4.7mmol/L，血压 110/70mmHg。首方加海藻 30g，怀牛膝 30g。

2008 年 10 月 8 日四诊：服药 54 剂，足趾、背部及双手指尖麻木感完

全消失，下肢浮肿基本消失，血糖控制较好，余无不适。(《糖络杂病论》)

原按：患者既往有手术史，血海已亏，加之瘀血斑块阻塞经脉，致络脉空虚，血行不畅，失于荣养，故见足趾及背部麻木。黄芪、桂枝、白芍益气养血和营，鸡血藤、首乌藤养血活血通络，当归养血活血，水蛭粉活血通络，莪术破血逐瘀，《药品化义》言其"主破积消坚，去积聚癖块"，是治疗癥积、斑块常用的经验药，水蛭粉用量较大，亦是借其灵动走窜、吮血之性以化瘀消斑。二诊，足趾及背部麻木好转，但出现左手指麻木及左眼结节，右下肢浮肿，此属血水不利所为，故加生薏苡仁利水渗湿，水蛭增量，加怀牛膝活血利水，同时补益肝肾。三诊，浮肿明显减轻，故去薏苡仁，指尖麻木恐仍与颈部动脉斑块有关，故加海藻30g，合莪术为临床治疗血管斑块之经验药对。四诊时，诸处麻木均消失，临床已然获效，可继服数剂以巩固疗效。

脊髓型颈椎病案（江巍巍）

王某，男，50岁，务农。2021年10月20日初诊。

主诉：左上肢震颤半年。

现病史：患者于半年前无诱因出现左上肢肢端震颤不适，静息无症状，端水时明显可见，自觉情绪紧张而加重，并感视力较发病前有所下降。肢端无疼痛、麻木等症，步态正常。曾予口服中药等措施无果。

既往史：一般健康情况可，无特殊病史。

辅助检查：糖化血红蛋白测定6.20％；肝功能检查示前白蛋白514.60mg/dL，谷丙转氨酶85.00U/L，谷草转氨酶52.40U/L，谷氨酰基转移酶127.00U/L，总胆汁酸16.44μmol/L；颅脑MRI示双侧额叶少许缺血灶。双侧上颌窦炎、蝶窦炎。颈椎 MRI 示颈 4～5 椎间稳定性降低，颈椎退行性改变；颈 3～4、颈 5～6、颈 6～7 椎间盘突出，硬膜囊前缘受压，颈 4～5 水平脊髓前缘稍受压，右侧椎间孔稍变窄。经路内段血管彩超示部分大脑动脉弹性减退。考虑部分大脑供血不足。

刻诊：形体中等，面色黄，缺乏光泽，腹力中等，常感胸闷、头重、头晕等，爬楼后身累、气喘，夜间 4～5 点期间盗汗，醒后自收，容易疲倦，食欲旺盛。舌红，苔淡黄稍腻，中间有裂痕，脉弦滑。

诊断：脊髓型颈椎病、脑缺血、脑供血不足。

处方：黄芪桂枝五物汤。

黄芪 30g，桂枝 15g，赤芍 30g，大枣 20g，川芎 15g，干姜 15g。4 剂，水煎服，日 3 次。

2021 年 10 月 26 日二诊：左上肢震颤程度较前改善，端水时可掌控，胸闷、气喘、头重诸症好转，夜间无盗汗，易疲倦，头部颠顶感畏寒，戴帽后舒畅，视力下降如前。苔白腻，脉弦滑。

处方：黄芪桂枝五物汤。

黄芪 30g，桂枝 15g，赤芍 15g，大枣 20g，川芎 15g，干姜 10g。5 剂，水煎服，日 3 次。

2021 年 11 月 1 日三诊：左上肢无明显震颤，端水无异，胸闷、气喘、头重诸症皆除，感些许视力下降，苔白腻，脉弦滑。继续原方服用。

电话回访，身已无妨。（微信公众号：大竹经方，2021 年 12 月 20 日）

按：从黄芪桂枝五物汤的经典方证"身体不仁如风痹状"的描述来看，颈椎病的表现与此相似。但本案的用方着眼点不仅仅是对病，而且是抓住患者的体质状态，即中老年男子、面色黄、缺乏光泽、腹力中等、容易疲倦、容易出汗、食欲旺盛、常感胸闷、头重头晕等。以上的症状与体征，构成了适用黄芪桂枝五物汤的人群轮廓，选用黄芪桂枝五物汤加川芎也取得显著的疗效，可见主治者对方证把握是比较精准的。适用颈椎病的经方不少，精准用方必须要抓个体差异。如葛根汤人大多壮实，肤色黄黯粗糙；桂枝加葛根汤人大多黄瘦，出汗；葛根芩连汤人则怕热，面红油光并伴有腹泻；大柴胡汤人则以郁郁微烦、按之心下满痛为特征；柴胡桂枝汤人有病久虚弱，其疼痛如电击，牵拉感明显；桂枝加附子汤人则面黄疲惫、汗漏不止、怕冷脉沉等。

晚期糖尿病案（黄煌）

郑女，54 岁。2010 年 12 月 14 日初诊。

糖尿病 20 年，因下肢紫黯，西医建议截肢，本人拒绝而改中医治疗。双目近乎失明，体偏胖，面黯红，双手红肿，关节按之痛，指甲已脱落；诉腰以下冰凉，腰痛腿痛夜间尤甚，走路困难，下肢时有抽筋，间歇性跛行；双下肢肿胀，色素沉着，按之硬而疼痛，足趾紫黯。平素易出汗，食欲佳。血糖控制不好，打胰岛素后血糖仍高。左少腹按压痛，舌黯红，苔黄腻，脉虚弦。处方：生黄芪 60g，桂枝 10g，肉桂 10g，赤芍 20g，葛根 60g，怀牛膝 30g，川石斛 30g，丹参 20g，牡丹皮 15g，茯苓 15g，桃仁 15g，干姜 10g，川芎 15g，红枣 15g。每剂服 1 ～ 2 日。

本嘱咐其 3 个月后复诊，结果 3 年后才来。下肢紫绀好转，疼痛好转，外科认为不必截肢。嘱咐原方可长期服。

2019 年 2 月 26 日三诊：整体状态良好，服药期间没有住过医院。四肢麻胀痛仍有，下肢肿胀发黯，但未截肢，走路则喘。原方改川芎 20g。

按：黄芪桂枝五物汤主治"血痹"。"血痹"的临床表现特征：一是

"外证"，即体表的痈疽、溃疡；二是"身体不仁"，应该是半身不遂、麻木感、僵硬感；三是"如风痹状"，指关节疼痛并活动受限；四是"脉自微涩"，提示脉搏的力度不足，不流利，这种脉象老人多见，糖尿病导致的动脉粥样硬化多见。"血痹"病多见于"尊荣人"，是指养尊处优、喜食肥甘、缺乏体力劳动的人群，其人特征为：骨弱肌肤盛，即赘肉多、肥胖、肌肉不发达；重困疲劳，是提示疲乏无力，身体困重，耐力差；汗出，指易于出汗、多汗。由此推测，"血痹"与糖尿病及其并发症非常相似，"重困疲劳""汗出"是糖尿病常见症状，"尊荣人"这种体型亦多见于肥胖型糖尿病患者。经典方证提示了黄芪桂枝五物汤可以用于晚期糖尿病的治疗，也可以用于治疗中老年人的心脑血管疾病。本案例是晚期糖尿病患者，双目失明，下肢疼痛，几近截肢，但服用黄芪桂枝五物汤、桂枝茯苓丸、四味健步汤加葛根、川芎方8年多，病情稳定，未再住院，其疗效是比较满意的。

糖尿病肾病案（黄煌）

于女，80岁，160cm，85kg。2020年9月30日初诊。

病史：2型糖尿病5～6年，慢性肾病4期，高血压3级，代谢综合征。诉下肢浮肿，头重脚轻，头晕心慌手抖等低血糖现象，恶心呕吐，视物模糊，尿量少，大便稀，常感冒。

体征：脸色黯黄，下肢浮肿，走路蹒跚。腹部硕大松软，如葫芦状，按压无抵抗感，舌胖大，苔厚腻，脉弱数。BP：136/82mmHg。

处方：生黄芪30g，肉桂10g，桂枝10g，白芍15g，赤芍15g，炮附子15g，白术30g，茯苓30g，干姜10g，怀牛膝30g。7剂。

2020年10月7日复诊：药后下肢浮肿消失，下肢有劲，手抖控制，舌苔厚减轻。原方20剂，每天服。

按：黄芪桂枝五物汤合真武汤多用于慢性肾病，特别是糖尿病肾病。患者步履蹒跚、头晕震颤、下肢浮肿等，是阳虚水泛的真武汤证。晚期糖尿病、肾病浮肿，是黄芪桂枝五物汤的主治疾病。再有，黄芪多用常会导致腹胀、食欲不振，故易于饥饿者、食欲特别旺盛者、好发低血糖现象者，就是黄芪的适用对象。从几个案例可见，笔者对腹证的记录较多，通常以腹部松软者为多。黄芪能治疗疲劳，这是一种肌肉无力的表现，原文所谓"尊荣人"，其特征是"骨弱肌肤盛"，这是患者肌肉无力或萎缩而赘肉多的描述。按压患者腹部，腹肌萎缩，而脂肪堆积，这就是所谓的"黄芪肚"，在大剂量使用黄芪时，通常以此为凭。

二、防己黄芪汤

经典的风水病方，传统的补气、祛风、利水方，具有固肌表、消水肿、利腰膝的功效。现代研究提示，此方能抗炎、镇痛、抑制肾纤维化、改善肾功能、保护肺组织等，适用于以下肢浮肿、膝关节疼痛为特征的疾病等。

经典配方

防己四两，甘草半两（炒），黄芪五两（去芦），生姜、白术各三两，大枣十二枚。

上六味，咬咀，以水六升，煮取三升，分三服。服了坐被中，欲解如虫行皮中，卧取汗。（《金匮要略》）

注：防己黄芪汤的用量较其他经方明显不同，黄芪仅一两一分，疑用量经后人改动。此处所录的防己黄芪汤为《千金要方》卷八风痹门所载。

经典方证

风水，脉浮身重，汗出恶风者，防己黄芪汤主之。（十四）

治风水，脉浮为在表，其人或头汗出，表无他病，病者但下重，从腰以上为和，腰以下当肿及阴，难以屈伸。（十四）

两下肢疼痛浮肿案（赵明锐）

田某，男，50 岁。

患者两下肢疼痛半年之久，每逢天阴下雨，则加重，自觉肢体沉重麻木，小腿浮肿，甚则不能行走，小便短，舌淡，苔白腻，脉虚大而数。曾多方医治，或给祛风剂，或给予活血剂，或给予补虚剂，皆无效验。后又改服西药强的松治疗数周，也未见显效。经投以防己黄芪汤加茯苓、苡仁、桂枝，服 4 剂病减大半，浮肿减轻，小便增多，仅劳累时肢体轻微疼痛，又服 4 剂痊愈。（《经方发挥》）

按：防己黄芪汤主治的风水，是一种全身性的水肿，下肢尤为严重，由此导致身体沉重，下肢关节疼痛活动受限。本案用方的着眼点就是小腿浮肿，而从药后的反应看，防己黄芪汤有利尿功效。

双下肢浮肿案（刘渡舟）

王某，女，41 岁，营业员。1993 年 1 月 29 日初诊。

常年久立，双下肢浮肿，尤以左腿为重，按之凹陷不起，两腿酸沉无力，小便频数量少。查尿常规（－）。伴有自汗、短气、疲乏、带下量多。患者面色黄白虚浮，神色萎靡。舌胖大，苔白润，脉浮无力。诊为气虚夹湿，水湿客于肌腠。当益气固表，利水消肿，治用防己黄芪汤加茯苓：黄芪30g，防己15g，白术20g，茯苓30g，炙甘草10g，生姜3片，大枣4枚。

服药14剂，下肢浮肿明显消退，气力有增。拟上方加党参10g，又进7剂，浮肿全消，亦不乏力，舌脉如常，病愈。(《刘渡舟临证验案精选》)

按：与上案一样，本案用方是防己黄芪汤加茯苓，茯苓有利水的功效，并能治疗气短、心悸等。本案患者兼有自汗、带下量多，是体内有水的表现。近代名医张锡纯认为，黄芪适用于脉象无力者。他说："黄芪之性，又善治肢体痿废，然须细审其脉之强弱。其脉之甚弱而痿废者，西人所谓脑贫血证也。其脉弱者……方中皆重用黄芪……若其脉强有力而痿废者，西人所谓脑充血证……如此等证，初起最忌黄芪，误用之即凶危立见。"虽然是指中风而言，但其他疾病也可以参考。

多汗症案（矢数道明）

49岁妇女，生来多汗，近3年来尤甚，在冬季每天也要忙于换衣服，夏天当然更重。初诊于1964年6月，越发苦于多汗。汗出之状，经常先于早晨4时身热，第1次开始出汗，赶紧擦汗更换睡衣。于是变冷，需要被炉，又抱起怀炉。夏日亦同。其汗出每隔4小时反复发作，夜间更甚，上床之后，几次更换睡衣已成常规。此乃与众完全不同之多汗症。所以容易伤风感冒、头痛、全身倦怠、眩晕等，曾患风湿病，现在有坐骨神经痛。

患者肥胖型，肌肉坚实，皮肤不白，并不太柔软，然而水毒停滞严重。有3个小孩，月经停止3个月，全身发冷。本来防己黄芪汤使用于虚胖、肌肤松软洁白之人，但是也不必局限于此。与本方加茯苓、牡蛎。服此方 15 日，尽管将至暑夏，但出汗非常少，1 个月后不再擦汗，亦不用更换衣服，全身爽快，像似秋季晴朗之天空，实在舒适，极为高兴。这个叫作不幸之癖，多年之多汗症完全好转，其后半年期间继服同一处方而完全治愈。（《临床应用汉方处方解说》）

按：多汗是防己黄芪汤方证之一，《金匮要略》载"风水，脉浮身重，汗出恶风者""其人或头汗出"，同为五两黄芪的黄芪芍药桂枝苦酒汤也治"黄汗"且量大导致衣服潮湿，《金匮要略》载"汗沾衣，色正黄如柏汁"。本案也是防己黄芪汤能止汗的佐证。本案值得重视的是患者的体型与常见的肤白松软型不一样，但照样有效，是否与患者有风湿病，且当时有坐骨神经痛有关？下肢关节疼痛是防己黄芪汤的方证之一。也就是说，只要浮肿、多汗、下肢关节疼痛、倦怠等症中但见二三者，就可以用此方了。对病用方，也是方证相应的一种。

狐臭腋窝多汗案（矢数道明）

30 岁未婚妇女，为治疗狐臭而来院。听其主诉，从 14 岁起，即开始腋下出汗，自己感到其臭气难闻。经皮科治疗不愈，并说此病做手术亦徒劳，甚为悲观，拒绝结婚。患者肌肤洁白，肥胖，皮肤肌肉松软，虚胖，面颊潮红似苹果。初诊时，2 月下旬余寒虽烈，但从其厚毛衣上一看就知道必定濡湿变色。脱掉上衣，有数条汗液从腋窝流出。冬夏皆如此，夏季更重，不敢到人前。其他自觉症有全身倦怠、动悸不眠、肩酸痛、下半身冷、喝牛乳不久变胖等。

余诊之为风湿所致之防己黄芪汤证，即与此方。于是开始服药，翌日起大量排尿，出汗减少，自己亦甚感惊奇。服至 15 日时，已不担心腋窝出汗之苦。患者如同复活似的喜悦，因担心夏天再犯，半年期间服药到 7 月，在严酷暑夏季亦无变化，曾经苦恼 15 年之腋窝多汗症完全治愈而停药。(《临床应用汉方处方解说》)

按：本案提及药后随之大量排尿、出汗减少，这说明汗尿相关，对于多汗患者，通过利尿可以减少汗液的分泌。这种情况，在五苓散方证中也有提及，"伤寒，汗出而渴者""发汗已，脉浮数，烦渴者""脉浮，小便不利，微热，消渴者"，出汗与口渴、小便不利并见，而五苓散的功效就在于通阳利水。防己黄芪汤也是利水剂，不过是祛风利水。防己黄芪汤不是腋臭专治方，但通过抑制大汗腺的分泌，也减轻了症状，是值得效法的。另外，本案患者的体型体貌记录非常详细，这是防己黄芪汤的常见人群特征。

肾炎案（藤平健）

21 岁妇女。1952 年 1 月中旬，因下肢浮肿和尿量减少而发病。3 月上旬在大学医院住院，下肢浮肿和严重之尿蛋白未消失。全身倦怠，尿量减少，脉浮弱，舌润苔白不太厚，腹胀满略软。初与当归芍药散、五苓散、小柴胡汤、桂枝茯苓丸料、小半夏加茯苓汤、防己茯苓汤，平均每方用 1 周，但 5 个月间尿蛋白依然强阳性。以腰以下作肿及于阴部，且难于屈伸为目标，投与防己黄芪汤。

经过半年，尿量增加，尿中蛋白减少，3 周来尿蛋白完全消失。因而故意停服中药，从第 2 天开始，尿量减少，又现蛋白尿。再与防己黄芪汤内服，第 3 日尿量增加，尿蛋白也变成微量。前后服用 60 日，诸症消退。

（《临床应用汉方处方解说》）

按：防己黄芪汤是利水方，肾炎伴有严重浮肿者比较有效。肾炎种类多，个体差异大，并不是所有肾炎均能用防己黄芪汤。当归芍药散也能利水，但多伴有月经量少；五苓散利水，多伴有头痛、呕吐或腹泻；桂枝茯苓丸能治肾病，但当有瘀血，如月经色黑不畅，或大便秘结，或肌肤甲错者，浮肿者不多；小半夏加茯苓汤擅长止吐，也与本案的临床表现有些出入。防己茯苓汤与防己黄芪汤两方均有防己、黄芪、甘草，功效相近。从药物组成推测，防己黄芪汤有白术、生姜，擅长化湿，对下半身浮肿明显且关节痛者比较适合；防己茯苓汤有桂枝、茯苓，擅长定悸，对有心悸、气冲、精神不安者比较合适。

老年变形性膝关节症案（矢数道明）

和某，57岁，女。营养、面色普通。初诊1988年10月。

今年3月起，右膝关节疼痛，经指压治疗后，反而更加疼痛，尤以下阶梯或快走时最重，不能打高尔夫球，也不能跪坐。其他关节均正常，生过3胎，50岁时闭经。血压较低，为110/70mmHg。初诊投给膝关节症时，常用的防己黄芪汤加麻黄3g后，疼痛减轻。服药3个月时，疼痛已完全消失。正在此时，其母（81岁）也发生了几乎相同的膝部肿痛，因而患者将自己服用的药剂分给母亲服用，也于1个月后明显好转，2个月后痊愈。本例患者并未达到虚胖程度，亦无多汗症，但效果仍很明显。

防己黄芪汤多用于体表有水毒、表虚、下肢气血循行不良而疼痛者，体型上呈皮色白，肌肉松软，虚胖，易疲劳，多汗，小便少，膝关节肿痛

者，且大都奏效。(《汉方临床治验精粹》)

按：防己黄芪汤加减法中，有喘者加麻黄半两的记载。黄芪配麻黄，尚见于乌头汤、《千金》三黄汤，两药均能利水祛湿，主治身体重、汗出而喘或关节疼痛者。本案用防己黄芪汤加麻黄治膝痛甚妙。而且，并不强调虚胖的体质，也不必多汗，可见是一张对病方。不过，从安全用药的角度考虑，本案主治者的经验也是值得重视的。

老妪下肢浮肿膝痛案（黄煌）

孙女，75岁，152cm，65kg。2019年5月8日初诊。

病史：口干2年，舌干燥如蒙一层面纸，夜里尤为严重，开口不能说话。人怕冷，但易淌汗，手绢随手擦拭拧水多次。3个月前，白内障术后不能多活动，诱发腰腿酸痛无力，右下肢肿胀。

体征：面黯黄，腹软，下肢浮肿。

处方：粉防己30g，生黄芪30g，白术30g，生甘草5g，生姜25g，红枣20g，炙麻黄5g。15剂，每天1剂。

2019年5月22日复诊：下肢浮肿消失，膝痛减轻，走路仍有乏力。

按：本案患者以口干舌燥为主诉，但笔者却抓住了多汗、下肢肿痛，以及腹软的特征，而用防己黄芪汤加麻黄。这种思路属于抓特异性方证的方法。因为疾病的不同，患者出现同样的症状，其识别的结果是不同的。例如，如果是发热性疾病中出现口干多汗，那很有可能会用白虎汤加味，或桂苓甘露饮之类。如果是代谢综合征出现口干而腹泻，那有可能使用五苓散或葛根芩连汤之类。所以，辨病非常重要。

三、玉屏风散

古代的止汗方，传统的补气固表方，具有止汗、止喷嚏、治风病等功效。现代研究提示，此方能调节免疫功能、抗疲劳、抗过敏等，适用于以疲劳、自汗、恶风为特征的疾病和表虚体质的调理。

原书配方

防风一两，黄芪（炙）、白术各二两。

上㕮咀，每服三钱重，水一盏，枣一枚，煎至七分，去滓热服，食后。（《管见大全良方》）

原书方证

治男子妇人，腠理不密，易感风邪，令人头目昏眩；甚则头痛项强，肩背拘倦，喷嚏不已，鼻流清涕，续续不止，经久不愈，宜服此方。（《管见大全良方》）

自汗。（《丹溪心法》）

治自汗、盗汗俱效。（《古今医统大全》）

治表虚自汗。（《景岳全书》）

治卫虚自汗，易感风邪。（《张氏医通》）

伤风自汗淋漓案（心禅）

郭绍翁年四十许，经营米业，劳顿实甚。癸酉秋，患伤风咳嗽，就诊于余。脉浮部虚大，寸口涩小，自汗淋漓。余曰：伤风症也。但脉象极虚，寸口脉应大反小，是内伤而微有外感。若服发散之药，汗必漏而不止，虚阳浮越矣。法宜补益，与玉屏风散二剂而瘳。(《谢映庐医案》)

按：咳嗽、自汗淋漓、脉微，与桂枝加附子汤证需要鉴别。桂枝加附子汤也是因为发汗后汗漏不止，但其人当神情萎靡，身体疼痛，畏寒蜷缩，冷汗淋漓，是阳气脱逸。玉屏风散则多见呼吸道症状，或咳嗽，或喷嚏，虽有自汗，但其人神清气爽，唯有疲劳怕风而已，是表气不固。

目睛奇痒案（姚和清）

张某，男，23岁。初诊于1943年3月14日。两眼赤脉纠缠，二眦部黑白睛间抱轮灰黄微隆，奇痒难忍。逢春必发，5年于兹。面色苍白，肌腠干涩，倦怠，舌淡，脉虚软。此为气虚之证，治宜补气实表，佐以祛邪。予玉屏风散加浮萍5剂，以后连服20剂。

五诊：眼内奇痒消失，白睛灰黄色淡，续用玉屏风散合四君子汤，连服20剂。(《姚和清眼科证治经验与医案》)

按：眼病是局部的，但涉及全身气血的变化。本案患者眼睛奇痒，逢春必发，很像过敏性结膜炎。这与玉屏风散所治的"喷嚏不已，鼻流清涕，续续不止"相类似，可见玉屏风散有抗过敏止痒的功效。不过，"面色苍白，肌腠干涩，倦怠，舌淡，脉虚软"等记载，为安全有效使用玉屏风散提供了理论支持。

哮喘伴过敏性鼻炎案（黄煌）

李男，36岁，167cm，95kg。2015年5月8日初诊。

病史：患哮喘10年，过敏性鼻炎屡发。鼻塞，鼻痒打喷嚏，晨起清涕如水，夜间不能平卧，大便时干时稀，汗出多。

体征：左下肢浮肿，舌胖大嫩，眼圈发黑，眼睑肿。

处方：生麻黄10g，桂枝15g，白芍15g，生甘草5g，干姜10g，细辛10g，五味子10g，姜半夏10g，生石膏30g，7剂。

2015年8月14日复诊：药后咳喘好转，哮喘未作，汗出减少，但鼻炎仍每天发作，每夜睡前或晨起喷嚏。2015年8月4日鼻窦CT显示：慢性副鼻窦炎性变，双下鼻甲肥大，鼻中隔偏曲。处方：①生黄芪30g，白术30g，防风20g，晨服；②小青龙加石膏汤，午晚服。20剂。

2015年9月4日三诊：药后哮喘未发作，鼻炎控制，体重下降10kg。

按：将玉屏风散与小青龙加石膏汤交替服用，是本案的亮点。过敏性鼻炎及过敏性哮喘通常互见，玉屏风散更擅长治疗鼻炎，小青龙加石膏汤更擅长治疗哮喘。

过敏性紫癜案（黄煌）

张男，30岁，180cm，80kg。2020年11月10日来诊。

病史：过敏性紫癜始于10年前，曾损及皮肤—关节—肾脏，2个月前出现尿蛋白，目前肾功能不清楚。服用温药改善不明显，凉药后症状加重。紫癜主要集中于四肢及腰臀部，熬夜劳累诱发，但剧烈运动不受影响，耳鸣腰酸，燥热喜凉，胸闷气短，受凉则腹痛，甚至腹泻便血。现诉胃中常有饥饿烧灼感。幼时易腹泻气喘，有鼻窦炎手术史。

体征：体胖壮，面黄白滋润，舌体胖，边有齿痕。

处方：生黄芪30g，白术15g，防风15g，桂枝15g，白芍30g，炙甘草5g，干姜5g，红枣20g，麦芽糖50g。7剂。

2020年11月17日复诊：药后紫癜隐去大半，夜半胃痛饥饿感减轻，服药期间腹胀。原方 20 剂。

2020 年 12 月 8 日三诊：服药后人有精神了。既往冬天紫癜加重，今年冬天服中药后紫癜未加重。

按：过敏性紫癜常会诱导医生用清热凉血药。不过，本案患者出现服用温药改善不明显、凉药后症状加重的情况，再加上患者易于饥饿、受凉腹痛、体型肥胖、面黄白滋润、舌体胖边有齿痕，符合小建中汤方证和黄芪体质的特征，与服小建中汤合玉屏风散后效果满意。小建中汤是古代治疗虚劳腹痛、衄、悸的常用方，玉屏风散能祛风，过敏性紫癜也属于风病范畴。两方合用于过敏性紫癜，值得临床进一步观察。

四、黄芪建中汤

经典的虚劳病方，传统的甘温理虚方，具有止腹痛、治恶疮、止自汗的功效，适用于以面黄肌瘦、浮肿为特征的疾病。

经典配方

桂枝三两（去皮），甘草三两（炙），大枣十二枚（擘），芍药六两，（生姜三两）胶饴一升，黄芪一两半。

上七味，以水七升，煮取三升，去滓，内胶饴，更上微火消解。温服一升，日三服。（《金匮要略》）

经典方证

虚劳里急，诸不足，黄芪建中汤主之。（六）

《千金》疗男女因积冷气滞，或大病后不复常，苦四肢沉重，骨肉酸疼，吸吸少气，行动喘乏，胸满气急，腰背强痛，心中虚悸，咽干唇燥，面体少色，或饮食无味，胁肋腹胀，头重不举，多卧少起，甚者积年，轻者百日，渐致瘦弱，五脏气竭，则难可复常，六脉俱不足，虚寒乏气，少腹拘急，羸瘠百病，名曰黄芪建中汤，又有人参二两。（六）

中消案（范文甫）

老澄兄。脾胃为水谷之海，生气之源。真火者，胃得之则戊土降，脾得之则己土升，真阳一馁，久之，而中消之疾成矣。溺有糖分，脾之味下泄也。脉沉弱，苔薄白，舌不红，消瘦无力，多食善饥。

处方：生黄芪 30g，陆水桂 3g，生白芍 12g，炙甘草 4.5g，小生地 15g，麦冬 12g，生姜 3g，红枣 6 枚。

二诊：见效。续投附桂八味丸，每日 30g，用人乳一杯吞服。（《近代名医学术经验选编·范文甫专辑》）

按：本案患者消瘦无力，多食善饥，估计已经是糖尿病的中晚期。主治者用黄芪建中汤加生地、麦冬，是按虚劳论治。黄芪多用于善饥之人，小建中汤多用于消瘦、腹痛之人。附桂八味丸也是古代治疗虚劳消渴的专方。

虚劳阴黄案（赖良蒲）

彭某，男，40 岁，萍乡人。

症状：头晕耳鸣，吐痰，心悸怔忡，气短神疲，倦怠无力，食欲减退，全身尽呈黯黄色，二便清畅。舌苔淡白，脉象浮弦无力。

诊断：素禀不足，操劳过度，营卫失和，脾胃虚弱。此即仲景所谓虚劳之证。

疗法：议用补土建中法，以黄芪建中汤加味主之。

黄芪四钱，白芍六钱，桂枝三钱，炙甘草二钱，云茯苓四钱，茵陈八钱，生姜三钱，大枣四枚，饴糖一两（另冲）。水煎服。

8剂后，黄色减退，头晕、耳鸣亦轻。后予四君、六君加减调理而愈。（《蒲园医案》）

按：《金匮要略》载"男子黄，小便自利，当与虚劳小建中汤""黄疸病，茵陈五苓散主之"。本方是小建中汤加黄芪、茵陈蒿、茯苓，本病很可能是慢性肝病并发黄疸。患者二便清畅、舌淡白、脉浮弦无力是必要的条件。

产后失血过多致虚证案（门纯德）

刘某之妻，37岁。因产后失血过多，自觉头晕头痛、心悸失眠，同时有潮热自汗、不思饮食、疲倦无力等。迄今产后月余，诸症日渐发展，故邀余诊治。诊见面色黄白无泽，言语短气，脉沉细弱，舌淡红少苔。治以小建中汤加黄芪20g，当归12g，5剂。服后，自汗减，饮食增，再以归脾汤调治数日而愈。（《名方广用》）

按： 小建中汤加当归，名内补当归建中汤，是《千金》治疗妇人产后虚赢不足的专方。本案用方又加黄芪，是着眼于患者的疲倦无力、言语短气。

溃疡性结肠炎案（王占玺）

患者，刘某，男性，43岁。

腹泻已5个月，疲倦恶心1年。自1961年2月以来，每天大便5～8

次不等，尚能成形，但有黏液及食物残渣，经多数医院做过多次大便常规检查及培养，均未发现阳性改变。乙状结肠镜检查时，发现于 14cm 处有黏膜溃疡 1 个。虽经长期服用合霉素、四环素、土霉素等均未效。近 1 个月又发腹胀痛，矢气，恶心，疲乏无力，低热，并加酵母片、维生素 B₁、乳清酸、蜂皇精、胃蛋白酶合剂、乳酶生等均不效，于 1961 年 7 月 5 日邀诊。观其脉左虚右弦，遂处以小建中汤加黄芪：桂枝 10g，杭白芍 18g，生姜 10g，炙甘草 3g，大枣 4 枚，饴糖 30g（烊化），生黄芪 10g。

服用 3 剂后，腹痛便频好转，大便转为每晨起 1 次。连服半月，诸症状消失而愈。(《伤寒论临床研究》)

按："虚劳里急"是黄芪建中汤的主治。本案患者是溃疡性结肠炎，其腹痛、疲乏是主治者用黄芪建中汤的着眼点。医案记录患者脉象是脉左虚右弦，估计是弦大而中空。

血卟啉病案（茹十眉）

曹某，女，腹痛剧烈，病情反复已近五载，经西医院确诊为血卟啉病，自诉腹痛常发于月经来时。刻下全腹胀痛，腹壁拘急，轻按适可，重按反舒，形寒喜暖，四肢不温，头晕目眩，面色苍白，唇甲带紫，恶心欲吐，大便秘结。舌淡边多齿痕，苔白，脉细弦。证属气血亏虚，循行失畅，肝失温养则络脉拘急，脾受寒阻则阳失通化。拟以黄芪建中汤加减治之。1 剂后，翌晨腹痛大减，大便亦通，连服 3 日，腹痛始平，四肢得温。后连服月余，经来亦未发病。出院后随访年余，情况良好。检查尿、血均无血卟啉可见。(《上海历代名医方技集成》)

按：血卟啉病原称紫质病，属罕见病，大多是因遗传缺陷造成血红素合成途径中有关的酶缺乏，导致卟啉代谢紊乱而发生的疾病。临床表现主要有光感性皮肤损害、腹痛及神经精神症状和血压增高。腹痛是最主要和突出的症状，发作性的绞痛有时虽可极轻，但大多较严重。这与小建中汤方证非常切合。

虚寒胃痛案（黄煌）

吴女，49岁，163cm，56kg。2017年4月10日初诊。

病史：胃痛1年多，局部有悸动感。半年会有1次胃肠绞痛，伴大便不成形。2017年2月4日，胃镜显示浅表性胃炎伴糜烂；HP（－）。2017年2月7日，病理显示轻度慢性萎缩性胃炎伴肠上皮化生、急性活动。食欲好，喜肉类喜辣，大便干结，2～3天一行，平躺自觉有脐跳，易出汗，腿易抽筋。既往有子宫肌瘤，尿潜血（＋＋），胃溃疡史。

体征：体中，面黄，颧部色斑明显，上腹部压痛，轻微脐跳，颈动脉处跳动，脉弱。

处方：炙黄芪20g，桂枝10g，肉桂10g，白芍40g，炙甘草10g，干姜5g，红枣30g，麦芽糖50g。10剂。

2017年10月25日复诊：诉上方服用2个疗程后，胃痛明显缓解。近半月因忙碌、情绪不稳定等，胃部出现不适，原方继服15剂。

按：小建中汤治疗虚劳腹痛是常规，加黄芪的着眼点是患者食欲佳或者容易饥饿，其人当面黄。

第十一章

甘草类方医案

一、甘麦大枣汤

经典的脏躁病方，传统的安神养心方，具有止哭泣、止躁动、止汗、缓急的功效。现代研究提示，此方能抗抑郁、改善睡眠、镇静等，适用于以神情恍惚、喜悲伤为特征的精神心理疾病。

经典配方
甘草三两，小麦一升，大枣十枚。

上三味，以水六升，煮取三升，温分三服。（《金匮要略》）

经典方证
妇人脏躁，喜悲伤欲哭，象如神灵所作，数欠伸，甘麦大枣汤主之。（二十二）

脏躁案（许叔微）

乡里有一妇人数欠伸，无故悲泣不止，或谓之有祟，祈禳请祷备至，终不应。予忽忆《金匮》有一症云：妇人脏躁悲伤欲哭，象如神灵所作，数欠伸者，甘麦大枣汤。予急令治此药，尽剂而愈。古人识病制方，种种妙绝如此，试而后知。（《皕一选方治验实录》）

按："脏躁"，为一种女性常见的精神心理疾病，与西医学的"癔病性情绪障碍"颇为相似。此病有如下特点：①发病突然，常因精神刺激而诱发；②感情色彩浓厚，表现多样化，程度也轻重不一；③暗示倾向明显，周围有人围观时，症状更加剧烈。甘麦大枣汤是基本方。此方虽然平淡无奇，均为寻常食物中药，但对症下药，也有奇效。日本医家尾台榕堂说："脏者，子宫也。此方治脏躁以缓其急迫。孀妇室女，平素忧郁无聊，夜夜不眠等人，多发此证。发则恶寒发热，战栗错语，心神恍惚，坐卧不安，悲泣不已，服此方立效。又癫痫、狂病与前证类似者，亦有奇验。"（《类聚方广义》）

脏躁案（程杏轩）

长林胡某，延诊妇病，据述证经半载，外无寒热，饭食月事如常，惟时时悲泣，劝之不止，询其何故，伊不自知。延医多人，有云抑郁用逍遥散者，有云痰火用温胆汤者，药俱不效。又疑邪祟，禳祷无灵，咸称怪证，恳为诊治。视毕出语某曰："易治耳。"立方药用甘草、小麦、大枣。某问病名及用药方法，予曰："病名脏躁，方乃甘麦大枣汤，详载《金匮玉函》中，未见是书，不识病名，焉知治法？宜乎目为怪证也。"某曰："适承指教，足见高明，但拙荆病久，诸治无功，尊方药只三味，且皆平淡，未卜果能去疾否？"予曰："此仲圣祖方，神化莫测，必效无疑。"服之果验。（《皕一选方治验实录》）

按：本案有情节，有场景，是甘麦大枣汤方证的绝好诠释。患者的精神症状非常明显怪异，但是"外无寒热，饭食月事如常"，这是方证识别的着眼点之一。

脏躁案（岳美中）

1940年于河北滦县诊治一女性徐某，19岁，欠伸不安，哭笑无常，得脏躁证，亦投以甘麦大枣汤。其父曰："方中之药，系经常之食品。"归后，取仓中之小麦约 500g，大枣约 500g，购甘草一大把，用锅煎熬之，令其女恣饱饮之。药后患者感头晕颇重，继之昏睡一昼夜始醒。翌日其父来述服药经过，嘱按原方服之。进数剂，经久未发。(《岳美中医案集》)

按：案中提及本方服用后，可以出现困倦嗜睡的情况，值得观察。

跌伤后角弓反张哈欠频作案（大塚敬节）

小学三年级女孩，不慎跌下，头被重击，不省人事 3 日，醒后右半身不遂，一昼夜发作数十次角弓反张（全身痉挛），发则不省人事，醒后呵欠频作，言语不清，诸治无效。检查全身轻度浮肿，脉紧略数，右腹直肌挛急如棒状。服甘麦大枣汤 1 个月，发作减少，10 个月痊愈。(《临床应用汉方处方解说》)

按：本案提示甘麦大枣汤能够治疗抽搐。对此，清代医家王旭高的医案中也有类似记载："肝苦急，急食甘以缓之。生甘草一斤研末，红枣一斤煮烂去皮核，与甘草打和为丸，每服三钱，开水送下。原注：此人并无表证，又不内热，一日数十痉，服此二料即愈。柳宝诒评按：方虽依经用药，但平实无灵机，如此重病，而服之竟效，奇哉！"(《柳选四家医案》)这一经验，提示甘麦大枣汤可以用于癫痫、神经症等以抽搐痉挛为表现特征的疾病。而本案提及患者哈欠频作的症状，与经典方证"数欠伸"相符，而患者"右腹直肌挛急如棒状"的腹证，为临床识别甘麦大枣汤方证提供了客观指征。

抑郁症哭泣案（矢数道明）

17 岁健壮男子，约半年前休学，每日发呆，无任何欲求，完全处于忧郁状态。此患者之特征，一到午后 4 时，即独自入一室，无故悲哀，潸然泪下，持续 1 小时许，方能停止，再从室内出来。患者面无表情，不能自诉病情。脉无特殊，但腹部坚硬如板且紧张。依据其每日入室哭泣，"喜悲伤欲哭，象如神灵所作"，故与甘麦大枣汤。约 2 个月哭泣停止，逐渐恢复健康。（《临床应用汉方处方解说》）

按：喜哭泣是甘麦大枣汤方证的特征之一。另外，"腹部坚硬如板且紧张"，也是主治者的用方着眼点。

少年癫痫案（矢数道明）

16 岁男子，自 8 岁时癫痫发作，逐年加剧。经各种治疗不愈，依赖于忏悔祈祷念经，但愈念发作愈烈。脉弦，腹肌紧张拘急，肝肿大有压痛。初与柴胡清肝散无效，继与柴胡加龙牡汤仍无效，再用柴胡清肝散发作更加剧烈，昏迷持续 3 小时，连续发作 3 昼夜。由于急迫发作，据其行为与精神状态，与甘麦大枣汤。服此方后，如从梦中醒来，癫痫不再发作。继服 2 个月，只轻度发作 2 次，性格亦变温顺。（《临床应用汉方处方解说》）

按：本案是甘麦大枣汤治疗癫痫的明证。柴胡清肝散是日本汉方一贯堂经验方，由柴胡、当归、芍药、地黄、川芎、黄连、黄柏、黄芩、连翘、栀子、桔梗、栝楼根、薄荷叶、牛蒡子、甘草构成，多用于以颈部淋巴结肿大为特点的疾病，有防治肺结核的功效。本案患者用此方无效反剧，提示患者体质并非热证。柴胡加龙骨牡蛎汤是古代治疗癫痫的验方，但为何无效？可能患者没有抑郁倾向，没有睡眠障碍，没有惊悸脐跳等症状和体征。由此推测本案患者消瘦，面黄无华呈贫血貌，性情不开朗，神志恍惚，言行失常，全身肌肉紧张，或四肢僵直，或腹直肌多拘挛如板状。

小儿多动症案（孙浩）

治一患小儿多动症的 9 岁男孩，表现为上课时思想不集中，好做小动作，甚至在室内外走动。患儿体瘦神旺，寐则易醒，纳少便干，脉弦数，舌红，舌中心见微薄白苔。予甘草 10g，淮小麦 50g，大枣 10 枚。先将淮小麦洗净，冷水浸泡 2 小时，煎煮至麦熟，再入甘草、大枣同煎。煎至枣烂易于去皮始可。令患儿饮汤食枣，上下午各 1 次。连用 3 个月而渐安。[《江苏中医》，1994（11）：696]

按：甘麦大枣汤用于小儿多动症，其思路可取。另外，甘麦大枣汤口感好，适合于儿童服用。本案提供了一种药枣的制作法，可供借鉴。

老妪情绪低落案（黄煌）

于女，63 岁，170cm，50kg。2020 年 6 月 3 日初诊。

病史：近年消瘦明显，情绪低落，好哭泣，常常独自坐着会感伤掉泪；睡眠时好时坏，早醒，易烘热心慌；做八段锦后心跳动剧烈，稍动则汗出。既往有心悸、早搏史。

体征：愁眉苦脸，脸黯，舌黯红，脐跳。

处方：炙甘草 15g，浮小麦 50g，红枣 40g，百合干 40g，熟地黄 30g。20 剂。

2020 年 7 月 1 日复诊：药后心情较平静，觉得自己活得很好，烘热感减轻，心慌好转明显，体重回升至 51.9kg，但睡眠时好时坏。原方加茯苓 20g，莲子 20g，20 剂。

按：本案用方是甘麦大枣汤与百合地黄汤的合方，百合地黄汤也是百合病的基本方。所谓"百合病",是一种具有明显精神症状,症状怪异的疾病,与脏躁相类似。《金匮要略》载:"百合病者,百脉一宗,悉致其病也。意欲食,复不能食,常默然,欲卧不能卧,欲行不能行,饮食或有美时,或有不用闻食臭时,如寒无寒,如热无热,口苦,小便赤,诸药不能治,得药则剧吐利。如有神灵者,而身形如和,其脉微微。"临床上甘麦大枣汤多与百合病方合用,有安神宁心的功效。清代医家莫枚士称百合地黄汤为百合病的"正方",列为百合病诸方之首。此方多适用于阴血不足的中老年女性,其人多消瘦、皮肤干燥、唇舌黯红、舌苔少、月经量少或闭经等。

二、甘草泻心汤

经典的狐惑病方,传统的清热、解毒、利湿方,具有修复黏膜、止泻、除烦的功效。现代研究提示,此方能抗炎、抗病毒、保护口腔及胃肠黏膜、纠正肠道菌群失调等,适用于以消化道、生殖道、眼睛等黏膜充血、糜烂、溃疡为特征的疾病。

经典配方

半夏半升(洗),黄芩三两,干姜三两,人参三两,甘草(炙)四两,黄连一两,大枣十二枚(擘)。

上七味,以水一斗,煮取六升,去滓,再煎取三升,温服一升,日三服。(《伤寒论》《金匮要略》)

经典方证

伤寒中风，医反下之，其人下利日数十行，谷不化，腹中雷鸣，心下痞硬而满，干呕心烦不得安。医见心下痞，谓病不尽，复下之，其痞益甚，此非结热，但以胃中虚，客气上逆，故使硬也，甘草泻心汤主之。(158)

狐惑之为病，状如伤寒，默默欲眠，目不得闭，卧起不安，蚀于喉为惑，蚀于阴为狐，不欲饮食，恶闻食臭，其面目乍赤、乍黑、乍白。蚀于上部则声喝，甘草泻心汤主之。(三)

狐惑病案（赵锡武）

郭女，36岁。口腔及外阴溃疡半年，在某院确诊为口眼生殖器综合征，曾用激素治疗效果不好。据其脉症，诊为狐惑病，采用甘草泻心汤加味。方用：生甘草30g，党参18g，生姜6g，干姜3g，半夏12g，黄连6g，黄芩9g，大枣7枚，生地30g。水煎服，12剂。另用：生甘草12g，苦参12g。4剂，煎水，外洗阴部。复诊时，口腔及外阴溃疡已基本愈合。仍按前方再服14剂，外洗方4剂，未再复诊。(《赵锡武医疗经验》)

按：狐惑病与白塞病（口眼生殖器综合征）相类似，赵锡武先生用甘草泻心汤加生地取效。大剂量甘草、生地，有类激素样作用，适用者通常有食欲旺盛、便秘、出血或月经量少色红、唇舌红等症。另外，苦参甘草水外洗法，可以借鉴。

赵锡武（1902—1980），原名赵钟录，河南省夏邑县人，曾任中国中医研究院（现中国中医科学院）教授、副院长，现代经方家。在用真武汤治疗心衰，葛根芩连汤加味治疗脊髓灰质炎，大黄䗪虫丸治疗心梗，瓜蒌薤白半夏汤治疗冠心病，白虎汤、肾气丸治疗糖尿病，地黄饮子治疗脑血管意外及颜面神经麻痹等方面，都有独到的经验。主要著作有《赵锡武医疗经验》。

溃疡性结肠炎案（李发枝）

江某，男，45 岁，职员，河南杞县人。病历号：15070203。2017 年 4 月 2 日初诊。

主诉：泄泻伴左腹疼痛半年。

现病史：患者因大便泄泻带黏液，于 2016 年 10 月 13 日到郑州某院检查。电子肠镜诊断：结肠溃疡、内痔；横结肠活检示：黏膜慢性炎，符合溃疡，部分腺体增生。口服美沙拉嗪后症状消失。平时曾有复发性口腔溃疡（每年约 5 次），前几天感冒。刻诊：咽干痛伴咽喉不利，咳少许白黏痰，口腔内两颊黏膜白斑稍痛，左少腹疼痛，泄泻每日 4～6 次、带少许白黏液、不带血，无里急后重，目前服美沙拉嗪每日 1 粒。舌质淡红，苔薄白，脉弦。

辨病：溃疡性结肠炎。

辨证：甘草泻心汤证。

处方：清半夏 20g，黄芩 10g，黄连 3g，干姜 12g，党参 20g，甘草 20g，大枣 5 枚。12 剂，每日 1 剂，每剂煎 2 次，每次煎半小时。

2017 年 4 月 20 日二诊：咽中不利消失，口腔内两颊黏膜白斑不痛，但左少腹疼痛、大便泄泻及黏液不减。上方加淡吴萸 10g，盐补骨脂 12g，五味子 12g，煨肉豆蔻 12g。12 剂。

2017 年 5 月 3 日三诊：前症均减，嘱其停服美沙拉嗪。

处方：清半夏20g，黄芩10g，黄连3g，干姜12g，党参20g，甘草20g，大枣5枚，淡吴萸10g，盐补骨脂12g，五味子12g，煨肉豆蔻12g，乌梅20g，肉桂10g。14剂。

2017年6月2日四诊：咽不痛，口腔黏膜白斑消失，大便每日3次，黏液较前少。继服上方30剂。

此后以上方稍作加减服至2017年10月27日，诸症消失而停药。（《李发枝方证辨证选录》）

原按：溃疡性结肠炎是一种病因尚不十分明确的结肠和直肠慢性非特异性炎症性疾病，病变局限于大肠黏膜及黏膜下层。病变多位于乙状结肠和直肠，也可延伸至降结肠，甚至整个结肠。溃疡性结肠炎就中医病机而言，往往是寒热虚实错杂，尤其是以血便为主者，治疗较为困难。本案是以泄泻、黏液便为主症，平时有复发性口腔溃疡，故用甘草泻心汤合四神丸以治之；后又加乌梅、肉桂，有乌梅丸之意。对于平时没有口腔溃疡及以血便为主的患者，本方效果不好。

银屑病案（黄仕沛）

罗男，47岁。2010年3月18日初诊。

全身皮肤斑块状皮癣已10余年，反复发作，脱屑较多，瘙痒甚。曾到外院皮肤科诊治，诊断为"银屑病"。刻诊：双大腿外侧、双小腿外侧、双侧肘部后外侧见大片红斑丘疹，最大处约7cm×8cm，最小处约3cm×4cm，表面覆盖着银白色鳞屑，边界清楚，大量渗液，搔抓后流血，心、肺、腹检查无异常。四肢及关节无肿痛。

处方：甘草30g，黄连6g，黄芩15g，党参30g，干姜6g，法半夏

24g，大枣 15g，苦参 15g。水煎内服，4 剂。

2010 年 3 月 23 日复诊：见全身皮损较前好转，红斑丘疹最大处范围已缩小至 5cm×3cm，瘙痒减轻，渗液减少。守方治疗。至 2010 年 11 月，患者除右肘部仍有皮肤潮红及脱屑外，其他部位皮癣已痊愈，仍守方。（黄煌经方沙龙）

按：甘草泻心汤可治疗皮肤病，其文献依据是狐惑病有皮肤的改变，"其面目乍赤、乍黑、乍白"可以视为皮肤损害的描述，如红斑、疱疹、丘疹、痤疮、多形红斑、脓疱等。黄仕沛先生擅用甘草泻心汤治疗渗出较多的皮肤黏膜病，如湿疹、牛皮癣、带状疱疹、痔疮出血等，甘草用量一般 30g。渗出、瘙痒明显，可加升麻、苦参；潮红脱屑，可加生地至 90g。

少女梦游案（中神琴溪）

16 岁独生女，已订婚，患奇病。每日夜间，家人入睡后，则暗自起床，翩翩起舞，其舞蹈姿势，绝妙闲雅，恰似名家在舞蹈。时间一到即止，入床就寝，翌日早晨，照常起床，如一般人而无异常。即使与其提起此事，亦毫无记忆。祭狐仙与祈祷等均无用。唯恐婆家得知退婚，故前来请先生医治。认为此证即狐惑病，与甘草泻心汤。数日此奇病治愈，平安结婚，已生小孩。（《临床应用汉方处方解说》）

按："狐惑病"，古病名，以咽喉外阴糜烂、皮肤损害及精神症状为临床特征。"蚀于喉为惑，蚀于阴为狐"，其溃疡深大，疼痛剧烈，愈合慢，常常反复发作。皮肤损害表现为"其面目乍赤、乍黑、乍白"。精神症状表现为"默默欲眠，目不得闭，卧起不安"。本案主要描述了患者梦游这一精神症状。梦游是睡眠障碍的一种，多表现为患者在睡眠中自行下床行动，而后再回床继续睡眠，当事人可在行动中从事很复杂的活动，会开门上街、拿取器具或躲避障碍物，而不致碰撞受伤，活动结束后，再自行回到床上，继续睡眠。成年人发生梦游，多与患精神分裂症、神经症有关。本案提示甘草泻心汤可治疗梦游。

孩子暴殇后女子精神恍惚案（赵明锐）

贺女，38岁。因孩子暴殇后，悲愤异常，不久即现精神失常。每日下午至晚上即自言自语，哭笑不休，夜间虽能勉强入睡，但一夜之间数次惊醒，心悸不宁，躁扰不安，精神恍惚，有时独自乱跑，早上至上午的时间则清醒如常人。如此2个月之久，虽经断续治疗，时好时坏，不能巩固。初诊时，患者正在清醒时候，故能将自觉症状反映清楚：心神或清醒如常，或模模糊糊，烦冤懊恼，胸下憋胀不舒，口干舌燥，但不欲饮水。善太息，易感动。脉数大无力，苔白腻。证属心肝血虚，血燥肝急，兼痰热壅聚，时扰心神所致。遂投服甘草泻心汤：炙甘草30g，半夏10g，党参15g，干姜6g，黄连5g，黄芩10g。连服3剂，症情大有好转。后宗此方加减服10余剂，诸症痊愈。（《经方发挥》）

按：本案提示甘草泻心汤可治疗精神分裂症。患者有严重的睡眠障碍，这符合甘草泻心汤经典方证的"心烦不得安""目不得闭，卧起不安"。患者精神恍惚、易感动、善太息的精神心理表现与"脏躁"相符。但是，脉数大无力、舌苔白腻、口干舌燥等客观体征的描述，是否可以作为甘草泻心汤方证识别参考？还需要进一步观察。精神分裂症的主治经方较多，如柴胡加龙骨牡蛎汤、桃核承气汤、温胆汤、泻心汤、五积散等都有应用的机会，需要鉴别。

癫痫案（黄煌）

钱某，24岁。情绪问卷 A4 D1。2020 年 7 月 21 日初诊。

病史：3 岁夜间抽动，怀疑癫痫，服用丙戊酸钠、奥卡西平，症状未改善，遂停药。近来出现梦游，自述"平素不整理衣物，夜间梦游叠衣"，入睡快，但睡梦中手脚抽动，不停抓头发，磨牙。生性胆小，遇事易紧张，"鞭炮声一响，半天才能缓过神来"，易口腔溃疡以及牙龈出血，月经正常。

体征：体瘦，面白，大眼睛，眼圈黯，唇红，舌红，舌苔薄黄，面部散在痤疮，腹肌紧张如板。

处方：生甘草 10g，炙甘草 10g，黄连 5g，黄芩 15g，姜半夏 15g，党参 15g，干姜 5g，红枣 30g。15 剂。

另：每天以生甘草 10g 泡水代茶。

2020 年 8 月 1 日复诊：服上方症状有减。原方 15 剂，隔天服。

2020 年 10 月 4 日三诊：神志较前清醒，腹肌较前松软。原方 20 剂，隔天服。

按：本案用甘草泻心汤的抓手一是梦游，二是口腔溃疡，三是腹肌紧张如板，四是唇红舌红。

强直性脊柱炎案（黄煌）

李女，40 岁，163cm，65kg。2019 年 5 月 13 日初诊。

病史：强直性脊柱炎、白塞病 5 年。晨僵明显，走路多则关节疼痛不适。经常有口腔溃疡，时有腹泻。食欲可，睡眠差，易疲劳。2006 年确诊为桥本甲状腺炎，有乳腺结节、肺小结节、肾结石。

体征：肤色滋润白皙，唇红，舌红，咽喉黯红，脉滑。

处方：生甘草10g，炙甘草10g，黄连5g，黄芩15g，党参15g，干姜5g，红枣20g，姜半夏15g。14剂。

2019年6月25日复诊：服药期间症状好转，大便正常。停服时有晨僵，或口腔溃疡，大便也不成形。原方25剂。

按：强直性脊柱炎（AS）是以骶髂关节和脊柱附着点炎症为主要症状的疾病。早期病变处关节有炎性疼痛，伴有关节周围肌肉痉挛，有僵硬感，晨起明显。随着病情发展，各脊柱段及关节活动受限和畸形，晚期整个脊柱和下肢变成僵硬的弓形，向前屈曲。AS可侵犯全身多个系统，并伴发多种疾病。本案是强直性脊柱炎与白塞病共存，服用甘草泻心汤症状好转，提示强直性脊柱炎也是甘草泻心汤的主治病种。

三、炙甘草汤

经典的虚劳肺痿病方，传统的滋阴方，具有理虚、复脉、止血的功效，现代研究提示能止血、升血压、抗心律失常、抗心肌损伤、耐缺氧、改善贫血、增加营养、润肠通便等，适用于以羸瘦、肤枯、贫血、脉结代、心动悸为特征的疾病和虚弱体质的调理。

经典配方

甘草四两（炙），生姜三两，人参二两，生地黄一斤，桂枝三两，阿胶二两，麦门冬半升，麻仁半升，大枣三十枚。

上九味，以清酒七升，水八升，先煮八味，取三升。去滓，内胶烊消尽，温服一升，日三服。（《伤寒论》《金匮要略》）

经典方证

伤寒脉结代，心动悸，炙甘草汤主之。（177）

治虚劳不足，汗出而闷，脉结悸，行动如常，不出百日，危急者十一日死。（六）

治肺痿涎唾多，心中温温液液者。（七）

剧烈球赛后频发早搏案（万友生）

蒋某，男，34 岁。1975 年 7 月 15 日初诊。患频发性室性早搏已半年多，病起于一次剧烈球赛后。当时心悸时作，左胸闷痛，痛点固定，气短神疲乏力，不能多说话。有时口干口苦，小便黄，烦躁寐差，舌质黯红，边有瘀斑而苔黄，脉弦而时结时促时代（偶有二、三联律）。久经中西医药治疗，曾服中药 200 余剂，疗效不显。近时早搏频繁，全休在家，深感忧虑。投以炙甘草汤全方：炙甘草 30g，生地 60g，麦冬 30g，阿胶 6g，麻子仁 10g，党参 15g，桂枝 5g，生姜 3 片，红枣 10 枚，白酒 2 匙（冲服）。

7 月 23 日二诊：服上方 5 剂，早搏大减，寐安纳可，脉弦见退，但仍感气短乏力，不能稍事体力劳动。守上方，加重党参为 30g，更加红参 3g。

再进上方 10 剂，虽曾因感冒断药 4 天，出现眼睑浮肿 3 天，早搏有所增加，但感冒后继续服药，早搏又大减。（《万友生医案选》，有删节）

按："脉结代，心动悸"是炙甘草汤的经典方证，故炙甘草汤成为治疗心律失常的基本方。万友生先生认为，结代促三脉都有歇止：止有定数的为代脉，如二联律、三联律等；止无定数，迟中一止的为结脉；促脉是数中一止。这三种脉象并不是截然分开的，可以在同一病体上先后出现，都可以使用炙甘草汤。不过，他强调炙甘草汤三禁：浮肿者禁用，中满便溏者禁用，咳血者禁用。

消瘦脉虚数的动悸案（浅田宗伯）

40岁妇女，伤寒后，心中动悸甚，咽喉时迫急而少气，咽喉外壅肿如肉瘤（甲状腺肿大）。脉虚数，形体羸瘦如柴，腹内虚软如贴，饮食不进。余曰：舍炙甘草汤加桔梗，余无适方也。连服其方，数旬动悸渐安，肌肉大生，咽喉壅肿自减，气息爽快，悠闲散步，云之后无恙。（《临床应用汉方处方解说》）

按：本案患者虽然没有脉结代，但有心动悸，提示炙甘草汤方证未必是结代脉，就是心率过快也能使用，特别是有明显的心慌、心悸感或虚弱感的患者。此外，作为客观指征的形体羸瘦也不能忽视。

体瘦汗多动悸心律不齐案（大塚敬节）

某女，38岁，动悸2～3年，近甲状腺肿大明显，医院诊为甲状腺亢进病，劝其手术。主诉动悸，头痛，汗多，便秘。患者体瘦，眼球突出而明亮，脉搏每分钟106次，时来结代，皮如涂油，润而发光，脐部动悸亢进，口渴。用炙甘草汤10日，动悸减轻，每日大便均行，一般状态好转，

甲状腺亦略缩小。(《临床应用汉方处方解说》)

按：甲状腺功能亢进症是一种代谢病，临床以心悸、出汗、食欲旺盛而体重减少为主要表现。通常用白虎加人参汤的机会较多，但本案提示炙甘草汤对甲亢也有应用的机会。但适用对象应该有明显的心悸感以及脉数而有歇止。而且主治者提及患者的皮肤如涂油，润而发光，这种油汗出现在消瘦的患者，可以视为阴虚的一种表现，值得观察。炙甘草汤与白虎加人参汤均有止渴、止汗的功效，但前者病程更长，体质更虚弱。

血压低心悸乏力的甲亢案（矢数道明）

37 岁，女，职员。1984 年 4 月初诊。

主诉 1 个月前起心跳，脚无力，眼球受压感，似欲自眼眶中突出，眨眼动作增多，有轻度眼痛，两侧甲状腺肿大。普通内科和专科均诊断为突眼性甲状腺肿。体格、营养一般，脉浮数弱。血压为 90/50mmHg，脉搏 120 次 / 分。颜面略呈浮肿，无舌苔，有头重感、眩晕、起立性头昏、全身倦怠。服炙甘草汤 1 个月后，动悸明显减慢，眼痛消除。服药后，胸、背出现小红疹，曾一度引起疑虑，但不久即消失。2 个月后，甲状腺肿大亦缩小约一半。此时期因大便减少而添加 0.5g 大黄。继续服药2 个月后，甲状腺已缩小到与正常无异，自觉症状也基本好转，血压升到110/70mmHg，已可正常出勤。(《汉方临床治验精粹》)

按：本案也是甲亢患者，也用炙甘草汤好转。其患者除出现严重的心悸乏力外，还出现血压低，而且服药后血压回升。提示炙甘草汤有升压功效，血压偏低可以作用炙甘草汤方证识别点参考。血压低、眩晕乏力，也是苓桂术甘汤的方证，两方证的鉴别点在于有水无水上，苓桂术甘汤应该有舌胖大伴齿痕、胃内振水音、大便不成形或腹泻等表现。

视网膜炎案（姚和清）

张女，57岁。1953年9月9日初诊。

早岁右目病青盲失明。近年左目视物如雾，眼前萤星满目，时而白光发如电闪，红光发如火焰，红白相衬，飞舞眩惑，系"青盲"之渐。脉沉细，舌红、中光绛。处方：炙甘草汤加龙骨、牡蛎。服用27剂后，目病大好，眼前红白二光飞越乱散几乎消失，诸痛晕眩亦除，惟目视尚感不足。再与炙甘草汤加杞子20剂。（《姚和清眼科证治经验与医案》）

按：炙甘草汤是著名眼科专家姚和清先生治疗眼病的常用方之一。其用方着眼点如下：①眼部刺激症状较轻，病程长，进行缓慢，难愈；②身体消瘦、虚弱、苍老；③舌淡白润，淡红少苔，中部光绛；④脉沉细、沉迟、细弱。[《广东中医》，1963（6）：28]。以上指征提示炙甘草汤适用者大多阴虚证明显，即叶天士所谓的"仲景复脉汤合乎邪少虚多治法"。

心动过缓案（黄仕沛）

温姓老妪，72岁，黄师友人之母也。

2006年6月24日晨10时，友人来电，谓其母因心脏病，入我市某三甲医院住院已1周，病情有增无减。师因要10点50分乘直通车往香港作题为"仲景经方临床应用"的专题学术讲座，未即时应允往诊。正踌躇间，询知其母乃1周前突发心动过缓50次/分，室早三联律，心悸胸闷，眩晕汗出，神疲。友人夫妇，心急如焚，恳之至切。师忽转念，此症恐是炙甘草汤证，如能收效，作明日经方应用讲座又一活例，岂不妙哉？即带上行李，往市二病房，见病妪形体消瘦，闭目倦卧，呻吟，汗出，胸闷，舌质淡，苔少，脉结代，叁伍不调，三动而一止。主诊医生谓已加大西药剂量，病未见改善，建议安装心脏起搏器。家人犹疑，欲先试中药效果，再作决定。

遂开炙甘草汤方加减。处方：生龙骨、生牡蛎各30g（先煎），炙甘草24g，麦冬45g，五味子15g，枣仁24g，生地60g，桂枝6g，菖蒲15g，党参30g，大枣15g。以水10碗、花雕酒半瓶同煎，复渣再煎，日服2次，并嘱次日早9点前给电话告诉病情。

次日8时多，友人果欣然来电，谓服药后汗出已止，精神佳，已能起坐，眩晕胸闷已减，嘱其继续服药。26日回穗，再往诊视，病者诉说药很好吃，下大便如漆，现仅胸部尚有憋闷，已较前舒服多，按之脉虽仍结代，但无前天之乱矣。正欲处方，医生又来催促安装心脏起搏器。师建议家属请多家医院专家综合判断，即介绍其往省人民医院，下午经省医英东心脏中心医生诊视，谓无须安装起搏器。方如前，生地改用90g，桂枝10g；并加阿胶15g（烊化），苦参30g，去菖蒲。以水10碗，花雕酒1瓶同煎，2剂。

28日（星期三）往省医院诊视，病人已活动自如，但觉脘满不欲食，方如前法去阿胶，党参改用高丽参10g，加山楂15g，煎法如前继续调治，病情稳定，7月9日出院。7月17日来我院复诊，心电图：偶发室性早搏。2007年1月因恶寒呕吐，师往视之，乃外感而已，脉调匀，未见结代，小柴胡汤2剂遂愈，自谓原体形瘦小，自服几个月的炙甘草汤，现肌肤胖嫩，肤色白里透红，精神焕发。（《黄仕沛经方亦步亦趋录》）

按：本案情节起伏有故事性，而用方精准疗效明显有科学性。炙甘草汤是《伤寒论》用于发热性疾病中出现"心动悸，脉结代"之方，也有复脉汤之称，对纠正心律颇有效果。不过，对患者体质状态有要求。此案患者年事已高，形体消瘦，闭目倦卧，呻吟，汗出，胸闷，舌淡苔少，是气血不足之象，故用炙甘草汤有效。倘若患者壮实腹满，发热烦躁，舌苔厚腻，虽有心律不齐，也不宜本方。本案用花雕酒煎药法，法于仲景。清代医家柯韵伯认为"地黄、麦冬得酒良"。清代汪昂的《本草备要》记载生地黄"用酒制则不伤胃"。在大剂量使用地黄时，加酒煎煮能促进地黄中有效成分的煎出，减轻地黄对胃的刺激。但也有医家主张不用酒煎的，如曹颖甫《经方实验录》说："吾师生之用本汤，每不用酒，亦效。"

肺癌术后案（黄仕沛）

卢君，黄师之老友也，已七十开外，尚返聘任职园林局下属之餐厅经理，每年春节前必有水仙花头送来，以供玩赏，30多年从未间断。2006年春节未见送来，心甚奇之。4月间，其夫人来电云卢君春节前因患肺癌住广州市呼吸病研究所手术治疗，现术后仍气喘痰鸣，消瘦不能食，欲师往诊视。师即诣其家，见其形瘦神疲，喘息难卧，痰多如沫，心悸，脉细数，舌质红绛无苔，如剥油猪腰，舌面满布裂纹。此真阴亏竭也，病乃肺痿，"肺痿涎唾多，心中温温液液"，主以炙甘草汤。遂处以复脉汤加减：麦冬24g，五味子15g，生地90g，阿胶15g（烊化），石斛24g，西洋参30g，炙甘草30g，大枣25g，龟板30g，鳖甲30g，白果10粒（炒）。以水10碗、花雕酒1瓶同煎。

3剂后，气顺痰平，心悸已缓，神清气爽；1周后，舌红绛转为淡红，已有薄苔，可下楼饮茶。如是加减调治月余，已能回餐厅巡视。再半月，

返回工作岗位。(《黄仕沛经方亦步亦趋录》)

按：本案对炙甘草汤证的舌象做了补充：舌质红绛无苔，如剥油猪腰，舌面满布裂纹，是后世公认的阴虚舌象。清代叶天士在《温热论》中说："其有虽绛而不鲜，干枯而痿者，肾阴虚也。"清代梁玉瑜说："舌色灼红无苔无点而胶干者，阴虚水涸也。色绛红无苔无点，光亮如钱，或半舌薄小而有直纹，或有泛涨而似胶非胶，或无津液而咽干带涩不等，红光不活，绛色难名，如猪腰将腐，难以言状，水涸火炎，阴虚已极也。"(《舌鉴辨正》)而炙甘草汤是经典的养阴滋液方，以上舌象可以作为识别炙甘草汤证时的参考。另外，本案用方有三点值得注意：第一，是生地与甘草的大剂量应用；第二，是水酒各半经典煎煮法的沿用；第三，是龟板、鳖甲、石斛的加味。以上三点也是本方迅速起效的重要环节。

冠脉支架植入术后案（黄仕沛）

粤剧名伶罗某，素禀壮实，思维敏捷。2004年以94岁高龄，上演其首本戏"罗成写书"，破吉尼斯世界纪录。2006年春节前因急性心梗行支架植入术，自此精神渐差；至4月28日，因腹泻又入院治疗至5月6日出院，腹泻虽止，但神疲不欲食，语言謇涩，口角流涎，时有糊涂之举，夜不能眠。家人来电，请师往诊，因是旧友，即驱车前往。甫入门，师问："鉴叔尚认得我吗？"答曰"啊啊，好久不见"而已。脉尚调匀，舌淡苔少。实阴阳气血亏损也，即书炙甘草汤，原方生地用45g，人参用高丽参10g；加北芪120g，当归24g，水煎服，日2次。

3剂后，精神转佳，二便通调，能食，再处3剂。师刚好要赶武汉出差，交代家人服药后，电话联系，再处方药。1周后，武汉回穗，再到他家，按铃竟是他亲自开门，问曰："鉴叔，尚认得我乎？"答曰："认得，黄医生嘛，你驳长我命的。"诊脉间，谈笑风生，几如旧日风采，还取出高胡，亲自调琴，要师伴他唱几句他的首本名曲《春香传之爱歌》。

此案可见，炙甘草汤非仅为复脉而设，大凡气血虚损皆可用之。(《黄仕沛经方亦步亦趋录》)

按：患者高龄心梗并腹泻多日，气血大伤，导致思维迟钝，语言謇涩，夜不能眠，记忆力下降。黄仕沛先生用炙甘草汤加黄芪、当归迅速挽回颓势。此为活用炙甘草汤的案例。炙甘草汤是理虚大剂，不仅仅是用于脉结代、心动悸的几个症状，而是用于纠正气血阴液不足的一种病理状态。清代徐灵胎说此方"治血脉中血液空竭"(《兰台轨范》)，清代张璐说此方是"滋养真阴、回枯润燥、和营散邪之剂"(《张氏医通》)。这一状态形成的原因，有失血、营养不良、极度疲劳、大病消耗等。

营养不良导致贫血心律不齐案（黄煌）

薛男，68岁，160cm，45kg。2016年8月31日初诊。

病史：因喝水便呛，导致不敢进食饮水。有饥饿感，但吃不下，无食欲。体重下降明显，疲乏无力，行走需要拐杖。伴有心律不齐，心慌。便秘，4～5天1次，干燥，排便费劲。

体征：体瘦，贫血貌，声音嘶哑。眼睑淡白，舌淡白，脉软浮大时有歇止。

处方：生晒参10g，麦冬30g，生地30g，阿胶10g，肉桂10g，炙甘草20g，枸杞子15g，火麻仁15g，干姜5g，红枣50g，黄酒5匙入煎。7剂。

2016年9月14日复诊：服用半个月，行走有力，不需拐杖也可行150米，大便通畅，面色佳，脉搏较有力规律。原方10剂，每剂服2～3天。

按：炙甘草汤是古代用于治疗虚劳的专方。所谓"虚劳"，是一种以消瘦、体能下降为临床特征的慢性消耗性疾病。所以，炙甘草汤的适用人群应该以消瘦为主。本案患者体重下降的同时，伴有心律不齐以及严重的便秘，这三者均可以作为炙甘草汤方证的着眼点。消瘦、心率不齐在经典原文中都有表述，便秘可以从药证推测而来。方中不仅仅有火麻仁润肠通便，麦冬、生地也能滋阴通便。所以，大便不成形或腹泻的患者慎用炙甘草汤。

肺癌化疗后贫血胸闷案（黄煌）

丁女，43岁。2020年12月1日初诊。

病史：肺癌化疗后，胸闷，咳嗽，有痰，色白。大便尚调，化疗期间腹泻，食欲差，乏力，时有盗汗。

体征：面色黄黯，贫血貌，舌黯淡紫。手掌无血色，腹力中等偏下，缺少弹性，无压痛。脉略数，80次/分。

处方：炙甘草10g，生晒参10g，麦冬20g，生地黄20g，阿胶5g（烊），桂枝15g，枸杞15g，干姜5g，红枣50g，米酒5匙同煎。10剂。

2020年12月29日复诊：已行10次化疗，化疗期间副作用减轻，有食欲了，胸闷减轻，走路有力了。原方20剂，火麻仁改为枸杞。另：薯蓣丸600g，每日10g。

按：从经典原文看，炙甘草汤"治肺痿涎唾多，心中温温液液者"。

"肺痿"，古病名，以消瘦、咳痰、吐血为表现的一种消耗性疾病，所谓"咳唾脓血、脉数虚者为肺痿"，且死亡率较高。《千金翼方》记载炙甘草汤"治虚劳不足，汗出而闷，脉结悸，行动如常，不出百日，危急者十一日死"，这与晚期肺癌、肺结核等呼吸系统疾病的临床表现非常相似。不过，肺癌、肺结核的治疗还需要针对个体差异用药。本案患者除咳嗽、胸闷、心慌、出汗外，还有明显的贫血。这一客观指征是笔者应用炙甘草汤的着眼点之一。这与炙甘草汤中有地黄、阿胶、大枣等止血、养血药相关。反之，身体健康者，或体型肥胖者，有血栓或高黏血症者，舌黯紫、面紫黯、眼圈黑、肌肤甲错者，都不适宜炙甘草汤。清代张景焘说："舌淡红无色者，或干而色不荣者，当是胃津伤而气无化液也，当用炙甘草汤，不可用寒凉药。"（《馤塘医话》）舌淡红无色，就是贫血的客观指征之一。

食管癌消瘦案（黄煌）

汤女，89岁。2013年12月6日初诊。

吞咽困难近5个月，1年不到，体重下降5kg。胃镜病理诊断为食管黏膜低分化癌，倾向鳞癌。家人因老人年事已高，采用保守治疗。其人消瘦，颧骨高凸，面色萎黄，脉律叁伍不调，脉率58次/分，舌淡嫩。证属气血不足，与炙甘草汤：炙甘草20g，肉桂5g，桂枝10g，麦冬30g，生晒参10g，阿胶10g，生地黄50g，生姜15g，大枣60g，火麻仁10g，黄酒5匙入煎。水煎服，嘱咐其每剂服用2天。另嘱多吃红烧猪蹄、蹄髈、牛筋等富含胶原蛋白的食品，也可食用糯米粥。老人点头称许。

此方服用至2014年7月22日，精神状态同前，只是稍微瘦些。家人说半年来尚可进食，体力恢复也可以。嘱咐原方加天冬15g续服。同年年底家人来看病，说老人一切安好。

按：笔者常用炙甘草汤治疗晚期癌症患者，适用范围有癌症晚期出血者、消耗呈恶病质者、肿瘤放化疗后体质极度虚弱或贫血者、长期素食或忌口导致营养不良者。大多数患者可以出现心悸、心慌或心律不齐等。服用炙甘草汤的同时，需要配合食用猪蹄、牛筋、鸡爪、鸭翅等，这些食物富含胶原蛋白，能改善患者低蛋白的状态。

第十二章　干姜类方医案

一、甘草干姜汤

经典的温中祖方，具有止吐、止血、止涎唾、缩小便、治眩等功效，可用于以烦躁厥冷、口不干渴、脉迟苔白滑为表现的疾病。

经典配方

甘草四两（炙），干姜二两。

上二味，以水三升，煮取一升五合，去滓，分温再服。（《伤寒论》《金匮要略》）

经典方证

伤寒脉浮，自汗出，小便数，心烦，微恶寒，脚挛急，反与桂枝，欲攻其表，此误也，得之便厥。咽中干，烦躁，吐逆者，作甘草干姜汤与之，以复其阳。若厥愈足温者，更作芍药甘草汤与之，其脚即伸。若胃气不和谵语者，少与调胃承气汤。若重发汗，复加烧针者，四逆汤主之。（29）

肺痿吐涎沫而不咳者，其人不渴，必遗尿，小便数，所以然者，以上虚不能制下故也。此为肺中冷，必眩，多涎唾，甘草干姜汤以温之。若服汤已渴者，属消渴。（七）

痢疾案（谢映庐）

陈丹林之子，十岁，病痢，发热呕恶，医以藿香正气散，二日绝粒不进，所下血多白少。诸医见血为热，又称胃火之呕，进左金、二陈之属，腹胀胸高，指尖时冷。余视其血，先下者凝黑成片，后下者点滴晦淡，知为脾胃虚冷，致阳气浮越而发热，阴气不守而下奔，中焦困乏而不纳。与干姜甘草汤。一剂呕止，再剂胃胀已消，以早米汤亦受，更方与理中汤，发热下痢顿止。盖脾胃得权，阳气乃运，使气血各守其乡耳。（《谢映庐医案》）

按：甘草干姜汤能止血。宋《朱氏集验方》谓本方为二神汤，"治吐血极妙"，宋《仁斋直指方》谓"治男女诸处出血，胃寒不能引气归元，无以收约其血"，清代名医郑钦安谓"无论吐衄血、牙血、二便血，先不分阴阳，都先止其血，大剂甘草干姜汤加血余炭，屡用屡效"。本案是血痢，主治者对血便的观察甚细，"先下者凝黑成片，后下者点滴晦淡"，这是甘草干姜汤用于止血的着眼点。此外，患者肢冷、呕吐、腹胀、食欲不振，以及服用寒凉药无效等，也是方证识别的证据。

鼻衄案（岳美中）

阎某，男性，21岁，唐山市人，汽车司机。

素患鼻衄，初未介意，某日，因长途出车，车生故障，修理3日始归家，当晚6时许开始衄血，势如涌泉，历5个多小时不止，家属惶急无策，深夜叩诊，往视之。见患者头倾枕侧，鼻血仍滴沥不止，炕下承以铜盆，血盈其半。患者面如白纸，近之则冷气袭人，抚之不温，问之不语，脉若有若无，神志已失，急疏甘草干姜汤（甘草9g，干姜9g）急煎令服，2小时后手足转温，神志渐清，脉渐起，能出语，衄亦遂止。翌晨更与阿胶12g，水煎，日服2次。后追访，未复发。（《岳美中医案集》）

按："吐血，衄血，泻心汤主之。"如此严重的鼻衄，为何没有用经典止血方泻心汤？患者面色苍白，神志恍惚，脉象若有若无，是亡阳虚脱之兆。如此状况，已经不是大黄、黄连、黄芩此三味苦寒泻火药能够收拾的局面了。甘草干姜汤能回中焦阳气，清代医家王旭高说："干姜苦辛，守而不走，故君以甘草，使辛从甘化，则能守中复阳，此得理中之半方，是回中焦阳气之轻剂。"（《退思集类方歌注》）而温阳也是止血大法之一，《神农本草经》谓干姜"温中，止血"，严重时可配以附子、人参。

吐血案（赵守真）

王某，素有吐血痼疾，服清凉止涩药辄愈，今夏复发，进前药不应，后杂进温补及消瘀药亦不应。诊时血尚零星未止，色黯而稀，又不时微咳，频吐清涎，口淡，舌润滑无苔，脉濡缓，小便黄，精神好，食纳不佳。然既非热证，栀、芩等固不可用，又非元阳衰损，卫气不敛，桂、附亦属不宜。其脉濡缓，便溏，脾虚未甚，咳频唾涎，肺寒未虚，初拟六君加炒侧柏、焦荆芥之属，五进而血仍吐，久思不得其解。旋忆及陈修园三字经吐血章"温摄法，草姜调"之言，予炙甘草18g，干姜（炮成炭用）9g，水煎温服。4剂吐血少间，再3剂血全止，后用饮食调养，未另服药。[《广东中医》，1962（9）：13]

按：本案在描述血色黯淡质稀外，还提及患者频吐清涎、口淡、舌润滑无苔，此是用方的着眼点。"吐涎沫""多涎唾""其人不渴"是甘草干姜汤的经典方证。涎沫，即清稀的唾液及痰沫。其人多无渴感或虽渴而所饮不多，或满口清涎。服用本方后，患者出现口干想喝水，是疾病向愈的表现。临床上除口水多外，患者尚有口淡无味、喜欢吃咸等。"温摄法，草姜调"，是古人的经验之谈，在方证识别上，也可以作为重要的参照。

鼻衄遗尿案（张志民）

男性，11岁。初诊：夜间遗尿，自幼及今，服过许多单方及求医多处无效。近两年来，时患鼻衄。家长以为儿童常与人打架受伤所致。患儿面㿠白，手指阴冷，小便清长，每周遗尿三四次，时常鼻衄，血小板正常。曾服四生丸半月，鼻衄七八次，血色鲜红，用冷水毛巾覆盖面额，血仍不能止。鼻衄遇冷反剧，非血热妄行；遗尿服四生丸而反频，说明寒凉药不对症。舌质淡，苔薄白，脉沉细。试用甘草干姜汤加阿胶、艾叶。干姜用9g，余三味各6g。服3剂，未见再衄；续服5剂，遗尿亦止，获效出乎意料。（《伤寒论方运用法》）

按：四生丸源于宋代《妇人大全良方》，由生荷叶、生艾叶、生柏叶、生地黄各等分，为丸水煎服用，治疗吐血衄血有效。但本案无效，不仅此方无效，即鼻衄时用冷水毛巾覆盖面额，血仍不能止。如此病情，为主治者改用甘草干姜汤加阿胶、艾叶取效提供了依据。甘草干姜汤不仅能止血，也能缩小便。经典原文有"其人不渴，必遗尿，小便数"，临床上可以用于小便清长频数的疾病，如老年尿失禁、小儿尿床等。本案在鼻衄治愈后，遗尿亦止。

直肠癌化疗后所致口腔多发溃疡案（史载祥，黄柳华）

曾某，女，55岁。

主诉：腹胀、便血6个月，口唇多发溃疡，流涎疼痛，呕吐、进食困难2周。

2012年2月29日首诊：患者2011年9月出现腹胀、便血，于2012

年2月2日入我院消化内科，肠镜病理证实为直肠腺癌。为行保肛手术，术前行辅助化疗，采用改良 FOLFOX 方案。化疗第2周期，患者出现口腔、食管、口唇多发溃疡。疼痛，恶心呕吐，进食困难，每餐只能进食20～30mL 流食，口内干燥黏腻，频吐白色涎沫，恶寒发热，体温37.0～37.8℃，汗出，失眠，胃脘胀满，呛咳，舌光红无苔，脉沉细数无力、寸弱。

西医诊断：直肠癌化疗后所致口腔多发溃疡。

中医辨证：从"肺痿"论治，肺中虚冷，不能制约下焦。

治法：温上制下。

予甘草干姜汤：干姜20g，炙甘草15g。浓煎100mL，3剂。

2012年3月5日二诊：患者体温正常，口腔溃疡逐步愈合，吐白涎减少，恶心呕吐明显减轻，进食增加，每餐可进100mL 流食，舌淡苔白腻，脉沉细弦、寸弱。

予半夏干姜散治之：炙甘草15g，干姜30g，半夏30g。3剂，水煎服，每日1剂。

2012年3月8日三诊：患者已出院，准备休养4～6周后，再次入院行手术治疗。诉口腔、食管溃疡基本痊愈，吐白涎也明显减少，背冷，口干，每餐可进200mL 半流食，大便量少，舌紫黯，苔白腻渐化，脉细弱。

处方：炙甘草20g，干姜20g，半夏30g，附子15g。4剂，水煎服，每日1剂。

2012年3月12日四诊：患者口腔、唇周溃疡已痊愈，可进米粥、蛋羹等，精神、体力恢复，食多呃逆，舌紫黯，苔黄微腻，脉沉细短。予麦门冬汤气阴兼顾治之：麦门冬15g，半夏30g，南沙参15g，吴茱萸5g，大枣15g，干姜15g，生黄芪15g，莪术20g。水煎服，7剂。（《经方治验百案》）

原按：本患者因肿瘤化疗引起食管、口腔广泛黏膜溃疡，进食困难，口干燥，恶寒，频频吐白色涎沫，故从"肺痿"论治。《金匮要略·肺痿肺痈咳嗽上气病脉证治》第5条："肺痿吐涎沫而不咳者，其人不渴，必遗尿，小便数，所以然者，以上虚不能制下故也。此为肺中冷，必眩，多涎唾，甘草干姜汤以温之。"核心病机为肺中虚冷，不能制约下焦。阳虚不能化气摄津，故见频吐涎沫。主症为吐涎沫、多涎唾、口干燥，甚则舌疮。已故印会河老师对此曾有创见论述，提出应用清燥救肺汤。笔者认为，肺痿早期可以应用清燥救肺汤，到肺痿已成，肺中寒势已甚，乃以甘草干姜汤为安。甘草、干姜两味药辛甘化阳，温复中阳，脾土厚则虚火自敛，以散上焦寒邪，实乃仲景培土生金之意。同时，频吐涎沫、遗尿、小便频数等又表明本病有阴伤之嫌，所以选用相对平和的甘草干姜汤扶阳而不伤阴。本患者除了频吐涎沫外，尚有口腔溃疡、食管溃疡、口燥、寒热、舌红苔少等热盛伤阴之象。肺痿本有"重亡津液，故得之"之说。虚热肺痿，津伤日久，阴损及阳，转化为虚寒肺痿。此时温阳补虚是关键，只有寒去阳复，津回热退，才能从根本上止住吐涎沫。二诊、三诊患者吐涎明显减少，口腔、食管溃疡逐步愈合，进食增加，舌苔反而转为白腻，这才是患者原本的舌苔，故二诊治以半夏干姜散，三诊加附子温阳祛寒（昔人有用附子蜜炙含咽治阴火上攻的口疮之说，见《金匮翼》等书，可为此证用附子之佐证），四诊待患者阳气已回，又改予麦门冬汤以气阴兼顾。

此外，患者西医诊断为"直肠癌"，中医依患者现阶段临床表现诊断为"肺痿"，看似风马牛不相及，但是中医"肺合大肠"脏腑相表里的理论值得深思，并可以此案作为借鉴。还有舌质红，甚至光红无苔，看似阴虚津伤，但患者脉沉细微、寸弱，手术及化疗导致大量肠液丢失，频吐涎沫，此时应舍舌取脉，抓住核心病机。况频频吐涎，且不能饮食，阴亏津伤，有效循环血量不足，阴损及阳。舌红无苔，但以甘草干姜汤温上制下，则热退津还，胃气得发，苔复纳增，看似"神奇"，实为胃气已伤，此时阳生才能阴长，亦"善治阴者，阳中求阴也"。一症一证（如舌苔）不足为凭，必综观全局，谨守病机，整体辨证，方获效机。

流涎不止案（宇津木昆台）

20年前，曾治疗13岁女患者……全身皮肤晦黑无光泽，动则气促，但不咳，只吐涎沫及身体衰弱，常有惊悸，睡眠中流涎不止，湿透枕头，并及于被褥。据此，与甘草干姜汤。仅服20日，夜间流涎减少，昼日涎沫减半。（《临床应用汉方处方解说》）

按：没有吐血，但有严重的流涎，用甘草干姜汤有效。患者全身皮肤晦暗无光泽，可看作是体质虚寒的一种特征。

唾液多案（赵明锐）

李某，女，65岁。患者形体肥胖，平素即不喜饮水，面部及下肢间有水肿，食稍有不适时即肠鸣腹泻，由此脾胃阳虚可知。1个多月以来，无明显诱因，忽唾液特多，唾出量一日一夜有1碗多。脉象沉迟，舌淡而胖，并有齿印。曾给服吴茱萸汤及五苓散数剂，病情不但不减，还续有增加。后宗《伤寒论》之意，诊为肺胃虚寒，津液不能温布，故频频吐出。遂改用甘草干姜汤治之：炙甘草15g，干姜15g。水煎服，一日1剂。连服5剂痊愈。（《经方发挥》）

按：五苓散、吴茱萸汤、甘草干姜汤均能治疗口水多，但五苓散证有胃内振水音，其人脉浮，体质状况较好；吴茱萸汤烦躁欲死，头痛，吐涎沫；甘草干姜汤四肢冰冷，面色黄黯或黑，口水清稀量多，还有腹泻。

冷药伤中案（荒木性次）

一女孩，感冒发热，因大便不通，与调胃承气汤，服后下利数次，随即突然手足冷，烦躁闷乱，恶寒战栗，得得打战，呈危笃状态，急与甘草干姜汤作 1 次服，危症立愈。

另一女孩，发热，心情不佳，饮食不进。初予小柴胡汤加石膏，服2 ～ 3 次后手足发冷，咽干，痴呆无神，烦闷，急予甘草干姜汤很快治愈。（《临床应用汉方处方解说》）

按：甘草干姜汤能治药误。如误用大黄、石膏、黄连等寒凉药导致的腹中冷、手足厥逆、烦闷不适者，或因为腹泻、呕吐导致的疲惫、面色黄黯。《经方例释》亦有云："依全书通例当云干姜甘草汤。经方例凡经误下者，皆用干姜，不独治烦、吐也。"从以上两案可见主治者将患者精神萎靡、四肢冰冷作为用方的着眼点。

遗尿案（彭静山）

罗女，9 岁。1980 年 5 月 3 日初诊。

主诉（其母代诉）：从婴儿时即尿床，成为习惯，每夜尿 1 ～ 2 次，呼之不醒，服药无效，患儿自己也觉得害羞。面色略黑，舌无苔，言语行动无异常，脉来两尺迟而无力。小腹反射力甚微。面略黑，两尺脉无力，小腹反射力微，皆肾阳虚也。"肾开窍于二阴"导致尿床不已。处方：甘草 30g，干姜 60g。水煎服，早晚各服 1 茶杯。

二诊：服药后，当夜尿 2 次，次夜只尿 1 次。切脉两尺稍有力，仍按前方服药 3 剂。

三诊：已愈。仍按前方服药 3 剂，以求巩固。（《中国现代名中医医案精华（六）》）

按：少年尿床可以考虑甘草干姜汤。本案提及患者体征为"面略黑，两尺脉无力，小腹反射力微"，值得关注。

尿失禁案（赵明锐）

任某，男，60 岁。偶尔小便淋沥失禁，自己认为这是一般老年人的普通现象，未引起重视。年复一年，竟然发展到小便完全不能自己控制，随时溺出，痛苦万状。以炙甘草 15g、干姜 15g，水煎服，日服 1 剂。服 30 剂以后小便基本能自己控制。后将此方改为散剂，日服 9g，以巩固之。（《经方发挥》）

按：《类聚方广义》有云："老人平日苦小便频数，吐涎短气，眩晕难起步者，宜此方。"本案不仅尿频，而且尿失禁，甘草干姜汤有效。其用量为甘草、干姜各等量，而且此方为散，更便于服用。

二、理中丸（汤）

经典的太阴病方，传统的温中驱寒方，具有治胸痹、止涎唾、止泻、疗口疮的功效。现代研究提示，此方能抗消化性溃疡、升压、止血、调整

肾上腺皮质功能等，适用于以吐利、食不化、心下痞硬、口不干渴、喜唾
为特征的疾病。又名人参汤。

经典配方

理中丸（汤）：

人参、干姜、甘草（炙）、白术各三两。

上四味，捣筛，蜜和为丸，如鸡子黄许大。以沸汤数合，和一丸，研
碎，温服之，日三四、夜二服，腹中未热，益至三四丸，然不及汤。

汤法：以四物依两数切，用水八升，煮取三升，去滓，温服一升，
日三服。服汤后，如食顷，饮热粥一升许，微自温，勿发揭衣被。（《伤
寒论》）

经典方证

霍乱，头痛发热，身疼痛，热多欲饮水者，五苓散主之；寒多不用水
者，理中丸主之。（386）

大病差后，喜唾，久不了了，胸上有寒，当以丸药温之，宜理中丸。
（396）

胸痹心中痞，留气结在胸，胸满，胁下逆抢心，枳实薤白桂枝汤主
之；人参汤亦主之。（九）

虚邪寒热案（马元仪）

顾允谐寒热日作，胸满不舒，自汗不止，已数日。或用柴胡、黄芩两
解之法不愈。诊其脉右三部虚微，左三部弦涩。望其色，枯白不泽。脉微

为阳微，弦为虚风。由正气不足，虚邪外袭而成寒热，治宜补中益气。即有胸满，亦是阳虚不布，非气实而然也。况自汗者，阳虚不能卫外故也。面色不华者，气血亏损，无以上荣于面也。遂与理中汤理其中气，加桂枝以祛虚邪，后倍加参、附，不数剂而愈。（《续名医类案》）

按： 本案寒热数日，用柴胡、黄芩方不解，此时主治者发现其脉象虚微弦涩，面色枯白不泽，而且自汗不止，显然不是清热药所能用的病证。从药证推测，应该用桂枝方，所谓阳虚不能卫外。但用方是桂枝人参汤，推测患者应该有消化道症状，如腹泻、腹胀、食欲不振等。桂枝人参汤即理中丸加桂枝，理中丸改汤名人参汤，是经方中胸痹方，加桂枝后，通阳力更强，再加附子，就是附子理中汤，能用于胸痛、腹痛、厥脱、中寒，是冠心病、心绞痛、心肌缺血时的选用方之一。

脾虚腹胀案（姚龙光）

范自信三龄郎，患单腹胀，服药二十余剂，愈医愈剧，迎予为治。诊其脉沉弱而迟，面黑而黄，身体黑瘦，四肢尤削，惟腹大而坚硬，精神疲惫，饮食不进，大便溏，小便清利，夜间尤多。纯是脾阳大虚之候。前所服药又皆五皮、五苓之类，致脾虚气散，腹日坚硬也。惟用理中汤加厚朴、砂仁、益智仁、肉豆蔻驱阴益阳。服三剂腹软食进，八剂全安。（《皕一选方治验实录》）

按： 理中丸擅治阳虚腹胀，本案对患者的体型体貌、脉象以及饮食二便情况描述细致，可供识证参考。腹胀腹泻，也有用五苓散的可能，两方证的鉴别点在于：一是问食欲，五苓散食欲正常，理中汤食欲不振；二是看精神，五苓散人精神饱满宛如常人，理中汤人面黄黯精神萎靡；三是水寒之别，五苓散蓄水，或吐水，或胃内振水音，或头晕目眩；理中汤虚寒，或四肢冰冷，遇寒症状加重，或心胸冷痛。

脾寒作泻案（刘渡舟）

余在青年时期，一次因食生冷而致脾寒作泻，乃就医于某老中医。诊毕授以理中丸，嘱曰：白天服3丸，夜间服2丸。余服药1日，下利依旧，腹中仍疼胀。乃问于老医，何不效耶？曰：腹犹未热？答：未觉。曰：第服之，俟腹热则病愈矣。后果然腹中发热而病愈。当时颇奇其术之神，后学《伤寒论》理中丸的方后注，方知出自仲景之手，而更叹老医学识之博。（《伤寒论十四讲》）

按：理中丸条下对服用后的护理写得比较明确：①药后要喝热粥；②温覆保暖；③症状严重时应该多服，每天服用4～5丸；④服用后应以腹中有热感者为佳。刘渡舟先生以亲身经历验证了经方原文记录的科学性。

流涎案（矢数道明）

30岁妇女，9个月前经常流涎，食后呕吐，咽喉与胸堵塞，心下刺痛，就寝时心脏部疼痛，心悸，大便软，夜间小便1次。中等身材，未见体力下降。脉沉小，腹部一般，心下有抵抗，脐旁左上方触之动悸亢进。该患者满口唾液，夜起小便。据此两点而与人参汤。服用未满1个月，此类症状全部治愈。（《临床应用汉方处方解说》）

按：患者满口唾液，夜起小便，是矢数道明先生用方的着眼点。喜唾，是理中丸的经典方证之一。方中有干姜，故这种唾液量多清稀，其人不渴。小便数或遗尿，是甘草干姜汤的经典方证，主治者将夜尿也纳入其中，值得重视。此外，患者出现的胸部症状也不应该忽略，如咽喉与胸部的堵塞感，剑突下心脏部位的疼痛等，在脉沉、大便不成形的患者身上出现，可以考虑人参汤证，是胸阳不振的表现。

胃积案（荒木性次）

老年妇女，素有胃积（胃堵塞），每年必发作1次。去年夏月发作半月余。其症于左心下发生剧痛，重则痛得乱滚。脉微弱，大便日一行，小便频。疼痛窜至肩部，则肩胀严重，痛去则肩胀亦消失，毫无痕迹。试问之，肩酸痛是否在右侧？其甚为惊奇，言是。《金匮要略》有"心中痞气，气结在胸，胸满，胁下逆抢心"之记载。逆抢者，乃自气结所发之处向对侧上窜也。今自左向右上窜即逆抢。小便频，脉弱，此乃人参汤证，故与之。1剂即愈，未再发。（《临床应用汉方处方解说》）

按：本案对人参汤证的"心中痞气，气结在胸，胸满，胁下逆抢心"做了观察和记载。其疼痛均有剧烈、向肩部放射的特点，特别是疼痛向对侧交叉放射为"逆抢"的解释颇有创意。

冠心病案（陆曙）

某女，70岁，经冠脉造影诊断为冠心病不稳定型心绞痛（冠状动脉狭窄、痉挛，心肌桥），经用规范药物治疗后胸痛仍然发作。胸背闷痛，胸闷气短，夜间及活动后发作较频。心下痞满，面色无华，畏寒肢冷，大便稀溏，舌面润滑，舌质淡胖有齿印，脉沉细。证属阳气虚衰，用人参汤。处方：白参 10g，甘草 10g，干姜 6g，白术 10g。水煎服，1 剂日分 2 次餐后温服。3 剂后症状缓解，1 周后已无胸痛发作。

按：本案提示人参汤能缓解心绞痛发作。理中汤中人参为品质良好的吉林人参，不能用党参替代。另外，如加附子可能效果更好。

胃胀案（黄煌）

程男，28 岁。柔道运动员，身材高大健壮。因近两月赛事频繁，运动量过大，出现胃脘胀满不适，进食后明显，比赛后更明显，服用制酸药"达喜"可暂时缓解。曾服半夏泻心汤、栀子厚朴汤加大黄、肉桂等方效果不明显。食欲不佳，食不多，易反酸嗳气，易恶心呕吐，矢气频，大便 1 日 1 次，不黏不臭。查 HP（＋）。近口腔溃疡 4～5 天。其人身高 185cm，体重 94kg，肌肉发达，但面色黄黯，舌黯苔白，脉弱重按无力，脉缓 65 次/分。是脾胃阳气不足，内有虚寒。宜用桂枝人参汤，但因要参加比赛，凡是含有类固醇样作用的药物一概禁用，遂去甘草。处方：干姜 15g，红参 10g，苍术 30g，肉桂 10g，桂枝 10g，砂仁 5g，白蔻仁 5g，红枣 20g。7 剂。

1 周后复诊：胃胀有减，食欲转好，反酸、嗳气、口腔溃疡皆好转，面色也见红光，并说药味口感好。原方改干姜 10g，加白术 15g，红枣 30g，嘱咐可以再服 3 周。后告比赛中竞技状态非常好，得金牌而归。

按：半夏泻心汤是胃病的常用方，但其人唇色当红，脉象多滑利，大便当黏臭，并有烦躁、失眠等症。先前用方显然有误。本案用方是理中汤去甘草，加肉桂、桂枝等，是桂枝人参汤加味。桂枝人参汤适用疾病大多为腹泻，所谓"太阳病，外证未除而数下之，遂协热而利，利下不止"，而本案并无腹泻，但其矢气频频，食不多，易反酸嗳气，易恶心呕吐，也是脾虚表现。桂枝人参汤适用人群当有消瘦而出现"心下痞硬"，本案患者虽无如此虚弱，但面色黄，食欲不佳，也是脾虚表现。如果不是职业的限制，本方加附子、甘草，效果应该更好。

口腔溃疡用桂枝人参汤是传统经验，有关文献较多。如元代名医朱丹溪说过："口疮服凉药不愈者，此中焦阳气不足，虚火泛上无制，用理中汤，甚者加附子或噙官桂亦可。"《外科发挥》记载："一男子口舌生疮，服凉药愈甚，治以理中汤而愈。"《寿世保元》记载："一男子，舌常破而无皮状，或咽喉作痛，服清咽利膈散愈甚，予以理中汤治之乃愈。"《外科正宗》记载："一妇人咽痛，微肿色白，吐咽不利，诊之脉亦细微。此中气不足，虚火假证也。用理中汤二服，其疼顿止。"

三、甘姜苓术汤

经典的肾着病方，传统的温中利水方，具有祛寒湿、治腰冷、治腹重、缩小便的功效，适用于以腰重而冷、浮肿、尿失禁为特征的疾病。

经典配方

甘草、白术各二两，干姜、茯苓各四两。

上四味，以水五升，煮取三升。分温三服，腰中即温。（《金匮要略》）

经典方证

肾着之病，其人身体重，腰中冷，如坐水中，形如水状，反不渴，小

便自利，饮食如故，病属下焦，身劳汗出，衣里冷湿，久久得之，腰以下冷痛，腹重如带五千钱。（十一）

少年尿失禁案（胡希恕）

"文革"期间，一男孩找胡希恕老看病，诉及每夜必尿床，自知其丑，遭人讨厌，痛苦万状，问其病情，答曰：身重乏力，腰腿发凉，似浸水中。诊其脉沉弦，辨证为寒湿肾着，疏其甘姜苓术汤10倍，变汤为一料，嘱其每次服二钱，1日2次。半年后，该患儿从长沙寄来一封信，说："爷爷，谢谢您，我的遗尿病经您一治就好了，您的恩情，我一辈子不会忘掉。"

又有刘姓的女孩，于1966年10月19日从东北到北京，时已16岁，患遗尿已七八年，经中西医久治无效，求胡老开方，与甘姜苓术汤2剂即愈。同年12月1日，特由东北来京致谢，并索求处方备用。（《中国百年百名中医临床家丛书·胡希恕》）

按：经典原文的"小便自利"，可以理解为小便清长，也可以理解为尿失禁。胡希恕先生用方的着眼点在于身重乏力，腰腿发凉，似浸水中，完全是按经典用方。关于甘姜苓术汤治疗尿失禁，日本医家大塚敬节先生却坦言，曾用于小儿遗尿者没有效果。

难产后遇水即尿失禁案（李晓光）

谢女，30岁。1979年9月26日初诊。

2年前生产第1胎时，胞衣滞留，时屋冷身寒，历三时许，强努而下，汗出湿被。自此感腰以下冷痛，如坐水中，少腹重坠，小便不禁。平时议论水、想到水、洗手洗脸、过河逢水、室外下雨或闻水声、见小儿撒尿、茶壶倒水等，皆小便不能控制而自行排出。在当地多次检查泌尿系无器质性病变，久服调节神经类西药无效。昨晚坐浴后，症状加重，小便滴沥不断，一夜未能离便盆，遂远途就诊。患者形体衰弱，面色无华，神疲畏寒，饮食如故，大便正常，月事以时下。问诊间谈水即小便淋沥。切两脉寸关弦，尺沉虚，舌质正常，苔薄白有津。处方：茯苓20g，白术60g，炙甘草20g，干姜15g，制附子20g。水煎服。

二诊（9月30日）：述服上方3剂后，腰以下冷痛除，少腹已无重坠感。虽闻水声、见水时微有尿意，但已能控制。原方加益智仁30g，乌药12g，带药3剂喜归。最近信访，痼疾悉除，未见复发。[《山东中医学院学报》，1980（3）：64]

按：本案患者不仅仅是腰中冷、如坐水中，而且小便失禁，遇水、闻声、谈水均能导致小便失控。案中详细的描述是"形如水状"的形象记载。本案用方是甘姜苓术汤加附子，因其面色无华，神疲畏寒，故用方如此。

脑梗后尿失禁案（黄翔）

上周日，朋友邀我给他妈妈看看，说是老人家因轻微的脑梗，没有精神。最苦恼的是有小便不禁，尤其是晚上，经常还没跑到卫生间，小便就已经尿到裤子里面了。老妈妈中等身材，体型偏胖，腰腹有明显的"游泳圈"，精神疲乏，舌质淡，舌苔白，舌底静脉正常，小腿皮肤白，无浮肿，皮肤无甲错。问诊得知：老妈妈觉得腰腿沉，不愿意动弹，饮食正常，嘴里淡而无味，不渴。于是，想到仲景所言肾着病的"小便自利""腹重如带五千钱"，主以甘姜苓术汤 3 剂：白术 50g，茯苓 50g，干姜 30g，甘草 20g。今天接到朋友电话：自从服药后，老妈妈再也没有小便失禁。（黄煌经方沙龙网）

按：本案将中老年妇女腰腹部松弛出现的"游泳圈"体征以及腰腿沉重、不愿意动弹与经典原文"腹重如带五千钱"相联系，使得经典方证形象化。

坐骨神经痛案（大塚敬节）

患者为 36 岁，男性，1934 年 12 月 3 日初诊。

主诉两个月前发病，出现从左侧腰部至下肢疼痛，曾多方治疗，效果不明显。随着气候变冷，疼痛加重。

患者肤色白，消瘦，因肢冷证手足明显发冷。小便频，日十次以上，每次尿量也多。遇冷后小便次数增加，遇暖后减少。大便一天一次，软便。饮食尚可，口渴。

脉弱，腹部略凹陷、柔软，胃部有振水音，舌湿而无苔。

我诊断为坐骨神经痛，投予甘姜苓术汤治疗。以小便自利、腰以下冷痛为着眼点。但是问题在于口渴这个症状，虽然在《金匮要略》甘姜苓术汤条文中有"反不渴"的记载，可是没有更适合的处方了。服用本方 3 周后，疼痛完全消失，一度停药。但第二年的 3 月 24 日，又因出现疼痛而来诊，仍投予前方治疗，连续服用至 6 月 1 日，痊愈。（《汉方诊疗三十年》）

按：虽然本案患者口渴，但患者胃内有振水音，应该是五苓散证，但患者以腰以下冷痛为痛苦主诉，则选方方向发生改变。腰冷是甘姜苓术汤的经典方证，两条经典原文中均提及腰冷，或腰冷"如坐水中"，或腰冷痛，"腹重如带五千钱"。让主治者决定选用甘姜苓术汤的另外一个证据是小便频。小便清长、尿失禁是干姜类方的方证之一，如甘草干姜汤证的"遗尿，小便数"、甘姜苓术汤证的"小便自利"。

腰部僵硬发冷案（黄煌）

刘男，42岁。身高180cm，体重85kg，身材伟岸的中年男子。

2014年，酷暑期间来求方。主诉腰部僵硬冰冷已经10年，说"腰腿就如浸泡在冰水中一样"，在西藏工作2年后症状加重。虽然天气酷热，也不能吹空调。而且两腿沉重，人极困重。稍受凉即腹泻，正常大便每天1～2次，不成形如鸭便。其人面白，无光泽，触之腰部皮肤冷。更有特征性的是两脉迟缓，每分钟仅48次。其舌头伸出后，只见白苔满口。见其人，肾着汤证立现。且其舌胖大，是有水饮，当用茯苓；其便溏，是有寒象，当用干姜；其腰冷腿沉，是湿邪，当用白术；其脉迟，是中阳不足，当用桂。处方：干姜20g，白术15g，茯苓20g，生甘草10g。7剂。

复诊：腰冷好转，大便转干，问其干姜量大，觉得辛辣否？答曰不觉。脉象仍缓，便原方加肉桂10g，桂枝10g。10剂。

按：本案对患者体征记载比较清楚。其人体形魁梧，但面色发白，舌胖大，脉迟，均是寒象。面色黄或白，一般没有红光。舌体胖大、边有齿痕，或有舌苔白厚或白滑，比较湿润，但饮食正常，食欲好。脉迟，心率缓慢。反之，心动过速者，慎用甘姜苓术汤。另外，患者大便不成形，也是方证之一。

四、小青龙汤

经典的咳喘病方，传统的散寒化饮方，具有止咳喘、祛心下水、治吐涎、发汗等功效。现代研究提示，此方能解热、平喘、抗炎、抗过敏、改善肾上腺皮质功能及肺功能等，适用于以恶寒、口不渴、痰唾涕等分泌物量多清稀为特征的疾病。

经典配方

麻黄三两（去节），桂枝三两，细辛三两，干姜三两，甘草三两（炙），芍药三两，五味子半升，半夏半升（洗）。

上八味，以水一斗，先煮麻黄，减二升，去上沫，内诸药，煮取三升，去滓，温服一升。服后以口中微干为度。（《伤寒论》《金匮要略》）

经典方证

伤寒表不解，心下有水气，干呕发热而咳，或渴，或利，或噎，或小便不利，少腹满，或喘者，小青龙汤主之。（40）

伤寒心下有水气，咳而微喘，发热不渴。服汤已渴者，此寒去欲解也。小青龙汤主之。（41）

肺胀，咳而上气，烦躁而喘，脉浮者，心下有水，小青龙加石膏汤主之。（七）

病溢饮者，当发其汗，大青龙汤主之；小青龙汤亦主之。（十二）

咳逆，倚息不得卧，小青龙汤主之。（十二）

妇人吐涎沫，医反下之，心下即痞，当先治其吐涎沫，小青龙汤主之。涎沫止，乃治痞，泻心汤主之。（二十二）

小儿咳喘神昏案（温载之）

丁伯度司马之子，年甫一龄，于冬日患咳嗽之症。时医用润肺止咳之剂，愈服愈咳。一连十余日，更易数医，愈形沉重。夜间尤甚，一咳百余声，大有不起之势，始延余诊视。见其经纹直透三关，色黯而沉，吼喘不上，鼻孔扇动，神识昏迷，已濒于危。余云：此症系寒入肺窍，因医误用滋润之品，以致寒邪闭锢，清道壅塞，是以如此。斯时急宜用小青龙汤驱寒外出，其咳自止……始行与服一剂，而减去大半。因闭锢太深，三剂痊愈。（《温氏医案》）

按： 本案当为喘息性支气管炎，本病多发于 1～3 岁的婴幼儿，喘息多在夜间或清晨加重，咳嗽以刺激性干咳为主，哭闹可加重症状，甚至发绀，部分患儿可出现心力衰竭。主治者用小青龙汤后迅速控制病情，效果明显。

痰饮咳喘案（许珊林）

郭姓，年四十许，素有痰饮，每值严寒，病必举发，喘咳不卧，十余年来大为所苦。甲申冬因感寒而病复作，背上觉冷者如掌大，喉间作水鸡声，寸口脉浮而紧。与小青龙汤二剂即安，至春乃灸肺俞、大椎、中脘等穴，以后不复发矣。凡饮邪深伏脏腑之俞，逢寒病发，非用灸法不能除根，惜人多不信，致延终身之疾，可慨也。（《清代名医医话精华》）

按： 背冷如掌大、喉间水鸡声，这是本案对小青龙汤证临床特征的形象描述。前一词源于《金匮要略》痰饮咳嗽篇中"夫心下有留饮，其人背寒冷如手大"，后一词源于射干麻黄汤证的"咳而上气，喉中水鸡声"。小青龙汤擅去的"心下有水气",与留饮同义。有寒饮者,大多怕冷明显,尤其是背部和胸部,且很少出汗。射干麻黄汤也是治疗咳喘方,组方与小青龙汤相似,均有细辛、五味子、麻黄、半夏和姜,也是用于咳喘痰多,特别是咽喉有明显的痰鸣音。本案配合艾灸,是可取之法。

外感痰喘案(张锡纯)

愚初为人诊病时,亦不知用也。犹忆岁在乙酉,邻村李某,三十余,得外感痰喘证,求为延医。其人体丰,素有痰饮,偶因感冒风寒,遂致喘促不休,表里俱无大热,而精神不振,略一合目即昏昏如睡,胸膈又似满闷,不能饮食,舌苔白腻,其脉滑而濡,至数如常。投以散风清火利痰之剂,数次无效。继延他医数人延医,皆无效。迁延日久,势渐危险,复商治于愚。愚谂一老医皮某,年近八旬,隐居渤海之滨,为之介绍延至。诊视毕,曰:"此易治,小青龙汤证也!"遂开小青龙汤原方,加杏仁三钱,仍用麻黄一钱。一剂喘定。继用苓桂术甘汤加天冬、浓朴,服两剂痊愈。(《医学衷中参西录》)

按:发现一首好方的过程往往是曲折漫长的。张锡纯先生是近代名医,但开始也不知小青龙汤,后来是其久治不愈老病人的求医经历,才让他关注了这首治疗外感痰喘的名方。张锡纯先生在后来的临床实践中,提出来外感痰喘热多于寒的观点,并在小青龙汤的基础上加生石膏。他说:"平均小青龙汤之药性,当以热论。而外感痰喘之证又有热者十之八九,是以愚用小青龙汤三十余年,未尝一次不加生石膏。"可见他更擅长用小青龙加石膏汤。从本案记载来看,那位不知名的皮老先生应是一位经方家,其临床强调方证,方证明确,效果也容易显现。

痰喘案（徐灵胎）

松江王孝贤夫人素有血证，时发时止，发则微嗽，又因感冒变成痰喘，不能落枕，日夜俯几而坐，竟不能支持矣。是时有常州名医法丹书，调治无效，延余至。余曰：此小青龙汤证也。法曰：我固知之，但弱体而素有血证，麻、桂等药可用乎？余曰：急则治标，若更喘数日则立毙矣。且治其新病，愈后再治其本病可也。法曰：诚然，然病家焉能知之？治本病而死，死而无怨，如用麻、桂而死，则不咎病本无治，而恨麻、桂杀之矣，我乃行道之人，不能任其咎，君不以医名，我不与闻，君独任之可也。余曰：然。服之有害我自当之，但求先生不阻之耳。遂与服，饮毕而气平就枕，终夕得安，然后以消痰润肺、养阴开胃之药以次调之，体乃复旧。法翁颇有学识，并非时俗之医，然能知而不能行者，盖欲涉世行道，万一不中则谤声随之，余则不欲以此求名，故毅然用之也。凡举事一有利害关心，即不能大行，我志天下事尽然，岂独医也哉？（《洄溪医案》）

按：本案记叙了徐灵胎先生用小青龙汤救治 1 例外感痰喘的经过。外感痰喘，与西医学所说的急性气管、支气管炎相类似，起病往往先有上呼吸道感染的症状，或发热、头痛、全身酸痛等，继而出现咳嗽咳痰，痰液多为黏液性，病程发展可转为脓性痰，或有胸痛，甚至出血发绀和呼吸困难。本案提示小青龙汤对外感痰喘有效，而且起效较快。另外，本案更着重提示了如何处理新病与旧病的关系，以及如何处理好医生职业道德等问题。患者素有血症，估计有支气管扩张或肺结核的旧病，小青龙汤中的辛温药甚多，用于吐血、衄血类疾病，确应慎用。但患者当下咳喘明显，日夜俯着茶几，无法平卧，病情相当严重，按照"急则治其标，缓则治其本"的原则，也是依据经方"有是证则用是方"的原则，徐灵胎果断地投与小青龙汤取效。之所以徐灵胎能如此果断，是缘于他并不以行医谋生，故临床没有名誉利益的顾虑，才能有如此清晰的思路和果断的措施。

肺胀夹惊案（叶秉仁）

华士钱家场，刘姓男儿，方周岁。发热，咳喘十余日，并现惊厥。前医首用辛凉，继用甘寒，终投羚羊、紫雪迄无转机。患儿舌绛而干，脉象细数，论脉舌甘寒必投，而发热汗少，咳喘喉间痰声，肺气尚郁闭，病之关键尚在肺，肺气一开，邪热外达，自然热退惊定津回。用小青龙汤小剂合三鲜汤之甘寒重剂，甘寒以救阴，辛温以透解定喘。

处方：鲜生地、鲜金石斛各24g，鲜沙参、鲜芦根各18g，生石膏15g（先煎），小青龙汤诸药均小其制，另磨服羚羊角尖0.6g。1剂即见转机，2剂热退痉止，喘逆得平，诸症遂安。

是证舌绛、惊厥，症势凶险，其咳喘上气、喉中痰声一症，与《金匮要略》"肺胀"颇为相似，故以小剂量小青龙汤透表定喘，加石膏以清热，并监制大队辛温助热之弊，通治表寒里热。合三鲜汤者，是辛甘寒合法，为阴伤液劫而设。若不认病，漫言风寒、风热、阴虚，泛投通套方药，只能贻误病机，疲于应付。前医所以用三鲜汤加羚羊、钩藤、贝母、天竺黄不效者，即在于此。（《叶秉仁医论医案》）

按： 方证相应，并不是方与症状相应，而是方与疾病相应，以及方与体质相应。肺胀是以咳而上气、烦躁而痰喘为表现的疾病，经典用方有小青龙加石膏汤、越婢加术汤等。本案用小青龙加石膏汤就是对病用方。前医用药之所以无效的原因就在于没有辨病。合三鲜汤是针对舌红绛的阴液不足用方，羚羊角用于平肝息风以止痉挛，可以说是对体质用方。

哮喘持续状态案（叶秉仁）

金某，男，54岁，工人。素有咳喘之恙，1980年深秋，感受风寒，引动宿疾，咳嗽气急，经西药治疗，咳喘时轻时重。翌年2月初，突然气喘加重，倚息不得卧，竟达三昼夜，应用激素、氨茶碱、抗生素、碳酸氢钠等已无效果，西医谓之哮喘持续状态，症情危重。

2月8日邀余会诊。病人高枕而倚，尚在输氧，神情呆滞，精力疲甚，痰呈白沫；自诉胸闷头昏，心悸口渴，胸膺有火气上升，舌红，苔薄白，脉数。痰饮射肺，久蕴化热，继而伤津，且下焦元根渐虚，证情寒热虚实相互交织，颇费神思。余思仲景治心下有水气，咳逆倚息不得卧，有青龙汤法。口渴者，则有小青龙汤加石膏法；但气阴俱伤，纯投小青龙汤，恐有助热伤津之变。遂仿张锡纯变通法，以小其制。

处方：净麻黄2g，川桂枝3g，北细辛2g，淡干姜2g，五味子、制半夏各6g，白芍5g，玉泉散18g（包）。又加鲜石斛24g，太子参12g护养肺胃之阴，为平冲降逆、镇潜浮阳，又宗从龙汤法加煅龙骨、牡蛎各15g，炙苏子12g（包），熟牛蒡10g，嘱服1剂。

二诊：次日气喘减轻，脉象亦缓，口仍干，痰呈白沫，原方加黄芩10g，继服2剂。

三诊：2月21日，已能平卧，但咯痰不爽，色白黏稠，面红，心率72次/分，又予原方2剂。自此病入坦途，持续性哮喘解除，仅每天傍晚自感热气上冲，痰黏，乃用清润化痰之剂善后。小剂量小青龙汤合甘寒药治寒热夹杂之咳喘，临床上屡用之，确有桴鼓之效。（《叶秉仁医论医案》）

按：又是一例用小青龙加石膏汤平喘的案例。从龙汤是张锡纯先生治疗痰喘的一张经验方。《医学衷中参西录》载："从龙汤，治外感痰喘，服小青龙汤病未痊愈，或愈而复发者，继服此汤。龙骨一两（不用煅，捣），牡蛎一两（不用煅，捣），生杭芍五钱，清半夏四钱，苏子四钱（炒，捣），牛蒡子三钱（炒，捣）。热者，酌加生石膏数钱或至一两。"所以方名从龙，就是因其最宜于小青龙汤之后继服。将从龙汤与小青龙加石膏汤合用，暗含桂枝加龙骨牡蛎汤于其中。桂枝加龙骨牡蛎汤是虚劳方，也可治虚人咳喘动悸。

咳痰案（矢数道明）

78岁老妇，咳痰8年，严重呼吸困难，肩背酸胀，口渴，食欲不振，咽喉刺痛，足冷甚，且上冲。痰白时，混有似黑芝麻之物。一刻也离不开痰壶，一日可吐满满一痰壶。营养一般，颜面污垢，舌无苔干燥而色赤。左肺可闻及哮鸣音。腹诊：心下痞硬，右脐旁有明显压痛。脉无力，足冷。余犹豫于小青龙汤与苏子降气汤，最后二方合方与之。药后痰大减，几乎不用痰盂，情绪极好。此后，用苏子降气汤后病情反而恶化，改原合方，病情转佳，常服而愈。（《临床应用汉方处方解说》）

按：小青龙汤证的特征是痰多色白，本案患者咳喘痰多，"一刻也离不开痰壶，一日可吐满满一痰壶"的描述非常形象。苏子降气汤是治疗上实下虚的慢性咳喘的后世名方，由紫苏子、紫苏叶、半夏、当归、甘草、前胡、肉桂、生姜、红枣组成，虽然也治咳喘，但以慢性咳喘、咽喉不利、痰黏、腹胀、便秘为特征，与小青龙汤的外感痰喘、痰多清稀的特征是不同的。

失音案（范文甫）

郑右，失音多时，前医皆从阴虚着想，不效。舌淡红，苔白，寒邪客于肺卫故也。桂枝、生白芍、炙甘草、麻黄、生姜、五味子、姜半夏、细辛各三分。夜间开水泡服，覆被取汗。

吾友以小青龙汤治伤风失音不效，盖分量依照《伤寒论》原方。余减其量，泡茶服，则一服即效。不达经旨之义，其为无效也必矣。(《近代名医学术经验选编·范文甫专辑》)

按：小青龙汤原方小量泡服治疗失音，是范文甫先生的妙法。此法不仅仅可以用于感受风寒的失音，也可以用于过敏性鼻炎、哮喘等。

过敏性鼻炎案（矢数道明）

50岁男子。此人20年来喷嚏频繁发作。发作前鼻子痒痒，继而连续打喷嚏，流泪，流涕，流口水。面如水浇之貌。每当突然吸入冷空气，或夜里换衣服，喷嚏即发作。冬季发作较夏季为多。

每夜上床时，在枕边放手纸，据说一宿工夫拭鼻纸能放满一纸篓。此乃水邪外溢之饮证，投与小青龙汤。服后第3日即见好转，已不需用手纸拭鼻，服用两个月，诸症痊愈，以后数年未再发。(《临床应用汉方处方解说》)

按：本案对小青龙汤方证的描述有两点很细致：第一是面如水浇，此水当属冷水，可以想见此人大多面色发青，毫无红光；第二是鼻涕量大，"一夜鼻纸方能满满一篓子"，很客观形象。

哮喘过敏性鼻炎案（黄煌）

李男，36岁，167cm，95kg。2015年5月8日初诊。

病史：哮喘10年，过敏性鼻炎屡发。鼻塞，鼻痒，打喷嚏，晨起清涕如水，夜间不能平卧，大便时干时稀，汗出多。

体征：左下肢浮肿，舌胖大嫩，眼圈发黑，眼睑肿。

处方：生麻黄10g，桂枝15g，白芍15g，生甘草5g，干姜10g，细辛10g，五味子10g，姜半夏10g，生石膏30g。7剂。

2015年8月14日复诊：药后咳喘好转，哮喘未作，汗出减少，但鼻炎仍每天发作，每夜睡前或晨起喷嚏。2015年8月4日鼻窦CT显示：慢性副鼻窦炎性变，双下鼻甲肥大，鼻中隔偏曲。晨服方：生黄芪30g，白术30g，防风20g；午晚服方：小青龙加石膏汤。20剂。

2015年9月4日三诊：药后哮喘未发作，鼻炎控制，体重下降10kg。

按：支气管哮喘（bronchial asthma）是一种气道慢性炎症性疾病，与气道高反应性相关，临床表现为反复发作的喘息、气促、胸闷和（或）咳嗽等症状，多在夜间和（或）清晨发作、加剧。本病的经方治疗通常需要个体化方案，有是证用是方。本案患者哮喘与过敏性鼻炎并发，选用小青龙加石膏汤的着眼点在于"咳而上气，烦躁而喘""心下有水气"。这类患者体格比较壮实，咳喘比较严重，无法平卧，会有大量泡沫样的白痰，或清水样鼻涕，无汗或多汗而烦躁，身体疼痛或困重，或有浮肿。如果用中医术语解释，那就是风寒束表，内有蕴热停饮。本案在控制哮喘大发后，针对喷嚏不断的情况，采用玉屏风散与小青龙加石膏汤两方交替服用的方法，效果显著。玉屏风散功擅止自汗和喷嚏，《古今医统大全》载"治自汗、盗汗俱效"，《管见大全良方》载"男子妇人，腠理不密，易感风邪，令人头目昏眩，甚则头痛项强，肩背拘倦，喷嚏不已，鼻流清涕，续续不止，经久不愈，宜服此方"。

五、大建中汤

经典的虚寒腹痛方，传统的温中散寒方，具有止痛、止呕的功效。现代研究提示，此方能改善肠道微循环、促进肠蠕动及肠道吻合口愈合、调节肠道菌群、保护和恢复腹部手术后胃肠功能等，适用于以脘腹冷痛为特征的消化道疾病。

经典配方

蜀椒二合（去汗），干姜四两，人参二两。

上三味，以水四升，煮取二升，去滓，内胶饴一升，微火煎取一升半。分温再服，如一炊顷，可饮粥二升，后更服。当一日食糜，温覆之。（《金匮要略》）

经典方证

心胸中大寒痛，呕不能饮食，腹中寒，上冲皮起，出见有头足，上下痛而不可触近，大建中汤主之。（十）

腹痛便秘案（陈伯坛）

黄某，男，患腹满疼痛，不大便10余日。医以丸药下之，均不见效，延至20余日，仍无大便。余诊其脉迟弱，认为中气虚而寒气凝也，如冰结焉，虽日施攻下，反伤中气，不特不通，反而伤害中气。当以温中祛寒为治。用重剂大建中汤，服后便通而愈。（《广州近代老中医医案医话选编》）

按：脉迟弱是本案识证的关键，但本案对患者病情的记录是不全的。脉迟弱也是一个脾胃虚寒的"代号"，患者当有消瘦、面色无华、腹部扁平、腹力低下、按之软弱、肠内易停潴水和气体、腹部皮温低、阵发性肠蠕动亢进、腹部常有隆起包块或蠕动波等。否则，腹满疼痛不大便10余日，应该用大承气汤，但其脉实，多滑数。

痛呕手足冷案（大塚敬节）

患者为34岁男性，从两三年前开始，当遇寒冷或身体疲惫时，则出现胃痛，严重时甚至出现呕吐。多发于春秋季节。手足容易发凉，血色差，食欲可，大便一般。

腹诊，腹部全体软弱，无胸胁苦满和腹直肌紧张。用手指轻轻地刺激腹壁，稍加凝视，则可以看到肠管的蠕动。腹痛发作时，大便为软便，但有不易排出的倾向。脉迟弱。我投予了大建中汤。

服药后，身体疲惫感减轻，增加了气力。2个月过后，血色转佳，看上去与治疗前大不一样，呈现出一种稳定的健康状态。遇冷也不再发生腹痛，吃普通饮食也无不适了。（《汉方诊疗三十年》）

按："上冲皮起，出见有头足，上下痛而不可触近"是大建中汤方证的特征。腹部出现隆起波动的包块，并有胸闷、腹痛、呕吐等，很像胃肠骤然发生的逆蠕动，临床以肠粘连多见。但整体状态的识别也非常重要。本案记录患者面色无光泽，手足冷，全腹部柔软，脉迟弱，都是本方的着眼点。

胃消化不良伴极度消瘦案（藤平健）

22岁未婚女子，约1年前患胃消化不良，食后吞酸，肠鸣，继而下利，仅1年间体重下降19kg，现只有36kg。全身倦怠严重，终日卧床，诸治疗无效，自己认为如此下去，活不到半年将死。身体消瘦，如皮包骨，颜面苍白，完全不思饮食，虽勉强进粥，即停食不下，口吐酸水，严重不适。肠鸣剧烈，常常自觉蠕动亢进，腹力极弱，足冷甚。大便二日一行，均为下利便。闭经已数月。脉沉弱，舌尖灰色，根部褐色，苔厚而干燥。腹力软弱，腹壁薄，心窝部略有抵抗压痛。与大建中汤96日，诸症好转，体重增加15kg而愈。（《临床应用汉方处方解说》）

按：因为不能进食，导致患者极度消瘦，用大建中汤的着眼点在于肠鸣剧烈，常常自觉蠕动亢进而腹力极弱。原文"腹中寒，上冲皮起"的描述，提示有肠蠕动亢进。腹力极弱，即按压腹部极度柔软。

直肠脓疡伴腹泻、肠蠕动亢进案（星野俊良）

18岁男子，20日前患阑尾炎，经内科治疗病证减轻，1周以来再次发作，下腹部疼痛，体温37.5℃，脉浮弱数，苔黄不干燥，上腹部一般柔软，但下腹部右肠骨窝处伏有类似圆形小皿之膨隆，且有抵抗感，诉有疼痛、过敏压痛、肠蠕动活跃，下利数十行，黏液便，有便意则疼痛增加。此为阑尾炎发为直肠窝脓疡。以蠕动不安为目标，用大建中汤而轻快，能入寐，膨隆缩小。服用1周后，大便排泄出多量之恶臭脓，诸症渐渐消失。此后服用10日而愈。（《临床应用汉方处方解说》）

按：阑尾脓肿用大建中汤不是常规疗法。本案的用方着眼点是腹痛、肠蠕动活跃，腹泻日数十次。服用后人觉舒适，能入睡，说明腹痛缓解。为何不用薏苡附子败酱散？薏苡附子败酱散也用于肠痈，但病情呈慢性迁延化，热性症状不明显，与本证很相似，两方合用也无不妥，不过，本案患者腹痛、腹泻严重，恐怕这是主治者选用大建中汤的原因吧。

肠穿孔术后反复腹胀案（黄煌）

某女，59岁。2017年7月25日初诊。

病史：2015年行肠镜导致肠穿孔后，经常腹中、后背冒凉气1年。右少腹经常鼓出一个包，揉腹后缓解。有咽喉冒火感，食后腹胀嗳气。2015年11月3日电子胃镜示慢性胃炎伴反流。

体征：体瘦，肤黄白，舌瘦苔薄干，唇红干。

处方：党参15g，川椒5g，干姜5g，桂枝15g，白芍30g，炙甘草10g，红枣20g，麦芽糖30g。10剂。

2017年8月1日复诊：身冒凉气以及少腹鼓包消失，咽舒适，体重上升至46.9kg。原方续服10剂。

按：大建中汤在治疗诸如肠道手术后的慢性腹痛、腹胀、呕吐、便秘以及体重不升等时通常合用小建中汤，此合方又名"中建中汤"。本案患者瘦弱腹痛，符合小建中汤虚劳腹痛的方证；病情发作时，常常腹部鼓包，符合大建中汤证的"上冲皮起，出见有头足"，故投以两方合方。

肠易激综合征案（黄煌）

薛男，41岁，167cm，50kg。2016年12月5日初诊。

病史：痛泻2年。大便次数多，日3次，质稀；便前腹痛，能摸到一段鼓起的肠。入睡困难，怕冷。

体征：体瘦，肤白，面黄，手足不温。

处方：桂枝 10g，肉桂 5g，白芍 30g，炙甘草 10g，党参 15g，川椒 5g，干姜 5g，红枣 20g，麦芽糖 50g（另冲）。10 剂。

2016 年 12 月 26 日复诊：药后睡眠好转，体重增加 1kg 以上，痛泻仅发作 1 次，大便日 2 次，粒状便。原方 20 剂，隔天服。

按：肠易激综合征（irritable bowel syndrome，IBS）是一种常见的功能性肠病，以腹痛或腹部不适为主要症状，排便后可改善，常伴有排便习惯改变，缺乏解释症状的形态学和生化学异常。肠易激综合征的经方治疗，以个体化方案为主，常用的经方有四逆散、乌梅丸、小建中汤、大建中汤、真武汤、理中汤、半夏泻心汤等很多，本案患者的特征就是消瘦面黄、便前腹痛、腹部有鼓起的肠形。本方依然用大建中汤与小建中汤合方。如此合方，有良好的止痛、增加体重的功效。

第十三章 附子类方医案

一、四逆汤

经典的霍乱病方，传统的回阳救逆方，具有止泻、治厥冷的功效。现代研究提示，此方能强心、保护心肺、升压、抗休克、调节下丘脑－垂体－肾上腺轴、振奋新陈代谢等，适用于以下利清谷、四肢厥冷、脉微欲绝为特征的急危重症。

经典配方

附子一枚（生用，去皮，破八片），甘草二两（炙），干姜一两半。

上三味，以水三升，煮取一升二合，去滓，分温再服。强人可大附子一枚，干姜三两。（《伤寒论》）

经典方证

伤寒脉浮，自汗出，小便数，心烦，微恶寒，脚挛急，反与桂枝，欲攻其表，此误也，得之便厥。咽中干，烦躁，吐逆者，作甘草干姜汤与之，以复其阳。若厥愈足温者，更作芍药甘草汤与之，其脚即伸。若胃气不和谵语者，少与调胃承气汤。若重发汗，复加烧针者，四逆汤主之。（29）

伤寒，医下之，续得下利，清谷不止，身疼痛者，急当救里；后身疼痛，清便自调者，急当救表。救里宜四逆汤，救表宜桂枝汤。（91）

病发热头痛，脉反沉，若不差，身体疼痛，当救其里。四逆汤方。（92）

脉浮而迟，表热里寒，下利清谷者，四逆汤主之。（225）

少阴病，脉沉者，急温之，宜四逆汤。（323）

少阴病，饮食入口则吐，心中温温欲吐，复不能吐。始得之，手足寒，脉弦迟者，此胸中实，不可下也，当吐之。若膈上有寒饮，干呕者，不可吐也，当温之，宜四逆汤。（324）

大汗出，热不去，内拘急，四肢疼，又下利厥逆而恶寒者，四逆汤主之。（353）

大汗，若大下利，而厥冷者，四逆汤主之。（354）

下利腹胀满，身体疼痛者，先温其里，乃攻其表。温里宜四逆汤，攻表宜桂枝汤。（372）

呕而脉弱，小便复利，身有微热，见厥者难治，四逆汤主之。（377）

吐利汗出，发热恶寒，四肢拘急，手足厥冷者，四逆汤主之。（388）

既吐且利，小便复利，而大汗出，下利清谷，内寒外热，脉微欲绝者，四逆汤主之。（389）

霍乱案（黎庇留）

霍乱症伤人最速，善治之，则其愈亦速。谭寨谭某，贩茧绸为业，适由佛山回乡，多饮茶水，晚膳后精神尚如常，睡至四鼓下利，至晓已下利三四次，趣迎余诊。按左手脉未毕，即不能忍，急如厕。后持其六脉皆沉，与大剂四逆汤，嘱其连买两剂，盖恐药肆远隔，购药不便也。翌早，病者自来门诊，若无病状。据云："昨日药未及煎，疴呕殊迫，且吐于枕畔，不能起床。服药后得酣睡。既醒复疴，乃服第二剂。寻进饭焦半碗，下午疴呕俱止。晚食饭焦一碗，安睡如常。"（《黎庇留经方医案》）

按：霍乱在我国是外源性疾病。清代名医陆以湉在《冷庐医话》中说："此病自嘉庆庚辰年（1820）后，患者不绝，其势至速，医不得法，立时殒命，而方书罕有详载其法者。"我国霍乱分布多以沿海为主，一般先沿海后内陆，且有由东向西和由南向北发展的趋势。黎庇留，广东顺德人，近代岭南伤寒名家之一，临床擅用经方，特别是用经方治疗霍乱等危急重症有独到经验。本案可见黎庇留用经方的风采。本案用方不奇怪，四逆汤是古代治疗急性吐泻性疾病的基本方，虽然黎庇留治疗的霍乱与《伤寒论》的霍乱不一样，但人体在吐泻过程中发生的病理状态应该是一样的，只是霍乱起病急，发展快，病死率甚高。黎庇留说："霍乱症，伤人最速，善治之，则其愈亦速。"什么是善治之？从本案来看，一是用方准，选用四逆汤；二是用量大，往往一日夜连进多剂。这种经验值得重视。

年龄比黎庇留年轻的曹颖甫先生也擅用四逆汤救治霍乱。据章次公说："曩年负笈中医专校……曹拙巢夫子应诊同仁辅元堂，予侍诊三月，见以整个四逆汤，治愈垂毙霍乱症可五六人……生附子常七八钱至两许，炮姜亦五六钱，炙草最轻四钱，药店伙计往往不敢配发，且称拙巢夫子为野郎中。然而南市居民，服野郎中之方而庆更生者，至今犹称道不止焉。"王慎轩整理的《曹颖甫先生医案》中有一案：泄泻，脉迟细，当温之：淡干姜二钱，熟附片二钱，生白术三钱，炙甘草二钱。原按：凡用以上三方治愈者，前后凡二百十余人，兹不赘述，章成之兄以为司空见惯，非虚言也。

肺心病合并心衰、呼衰、肺性脑病案（李可）

灵石教育局干部闫祖亮，男，60岁。1995年3月24日凌晨4时病危邀诊。诊见患者昏迷不醒，吸氧，面如死灰，唇、指、舌色青紫，头汗如油，痰声漉漉，口鼻气冷，手冷过肘，足冷过膝，双下肢烂肿如泥，二便失禁，测不到血压，气息奄奄。询知患慢性阻塞性肺气肿、肺心病代偿期已达10年。本次发病1周，县医院抢救6日，病危出院，准备后事……遂投破格救心汤大剂：附子150g，干姜、炙甘草各60g，高丽参30g（另炖浓汁兑服），生半夏30g，生南星、菖蒲各10g，净山萸肉120g，生龙牡粉、活磁石粉各30g，麝香0.5g（分冲），鲜生姜30g，大枣10枚，姜汁一小盅（兑入）。病情危急，上药加开水1.5kg，武火急煎，随煎随灌，不分昼夜。

1995年3月25日6日二诊：得悉于半日1夜内服完上方1剂。子时过后汗敛喘定，厥冷退至肘膝以下，手足仍冰冷，面色由灰败转为萎黄，紫绀为退，痰鸣大减，呼之可睁眼，神识仍未清。六脉迟细弱代（48次/分），已无雀啄、屋漏之象，回生有望。嘱原方附子加足200g，余药不变，日夜连服3剂。

1995年3月26日三诊：患者已醒，唯气息微弱，声如蚊蚋，四肢回温，可以平卧，知饥索食。脉沉迟细（58次/分），已无代象。多年来喉间痰鸣消失。其妻告知，昨夜尿湿大半张床褥，腿已不肿……续给原方3剂，去生半夏、生南星、菖蒲、麝香，附子减为150g，加肾四味（枸杞子、菟丝子、盐故纸、仙灵脾、胡桃肉）各30g，温养肝肾精气以固脱，每日1剂，煎分3次服。

1995年3月30日四诊：诸症均退，食纳渐佳，已能拄杖散步，计前后四诊，历时5天，共用附子二斤二两，山萸二斤半，九死一生垂危大症，终于得救。方中生半夏为降逆化痰要药，用时以温水淘洗3次，加等量鲜生姜佐之，既解其毒，又加强疗效，颇有妙用。（《李可老中医危急重症疑难病经验专辑》，本书引用有删节）

按：李可，中医临床家，常超常破格用药。本案即是李可先生用经验方破格救心汤救治肺心病危重症的例证之一。

破格救心汤组成：附子 30 ～ 200g，干姜 60g，炙甘草 60g，高丽参 10 ～ 30g，山萸肉 60 ～ 120g，生龙骨、生牡蛎粉各 30g，活磁石粉 30g，麝香 0.5g（分次冲服）。病势缓者，加冷水 2000mL，文火煮取 1000mL，5 次分服，2 小时 1 次，日连服 1 ～ 2 剂；病势危急者，开水武火急煎，随煎随喂，或鼻饲给药，24 小时内不分昼夜，频频喂服 1 ～ 3 剂。

适应证：生命垂危（一切心源性、中毒性、失血性休克及急症导致的循环衰竭）见冷汗淋漓，四肢冰冷，面色㿠白或萎黄、灰败，唇舌指甲青紫，口鼻气冷，喘息抬肩，口开目闭，二便失禁，神识昏迷，气息奄奄，脉象沉微迟弱（1 分钟 50 次以上，或散乱如丝，雀啄屋漏，或脉如潮涌壶沸，数急无伦，1 分钟 120 ～ 240 次以上）。

李可先生说："我一生所用附子超过 5 吨之数，经治病人在万例以上，垂死病人有 24 小时用附子 500g 以上者，从无 1 例中毒。"

慢性胆汁性肝硬化案（吴佩衡）

方某，男，28 岁，未婚，河南省人，昆明军区某部战士。患者因肝脾肿大，全身发黄已 8 年。曾先后住昆明军区某医院及省市级医院治疗，效果不显著；继而出现腹水肿胀，腹围达 98cm，黄疸指数高达 100 单位，经军区医院行剖腹探查，取肝脏活体组织做病理检验，证实为"胆汁性肝硬化"。遂于 1959 年 7 月由市级某医院转来中医学院门诊部就诊。

余见患者病体羸瘦，面色黄黯晦滞无光，巩膜深度黄染，周身皮肤亦呈深黯黄色、干枯，搔痒时留见抓痕。精神倦怠，声低息短，少气懒言，不思食，不渴饮。小便短少，色深黄如浓茶水，腹水鼓胀，四肢瘦削，颜面及足跗以下浮肿，两胁疼痛，尤以肝区为甚；扪之，肝肿大于右肋沿下约二横指，脾肿大于左肋沿下约三横指。脉沉取弦劲而紧，舌苔白滑厚腻而带黄色、少津。因阳虚水寒，肝气郁结不得温升，脾虚失其运化，湿浊阻遏中焦，胆液失其顺降，溢于肌肤，故全身发黄。阳虚则湿从寒化，水湿之邪泛滥于内，脾阳失其运化，日久则成为腹水肿胀之证。肤色黄黯不鲜，似阴黄之象。此病即所谓"阴瘅证"。法当扶阳抑阴，舒肝利胆，健脾除湿为治则。以四逆茵陈五苓散加减治之。

附片 100g，干姜 50g，肉桂 15g（研末，泡水兑入），吴萸 15g（炒），败酱 15g，茵陈 30g，猪苓 15g，茯苓 50g，北细辛 8g，苍术 20g，甘草 8g。

二诊：服上方 10 余剂后，黄疸已退去十之八九，肝脾肿大已减少，小便色转清长，外肿内胀渐消，黄疸指数降至 20 单位，面部黄色减退，已渐现润红色，食欲增加，大便正常，精神转佳。然患病已久，肝肾极为虚寒，脾气尚弱，寒湿邪阴尚未肃清，宜再以扶阳温化主之。

附片 150g，干姜 80g，茵陈 80g，茯苓 30g，薏苡仁 20g，肉桂 15g（研末，泡水兑入），吴萸 10g，白术 20g，桂尖 30g，甘草 10g。

三诊：服上方 6 剂后，肝脾已不肿大，胁痛若失，小便清利如常，面脚浮肿及腹水鼓胀已全消退，饮食、精神倍增，皮肤及巩膜已不见发黄色。到市级某医院复查，黄疸指数已降至 3 单位。脉象和缓，舌苔白润，厚腻苔已全退。此水湿之邪已除，元阳尚虚，再拟扶阳温化之剂调理之，促其正气早复，以图巩固效果。

附片 150g，干姜 90g，砂仁 15g，郁金 10g，肉桂 15g（研末，泡水兑入），苡仁 30g，佛手 20g，甘草 10g。

服上方七八剂后，患者已基本恢复健康。1 年后询访，肝脾肿痛及黄

疸诸症均未再发作。(《吴佩衡医案》)

　　按：吴佩衡，现代著名中医学家，擅用四逆汤、通脉四逆汤、白通汤、麻黄附子细辛汤等经方。对附子应用经验丰富，能突破常规用量，功效显著。他认为对阴寒证，宜温而不宜补，温则气血流通，补则寒湿易滞。临床上很少用滋补药物，而采用四逆汤、通脉四逆汤、麻黄附子细辛汤等经方大剂，温扶先天心肾阳气。而于附子的应用，胆识过人，名闻全国。据他经验，凡面色淡白无华，或兼夹青色，倦怠无神，少气懒言，力不从心；动则心慌气短，自汗食少，畏食酸冷，溺清便溏，诸寒引痛，易感风寒，甚或形寒怕冷，手足厥逆，恶寒蜷卧，喜暖向阳，多重衣被，口润不渴或渴喜热饮而不多，舌质淡或兼夹青色，舌苔白滑或白腻，脉象多见沉、迟、细、弱、虚、紧等，都可以用附子。(《吴佩衡医案》)因此，他使用附子的范围很广，除外感病以外，内伤杂病也应用极多，如内科的虚劳、慢性咳喘、音哑、牙痛、风湿痹痛、腰痛、胁痛、肝硬化腹水、胸痹心痛、虚寒胃痛、痢疾泄泻、黄疸、癥瘕积聚、低血压、高血压、中风、痿证、阳痿早泄、乳腺炎、月经不调、崩漏、闭经、不孕、习惯性流产、难产、麻疹、天花等。凡见以上阴寒证者，均使用附子剂。

　　附子有毒，而且吴氏的用量极大，数倍于常量，本案用量达100g，是常量的10倍。但不仅没有毒副反应，而且将此重症阳黄转危为安。据说吴氏煮附子：一是用开水，用大锅，水量要大；二是时间长，煮沸后要数小时，用量15～60g，需2～3小时，用量增加，还须相应延长煎煮时间，以保证用药安全。另外，附子的配伍也很重视，如附子、干姜、甘草(四逆汤)及麻黄、附子、细辛(麻黄附子细辛汤)等是其常用的配伍。本案即以四逆汤加味，温阳退黄，仅20余剂，黄疸即退，其效果让人折服。

急性严重型肺脓疡案（吴佩衡）

海某，女，19岁，昆明人。因病住昆明某医院，1959年1月3日邀余会诊。

患者行剖腹产失血过多，经输血抢救后，突然高热体温在40℃以上。经用青霉素、链霉素等治疗，数日后体温降低，但一般情况反见恶化，神识昏愦，出现严重呼吸困难，白细胞高达$20×10^9$/L以上。因病情危重，不敢搬动，故未做X线检查。当时西医未做出明确诊断，继续以大量广谱抗生素治疗，并配合输液及吸入氧气，均未效。延某医则投以麻杏石甘汤1剂，病情更趋险峻，西医会诊亦提不出有效方案，乃延余诊视。

患者神志不清，面唇青紫灰黯，舌质青乌，鼻翼扑扑扇动，呼吸忽起忽落，似潮水往复，十指连甲青乌，脉弦硬而紧，按之无力而空。盖此病已入厥阴，肝肾之阴气内盛，非传经病，系真脏病，心肾之阳衰弱已极，下焦之真阳不升，上焦之阴邪不降，一丝残阳将绝，已现衰脱之象，危殆费治。唯有扶阳抑阴，强心固肾，尽力抢救垂危。

主以大剂回阳饮（即四逆汤加肉桂）：附片150g，干姜50g，上肉桂10g（研末，泡水兑入），甘草20g。

因附片需要先煨3～4小时，方能煨透无毒，故让患者先服上肉桂泡水，以强心急救之。并预告病家，服此方后可能有呕吐反应，如呕吐之后喉间痰声不响，气不喘促，舌质色较转红，尚有一线生机可以挽回。若不如此，则为难治，请注意为幸！

复诊：昨日服上方，后果如余言，呕吐涎痰后已见转机，神识较前清醒，嗜卧无神，已能缓慢回答询问，可以吃流汁，舌尖已见淡红色，舌苔白滑厚腻，口唇青紫较退，两颊紫红，鼻翼不再扇动，呼吸仍有困难，但已不再起伏如潮，开始咳嗽，咯大量脓痰，脉仍弦滑而紧，按之而空。

衰脱危候大为减轻，仍以扶阳温化主之：附片 150g，干姜 50g，上肉桂 10g（研末，泡水兑入），半夏 10g，茯苓 20g，甘草 8g。

三诊：神志清醒，语音清楚，面颊微转润红，指甲唇舌青紫已退十之八九，鼻头、目眶微青，午后潮热，喘咳气短，咯大量脓痰，惟喉间时有痰阻，脉弦滑。

病情已有转危为安之象，再以上方加减主之：附片 200g，干姜 100g，茯苓 30g，上肉桂 10g（研末，泡水兑入），公丁香 5g，法半夏 10g，橘红 10g，甘草 8g，细辛 5g。

四诊：面颊微红润，口唇、舌质青紫已退，呼吸渐趋平稳，午后潮热已退，咳嗽、咯脓痰稍减少，胃气已开，能进食，人事言语已近常态。大便溏泄，系病除之兆。夜卧多梦，此系阳不胜阴，邪阴扰乱，神驰不宁所致。脉转和缓，大病已初退，惟坎阳尚虚，寒温邪阴未净，再以扶阳温化主之。连服 3～4 剂可望康复！

此时患者情况好转，可以搬动。经 X 线检查发现，双肺有多个大小不等的圆形空洞，内容物已大半排空。血液细菌培养报告检出耐药性金黄色葡萄球菌。西医最后诊断为"耐药性金黄色葡萄球菌性急性严重型肺脓疡"。

拟方：附片 150g，干姜 50g，广陈皮 8g，杏仁 8g（捣），炙麻茸 8g。

连服 4 剂，1 周后诊视。患者喜笑言谈自如，精神、饮食业已恢复，病状若失，至此痊愈。(《吴佩衡医案》)

按：又是危急重症，又是四逆汤，吴佩衡先生超人的胆识和丰富的经验，在本例抢救过程中，又一次显露出来。白细胞高、咯吐脓痰，很易陷入"肺热蕴肺"之类的诊断，开出鱼腥草、马兜铃、黄芩、贝母之类的套方，如果有这种用药习惯的读者，细读此案，一定会有清风扑面的感觉！

肾结石案（吴佩衡）

黄某，男，44 岁，湖北人，昆明海口某厂军事代表。

患者以腰痛数年而住入昆明军区某医院治疗，经 X 线摄片检查，发现右肾肾盂有 10 粒结石影像，小似花椒，大至蚕豆，诊断为"肾结石"，因身体虚弱不能耐受外科手术，遂于 1958 年 11 月出院延余诊治。言及患腰痛已久，时有所发，痛如绞作，延及腰腹，下引宗筋，痛甚则神怯而畏寒肢冷。小腹胀痛，小便短涩。饮食欠佳，精神缺乏。舌苔白滑而厚腻，脉沉迟无力。此因肾脏寒极，寒湿不化，内结成石，以温肾扶阳温化之法主之，投以四逆汤加味。

附片 60g，杜仲 10g，桂枝 30g，干姜 40g，茯苓 30g，上肉桂 10g（研末，泡水兑入），北细辛 6g，甘草 6g。

服药 11 剂后，相继经尿道排出结石 4 粒。其中曾有 1 粒较大者，排出时嵌于尿道口，尿线中断，其痛非常，经该厂医生用镊子夹出，宛如细包谷粒大小，至使尿道口略为出血。经 X 线复查，尚余下 6 粒结石，但影像均较前为小，原大如蚕豆者已不复见，此乃温化之剂所致也。唯因肾寒日久，腰尚冷痛，结石未全化解排尽，其法不变，继以扶阳温化主之。

附片 100g，干姜 50g，狗脊 10g，北细辛 6g，苡仁 30g，桂枝 30g，上肉桂 10g（研末，泡水兑入），甘草 10g。

因服药有效，信心不移，连服不断则病情大减，食增神健，体质大为好转，于 1959 年 1 月开始恢复工作，前后相继数十余剂，腰痛已不复作，于 1959 年 3 月前来复诊，带来 X 线复查照片，10 粒结石已消去 9 粒，仅剩下1粒，影像亦较前缩小。再以上方加减，不离强心温肾、调补气血之原则。数月后，最后1粒结石亦随尿排出，自此恢复健康，照常工作。（《吴佩衡医案》）

按：目前中医药治疗肾结石，大多为金钱草、海金沙、鸡内金等利水通淋之品，平心而论，效果平平。本案独独未用利水药，而据脉证断为寒湿不化，投温化之剂，竟也使结石自动排出。不治人的病而治病的人，中医的整体观念、辨证论治的特色，在本案中有充分的体现。

前列腺炎案（范中林）

张某，男，57岁，某电影制片厂导演。

病史：1961年冬，在某地农村，睡新修湿炕而致病。初起一侧睾丸肿大，坐立行走均疼痛难忍，因未能及时就医而日益加重。某医大附院确诊为"前列腺炎"，经某中医研究所治疗1年而愈。1974年冬，旧病复发，先后迁延约3年。开始仅尿频，睾丸不适，服中药清热利尿剂数剂，即告缓解。其后屡犯屡重，不仅尿急、尿频、尿路灼痛，并常感生殖器冰冷麻木。某医院检查确诊，仍属"前列腺炎"（检查报告：脓细胞"B"、磷脂体少许，白细胞每高倍镜视野50个以上，红细胞每高倍镜视野30个）。从1977年4月至8月，开始采取中西医各种方法治疗：化疗、超音波理疗、热水坐浴、针灸、按摩等，同时服清热解毒利湿等中药150多剂，但自觉症状有增无减。并发展至阳痿，全身瘫软，步履艰难，终于被迫全休，1977年8月20日来诊，按少阴阳衰阴盛证论治，治疗3个月病愈。

初诊：恶寒蜷卧，肢体痿软，神靡，头晕，失寐，食欲大减（每餐只进一两），睾丸坠胀及腹，常感凉麻疼痛，小便浑浊频数，阳痿，面色萎黄暗黑，舌质淡白，全舌白苔密布，根部苔淡黄厚腻，脉象沉微细。此为少阴阳衰，阴寒内盛。法宜补阳温肾，散寒止痛。以四逆汤加上肉桂主之。

川附片 120g（久煎），干姜 120g，炙甘草 60g，上肉桂 15g（研末冲服）。3 剂。

连服 3 剂，少腹和睾丸坠胀疼痛减轻，小便色转清，尿频也好转，阳气渐复。复方附子、干姜减至 60g，再加茯苓、炒白术以健脾除湿，继服 30 剂。头晕、失眠、恶寒、乏力、少腹及睾丸肿胀均进一步减轻，生殖器凉麻之感亦较前轻微。

二诊：恶寒神靡，生殖器凉麻痛等症进一步好转。舌质稍现红润，黄白厚腻之苔已减。惟少阴心肾两脏，心主血主火；肾为水火同宫之脏，藏真阴真阳之气。患者全身性虚寒证，不仅伤及肾阳，同时累及肾阴。法宜继续温补肾阳，兼顾其阴，再佐以温中健脾为治，以四逆并理中加味主之：

川附片 60g(久煎)，干姜 60g，炙甘草 60g，党参 30g，上肉桂 10g(研末冲服)，冬虫夏草 15g，宁枸杞 3g，菟丝子 30g，云苓 20g。

服药 10 余剂，诸症继续好转。其后，根据病情加减，姜、附减至 30g，又服 10 余剂。

三诊：经检查，前列腺炎基本痊愈。同时，多年来之低血压、头昏、失眠等症亦均消失，饮食骤增，精神大振。后以壮阳益肾、养心安神之剂，配成丸药，缓缓调养，以巩固疗效。

川附片 120g，上肉桂 30g，朱砂 15g，冬虫夏草 30g，琥珀 20g，麝香 0.3g，宁枸杞 30g，肉苁蓉 30g，柏子仁 30g，菟丝子 30g。每日服 2 次，每次 1g。

1977年12月初，病愈而恢复工作。(《范中林六经辨证医案选》)

原按:《伤寒论》中的四逆汤，为回阳救逆的主方，但根据范老多年的临床经验。其作用不局限于此，除阳虚欲脱、脉微欲绝等典型四逆证以外，还可广泛用于一切阴盛之病人。从伤寒六经辨证来看，大凡三阳病中某些变证、坏证，三阴病中之虚寒证，皆可酌情用之。在临床上如何准确地、灵活地运用四逆汤，关键在于严格掌握阳虚阴盛疾病的基本要点。除上述典型的四逆证以外，这些要点大体上还包括舌质淡白，苔润有津；面色晦暗无泽；神疲，恶寒，四肢清冷，口不渴，或渴而不思饮，或喜热饮；大便不结，或虽大便难而腹无所苦，或先硬后溏，夜尿多，脉弱等。

在准确辨证的前提下，还必须严格掌握用药配伍和剂量轻重。附子用量应针对病情恰如其分，并须久煎一个半小时以上，附子无姜不燥，干姜的用量须灵活掌握。在阳虚阴盛而未至四逆，舌质虽清而不甚，苔虽白而不厚的情况下，干姜可酌情少用，反之可多加，直至与附子等量。甘草的用量不超过附子的一半，大体与干姜相等。必须指出，阳虚阴盛之人，初服辛温大热之品，常有心中烦躁，鼻出黑血，喉干，目涩或赤，咳嗽痰多，面目及周身浮肿，或腹痛泄泻，或更加困倦等。此并非药误，而是阳药运行，阴去阳升，邪消正长，从阴出阳佳兆。服药后比较理想的反应，是周身暖和，舌质和面色均现红润。此时即可用少量滋阴之品，以敛其所复之阳，阳得阴敛，则阳有所依，自然阴阳互根相济，邪去正安。(《范中林六经辨证医案选》)

按:本案附子用至120g，干姜120g，甘草60g，如此大剂，堪称奇方；折磨患者10余年的痼疾，竟用中药3个月治愈，堪称奇效。而最让人拍案称奇叫绝的，是其辨证论治的思路。病虽属前列腺炎症，但并不作火热证治疗，而据脉证断为少阴阳虚阴盛证，用四逆汤加肉桂治疗，若非精通仲景方法，焉能如此？

少阴证经闭案（范中林）

胡某，女，38岁，四川郫县团结乡农民。

病史：经闭4年，经治疗其疗效不显，发至形寒，肢冷，颤抖，全身水肿，行动须人搀扶。1953年4月来诊。

初诊：全身皆水肿，下肢尤甚，按之凹陷，遍体肌肉微颤抖，头昏，畏寒，不欲食，神疲倦困，四肢清冷，声低气短，面色青暗无泽，舌淡，体胖，有齿痕，苔薄白，脉伏。此为少阴证经闭，阳虚水肿。法宜通阳渗湿，暖肾温中。以茯苓四逆汤味主之。

茯苓30g，潞党参15g，炙甘草30g，干姜60g，制附片120g（久煎），桂枝12g，炒白术12g。

二诊：服完第1剂，小便清长，肿胀略有减轻，每餐可进食米饭一两。继服2剂后，肿胀明显好转，颤抖停止。嘱其原方再进3剂，并以炮姜易干姜，加血余炭30g，返家后续服，月余病愈。

1979年7月追访，患者已63岁，自从26年前病愈后，直到经绝，月经一直正常，身体健康。（《范中林六经辨证医案选》）

按：本案闭经因脾肾阳虚、水饮停蓄所致，故无须通经活血，不治月经而月经自调。处方为附子理中汤与苓桂术甘汤合方，患者水肿、颤抖欲倒地，正与苓桂术甘汤证"心下逆满，气上冲胸，起则头眩，脉沉紧……身为振振摇者"相合，畏寒、神疲蜷卧、面色青黯、舌淡脉伏为阳虚之证，附子理中汤切合病机，故效如桴鼓。

抑郁症案（王彦权）

董某，男，35岁，偃师市顾县镇人。身无力，无精神，怕冷，精神恍惚6个月。西医诊为抑郁症，经中西医治疗未见效，听人介绍求诊于我。脉沉细无力，诊为少阴证。

处方：麻黄8g，黄附片15g，干姜13g，甘草10g，生姜3片，大枣3枚。7剂，每日1剂，煎2次（首煎不少于69分钟，二煎30分钟）。

1个月后，患者路过卫生室，特意来告知，服药后诸症悉平，已正常生活、工作。

《伤寒论》少阴病提纲："少阴之为病，脉微细，但欲寐也。""脉微细"是指人体真阴真阳不足，"但欲寐"是指人无精神、似睡非睡、精神恍惚的一种精神状态，恰恰和抑郁症之表现一致。因有怕冷症状，有表证，故加麻黄。本人临床观察，麻黄四逆汤加减治疗抑郁症不只是个案，只要有无力、怕冷、精神不振、脉沉者即可大胆用之，往往能起立竿见影之效。（《卫生室的经方故事》）

按： 抑郁症虽然不像霍乱、休克、心衰等疾病那样病情惊心动魄，但患者轻者情绪低落、意欲低下、睡眠障碍，重者对未来绝望、丧失生活信心甚至自杀，也是严重影响人类健康和生命的重大疾病。本案提供了用四逆汤加麻黄治疗抑郁症的案例。

麻黄、附子同用，可见于麻黄附子甘草汤、麻黄附子细辛汤、乌头汤、桂枝芍药知母汤等方。大多用于需要发汗止痛的病证。而根据麻黄细辛附子汤治"少阴病，始得之，反发热，脉沉者"来推测，其人当有精神萎靡以及脉沉等特征，因为《伤寒论》规定少阴病人的精神特征是"但欲寐"，也就是病人出现无精打采、表情淡漠、声音低弱等表现，或昏昏欲睡、呼之能应，或反应迟钝，包括听觉、嗅觉、味觉、触觉失灵等。抑郁症的极度疲劳状态与此相似。另外，脉沉也是体征之一，脉重取方得，但沉而不弱，或脉沉紧，或沉细。

二、真武汤

经典的水气病方，传统的温阳利水方，具有退水肿、定眩悸、止震颤、止痛、轻身等功效。现代研究提示，此方能强心、兴奋下丘脑－垂体－肾上腺轴、改善肾功能、保护神经元等，适用于以精神萎靡、畏寒肢冷、脉沉细无力、浮肿或震颤为特征的疾病。

经典配方

茯苓三两，芍药三两，生姜三两，白术二两，附子一枚（炮，去皮，破八片）。

上五味，以水八升，煮取三升，去滓。温服七合，日三服。若咳者，加五味子半升，细辛一两，干姜一两；若小便利者，去茯苓；若下利者，去芍药，加干姜二两；若呕者，去附子，加生姜，足前为半斤。（《伤寒论》）

经典方证

太阳病发汗，汗出不解，其人仍发热，心下悸，头眩，身𥆧动，振振欲擗地者，真武汤主之。（82）

少阴病，二三日不已，至四五日，腹痛，小便不利，四肢沉重疼痛，自下利者，此为有水气。其人或咳，或小便利，或下利，或呕者，真武汤主之。(316)

胖人眩悸案（陈伯坛）

陈某，男。体胖，素患头眩心悸。一日忽面红如醉，医某以为实热，用凉药治之而益甚。余诊其脉浮虚。认为寒热乃少阴之标本，水火为阴阳之互根。投凉药而益甚者，是水火互脱之象，与重剂真武汤治之而愈。(《广州近代老中医医案医话选编》)

按：本案为真武汤治眩悸案。案中记录患者体型肥胖，面红如醉，其脉浮虚，是主治者用真武汤的主要着眼点。

眩晕案（李冠仙）

予30岁时馆于京口，旗营呼协领家呼公六旬外忽得类中症，眩晕非常，头不能抬，夜不能卧，面色浮红。适万廉山先生宰丹徒，荐其乡亲唐朗山先生诊治，朗山以为虚阳上浮，以真武汤坐镇北方，用附子至三钱。合家疑惧，不敢服。朗山力主之，惟予赞之，一服而定。调理煎方百余帖，总用附子五钱，丸药亦重用附子，统计服附子10余斤，精神加旺，后不服药，寿至77岁。(《仿寓意草》)

按：本案是真武汤治眩晕症案，面色浮红是唯一客观体征。通常虚阳上浮者，除面颧浮红外，尚有足冷、脉空大浮弱、精神萎靡，或头晕、失眠、烦躁、喘促等。

全身水肿案（赖良蒲）

邹某，女，40岁，萍乡人。

症状：全身水肿，两脚更甚，气喘心悸，自汗不收，四肢厥冷，小便短少，渴喜热饮，饮而不多。面色晦暗，舌苔淡白，脉象沉细如丝。

诊断：太阴之阴寒内盛，少阴之真阳欲亡，是为阴水之症。

疗法：议用扶阳驱阴之法，以大剂真武汤加味主之。

茯苓五钱，白芍三钱，白术五钱，明附片五钱，生姜三钱，川椒目三钱，肉桂片一钱，胡芦巴一钱五分。水煎服。

三剂肿消汗止，厥回脉起，五剂痊愈。（《丽一选方治验实录》）

按：本案全身水肿，颇似心衰。其人气喘心悸、面色晦暗、舌苔淡白、脉沉细如丝，是心阳不足的明证。川椒能利水消肿，《千金方》单用治久水腹肚如大鼓者，《金匮要略》配防己、大黄、葶苈子为丸，治肠间有水气、腹满口舌干燥，名己椒苈黄丸。肉桂、胡芦巴温肾壮阳。

痰喘案（温载之）

联军门星阶镇重庆时，余隶麾下……乙亥冬，忽患痰喘之症。医家误认肾虚作喘，概用滋阴补肾之剂，其喘愈甚。渝城不少名医遍延，无效。气息奄奄，众皆束手。不得已，飞函赶余回重医治。来使舟行下流如飞，一昼一夜即到……到时晋谒，见其人事恍惚，痰声如锯，气喘吁吁。诊其六脉沉迟，四肢冰冷。此乃水泛为痰，阴霾用事，何堪滋阴之腻？如再稍迟，必气高不反矣。余即用真武汤回阳镇水。连服二剂，随得厥回气平；继用苓桂术甘及六君子汤调理而愈。（《温氏医案》）

按：痰喘，中医病证名，是指咳嗽、呼吸困难而痰多者，相当于现在的慢性支气管炎急性发作、肺炎、支气管哮喘、慢性阻塞性肺疾病，以及心源性哮喘的一部分，治疗方很多。本案用真武汤的抓手在于其人精神恍惚，六脉沉迟，四肢冰冷，这为经典方证做了补充。

痰喘案（吴佩衡）

刘父，年过六旬。1924年9月初诊。病已月余，六脉沉迟无力，舌苔白腻，喜热饮，咳嗽哮喘而多痰。腹胀且痛，不思食，大便秘结，20日不更衣，小便赤而长，夜难入寐，精神极弱。查前所服方药，均以清热、消食、降气为主，且以硝、黄峻剂通下之，仍不能便，其势较危。此系脾肾阳虚，中土失运，痰湿水饮阻逆于肺……宜扶阳温化主之，拟真武汤加味：附片100g，茯苓30g，白术20g，杭芍10g，干姜30g，北细辛6g，五味子5g。1剂见效，2剂后喘咳去十之六七，3剂则照原方去杭芍，服后痰喘咳嗽若失，略进饮食。（《吴佩衡医案》）

按：此案痰喘尚有严重便秘，20日未更衣。主治者思路独特，一改原先的通便、清热、消食法，而用温阳化饮的真武汤加味，迅速控制症状。本案的用方着眼点在其人精神萎靡、六脉沉迟。而所加的干姜、细辛、五味子为经方惯例，特别适用于咳喘痰多、舌苔白腻者。

高血压头晕案（蒲辅周）

马女，70岁。1964年4月17日初诊。高血压病已3年。头晕头痛，耳鸣不聪，劳累则加重，形体日渐发胖，小便有时失禁、晚间尿频，痰多，怕冷，手足偏凉。饮水则腹胀，饮食喜温，不能吃生冷。血压230/118mmHg。六脉沉细，右甚；舌偏淡，苔滑。证属阳虚水逆。治宜温阳镇水，健脾化痰。

处方：川附片二钱，茯苓三钱，生白术二钱，白芍二钱，生姜一钱半，法半夏三钱，生龙骨、生牡蛎各四钱。

4月25日复诊：头晕减轻，睡眠好转，血压210/108mmHg。脉舌如前。原方加五味子（打）一钱，龟板四钱。

5月7日三诊：头晕、头痛已轻微，精神好转，已能上班，小便正常，痰明显减少。舌红苔薄，脉沉细滑。原方加橘红一钱半，白芥子（炒）二钱。药后，血压维持在200/100mmHg左右，自觉症状明显减轻。（《蒲辅周医疗经验》）

按：高血压头痛头晕，主治者并未套用常规的平肝息风方，而用温阳利水的真武汤，其着眼点在于患者年高体胖，是阳气虚衰之兆，而其夜尿频甚至失禁，六脉沉细，舌淡苔滑，更是真武汤的方证特点。因为痰多，加半夏；因为头痛，加龙骨、牡蛎。真武汤与肾气丸都有温阳利水退肿的功效，也都能用于高血压，但两方脉象不同：真武汤证脉弱沉，肾气丸脉大而硬；两方舌质也不同：真武汤证舌质淡胖大，肾气丸证舌质红胖而大。

风湿性心脏病合并全心衰案（史载祥，黄柳华）

张某，女，56岁。

主诉：反复喘憋伴双下肢水肿5年余。

现病史：患者2004年开始出现气短，乏力，反复双下肢水肿，症状逐渐加重。2009 年 1 月喘憋加重，活动后胸闷气短，夜间不能平卧，水肿加重，延及全身。胸片示普大型心，符合风湿性心脏病（简称风心病）改变，双肺纹理重，双侧胸腔积液，心衰待除外。超声心动图示符合风心病联合瓣膜病换瓣术后，全心扩大，以左房扩大最显著（89mm），肺动脉高压。

患者风湿性心脏病病史 43 年，心房颤动病史 30 年，1989 年行二尖瓣置换术，2006 年行三尖瓣置换术。入院后给予利尿、强心、抗凝及中药益气温阳利水等治疗 2 周，效果不明显。

2009 年 3 月 25 日首诊：症见喘憋，难以平卧，全身重度水肿，按之凹陷不起，腹胀如鼓，乏力，纳差，手足凉，无汗，口干，双膝关节肿痛，触之微热，小便每日 1000～1600mL(使用大量利尿剂后)，大便成形，舌质红，苔黄腻，脉沉细弱。查体：血压（BP）130/60mmHg，心率（HR）52 次 / 分，颈静脉怒张，双肺散在湿啰音，肝脾肿大。

西医诊断：慢性心力衰竭，心功能Ⅳ级（NYHA 分级），风湿性心脏病，二尖瓣、三尖瓣置换术后，心房颤动。

中医辨证：饮邪内结，脾肾阳虚。

治法：攻逐水饮，温阳益气。

予己椒苈黄丸合真武汤加减：葶苈子 30g，川椒 15g，防己 15g，大黄 10g，附子 15g，茯苓 30g，白术 15g，白芍 15g，干姜 15g，黄芪 30g，大枣 10g，香加皮 3g，益母草 60g。5 剂，水煎服，日 1 剂。

2009 年 3 月 31 日二诊：患者喘憋减轻，平卧时间延长，尿量增加至每日 3000mL，水肿腹胀明显减轻，大便每日 1～2 次，成形。仍以原方巩固。7 剂后，喘憋明显减轻，夜间可平卧，体重由入院时的 54kg 降至 46kg，仅双下肢轻度水肿，于 2009 年 4 月 8 日出院。(《经方治验百案》)

按：本例患者全身重度水肿，按之凹陷不起，腹胀如鼓，喘息不止，且伴口干，舌红，苔黄腻，关节热痛，腹胀如鼓。病情复杂，寒热虚实互见，有饮邪内结，上凌心肺，下走肠间，旁溢肌表，且郁而化热。但本案疗效显著，仅仅 5 剂药，喘憋减轻，平卧时间延长，尿量增加，水肿腹胀明显减轻，显示真武汤与己椒苈黄丸、防己黄芪汤合用，对风湿性心脏病合并全心衰的浮肿有效。真武汤主"腹痛，小便不利，四肢沉重疼痛，自下利者，此为有水气"，提示真武汤能够利小便，实大便；己椒苈黄丸主"腹满，口舌干燥，此肠间有水气"，提示己椒苈黄丸能治疗腹胀、腹腔积液；防己黄芪汤主"风水，脉浮、身重，汗出恶风者"以及"腰以下当肿及阴，难以屈伸"。三方都是消肿方，但各有特点。真武汤证主虚寒，己椒苈黄丸证主湿热，防己黄芪汤证主风水，合而为一，有较好的温阳利水、清热利湿的功效。本案为理解真武汤的合方应用提供了很好的参考案例。

入房汗出不止案（薛光耀）

王某，男，37 岁。1989 年 5 月 18 日就诊。近半年来，每逢房事则汗出不止，房事后全身冷汗直流；伴疲乏不堪，心悸，眩晕欲倒，时有低热。曾在某医院诊治，服过许多止汗药和壮阳补气药，效果不佳，日益加重，故延余诊治。查面部黧黑，口角有一黑斑约 2cm，舌质淡嫩，苔薄少，脉沉紧。此属阳虚阴伤，水气内动之证，治宜温阳化水，和血益阴。方用真武汤：茯苓 15g，赤芍、白芍各 9g，生姜 9g，白术 9g，附子 9g（先煎）。5 剂，水煎服。治疗后房事再无汗出诸症。（《当代名家论经方用经方》）

按：真武汤证有汗出，《伤寒论》云："太阳病，发汗，汗出不解。"本案患者为房事后汗出不止，用方的着眼点是全身冷汗直流，伴疲乏不堪、心悸、眩晕欲倒，与经典原文一致。案中描述的面部黧黑一症，是阳虚有水的表现，可以视为适用苓桂剂，以及真武汤、肾气丸的体征。正如刘渡舟先生所说："凡因水气病致使面部出现黑斑者，余称其为'水斑'。多见于两颧、鼻梁、眼圈、额头、下颏等部位，其斑成片，在皮膜之间，色黑而有垢锈之状，然洗、擦皆不能除，此乃水邪为患，日久而成。"他认为："若面黧黑而见水斑，症见心悸、头眩、四肢沉重酸痛、肩背酸凝、小便不利或筋惕肉瞤、脉沉而无力、舌淡苔水滑者，宜用真武汤为主方。"（《刘渡舟医论医话100则》）

甲状腺癌术后头晕手心热案（黄煌）

杜女，37岁。3年前甲状腺癌手术后出现手足心热，体重逐渐上升，记忆力下降，自诉"整天累得不得了"，稍动即出汗；经常眩晕，自诉"快速推拉门时即头晕，需要扶着东西不能动"，双耳耳鸣耳聋，月经量少，脂肪肝。其人黄胖，眼睑浮肿，舌齿痕明显，脉沉。责之阳虚。处方：炮附子15g，茯苓20g，白术20g，白芍15g，干姜10g，肉桂10g。3个月后复诊，诸症悉减，手心热好转明显，耳鸣减轻，听力好转，尤其令其高兴的是，体重稳定2个月未增，腰围缩小一圈。

按："头眩，身瞤动，振振欲擗地者"是真武汤的经典方证之一。这种白描式的手法，为读者提供了想象的空间。头眩，即眩晕、眼前晃动；瞤，即动的意思；振振，即发抖的意思；擗地，即歪倒的意思。提示真武汤能治疗那些头晕头重，甚至如坐舟车，无法抬头睁眼者；或者肢体震颤，走路歪歪斜斜，欲倾倒者。如高血压、脑动脉硬化、内耳眩晕症、共济失调、帕金森病、甲状腺机能低下等，均有应用真武汤的机会。本案有极度疲劳感，快速拉门时出现的眩晕，都是真武汤证的表现。而其脉沉、舌胖大、浮肿貌等为真武汤适用人群的特征。

阳虚崩漏案（黄煌）

梁女，43岁。月经过多3月，此次月经量大，至今18天未止。自觉烦躁盗汗、口腔灼热，疲劳感明显，经前下腹坠胀，乳房胀，经常胃胀反酸，大便1～3次/日。有子宫肌瘤，曾做剔除术。其人体壮，身高167cm，体重70kg，方圆脸，发黑面油，大眼睛微突，眼睑红。舌尖红，边有齿痕，苔白腻，腹壁脂肪厚，脉沉滑，脉搏93次/分。乃病热而体寒之象。处方：制附片10g，白术20g，茯苓20g，白芍15g，炮姜10g，制大黄5g，黄连5g，黄芩10g，7剂。2剂血量减少，5剂血止，烘热、盗汗、口腔灼热感消失。

按：真武汤治疗的崩漏患者大多有甲减，疲劳感明显，体重增加。本案患者除崩漏外，尚有面油身热、口腔灼热感、眼睑红、脉滑等热象。用方采用真武汤合泻心汤，真武汤温阳，泻心汤止血。

三、附子泻心汤

经典的急救方，传统的通阳消痞方，具有消痞、除烦、止血、救脱的功效。现代研究提示，此方能抗缺氧、抗凝血等，适用于以心下痞、恶寒、精神萎靡、自汗为特征的疾病，如吐血、伤食、晕厥、中风等急症，以及寒热错杂的慢性疾病。

经典配方

大黄二两，黄连一两，黄芩一两，附子一枚（炮，去皮，破，别煮取汁）。

上四味，切三味，以麻沸汤二升渍之，须臾绞去滓，纳附子汁，分温再服。（《伤寒论》）

经典方证

心下痞，而复恶寒汗出者，附子泻心汤主之。（155）

吐血案（俞长荣）

郑某，男，36岁。因操劳过度，忽然口吐鲜血。吐血后畏寒，胸中痞闷，足胫厥冷，面色反赤，脉浮芤……处方：大黄三钱，黄连二钱，黄芩二钱，附子二钱。水2碗煎1碗，分作3次冷服。次日复诊：血止，胸痞解除，但全身发热，心悸，脉转弦细。此乃大失血后之虚热，拟清余热、交心肾法，与黄连阿胶汤。（《伤寒论汇要分析》）

按："吐血，衄血，泻心汤主之"，但患者吐血后畏寒，下肢冰冷，脉空大，是阳虚征兆。一般而言，大出血后，面色当苍白，而患者面色反赤，这是虚阳上越的征兆。

血小板减少头痛案（黄煌）

刁女，64岁，158cm，61kg。2013年9月17日初诊。

骨髓异常增生综合征病史近1年。血小板下降，每1～2周输血小板

1次。7月4日突发脑梗，之后经常头痛，十分痛苦，希望中医干预。面色黄黯，贫血貌，一脸倦容。诉乏力，心前区阵发性不适，食欲不振，汗多，说话口齿不清。舌黯红，苔白厚，脉沉滑数，126次/分。腹诊上腹压痛明显。当属心下痞之附子泻心汤证。处方：生大黄10g，黄连5g，黄芩5g，10剂，沸水泡服；制附片15g，煎45分钟。两药汁混合，日分3～5次服用。

1周后复诊：头痛明显好转。

按：骨髓增生异常综合征（myelodysplastic syndromes，MDS）是一组起源于造血干细胞的异质性髓系克隆性疾病，其特点是髓系细胞发育异常，表现为无效造血、难治性血细胞减少，高风险向急性髓系白血病（AML）转化。MDS患者自然病程和预后的差异性很大，治疗宜个体化。较低危组MDS的治疗目标是改善造血、提高生活质量，较高危组MDS的治疗目标是延缓疾病进展、延长生存期和治愈。本案患者最痛苦的症状是头痛，而其人血小板持续下降，以外输血小板维持，上腹部不适，舌黯红，脉沉滑数，是用泻心汤的着眼点；而其人面色黄黯，舌苔白厚，又是附子的着眼点。

反复鼻衄案（包斐丰）

张女，40岁。2019年5月10日首诊。

病史：无诱因反复鼻出血1年余，量大时鼻孔鲜血涌出，量小时自觉血沿咽喉壁流下，五官科诊为变应性鼻炎，抗过敏、药物内服外敷、填充电凝等无效。服前医理气活血中药2周后，鼻衄加剧，隔日流出，并现腹泻、月经推迟。诉鼻咽部干燥感明显。平素怕冷，寒冷刺激易起荨麻疹。

体征：体型中等，两颧淡红，皮肤滋润，神情略带疲倦貌。唇黯舌淡，苔薄白，手冷脉细。腹部柔软，腹力偏低。

处方：制附子10g，熟大黄10g，黄芩10g，黄连5g，7剂。嘱用1000mL水煎煮制附子30分钟以上，煎煮至约300mL汤水，在沸水的状态下，泡其余三药在保温杯内15分钟，去渣分2次服完。

反馈：服药2天后血止，鼻咽部干燥感基本消失，守方再服7剂。

按：鼻衄是热病，故用泻心汤；而两颧淡红、唇黯舌淡、手冷脉细、月经后延、腹部柔软暗示是寒体，故用附子。本案的煎煮法比较实用。

上热下寒案2则（刘渡舟，邓剑虹）

案一：李某，男，30岁。素有胃病，胃脘痞胀，胃中嘈杂如火烧灼，心烦不寐，口腔内黏膜及舌体溃烂，全是一派心胃火热之象。舌质反而淡嫩有齿痕，苔薄白。再询其症，尚有周身乏力，时时畏寒，精神不振，性欲淡漠，纳谷不香，大便稀溏等。切其脉弦而滑。证有寒热，俱非虚假，当以清火温阳之法治疗。

制附子10g（另包，单煎），大黄、黄连、黄芩各6g（沸水泡渍），和汁兑服，6剂。

药后胃脘痞胀及烧灼感均消，口疮愈合。但仍畏寒，大便每日二三次，续上方加大附子剂量为15g；又服3剂后，精神大振，体力增加，大便转常，诸症随之而安。（《经方临证指南》）

案二：贾某，30岁，中学教员，其父领来就诊。望之，时届五一还穿羊皮大衣、棉鞋，面赤睛红，唇干齿衄，牙痛，下利恶寒，手足冷。与本方1剂。其父拍案曰："好了！"问其故？云："我不知医，某知名大夫治

40 余日，未能出此矛盾方。以矛盾解矛盾，故知必愈。"次日小贾来，已换装。

自按：附子泻心汤最有趣味，一般医者都怕此证，有终身没用此方。所谓上寒下热，无法投药，此不读大论之失。证上有炎症，口唇舌糜烂，眼睛红或耳鸣，齿龈出血，口苦干燥，畏寒，手足冷，夏月穿棉衣，腹有小痛，大便溏或干，小便频数。此种方法最显成绩。（《葭杭文集》）

按：以上两案均是上热下寒证而用附子泻心汤。所谓上热，即患者或烦躁失眠，或头痛耳鸣，或胃痛嘈杂，或吐血便血，或口唇舌糜烂，或面部痤疮，或齿龈出血；下有寒，即患者或脐腹冷痛，或腹胀腹泻，或下肢冰冷，男子或阳痿早泄，女子或月经稀发闭经。邓案没有脉舌的记录，刘案则描述其人舌质偏红，舌苔根部白腻，脉滑而缓，可供参考。另外，刘案关于附子泻心汤的煎服法记录详细，可以参考。

高血压伴心率缓慢案（黄煌）

张女，34 岁。2014 年 5 月 19 日初诊。

怀孕 3 个月时，发现血压偏高，但排除妊娠高血压征。6 个月前顺产，之后血压依然居高不下，多在（140～150）/（90～100）mmHg 之间。平时情绪波动大，眠差多梦，身热烦躁，腹胀，矢气多。其人剑突下按压不适，唇舌红，苔腻满布，但脉迟缓，每分钟仅 60 次。证属寒热夹杂。处方：黄连 5g，黄芩 10g，制大黄 5g，制附片 10g。10 剂。

2014 年 6 月 3 日复诊：血压 140/90mmHg，脉率 68 次/分。原方续服。

按：泻心汤可以用于高血压，其着眼点在于唇色红、烦躁不安，以及剑突下按压不适。但为何加附子？因为其脉缓。脉缓属于阴脉，指下寻之，往来迟缓，既慢又无力。有此脉象者，通常可用附子。《伤寒论》云："脉浮而迟，表热里寒，下利清谷者，四逆汤主之。"王好古说："其人病身热而烦躁不宁，大小便自利，其脉浮濡而无力，按之全无者，附子泻心汤主之。"（《此事难知》）附子能扩张血管，增强心肌收缩力，有显著的抗缓慢型心律失常的作用。

月经淋漓不尽案（黄煌）

某女，32岁。月经淋漓不尽一月余，B超示双侧多囊卵巢。并诉睡眠差，白昼困倦，疲乏无精神，牙龈肿胀出血，口腔溃疡，带下多。其人体型中等偏瘦，160cm，45kg，面黄黯，唇黯红，头发油腻，按脐腹腹主动脉搏动感强烈，苔厚腻而干。属寒热夹杂证。处方：制大黄5g，黄芩10g，黄连5g，制附片10g，干姜10g，炙甘草5g。7剂。

1周后复诊，告知月经已止，睡眠好转，神清气爽，白带减少。4个月后微信反馈：上方连续服用2个月，复查妇科彩超见双侧多囊卵巢已无，月经情况基本正常，此期间并无应用其他治疗方法和药物。

按："吐血，衄血，泻心汤主之。"泻心汤本用于身体上部的出血，本案之所以用于月经淋漓不尽，是因为泻心汤与四逆汤的配伍，也可以看作是附子泻心汤加干姜、甘草的组合。患者的阴道出血、口腔溃疡、失眠与极度疲劳、面色黄黯、白带增多、食欲不振、舌苔厚腻构成了寒热夹杂的状态。或问，寒热夹杂为何不用乌梅丸？乌梅丸主治久利和蛔厥，方证以腹痛、腹泻、呕吐、肢冷、烦躁为主。无论在病在人，两方证的区别均较大。

四、附子理中汤

传统的温中驱寒方，具有止泻、止呕、止血、救脱的功效。现代研究提示，此方能保护消化道黏膜、参与免疫调节、调整胃肠功能、升压等。适用于以虚寒腹胀、腹痛腹泻等消化道症状为主并兼及循环功能失调为表现的疾病，如霍乱、小儿吐利，以及慢性消化系统疾病；也可用于以出血黯淡为特征的出血性疾病等，还可以用于心梗休克或虚脱的救治。

原书配方

附子（炮，去皮脐）、人参（去芦）、干姜（炮）、甘草（炙）、白术各三两。

上为细末，用炼蜜和为丸，每两作一十丸。每服一丸，以水一盏化破，煎至七分，稍热服之，空心食前。（《太平惠民和剂局方》）

大附子（炮，去皮脐）、人参、干姜（炮）、甘草（炙）、白术各等分。

上为锉散。每服四大钱，水一盏半，煎七分，去滓，不以时服。（《三因极一病证方论》）

原书方证

治脾胃冷弱，心腹绞痛，呕吐泄利，霍乱转筋，体冷微汗，手足厥寒，心下逆满，腹中雷鸣，呕哕不止，饮食不进，及一切沉寒痼冷，并皆

治之。(《太平惠民和剂局方》)

治五脏中寒，口噤，四肢强直，失音不语。(《三因极一病证方论》)

霍乱案（贺季衡）

镇江桐油号杨东竺秋，江西人。上吐下利，肢冷多汗，神迷声嘶，两脉全伏，而舌苔黑糙满布。病家已将犀角磨好，嘱余一决。弟验其舌苔虽黑，扪之尚有津，且不渴饮，遂以大剂附子理中汤一剂；无效再剂，吐利止。三剂神志清而音嘶未响。原方温热，加以五味、麦冬生其津液，两剂后便出声能言。(《指禅医案》)

按：附子理中汤虽然是宋方，但可看作是四逆加人参汤和理中丸的合方。四逆加人参汤多用于严重的吐泻后出现脉微时，如《伤寒论》云："恶寒，脉微而复利……四逆加人参汤主之。"理中丸是治疗霍乱的基本方。霍乱，是古代对急性吐泻性疾病的统称。故附子理中汤是治疗吐泻性疾病出现手足厥寒、脉沉伏时的救治方。《太平惠民和剂局方》规定本方"治脾胃冷弱，心腹绞痛，呕吐泄利，霍乱转筋，体冷微汗，手足厥寒，心下逆满，腹中雷鸣，呕哕不止，饮食不进，及一切沉寒痼冷，并皆治之"。本案的看点有二：第一，吐利后两手脉象沉伏，多汗神志不清，气液俱脱，本案用大剂附子理中汤救治，其着眼点是脉象。推测吐泻见此脉者，大多是体液丢失严重导致的循环衰竭征兆。第二，黑苔可用附子理中汤。热病中舌苔发黑，往往是热毒攻心的危象，或用大黄、芒硝，或用石膏、犀角，但本案主治者根据其人舌苔虽黑，但扪之尚有津液，而且患者并不渴饮，断为亡阳在即，毅然用大剂附子理中汤救脱，值得借鉴。

伤寒阴证似阳案（李中梓）

一人伤寒烦躁面赤，乱闷欲绝，时索冷水，手扬足踢，难以候脉，五六人制之，方得就诊。洪大无伦，按之如丝。李曰：浮大沉小，阴证似阳也，与附子理中汤当有生理。其弟骇曰：医者十辈至，不曰柴胡、承气，则曰竹叶石膏，今反用此热剂，乌乎敢？李曰：温剂犹生，凉剂立毙矣。卜之吉，遂用理中汤加人参四钱，附子一钱，煎成入井水冷与饮。甫及一时，狂躁定矣。再剂而神爽，服参至五斤而安。（《续名医类案》）

按：本案患者烦躁狂乱，似乎与大承气汤证相似，但其脉不符合，也无腹坚满不大便的腑实热证；时索冷水，与竹叶石膏汤方证类似，但病非伤寒解后，且无舌光无苔等气阴虚证。本案用附子理中汤的着眼点在脉。轻举脉洪大无伦，重按则细弱如丝，此为鉴别真寒假热的关键所在。

阴斑泻血案（余听鸿）

壬午七月，余至琴川，吾友沈芝卿劝余施诊。八月间，温热大行，病诊甚多，每日应接不暇。至腊月初五，因年事催迫，欲回孟河度岁，是晚与芝卿同饮于醋库桥。芝卿曰：吾腿上起红斑，已有两日，并无所苦。余视之，两股两胫及手腕等处起红斑如豆如粟，视肌肤稍高，色微紫而不鲜泽，有时作痒，谅由冬天温暖，风热所致，当时开一辛凉解肌之方。初六早解缆启行，过扬库之西塘市，河冰泊舟，五日冻解，一路耽搁，至十九日到常州，接得吾友胡少田之信，云芝卿病重。余半载未归，归心如箭。至二十日又接到少田信，云芝卿病危，即速回琴。斯时雪深冰坚，余即寄装于怡芬泰茶行，负絮被一条，趁航至锡山，连夜过航，至琴川，到已十二月廿三日午后矣。一见芝卿，形容十分狼狈，囚首桎梏，身上红斑皆聚成块，大骨骱处及肩胛、尺泽、足膝、环跳、足胫等处，俱结红色一块，坐不能卧。余亦为酸鼻，即细问其病之始末。病家曰：初六日身起红斑，亦无所苦，至十一日，即胸中痞闷而呕，具有寒热，延裴姓医，进以高良姜、两头尖、吴萸、红豆蔻、官桂、香附、干姜等味，两剂后觉胸中更阻，大便秘结。至十五日，大便后，猝然下血甚多，自此每日下血下利，斑疹渐收，聚于骨骱，而手足拘曲，寒热亦止。至今七八日，日夜下利无度。余诊其脉，细而弦紧，舌苔白滑而润。余细思之：斑由冬温而来，热阻胸中，肺气不宣，则气逆而呕，被裴姓医辛热大剂，劫动血络，阴络受伤，血从下溢，大便血后，血不能养筋，则筋拘束不伸，正气下陷，则斑疹随之而收束，聚于骨空节骱之处而成片。检近日所服之方，皆槐花、地榆、山楂、银花、枳壳之类。余思此症，乃失表证也。若以人参败毒散服之，逆流挽舟，冀其斑透而痢止。服人参败毒散后，果能得汗，斑疹结聚，散布满体，痢仍不止，再服依然。虽属知己，余亦难自专主，即邀王简修诊之，用当归赤小豆散加槐花、地榆之类。又邀沈心田诊之，进以阿胶、地黄之类，皆在阴分一边，方俱难以惬意。余再诊其脉，仍如前，舌白不化，下利清谷，血脱则气亦脱，血脱先固气，当服温补，似乎合符，故王、沈二君之方，俱未敢服。彻夜思维：服温补又恐有碍红斑，然阴斑虚疹亦不忌温热，况事已如此，完谷不化，汤药入腹，即滑而出，断无再服阴药之理，当舍表救里为是。先进以四君子汤加木瓜、萸肉等消息之，调以赤石脂、米汁，服后即滑脱而下，亦无所苦，惟面红目红，夜不能寐，舌滑口和，俱少阴之见症。他医皆云下血太多，阴不敛阳，不如清热养阴。余专主此事，总不能听各医眩惑，若不升阳固气，利断难止。余进以重剂附子理中汤：党参五钱，白术三钱，干姜一钱，附子一钱，炙甘草一钱，红枣五枚，煎汁服之。虽无所苦，而舌转干黄，渴而不能饮，各人皆谓药不对症。余曰：治病当有药主，其权在我，若再服寒凉，岂有生理？再服原方一剂，舌苔又转焦黑，扪之如炭，脉仍沉迟不浮，面红目赤，夜仍不寐。余心焦灼，即着人请支塘邵聿修先生。时正天寒雪厚，邵先生不能来城。廿六日，年事匆匆，再服理中汤一剂，黑苔皆剥，舌变干绛色，胃气稍苏，利亦稍稀。余曰：阳分已回，稍顾其阴，原方加入生地、阿胶，服后利又甚，舌转薄白。余曰：阴药不能进，阳回而无依，如之奈何？二十八九日，又加呃逆，仍服附子理中，加以丁香、代赭，去阴药不用，而利稍减。访得东乡丁姓医，颇有名望，遣人请之，是日已大除夕矣。余思元旦无市，即开单买药十余种，参、术、附、桂、苓、草之类，配而与服，服三剂，至正月初二，利已止。丁姓医到，看前诊诸君之方，无一不错，惟用山栀、连翘、桑叶、杏仁、蝉蜕、芦根之属，谓此症极轻，服两剂，再邀复诊可也。病家亲戚辈，见此症面红耳赤，舌绛而干，凉药最宜，心中反咎余用温热之药，心必不甘。况丁君之言，津津有味，姑且煎好，服少许试之。先服一杯，便觉寒战，舌转白润，作哕不休，利又下甚，余即进以理中汤，哕止，病家仍不信余；再服丁药半杯，舌仍转润薄白，而呕又至。余曰：虚阳上戴，假热无疑。至初三夜，邵聿修先生到，诊之曰：舌干而绛，下血极多，血脱则气亦脱，若专服阳药，阴液何在？阳无所依，阴躁即见，岂能久持？斟酌一方，用归脾汤和黄土汤，去黄芩，阴药少而阳药多，可保无妨，余亦为然。邵先生即时返棹，然方煎服，病人云觉背脊中寒凉，而药仍从大便流出。余曰：聿修先生为常昭两邑医生之冠，无出其右者。投之无效，真束手无策。然既能纳温补，只能仍归温补，即进以鹿角、杜仲、枸杞、附、桂、党参、冬术、炙草、干姜、巴戟、红枣大剂。服三剂，利止，面红目赤仍不退，夜仍不寐。至初六卯刻，猝然冷汗如浴，呃逆频频，连续不止，已见欲脱之象。余曰：难矣！按脉仍沉而不浮，汗出如冰，此时亦无可奈何。余即以附子三钱，高丽参一两二钱，煎浓汁，作三次服。巳刻服一次，不觉胀热；申刻服二次，汗稍收，呃亦减；亥刻服三次，尽剂。又另煎潞党参四两，终日饮之，至尽剂，汗收呃止而能安寐，面目红色亦退，从此转机。后嗳气不休，是胃中新谷之气与病之旧气相争，服仲景旋覆代赭汤十余剂而平。此症舌干而黑，目赤面红，且兼血痢，能专主温补，一日夜服高丽参一两二钱，党参四两，附子三钱者，幸病家能信余而不疑，而余亦能立定主见而不移。若一或游移，进以寒凉养阴之品，不死何待？！虽雪深三尺，日夜踌躇，衣不解带者半月，亦劳而无功。此治病之所以当胸有成竹也。(《诊余集》)

按： 本案说明了转方中立定主见的重要性。所谓立定主见，即要求医者对疾病的基本病机、传变趋势做到心中有数，这样，在病机丛杂、症情变幻的情况下，方不犯朝热暮凉、莫衷一是的毛病。医案详细记录了余听鸿诊治沈芝卿阴斑泻血的经过。本病症情复杂，清热凉血，不效；透表解散，不效；健脾固涩，仍滑脱而下；养血，背脊寒凉；温补，又面红目赤，舌苔焦黑。在此为难之际，余听鸿依据"完谷不化，汤药入腹，即滑而出，断无再服阴药之理"及服温补"无所苦"的经验，力主温补，绝无旁顾，终能挽危为安。案末数语，值得细细回味。

衄血案（马元仪）

马元仪治陆太史母，患衄血不已，两脉浮大而数，重按无神，面赤烦躁，口干发热，心悸恍惚。群作阳明火热阴虚内动之证治，旬日转盛。此因忧思挹郁，致伤阳气，阳气既伤，阴血无主，上逆则衄，下夺则便，当作中虚夹寒治，用附子理中汤，内益人参至三两。众阻之。明日复诊，脉象散失，较之浮数为更天渊。乃谓众曰：证既非实，以补养为主，然气血俱要，而补气则在补血之先，阴阳并需，养阳在滋阴之后，是以非助火而益水，不如是不得其平也。令进前方，不得已减去人参二两，服至第九日，衄血便血俱止。后以归脾汤调理而愈。(《续名医类案》)

按：出血大多责之为血热妄行，苦寒清热是大法，但本案用附子理中汤治疗鼻衄，是因虚寒证为凭。除脉象浮大无力外，当有腹泻冷痛、舌胖大、苔白滑等表现。附子理中汤中的干姜、甘草是古代的止血专药。《直指方》以之"治男女诸处出血，胃寒，不能引气归元，无以收约其血"，《朱氏集验方》谓本方为二神汤，"治吐血极妙……用药甚简，每服二钱，水一中盏，煎至五七沸，带热呷，空心日午进之，和其气血荣卫，自然安痊，不可不知"。具有"火神"之称的四川名医郑钦安也有类似经验，谓无论吐衄血、牙血、二便血，先不分阴阳，都先止其血，大剂甘草干姜汤加血余炭，屡用屡效。不过，既然是虚寒出血，大多血色黯淡。

厥脱案（马元仪）

马元仪治陆济臣，患症甚笃，诊之两脉虚微，自汗厥逆，面青唇青，呃逆不止。此少阴真阳素亏，寒邪直中之候也。阴寒横发，上干清道，旁逆四末，甚为危厉，兼以自汗不止，虚阳将脱，法当用桂附理中汤，以消阴摄阳，阳既安位，则群阴毕散矣。是夜连进二剂，脉渐起，汗渐收，五六剂症始霍然。(《续名医类案》)

按：厥脱与西医学所说的休克非常相近。如《太平惠民和剂局方》载附子理中汤，治脾胃冷弱、心腹绞痛、体冷微汗、手足厥寒。《三因极一病证方论》载附子理中汤治五脏中寒、口噤、四肢强直、失音不语，推测附子理中汤可以用于各种原因导致的休克。肉桂通阳散寒，合用更佳。

中寒重症案（程茂先）

吴见可，年四十之外，深秋时，夜食螃蟹数枚，又吃不热细酒数杯，且有内事。丙夜闻城中回禄，惊起而视，未穿中衣，因而腹渐痛不止。天未明时，其老仆云系转筋，火煎蜀黍汤一碗，冷定与饮，饮下痛益甚，手足俱冷，平旦邀予过诊。六脉极微如蛛丝，口唇青紫。余曰：此真阴证也。但事急矣，不遑候药，先以生姜捣汁半瓯，用滚白汤冲之灌下。少迟再诊，脉渐有神，随用附子理中汤一剂，痛亦旋止，再剂而瘳。（《皕一选方治验实录》）

按：中年男子，深秋夜宵，饱食螃蟹，复饮冷酒，且有房事，阳气先损于内，三更时分被火灾惊醒，外出观望受凉于外。其腹痛是中寒，而四肢厥冷、脉细如丝、口唇青紫是阳脱之兆，急用生姜汁沸汤冲泡灌下，再用附子理中汤终转危为安。本案关于生姜捣汁沸水冲服的急救法，简易可行，对于饮冷受寒的腹痛、胸痛、呕吐等，可迅速起效。

晕厥案（佚名）

昔有武士守边，大雪，出帐外观瞻，忽然晕倒，时林继作随行医官，灌以此药两剂遂醒。（《三因极一病证方论》）

按：此案记录虽简，但提供了一个附子理中汤治疗厥脱的信息。附子理中汤是急救方，可用于厥脱。《三因极一病证方论》记载："治五脏中寒，口噤，四肢强直，失音不语。"本案男子在雪天外出时突然晕倒，神志不清，是为寒厥，很可能是短暂性脑缺血发作或心源性休克。人参与附子、干姜、甘草等同用，能扶阳复脉，如通脉四逆汤条下有"利止脉不出者，去桔梗，加人参三两"的记载，四逆加人参汤治疗"脉微而复利"，后世的参附汤是抗休克、抗心律失常的常用方剂。我国已开发出的参附注射液、口服液，已成为急症抢救的必备药物。

口疮案（柴屿青，郑重光）

柴屿青治吴颖庵少廷尉甥闵，年三十，口舌生疮，下部泄泻，脉尺弱而无力，寸关豁大。此阴盛于下，逼阳于上。若用凉药清火，则有碍于脾；用燥药治脾，则有碍于舌。惟有引火归原之法，竟用附子理中汤冷冻饮料，送八味丸三钱，两服顿愈。(《续名医类案》)

程若思守戎令眷，年二十外，腹痛作泄已久，渐增口舌生疮，因疮痛不能食热物，益致痛泻不止。前医谓痛泻宜温，口疮宜凉，用药牵制，辞不治，决之于余。诊其脉，两关虚大无力，食物便呕，呕止即腹痛，痛则下泻，而满口之疮，白如米粒。余曰：此脾虚寒也。盖脾土虚则肾水乘之，逼心火上逆，致口舌生疮，乃上焦假热，实中焦真寒，惟治其寒，不惑其热，宜用附子理中汤冷饮，使暗渡上焦之假热，而冷体既消，热性随发，脾土得温而实，则肾水不上乘心，心火不逆，口疮不治而自愈，此五行相乘之道也。遂以附子理中汤加茯苓，令其冷饮。病人不知有姜、附也。服四剂，口疮果不痛。再求治痛泻。予曰：但药热饮，则痛泻自止。温补一月，痛泻方愈。后十余年，怀孕病痢，亦用桂、附、干姜而愈，胎

竟不堕。人之脏腑各异，不可以一例论也。《素圃医案》

按： 口疮用附子理中汤的医案较多，用方的着眼点是腹泻与脉象。腹泻是因为脾虚寒，大多腹冷痛，大便不成形或腹泻如水。脉象多沉细弱或空大，以上两案均如此。

重症病毒性肝炎案（高辉远）

田男，29岁。1973年4月10日初诊。

病史：发热，头痛如裹，食欲不振，腹部胀满，恶心欲吐，嗜睡，有时烦躁，体温在39℃以上，意识有时不清。尿如浓茶，大便泻泄，日行8～9次。

体征：重病容，体力极度衰弱，面色晦暗，全身皮肤深度黄染，息微目瞑，舌暗苔白腻而厚，脉细濡无力。

处方：吉林参10g，白术10g，炮干姜8g，炙甘草5g，川附子8g，白芍10g，茵陈15g。每日水煎服1剂，2次共300mL，分2次鼻饲。

4月13日二诊：体温稍降，冷汗已止，不再呕恶，大便减为日行2～3次，意识渐复。

原方服用至4月28日。黄疸基本消退，各项检查指标正常。[《中国现代名中医医案精华（六）》，有删节]

按： 重症肝炎是以大量肝细胞坏死为主要病理特点的一种严重肝脏疾病，可引起肝衰竭甚至危及生命。本案主治者用附子理中汤加茵陈蒿、白芍，在退热、退黄上取得较好效果。茵陈蒿是退黄的药物，但必须结合患者的病情而决定如何配伍。湿热黄疸，茵陈蒿与大黄、栀子相配，方名茵陈蒿汤；脾虚黄疸，茵陈蒿与五苓散相合，方名茵陈五苓散；阴寒黄疸，茵陈蒿与理中汤、四逆汤等相合,有茵陈四逆汤等方。本案患者属于阴寒黄疸,用方的着眼点在于其人的精神状态和脉舌。其人精神极度萎靡、目瞑嗜睡、声低息短、少气懒言、冷汗腹泻,舌苔白腻,脉细无力,一派阴寒之证。据此,可以不惧高热、黄疸、昏迷,而投附子理中汤加味。这种经验,后世文献记载较多,如北宋名医韩祗和于元丰五年五月治赵埙秀才病伤寒发黄,诊之两手寸脉不见,关尺脉沉迟细微,腹满,小便涩,四肢遍身冷,面如桃花,一身尽黄。先投茵陈茯苓汤半剂,小便得利;次服茵陈四逆汤,脉出四肢热,目中黄先退,次日大汗而愈。当年韩祗和遇似此证者 10 余人,后将此经验总结成阴黄病处方 6 首,茵陈四逆汤就是其中之一,记录在其著作《伤寒微旨论》中。清代常熟名医曹仁伯曾治蒋藩台黄疸鼓胀,众以为必死,先生投以附子理中汤 20 剂,黄疸尽化,腹胀大平。(《褚玄仁中医文集》)

门静脉血栓案(王彦权)

李某,女,48 岁,洛阳市庞村镇人。2016 年春节前,右下肢肿痛 10 余天来诊,怀疑静脉血栓,因怕引起肺栓塞危及生命,故嘱其到某三甲医院住院检查治疗。确诊为下肢深静脉血栓,住院 20 余天,缓解后带口服药(华法林、阿司匹林等)出院,无间断服药半年余。2016 年 11 月,因腹痛再次入住同一医院,确诊为门静脉血栓,住院月余出院;又口服溶栓药、健胃药两月余不效。因极度痛苦,遂再次求诊于我。

症见面色、口唇极度青紫。自述身极无力,少腹痛,胃脘满闷,大便溏薄,时有脓便,有下坠感,呃逆,食少纳差。舌质紫暗,苔白厚腻,脉沉无力。诊为太阴少阴合病。病机脾肾阳虚,脾失健运,湿阻中焦合并阳虚血瘀。

治则：顾护中焦，提振元阳。方选附子理中汤合小建中汤加减。

处方：党参 15g，白术 15g，茯苓 20g，甘草 10g，黄附片 15g（久煎），干姜 13g，桂枝 15g，白芍 30g，半夏 15g，砂仁 10g，丁香 3g，生姜 10g，大枣 3 枚。每天 1 剂。

服药 7 天后大便已成形，10 天后已无下坠感，饭量大增，身已有力，守方随症稍加减治疗月余，诸症消失，最关键的是面色、口唇已趋红润。于 2017 年 4 月 3 日再次去医院检查，各项指标正常。本病从病史、西医诊断，以及面色、唇色青紫看，属瘀无疑，但中医人眼中的风景则恰恰不同——太阴之为病，腹满而吐，食不下，自利益甚，时腹自痛……虚劳里急，腹中痛……小建中汤主之。典型的肾阳不足、中焦虚寒之太阴少阴合病，故选附子理中汤合小建中汤加减。

肾为先天之本，肾气充足，则机体才有生生不息之原动力；脾胃为后天之本、气血生化之源，脾肾强壮，气血充实，不祛瘀血则瘀血自去。虽方中未用一味活血药，可"血栓"却真的治好啦！（《卫生室的经方故事》）

按：门静脉血栓与中医所谓的瘀血还是有区别的。按经方医学的看法，瘀血的表现大约有三：一是肌肤甲错，两目黯黑；二是少腹急结，其人如狂，或其人善忘；三是漏下不止，腹部有癥块。本案患者并无上述表现。虽然有唇舌青紫，确是虚寒征象。阳气不振，大多是这种青紫不红活的唇舌。另外，患者的极度乏力、少腹痛、胃脘满闷、大便溏薄、呃逆、食少纳差、苔白厚腻、脉沉无力等，无一不是脾肾虚寒的表现，也是附子理中汤的方证。主治者按中医思维，用附子理中汤、小建中汤等温中散寒，大便转实，饭量大增，面色口唇遂趋红润，血栓亦消失。

胃癌术后案（黄煌）

陈男，62 岁。2020 年 5 月 19 日初诊。

2019 年 10 月，因胃癌行胃大部切除与胆囊切除术，并化疗。体重下降 12.5kg。现诉食欲不振，腹泻日 4 ～ 5 次。其人身高 165cm，体重 66kg。面色萎黄无华，唇黯有紫斑，舌体胖舌质黯，舌底瘀紫，脉沉。腹部弹性差，小腹部松软。又诉鼻涕眼泪多，常常涕泪出而不自觉，小便少而无力。一派脾胃虚寒之象。处方：炮附子 15g（先煎），生晒参 10g，白术 20g，干姜 10g，炙甘草 5g，肉桂 10g，桂枝 10g。15 剂。

2020 年 6 月 9 日复诊：面色转佳有光泽，食欲好转，涕泪均减少，大便次数减少，小便次数多。原方改炙甘草 10g，隔天服，15 剂。

按：分泌物清稀如水，如唾、涕、尿、痰、胃酸、胆汁、肠液、白带等分泌物清稀量多，病人畏寒，无渴感，可以考虑为脾胃虚寒的理中汤证，《伤寒论》便有"大病差后，喜唾，久不了了，胸上有寒，当以丸药温之，宜理中丸"的记载。本案胃癌术后涕泪多，而且大便不成形，面色萎黄无光泽，脉沉，故用附子理中汤温中散寒。另外，其人舌体胖大紫黯，故加肉桂、桂枝以通阳散寒，这也是《伤寒论》桂枝人参汤方："利下不止，心下痞硬，表里不解者，桂枝人参汤主之。"

糖尿病胃轻瘫案（黄煌）

胡女，50 岁。糖尿病 13 年，反复呕吐伴胃痛 4 个月。西医诊断为糖尿病胃轻瘫，但用西药无效，用黄连汤也无效。呕吐物多为水，呕吐后上腹痛，头前额疼，头胀，常自汗。其人 159cm，50kg，面黄黯，精神萎靡，舌苔白边有齿痕，脉沉弱。处方：炮附子 10g，党参 15g，茅苍术 10g，干姜 10g，炙甘草 5g，肉桂 10g，吴茱萸 10g，红枣 20g。

7 天后复诊：告知呕吐未作，已经能进食，嘱咐再用原方 10 剂，隔天服。

3 周后三诊：诉能吃能喝，无任何不适。原方每周 2～3 剂。

按：糖尿病性胃轻瘫是糖尿病胃肠植物神经病变常见的并发症。典型症状为腹胀、早饱、厌食、嗳气、恶心、呕吐、体重减轻，症状通常在餐后较为严重。体检可见胃区胀满，可闻及振水音。止吐利是附子理中汤的临床功效之一，方中甘草干姜汤在古代多用于吐食物、口水、清涎、黑血等。清代经方家莫枚士说本方"治吐逆、水米不下神验"（《经方例释》），日本名医浅田宗伯也说"无烦躁，但吐逆，难服苦药者，用此方缓解有速效"（《勿误药室方函口诀》）。干姜甘草汤加人参、白术是理中汤，不仅止吐，还有健脾胃的功效，可"治小儿吐泻后，脾胃虚弱，四肢渐冷，或面有浮气，四肢虚肿，眼合不开"（《赤水玄珠》），理中汤加附子，更成为止吐泻、救厥脱的要方。本案用附子理中汤合吴茱萸汤加肉桂取效。本案附子理中汤用方的着眼点在于患者面黄黯、精神萎靡、舌苔白边有齿痕、脉沉弱；吴茱萸汤用方的着眼点在于呕吐、头痛、吐水。

第十四章

当归类方医案

一、当归生姜羊肉汤

经典的寒疝病方及产后调理方，传统的养血散寒止痛方，具有止腹痛、调月经、补虚损的功效。适用于以腹痛、消瘦、月经不调为特征的疾病，也可用于虚弱女性的体质调理。

经典配方

当归三两，生姜五两，羊肉一斤。

上三味，以水八升，煮取三升，温服七合，日三服。若寒多者，加生姜成一斤；痛多而呕者，加橘皮二两，白朮一两。加生姜者，亦加水五升，煮取三升二合，服之。(《金匮要略》)

经典方证

寒疝腹中痛，及胁痛里急者，当归生姜羊肉汤主之。(十)

产后腹中㽲痛，当归生姜羊肉汤主之，并治腹中寒疝，虚劳不足。(二十一)

产后少腹绞痛案 (谢映庐)

周吉人先生内人，冬月产后，少腹绞痛。诸医称为儿枕之患，去瘀之药，屡投愈重，乃至手不可触，痛甚则呕，二便紧急，欲解不畅，且更牵引腰胁俱痛，势颇迫切。急延二医相商，咸议当用峻攻，庶几通则不痛。余曰：形羸气馁，何胜攻击。乃临产胎下，寒入阴中，攻触作痛，故亦拒按，与中寒腹痛无异。然表里俱虚，脉象浮大，法当托里散邪。但气短不续，表药既不可用；而腹痛拒按，补剂亦难遽投。仿仲景寒疝例，与当归生姜羊肉汤，因兼呕吐，略加陈皮、葱白。一服微汗而愈，得心应手之妙，不知其然而然者有矣。（《谢映庐医案》）

按： 本案用当归生姜羊肉汤治疗产后腹痛并不奇，而案中关于腹痛虚实之辨的一段话值得细读。表里俱虚是主治者对患者病情的总体考量，表虚应该有身体痛、自汗出的桂枝汤证，里虚当有形体羸瘦、心慌气短。表虚为何不用桂枝汤？里虚为何不用炙甘草汤？主要原因是疾病不同。这是产后腹痛，也称之为"寒疝"。"寒疝，腹中痛及胁痛里急"，这是一种伴随剧烈腹痛的疾病，遇寒即发，甚至晕厥休克，当归生姜羊肉汤是专方。对病专治，也是经方临床的原则。可参考同类案例："一妇产当冬寒月，寒气入产门，脐下胀满，手不敢犯。此寒证也，医欲治之以抵当汤，谓其有瘀血。尝教之曰：非其治也。可服仲景羊肉汤，少减水服，遂愈。"（《名医类案·产后》）

产后腹痛（范文甫医案）

周师母产后，腹中苦寒痛。前医作气滞，久治无效。舌淡脉弱。处方：精羊肉30g，当归9g，生姜12g。病家云：吾腹痛日久，治之无效，特从远地请范老先生高诊，并非到小菜场买小菜，处方为何用生姜、羊肉？一味当归，能治病乎？答曰：此仲景当归生姜羊肉汤，治虚寒腹痛甚效，服之当愈。隔数日，病家前来感谢，谓药到病除，诸恙若失。（《近代名医学术经验选编·范文甫专辑》）

按： 经方未必都是由峻猛的药物构成，如当归生姜羊肉汤这种富有厨房气息的处方还有不少，如猪肤汤、麦门冬汤、甘麦大枣汤等均是。本案有故事性，可读。另外，案中"舌淡脉弱"为提示当归生姜羊肉汤方证的客观指征。

寒疝案（江鸿儒）

一护士产后腹痛势剧，全身阵发性发抖战寒，牙关紧硬、唇色青黑。产科排除产后诸症，普外科排除外科诸症。我虽知此病是闽南人所谓"月内风"，1日进3剂当归建中汤而症未减。后询得知在产房空调太冷，产后即开始腹痛，日益症剧，遂确认产后受寒至"寒极生风之重症"，投当归生姜羊肉汤原量，分3次服。第1次服后半小时，得矢气、痛立止。3次服尽，手足转温，诸症均除。（黄煌经方沙龙网）

按：当归建中汤与当归生姜羊肉汤均能治疗妇人产后腹痛：当归建中汤多有消化道症状，如食欲不振或易饥喜甜食、大便秘结等，常用于慢性胃肠道疾病，而且人更消瘦；当归生姜羊肉汤以脐腹部疼痛为主，大多是子宫收缩痛，虽有呕吐，也是因疼痛引起。在腹证上，当归建中汤证腹直肌拘急多，当归生姜羊肉汤证腹部按之松软、抵抗不明显。当然，两方合用的机会也是有的。

未婚女士反复少腹痛案（江鸿儒）

一未婚女士，以反复少腹痛一年半来诊。市某大医院以慢性盆腔炎治疗未效，时而隐痛，时而胀痛，时而剧痛，舌脉均正常，大便溏，日1次或2次。腹诊见腹肌软，少腹按之濡。遂诊为寒积少腹，投当归生姜羊肉汤：当归50g，生姜150g，羊肉250g，桂枝50g。水7碗煎至3碗，分3次服。1剂痛除，续投10余剂后，大便日1次，至今10余年未复发。（黄煌经方沙龙网）

按：本案提示当归生姜羊肉汤对女子非产后慢性腹痛也有效。其腹证可与桂枝茯苓丸方证、桃核承气汤方证相鉴别。另外，主治者关于当归生姜羊肉汤的用量可供参考。

重症子宫内膜异位症剧痛案（江鸿儒）

一年37岁妇女，痛经剧烈，婚后10年未育。西医诊断：重症子宫内膜异位，力主切除手术，因未生育而拒绝手术。每月痛经几乎都晕厥休克，舌、脉、症均见寒象。遂投当归生姜羊肉汤，连服1个月，第2个月月经来时，痛经大减，已可以正常工作，她说这是数年来从未有过的情况。后用此方连用半年多，竟然怀孕，次年顺产一足月男婴！（黄煌经方沙龙网）

按： 本案提示当归生姜羊肉汤也能治疗痛经和不孕。

二、当归芍药散

经典的妇人病方，传统的养血柔肝、健脾利水方，具有止腹痛、促月经、安胎养胎、利小便、清头目、通大便、利肛肠等功效。现代研究提示，此方能调节中枢神经和自主神经功能、缓解血管异常痉挛、促进胎盘发育、调节卵巢功能、抗炎、抗衰老等，适用于以腹痛、浮肿、头眩、心悸、口渴而小便不利为特征的疾病和女性体质的调理。

经典配方

当归三两，芍药一斤，芎劳半斤，茯苓四两，泽泻半斤，白术四两。

上六味，杵为散，取方寸匕，酒和，日三服。（《金匮要略》）

经典方证

妇人怀妊，腹中疗痛，当归芍药散主之。（二十）

妇人腹中诸疾痛，当归芍药散主之。（二十二）

羊水过多案（门纯德）

田某，女，34岁。妊娠后，胎不满5个月，腹大而沉重，下肢浮肿，行动不便，好似妊娠尽月一般，小腹隐隐作痛，胎动不安。妇科诊为羊水过多症……触其全腹胀大而不硬，且有光滑之波动。此并非胎儿体大，确系羊水过多，于是处以当归芍药散汤剂。服药2剂后，小便量增，下肢浮肿减轻，饮食、睡眠亦好。略施加减，令再服2剂。后安然怀妊至顺产。（《名方广用》）

按：当归芍药散是古代治疗妊娠腹痛的专方，但不仅仅止腹痛，凡是与腹痛相关的妊娠病都有应用的机会。本案羊水过多服用本方后，出现小便量增加、下肢浮肿减轻，提示当归芍药散能利水。从组方来看，白术、茯苓、泽泻主治小便不利。由此可见，当归芍药散方证除腹中痛外，尚有小便不利，对有浮肿倾向以及体腔积液者，可以考虑使用当归芍药散。

习惯性流产案（矢数道明）

K夫人，35岁，岐阜县小学教师。已流产3次，每次妊娠5个月、6个月或7个月即自然流产。体力逐渐衰弱，疲惫已极，体质衰弱，肌无力；伴有胃下垂，形寒易疲。诉已妊娠，嘱其坚持服用当归芍药散直至分娩，之后常来就诊。主诉少腹时痛，腹肌偶有紧象。服用当归芍药散未间断，最后足月分娩一男孩。顺产后，身体健康，以后又顺产2胎，今已为3孩之母，生活幸福。自此，这位夫人和友人介绍一些类似患者，均投用当归芍药散，获得满意疗效。此外，用此方还治愈4例不孕症。（《临床应用汉方处方解说》）

按：习惯性流产的治疗是需要个体化方案的。本案采用当归芍药散的临床抓手是"少腹时痛"，这与经典方证相符。此外，患者整体状况较差，瘦弱、胃下垂、疲劳乏力、怕冷。本案为我们描绘了一个当归芍药散适用人群的形象。

不孕症案（矢数道明）

某女，28岁，办事员。婚后4年未妊娠，妇科检查认为是由子宫发育不全所致。患者体瘦，面色白，有严重寒冷症，易疲劳，月经量少，脉腹诊均软弱无力，血压低，属虚证，给予当归芍药散煎剂。服药后身体转暖，面色与皮肤色泽转佳，疲劳减轻；服至3个月后，第4月停经，开始出现轻微恶阻现象，后恶阻平息，顺产一男婴。隔1年，又产一双胎，连获三子。（《汉方辨证治疗学》）

按：本案是对当归芍药散适用人群的进一步描绘，补充了面色、腹证、血压情况。面色苍白是贫血貌，腹部软弱无力提示腹肌力量下降，患者可能有胃下垂、子宫脱垂、便秘等；血压低提示患者容易出现头晕眼花等症状。

结肠冗长便秘案（黄煌）

黄女，26岁，172cm，70kg。2016年6月6日初诊。

便秘近1年。1星期1～2次大便，不成形，并有腹痛，诊断为乙状结肠横结肠冗长。月经延后量少，时有浮肿。其人眼圈微微黯黑，腹诊腹软，脐下压痛牵及中脘，脐跳。妇人腹中痛，是当归芍药散主治，且患者月经量少、浮肿。芍药能通便，《伤寒论》有记载，"其人续自便利，设当行大黄、芍药者，宜减之""若下利者，去芍药，加干姜二两"。与当归芍药散原方：当归15g，川芎20g，白芍60g，白术20g，茯苓20g，泽泻20g。7剂。药后大便通畅，反呈粒状。原方改白术40g，白芍80g。14剂后大便变条状，2～3日1次，月经也恢复正常。

按：结肠冗长是一种先天性的发育异常，常常发生在乙状结肠和横结肠。主要症状是长期顽固性便秘、腹胀、腹痛等，最常在婴儿和儿童时期出现，但青年女子也能见到。本案患者有月经量少、腹部松软、浮肿等当归芍药散证，故用后有效。而当归芍药散有通便功效，其中大剂量芍药的使用，也是起效的关键环节。

前庭器官功能障碍案（黄煌）

陈女，44岁，160cm，48kg。2019年11月13日初诊。

头晕20年，近1年加重，每月一发。发作时天旋地转，起身即吐，并有头痛、记忆力差。专科诊断前庭器官功能异常，食欲差，经常胃痛反酸，肠鸣，大便不成形，便不尽，难入睡，梦多，夜间尿频，少腹胀痛。月经后少腹痛，白带多，查有盆腔积液。其人面黄白无华，面部浮肿貌，腹部松软，舌嫩红，舌胖湿润。处方：当归10g，川芎15g，白芍20g，白术20g，茯苓30g，泽泻40g。15剂。

2019年12月2日复诊：自诉头变清爽了，原来严重的晕车也好转了，头痛减轻了。但餐后腹胀，有恶心感，大便次数多。原方加姜半夏15g，干姜5g，改泽泻50g，续服。

按：头晕头痛并没有出现在当归芍药散的经典方证中，但是，药证分析支持当归芍药散治疗眩晕头痛。方中泽泻、白术组成了经方泽泻汤，治"心下有支饮，其人苦冒眩"。川芎能入脑，《神农本草经》记载川芎"主治中风入脑头痛"。酸枣仁汤治"虚劳虚烦不得眠"，《古今录验》续命汤"治中风痱，身体不能自收持，口不能言，冒昧不知痛处，或拘急不得转侧"等方中均有川芎。同样有白术、茯苓、泽泻的五苓散能治"霍乱头痛""吐涎沫而癫眩"。但是，当归芍药散仅适用那些面黄浮肿貌的女性，她们大多有腹痛、腹泻或便秘，月经量少，白带多如水等。本案后加半夏、干姜，是当归芍药散与呕吐眩悸主治方小半夏加茯苓汤的合方。

治疗眩晕方甚多，有治"心下悸，头眩，身𤖴动"的真武汤，有治"气上冲胸，起则头眩"的苓桂术甘汤，有治"少腹弦急，阴头寒，目眩发落"的桂枝加龙骨牡蛎汤，还有"膈间有水，眩悸"的小半夏加茯苓汤，以及治"吐涎沫而癫眩"的五苓散，临床要注意鉴别。

三、胶艾汤

经典的妊娠病方，传统的养血调经方，有止血、安胎的功效，适用于妊娠腹痛下血者，也可以用于治疗崩漏。又名芎归胶艾汤。

经典配方

芎䓖、阿胶、甘草各二两，艾叶、当归各三两，芍药四两，干地黄（缺如）。

上七味，以水五升，清酒三升，合煮取三升，去滓，内胶令消尽。温服一升，日三服，不瘥，更作。（《金匮要略》）

注：地黄用量，《千金》为四两。

经典方证

师曰：妇人有漏下者，有半产后因续下血都不绝者，有妊娠下血者。假令妊娠腹中痛，为胞阻，胶艾汤主之。（二十）

崩漏案（矢数道明）

28岁妇女，结婚3年，至今未妊娠。有慢性胃肠虚弱、消瘦、寒证、贫血。4个月来经期延长，每月持续20余日。子宫内膜糜烂，于12月行刮宫术，但无效果。本月月经已持续14日，其量更多，下血块。眩晕，动悸，倦怠，动则疲乏无力。医院已注射止血剂及生血剂，但毫无好转。消瘦，颜面白如蜡，唇、甲端及眼结膜灰白，心音有明显贫血性杂音，但脉不仅大而且有力。既考虑芎归胶艾汤证，又考虑脾胃虚弱，故与归脾汤。此胃肠虚弱者，如与地黄剂，则既下利又食欲衰退。因此，按西冈氏发表报告，初用四味芎归胶艾汤：当归、川芎各8g，阿胶5g，艾叶3g。上药同煎，不加酒。服此药2剂，第3日出血全止，有食欲感，全身情况显著好转。服此方后，已中止医院之一切治疗。继服两个半月，贫血痊愈，元气恢复。其后月经正常，7日即止。服至3个半月停药。（《临床应

用汉方处方解说》)

按： 胶艾汤擅治漏下，即月经淋漓不止，或产后或流产后下血不绝，病如功能性子宫出血、宫颈破裂出血、产后恶露不绝、人工流产后出血等。本案对胶艾汤适用人群的特征描述比较清楚。首先是显著的贫血貌，颜面白如蜡，唇、甲端及眼结膜灰白，推想其人皮肤蜡黄干燥，缺乏光泽。其次是消瘦虚弱，尤其是胃肠功能低下。推想其人脐腹部软弱无力，食欲不振，食量小。据日本西冈氏分析考证，芎归胶艾汤还有一首同名异方，应为川芎、当归、阿胶、艾叶四味，其他药味为后人添加，非仲景之方。其原方之临床效果优于现在之芎归胶艾汤。由于本案使用此方，没有地黄、芍药、甘草，对胃肠虚弱者更为适宜。按传统经验，地黄可以碍胃，芍药可以动大便，甘草令人中满。

胎动案（邓剑虹）

余治下血或安胎，多用此方。

如李某，妊娠 8 个月，下血、胎动欲坠，与本方 2 剂，胎安，至期生一女。

又如袁某，多小产，每知怀孕即住院保胎，仍不能免。1969 年再住院保胎，一日中西医会诊检查说："胎已 4 个月，发育良好。"下午忽出血，出胎盘片数块，无胎儿。余陪家人住院，见此即向其说："此小腹左必有硬块。"自按之果然。出院后求余治，先与折冲饮 5 剂，以通其瘀；后与本方 5 剂，不久又怀孕，至期生一女。（《葭杭文集》）

按： 本案提示胶艾汤可以安胎，但必有下血。主治者提及其腹证有"小腹左必有硬块"，此与汤本求真的经验相似，《皇汉医学》记载本方腹证"挛急限于左侧……脐下虽有瘀血块，亦软弱微小"。折冲饮是日本汉方验方，为桂枝茯苓丸去茯苓，加当归、川芎、红花、牛膝、延胡索，治妊娠二三月下血块。

血崩案（王肯堂）

有一医疗血崩，往哎咀药铺市药，其方则四物汤加阿胶、大艾也。就铺分作八服，又为铺索黄芩半两，加入药内。铺家亦医者，曰：此药何为加黄芩？医曰：非汝所知，吾与此药，正以黄芩为主。夫心主血，血得热则行，得寒则止。病者一服而愈，服至八服，至今无恙。又见数妇血崩者，亦用此。（《皕一选方治验实录》）

按：此案提示胶艾汤加黄芩，止血更好。

功能性子宫出血案（刘渡舟）

于某，女，40岁。1993年11月29日初诊。

患者素来月经量多，近月余淋漓不断，某医院诊为功能性子宫出血。经色鲜红质稀，头晕乏力，腰酸腿沉，口渴口苦，便干。舌体胖大，舌边有齿痕，苔白，脉沉按之无力。此证属于气血两虚兼有虚热。古人云：冲为血海，任主胞胎。今冲任不固，阴血不能内守，而成漏经。治当养血止血，益气养阴调经，方用《金匮》胶艾汤加味：阿胶珠12g，炒艾叶炭10g，川芎10g，当归15g，白芍15g，生地20g，麦冬20g，太子参18g，炙甘草10g。

服7剂而血量大减。仍口苦，腰酸，大便二日一行，于上方中加火麻

仁 12g。又服 7 剂，诸症皆安。(《刘渡舟临证验案精选》)

按：本案是胶艾汤加麦冬、太子参。其着眼点是经血色鲜红质稀，可为经典方证"漏下"注解。其人大便干结，也与用当归、川芎、生地、白芍、麦冬相符合。

痔疮出血案（大塚敬节）

患者为 43 岁肤色浅黑的男性，曾患痔疮，近来排便时疼痛并有出血，酒后出血加重，傍晚两足乏力，我投予芎归胶艾汤治疗。服药后第 5 天，出血减少；第 10 天，出血便完全停止，疼痛也消失。但不知什么原因，却出现腹泻。于是给予真武汤三日量，服药一天后腹泻即止，遂愈。

该患者后来又两次出现痔疮出血，均投予芎归胶艾汤而愈。

除痔疮出血外，芎归胶艾汤还用于子宫出血、肾脏出血、衄血（鼻衄）及其他出血证。(《汉方诊疗三十年》)

按：本案提示胶艾汤也能治疗痔疮出血。从傍晚足软无力来看，患者出血量较大，可能有贫血。

小儿尿血案（黎庇留）

东里坊轿夫谭某之女，年五岁，甚肥健，颇能耐寒，常到门前嬉戏。忽十数日不见，见则颓瘦异常，面白体倦。问之，乃父云：小便下血，就小儿科医，不意其竟至于是也。余与以胶艾汤数剂而愈。(《黎庇留经方医案》)

按：本案提示胶艾汤能治小儿尿血，且其人面白体倦消瘦，有明显的贫血。

成人血尿案（大塚敬节）

42 岁男子，自 3 个月前出现血尿，尿色如葡萄酒，或如桃色。入大学医院检查结果，出血来自肾脏，诊为特发性肾出血，因始终不愈而出院。顷诊，仅脐部动悸亢进，颜色偏黑，略有贫血之兆，脉沉小。与芎归胶艾汤，5 日后已无肉眼血尿。此后，疲乏虽出现血尿，但渐渐消失。2 个月后，体重增加 3kg，身体健康。（《临床应用汉方处方解说》）

按：本案提示胶艾汤能治疗成人尿血日久。特发性肾出血，是一种无症状性血尿，患者除血尿外无泌尿系统局部症状和全身症状，无水肿及高血压，尿细菌培养阴性，肾功能正常，血常规、血沉、出血及凝血时间正常，肝功能正常。本案也没有提及更多的特异性症状和体征，只是有轻度贫血。

四、当归四逆汤

经典的厥阴病专方，传统的温经散寒方，具有治寒厥、疗挛痛的功效。现代研究提示，此方能扩张末梢血管、抑制血小板聚集及动—静脉旁路血栓形成、改善血液循环、镇痛抗炎等作用，适用于以腹痛、头痛、关节痛而手足冷、脉细为特征的疾病。

经典配方

当归三两，桂枝三两（去皮），芍药三两，细辛三两，甘草二两（炙），通草二两，大枣二十五枚（擘）。

上七味，以水八升，煮取三升，去滓。温服一升，日三服。（《伤寒论》）

经典方证

手足厥寒，脉细欲绝者，当归四逆汤主之。（351）

若其人内有久寒者，宜当归四逆加吴茱萸生姜汤。（352）

下利，脉大者，虚也，以其强下之故也。设脉浮革，固尔肠鸣者，属当归四逆汤。（不可下篇）

双下肢血栓闭塞性脉管炎案（李可）

灵石城关派出所所长高兴亮，51 岁。患者于 1941 年护送抗大学员赴延安时，路经山西宁武县之摩天岭，严冬大雪封山，雪深没膝，冻死 7 人，冻掉手指、足趾多人。本人虽幸得肢体完好，但已受严重冻伤。1966 年，发现双下肢冷痛，多次住院治疗无效，发展至 1976 年病情恶化。在山医一、二院和省人民医院等 5 所大医院住院 7 个月。确诊为脑动脉硬化、心肌下壁梗死、双下肢血栓闭塞性脉管炎。后又赴晋中二院接受下肢放血疗法，10 余日无效，建议高位截肢。绝望之下，患者于 1976 年 9 月 7 日求治于余。诊见双下肢膝以下冰冷，左侧尤重，足趾青紫，电击样剧痛日夜不休，左上下肢麻木。胸部憋胀刺痛，发作时以硝酸甘油片维持。脉沉细迟微，双足背动脉消失。面色苍白晦暗，畏寒神倦。此证由寒邪深伏血分，痹阻血脉，已成真心痛及脱疽重症。且病经 30 年之久，已成沉寒痼冷顽症，非大辛大热温通十二经表里内外之乌头、附子猛将不能胜任。遂拟当归四逆加吴茱萸生姜汤合乌头汤，加虫类入络搜剔，麝香辟秽通窍，合而为大辛大热、开冰解冻、益气破瘀、通络定痛之剂。

生芪 240g，附子、当归各 60g，川乌、丹参、黑小豆、川牛膝、防风各 30g，麻黄、桂枝、细辛、赤芍、桃仁各 15g，油桂 10g，吴茱萸 20g（开水冲洗 7 次）。另用麝香 1g，炮甲珠 5g，生水蛭 3g，全虫 3g，蜈蚣 2

条研粉分冲，蜂蜜 150g，鲜生姜 40g，大枣 20 枚。加冷水 2500mL，文火煮取 500mL，兑入黄酒 500mL，日 3 夜 1 服，4 剂。余住其家，寸步不离，以使家人放心。服 1 剂，当夜安然入睡。又连服 3 剂，诸症均退。原左足大趾内侧之溃疡亦收口愈合，心绞痛及下肢电击样剧痛亦消失。后患者注射毛冬青针 15 盒，遂痊愈。追访至 1999 年冬，患者已 76 岁高龄，离休后协助街道居委会工作，现住介休市土产公司宿舍。(《李可老中医急危重症疑难病经验专辑》)

按： 本案患者的主要问题是严重的疼痛，左侧电击样剧痛日夜不休，按经方用方，当用当归四逆汤。桂林古本《伤寒论》载："少阴病，脉微而弱，身痛如掣者，此荣卫不和故也，当归四逆汤主之。"王旭高说本方"治寒入营络，腰股腿足痛甚良"(《退思集类方歌注》)。双下肢膝以下冰冷疼痛，当用乌头汤，乌头汤主"病历节，不可屈伸，疼痛"。胸部憋胀刺痛，属于真心痛，"心痛彻背，背痛彻心，乌头赤石脂丸主之"。其人面色苍白晦暗，畏寒神倦，是明显的阳虚阴寒体质，用姜、附扶阳最为适合。本方用药虽多，但思路清晰，其中除当归四逆加吴茱萸生姜汤、乌头汤，另有麝香、穿山甲、生水蛭、全虫、蜈蚣等虫类药和动物药。所谓大辛大热，开冰解冻，益气破瘀，通络定痛，故取效神速，让人惊叹！其中黄芪用量特大，与桂、芍、姜、枣同用，可通血痹，治恶疮，方如黄芪桂枝五物汤。与麻黄、乌头、芍药、甘草同用，能治关节剧痛，方如乌头汤。

糖尿病合并雷诺病血虚寒厥证案（仝小林）

李某，男，40 岁。2008 年 6 月 2 日初诊。血糖升高 13 年，手足末端冰冷疼痛、发绀 5 年。1995 年，患者因周围神经麻痹住院，查 FBG 7mmol/L，仅饮食运动控制。2002 年始服用格列喹酮 15mg，每天 3 次，自 2005 年改用胰岛素泵至今。现同用糖维康 1g，每天 3 次。5 年前间断出现手指、足趾发凉、发绀，逐渐严重。现症见双手指末节、双足趾端冰冷难忍伴疼痛，色发绀，遇风冷则加重，穿戴棉袜及手套不能缓解，浸泡热水稍可缓解。双手麻木，腰以下部位发凉。自觉手指、手臂、下肢及眼睑肌肉瞤动，乏力，精神不振，FBG 控制尚可，一般 6.1 ～ 7.8mmol/L，PBG 波动较大，一般 7 ～ 14mmol/L。2008 年 4 月 30 日，查 HbA1c 8.2%，下肢血管超声未见异常。舌淡红，苔薄黄，脉沉细。身高 180cm，体重 70kg，BMI 为 21.6。

西医诊断：糖尿病，雷诺病。

中医诊断：消渴病，血痹。

中医辨证：血虚寒厥证。

治法：温阳散寒，养血通脉。

处方：当归四逆汤合黄芪桂枝五物汤加减。

当归 15g，川桂枝 30g，白芍 30g，细辛 30g，黄芪 45g，鸡血藤 30g，首乌藤 30g，制川、草乌各 15g（先煎 4 小时），蜈蚣 2 条，黄连 30g，干姜 9g，炙甘草 15g。

2008 年 6 月 25 日二诊：服药 23 剂，手足末端冰冷发紫等雷诺征好转 50%，双手臂及下肢跳动感消失。精神好转，乏力减轻，性功能略有改善。腰背部至小腿发凉感明显减轻。6 月 24 日 FBG 7.2mmol/L，PBG 9.9mmol/L。上方加淫羊藿 30g。

2008 年 7 月 30 日三诊：服药 30 剂，雷诺现象好转约 90%，手麻减轻，腰以下发凉进一步改善。性功能改善约 30%，乏力，现觉头昏蒙。血糖较前下降，FBG 5 ～ 7mmol/L，PBG 7 ～ 10mmol/L。7 月 25 日查 HbA1c 6.8%。二诊方中蜈蚣增至 4 条，加陈皮 9g，砂仁 6g。

2008 年 8 月 18 日四诊：服药 16 剂，雷诺现象几乎消失，现双手指末节及双足趾趾端已觉温热，肤色基本正常，无需穿棉袜。头昏蒙消失，手麻减轻50%，腰以下发凉减轻70%，性功能改善增加。血糖较稳定，FBG 5～6.6mmol/L，PBG 7～9.5mmol/L。

后患者多次复诊，雷诺现象未再复发。(《糖络杂病论》)

按：本案雷诺现象几乎完全消失，临床效果是肯定的。取效的原因：当归四逆汤是治疗手足厥寒的基本方，黄芪桂枝五物汤是治疗晚期糖尿病出现肢体麻木的基本方。除了对病精准外，所加药物也各有所主：乌头止痛，黄连治渴，蜈蚣止痉挛。而且本案用药量大，也是取效迅速的原因。

冻疮案（矢数道明）

3年前，余友妻子33岁，为冻疮所苦数年，那年尤为严重，两脚尖与趾甲肿大，糜烂渗出，趾甲脱落，不能走路，虽经皮肤科和外科治疗，但全然无效。投与当归四逆汤。余友对内服药治冻疮有些怀疑，勉强服下。但其后满怀喜悦心情来访，据说内服后隔了1天，手足变温，皮肤湿润，两脚肿胀减轻，1周后，坏疽等几乎完全消退。因为患者瘦弱贫血，故于第二年9月寒冬未到之前，即交替服用当归四逆汤与十全大补汤。如此已3年未犯。(《临床应用汉方处方解说》)

按：当归四逆汤是冻疮的专方。本案提示服药后手足变温热，肿胀减轻，坏疽消退。本案关于用当归四逆汤与十全大补汤交替服用预防冻疮的经验可以借鉴。

胫腓骨硬化性骨炎案（万友生）

史某，女，21岁。患右胫腓骨硬化性骨炎，经治愈后，1976年又患左胫腓骨中段硬化性骨炎，已 1 年多，久治少效。现患处隆起，疼痛酸胀，日轻夜重，以致难以入寐，有时痛引左膝关节，手冷，肌瘦，舌苔稍呈灰白色，脉弦细缓。1978 年 3 月 8 日初诊，投以当归四逆汤加鹿茸：当归 15g，桂枝 10g，赤芍、白芍各 30g，细辛 3g，炙甘草 10g，木通 10g，红枣 5 枚，鹿茸末 2g（冲服）。连服 40 剂，大得效验，患处隆起见平，酸痛渐止，夜间已不觉痛，能够安寐，食增神旺，肌肉渐丰。嘱守上方，坚持服至病愈为度。(《万友生医案选》)

按：硬化性骨髓炎又名 Garres 病、特发性骨皮质硬化和干性骨髓炎。此病较少见，病因不明，可能与损伤有关。因损伤产生骨膜下血肿，形成钙化，本病多发生在青壮年，男多于女，体质多健壮，如运动员，长管骨均多发病，但下肢以胫骨最为多见。本案采用当归四逆汤加味治疗取得满意疗效。其临床抓手有二：其一，患者有骨痛，而当归四逆汤具有止痛的功效，桂林古本《伤寒论》有"少阴病，脉微而弱，身痛如掣者，此荣卫不和故也，当归四逆汤主之"的记载，清代名医王旭高认为当归四逆汤"治寒入营络，腰股腿足痛甚良"(《退思集类方歌注》)；其二，手冷，舌苔稍呈灰白色，脉弦细缓，符合经典方证，当归四逆汤具有温经散寒功效。本方加鹿茸，是叶天士常用的温理奇阳法，对瘦弱之人的脊椎变形、凸出、佝偻，腰胯酸痛牵掣，或胫膝常冷者，常用生毛鹿角、鹿霜、当归、桂枝等。

阑尾炎并发腹膜炎案（朱木通）

某男，22 岁，身材瘦长，皮肤干燥瘀黑，看似痨病型。发病时正值盛夏，患者虽日夜覆重衿，手足依然逆冷。新婚未久即患盲肠炎，经二三西医注射、服药、冷罨三管齐下凡十余日，不但无少瘥，反而并发腹膜炎，其家人又畏忌开刀手术。肿瘤由右腹部漫延至全下腹。脉细而迟弱，不发热但恶寒，舌赤滑，口内和，嗜热饮，大便软，尿多。用药：除去冷罨法，投以当归四逆加吴茱生姜。结果：1剂疼痛即止，手足复温；连续1星期，盲肠炎尽愈，身体亦较病前为强。(《中医临床廿五年》)

按：阑尾炎穿孔并发腹膜炎，竟然用当归四逆汤治愈，其中经验值得重视。主治者的临床抓手，一是手足冰冷，二是脉细迟弱，三是舌赤滑、口中和、嗜热饮。前两者是经典方证"手足厥寒，脉细欲绝"，后者是主治者的独特视角。此案提示许多炎性病灶不一定用清热解毒药，还是应该据证而定。阑尾炎、腹膜炎亦有虚寒证，本案经验可以参考。

痢疾案（邢锡波）

吕某，男，54岁，售货员。患痢疾20余日，服香连化滞之药不效，仍每日夜下利脓血10余次，里急后重，腹部滞痛，渐至周身恶寒，四肢逆冷，心烦脘闷，饮食减少。舌苔薄黄湿润，脉象沉伏不扬，必须细为寻按，始觉指下沉弦，然有时模糊不清。证属湿热壅闭，气血不行。治宜：清利湿热，行气活血。处方：白芍30g，当归24g，通草10g，甘草10g，黄连6g，桂枝5g，细辛3g。服药后脉出肢温，精神较好，腹部坠痛减轻，下利大减，脓血不见。后去细辛、桂枝，加木香、枳壳，调理而愈。(《邢锡波医案集》)

按：痢疾，以痢下赤白脓血、腹痛、里急后重为临床特征。其中包括了细菌性痢疾、阿米巴痢疾，以及溃疡性结肠炎、细菌性食物中毒等。本案已经发病3周以上，常规的香连丸等无效，主治者才采用非常规的当归四逆汤治疗，效果显著。其临床抓手在于周身恶寒，四肢逆冷，特别是脉象描述十分详细。这是对经典方证"脉细欲绝"的生动诠释。本案日夜下利脓血，且里急后重，为何不用白头翁汤？白头翁汤证多腹部肛门灼热，脉滑数，并有口干欲饮等，热象更明显；心烦便血为何不用黄连阿胶汤？黄连阿胶汤多有严重的睡眠障碍，且要舌红绛，阴虚内热明显。方中用黄连代木通，符合疾病特点。

下颌慢性感染案（黄煌）

丁男，24岁，177cm，80kg。智齿拔牙后引起脸颊反复肿痛3年。2017年8月21日入院诊断：纤维异常增殖症伴感染，左下颌骨病变待诊。我先后用过葛根汤合桃核承气汤、防风通圣散等，病情有好转。

2020年3月18日来诊：近期复发，低热，左下颌脸肿痛异常，张嘴受限仅入一指宽，无法进食，十分痛苦。其人非常壮实，皮肤粗糙，面部背部痤疮满布，腹皮黯红，用手按之后压痕明显，久久不退。脉数，苔白滑。如此重症，非温散不能托毒外出，与当归四逆汤合麻黄附子细辛汤。处方：当归15g，桂枝15g，白芍15g，细辛10g，生甘草10g，黄芩15g，干姜5g，红枣40g，炮附子10g，生麻黄10g。7剂，餐后服，嘱咐开盖煎煮。

7天后来诊，两脸颊肿痛明显消退，疼痛已无，能张口伸入二指宽而吐舌出，能正常进食，家人非常满意。

按：近代医家时逸人曾谈及其经验："当归四逆汤，余用以治血凝气滞受寒之肿疡，与麻黄附子细辛汤合用尤佳。"（《时氏处方学》）本案是反复发作而且抗生素基本无效的慢性下颌骨炎症，当归四逆汤方证不是非常典型，用当归四逆汤合麻黄附子细辛汤有效。提示前人的经验之谈，有时也是作为用方的凭据。

精神分裂症案（姚梅龄）

姚梅龄，江西中医药大学教授。曾治一中年妇女精神失常，彻夜不眠，清晨 5 点症状加剧，指着月亮骂骂咧咧，语无伦次。时中秋，却身着棉衣，双手冰冷，脉细如丝，四五天无大便而无所苦，舌苔白，眼睛熠熠生辉。忆及其父曾用当归四逆汤加左金丸治一 17 岁女孩躁狂症的经验，遂照方使服，不料第 2 天解黑色大便多枚，骂声即止，竟然一睡至下午傍晚方醒，病遂愈。（姚梅龄：当归四逆汤治愈疑难杂症的幕后细节，根据讲座录音整理，网上资料）

按：精神分裂症用当归四逆汤加味治愈，是很有意思的案例。彻夜不眠，常常让人想起柴胡加龙骨牡蛎汤；不大便四五天，常常会让人想起桃核承气汤。但主治者却没有被此信息干扰，除有其父亲经验的指导外，还应该是对经典方证的把握，双手冰冷，脉细如丝，正是经典的当归四逆汤证。另外，其人眼睛熠熠生辉，可以排除虚寒精神病的麻黄附子细辛汤证及四逆汤证。其人身体冷、舌苔白，可以作为当归四逆汤方证的又一支撑。

类风湿性关节炎案（黄煌）

张女，26 岁，155cm，45kg。2016 年 8 月 30 日初诊。

2014 年确诊类风湿，服用甲氨蝶呤以及止痛药。现诉自觉周身疼痛，为一种血管搏动样疼痛，无法上班，只能卧床。口腔溃疡反复，眼中分泌物增多，小腹灼痛，大便黏滞时肛裂。询得有冻疮史。其人体瘦，面黯黄有油，唇黯红舌红红。是当归四逆汤证，但热象明显，于是合黄连解毒汤与泻心汤。处方：当归15g，桂枝20g，白芍40g，生甘草10g，细辛10g，黄连5g，黄芩10g，黄柏10g，栀子10g，制大黄10g，干姜10g，红枣50g。7剂。

2017年9月13日复诊：关节疼痛缓解好转，能上班了，血沉及C反应蛋白恢复正常。

按：当归四逆汤方证是一种寒热夹杂的病理状态，患者多有牙龈出血、口腔溃疡、便秘、关节肿痛等，可以合用清热方药。内热，合黄芩汤，治腹泻、热痹、口疮、痛经；火热，合泻心汤，治吐血、衄血、头面部感染；阴虚火旺，合黄连阿胶汤，治失眠、卵巢早衰；湿热，合黄连解毒汤，治热痹、湿疹、盆腔炎等。本案是热痹，不仅关节肿痛，而且有大便黏滞、小腹灼热疼痛、口腔溃疡、目眵多、唇舌红等热象，故用当归四逆汤配黄连解毒汤加大黄。方证相应，寒热药各起其效，相得益彰。

第十五章

地黄类方医案

一、肾气丸

经典的虚劳病方，传统的温肾利水方，具有利小便、壮腰膝、治短气、止消渴的功效，适用于以腰酸膝软、少腹拘急、小便不利为特征的疾病，以及老年慢性病的调理。现代研究提示，此方能增加脑血流和视网膜中央动脉血流、改善末梢循环、提高男性睾酮和精子质量、促进胰岛素分泌、改善胰岛素抵抗、促进老年人代谢水平、促进神经元及骨骼肌生长等。此方又称八味丸、金匮肾气丸。

经典配方

干地黄八两，山药四两，山茱萸四两，泽泻三两，牡丹皮三两，茯苓三两，桂枝一两，附子（炮）一两。

上八味末之，炼蜜和丸梧子大，酒下十五丸，加至二十五丸，日再服。（《金匮要略》）

经典方证

治脚气上入，少腹不仁，服八味丸方。（五）

虚劳腰痛，少腹拘急，小便不利者，八味肾气丸主之。（六）

夫短气有微饮，当从小便去之，苓桂术甘汤主之；肾气丸亦主之。（十二）

男子消渴，小便反多，以饮一斗，小便一斗，肾气丸主之。（十三）

问曰：妇人病，食饮如故，烦热不得卧而反倚息者，何也？师曰：此病转胞，不得溺也，以胞系了戾，故致此病。但利小便则愈，宜肾气丸，以中有茯苓故也。（二十二）

前列腺肥大伴脑动脉硬化案（岳美中）

患者 72 岁，男性，身材魁梧，形体肥胖，无明显病容。自述排小便不畅，尿线变细已数月。无尿路刺激症状，下腹部不痛，亦不发热。溺色清，小腿无力，转弯时步态不稳，有将跌倒之势。既往有高血压病史。舌象无改变，脉稍数无力。患病后曾在本国和西方某国经治无效。由于疾病影响工作，心情颇为焦虑。医疗组体检之后，诊断为脑动脉硬化、震颤麻痹、前列腺肥大。细询病情，察色按脉，根据《医宗金鉴》和《医林改错》的记载，认为患者年逾古稀，表面虽似壮实，体内相火已衰，肾阳已虚，气化不行，下焦排泄功能减损，故尿线变细、排尿困难。肾阳虚不能与阴配合，失去平秘协调之用，浮越向上，是以血压增高。肾虚则子盗母气，致令肺气不足，气血流行不畅，造成筋肉失养，故小腿无力，行步不正。实乃中风前驱症也。综观诸病，病变以肾阳不足为主，肺虚血滞次之。但临证处理时，亦须顾及肺金，使金水相生，有利于疾病的康复。遂予补阴配阳，化气行水之味，佐以益气通络之品，投金匮肾气汤合加减补阳还五汤治之。处方：干地黄 24g，山萸肉 12g，怀山药 12g，粉丹皮 9g，云茯苓 9g，建泽泻 9g，炮附子 4.5g，紫油桂 3g，生黄芪 30g，广橘络 3g，地龙皮 4.5g。水煎每日服 1 剂。方中广地龙一味，为了确定其质量是否合格，余曾亲自品尝。服药过程中，每天查看病情，并配合针灸按摩以治其外，嘱增加活动量以助气血运行。

4 剂服已，溺即通畅，小便次数既少，精神和体力状况有所改善，未出现不适反应。15 剂之后，大见起色，排尿趋于正常。继续治疗至 25 天，排尿基本正常，气力倍增，步态渐正。徒步行程由治疗前的半里，治疗后增加

至 3 里路，并能在医疗人员的陪同下一起登山、游湖了。（《岳美中医话集》）

按：肾气丸对老年人的尿失禁、尿无力有效。本案患者初看身材魁梧，形体肥胖，很容易误诊为热证、实证，但根据其年龄以及下肢无力等，而用肾气丸加黄芪等，效果明显。由此可见，老年人的尿无力、尿失禁、排尿细、尿等待、夜尿频数等，都可以考虑肾气丸。

小便甘甜案（孙一奎）

余族兄双柏，五旬后病消渴，时师以滋阴降火之剂投之，小便愈多，色清而长，味益甘，则渴益甚。屡更医，率认为热，尽用苦寒，轻剂如天花粉、黄连、麦冬、石膏、知母之类，重剂如汞丹之类，不惟不效，反致遍身如癞，精神瘰削，脉皆细数。余后至曰：此东垣所云，消渴未传也。能食者，必发脑疽背疮；不能食者，必传中满鼓胀。今脉细数，而肤皆瘾疹，宁免其无疽疡乎？急宜更药，毋用寒凉坏胃也。乃以肾气丸加桂心、五味子、鹿角胶、益智仁，服之半月，精神需长，消渴全除，小便不甜，肤疹俱脱，十年无恙。（《皕一选方治验实录》）

按：本案是糖尿病皮肤病患者。糖尿病皮肤病变是糖尿病最常见的并发症之一，其特点为病变范围广，种类多，损害全身任何部位的皮肤，发生于糖尿病的各个时期。患者通常呈红色面孔、皮肤疱疹、颈部毛囊炎、难忍的瘙痒、感觉异常、出汗反常、足部坏疽、黄色瘤等。本案患者"遍身如癞""肤皆瘾疹"的记录，不能排除患者经常患有疖肿、毛囊炎、脓疱病和痈等细菌感染的可能，故主治者也提出"宁免其无疽疡乎"的忧虑。治疗方法采用肾气丸。肾气丸是经典的消渴方和虚劳方，对瘦弱者多用，而本患者癯削，也符合经典方证。

本案主治者对原治疗方案颇有反感。但临床上石膏、知母、黄连、麦冬，以及人参等均是治疗消渴病的常用方药。所以，这里需要就肾气丸与白虎加人参汤作方证鉴别。两方均是古代的治渴方，现在都可用于糖尿病。前者是昔肥今瘦、面色黧黑，后者是昔热今虚、心下痞硬；前者多有小便量多或无力，后者多有精神萎靡而口干舌燥；前者腰痛膝软，后者心慌气短；都是糖尿病，肾气丸多用于2型，白虎加人参汤多用于1型。

小便极多案（陆养愚）

两广知府陈公，年近古稀而多宠婢，且嗜酒。忽患口渴，茶饮不辍，而喜热恶凉，小便极多，夜尤甚，大便秘结，必用蜜导日数次，或1块或2～3块，下身软弱，食减肌削，所服不过生津润燥、清凉而已。脉之，浮按数大而虚，沉按更无力……乃以八味丸料，加益智仁，煎人参膏糊丸。每服五钱，白汤送下，日进3服。数日溺少，十日溺竟如常。大便尚燥，每日1次，不用蜜导矣。第口渴不减，食尚无味，以升麻一钱，人参、黄芪各三钱，煎汤送丸药。数服，口渴顿止，食亦有味。又10日，诸症痊愈。（《续名医类案》）

按：本案也是糖尿病。患者最主要的临床症状是口渴、小便频数、便秘。主治者用肾气丸加人参、益智仁为丸，很快解决了二便问题，后加人参、黄芪、升麻煎汤送服丸药，又解决了口渴问题。肾气丸是治疗消渴见小便不利的专方，《金匮要略》云："男子消渴，小便反多，以饮一斗，小便一斗，肾气丸主之。"除尿频以外，尿失禁、尿潴留等均有效果。但根据传统经验，患者一般会出现"少腹拘急"或"少腹不仁"的腹证。

产褥高热伴尿潴留案（大塚敬节）

患者体温虽高达 40℃，但脉沉弱而不数。因尿闭以导尿管排尿。下腹放置冰袋，头部、心脏部亦用冰袋降温，足放入暖脚壶内，室内用火炉加温。患者主诉口渴，常漱口，口干不得眠。腹软无力，除子宫之外均软弱如绵。去冰袋，与八味丸，2 日小便自然通畅，热逐渐下降，不足 1 个月痊愈。（《临床应用汉方处方解说》）

按：产褥高热复加尿潴留，病情危重，其人足部极冷，上置冰袋，下放脚炉的场景十分奇特，而腹软如绵、脉沉弱不数的体征非常形象，主治者按转胞处理，用肾气丸显效。"转胞"是中医对尿潴留的称呼，多见于妇人。《金匮要略》载："问曰：妇人病，饮食如故，烦热不得卧而反倚息者，何也？师曰：此名转胞，不得溺也，以胞系了戾，故致此病。但利小便则愈，宜肾气丸主之。"本案细化了肾气丸在尿潴留应用时的临床指征。

妊娠尿潴留案（夏仲方）

30 余岁妇女，小产后 2 个月又受孕，在妊娠 5 个月时，足肿面浮，白带如水淋漓，大便或秘结或泄泻，手足心常感发热，至此时已连续口渴多饮多尿 8 个月，小便反少而解不爽利，浮肿更甚而面现晦黑。不几日，溺不通，白带自止而下腹胀急，服药不效，实施导尿而出。后又闭阻，气息粗逆，心胸烦热，渴不敢饮，饥不敢食。脉象劲大无伦，舌色殷红而质嫩。处方：干地黄 18g，山药 12g，山萸肉 6g，茯苓 9g，泽泻 9g，桂、附各 4.5g。服 1 剂，5 小时许起行溺，量不多而难下，又 1 小时而小便畅利，满腹轻快，欣然进餐。连服 5 剂，而水样白带大下，大便多稀薄，烦热口渴得除。腰际发冷而腰重坠，易方给甘姜苓术汤，7剂而所患痊愈，颜面浮黯消去，脉之劲大亦转柔小，停药至分娩无他患。（《中医经方家夏仲方专辑》）

按：同样是肾气丸治疗尿潴留，但本案对患者面色、脉象、舌象、既往史的记录，对理解肾气丸证颇有帮助。面色晦黑，是古代医家用肾气丸时常参考的一种脸色。如尤在泾医案描述为"面黧形瘦""面黑目黄"。黑，是肾色。脉象劲大无伦，舌色殷红而质嫩，也是肾气丸的典型脉证与舌证，即所谓"下虚上实"。连续8个月的口渴多饮多尿、足肿面浮、白带如水淋漓，是脾肾阳虚之象，可见肾气丸证早已存在。

前列腺术后尿无力案（黄煌）

薛男，55岁。2015年1月23日初诊。

2014年12月8日前列腺激光术后小便无力，排尿需按压腹部方能点滴而出，尿频，夜尿5～6次，一天10～15次，并尿血2次。其人体胖，175cm，75kg。腹部硕大，按之松软如女人。舌嫩红，舌苔滑。既往有高血压、青光眼手术史。与济生肾气丸。处方：制附片10g，肉桂10g，熟地30g，山萸肉15g，山药15g，茯苓20g，泽泻20g，牡丹皮15g，怀牛膝30g，车前子20g。15剂，每天1剂。药后症状明显减轻。后主治医生又介绍一位病人来诊。

按：此案的腹证非常明显，即腹部松软如女人。这是肾气丸腹证"少腹不仁"的表现之一。健康男性的下腹部通常比较充实，腹肌有弹性，而松软腹证的出现，可能与下腹部盆腔腹腔供血不足、腹腔内压力低下、膀胱尿道压力不足、腹壁肌肉松弛等因素有关。本案在前列腺手术后出现尿无力，据此腹证用肾气丸有效。

鼓胀案（费兰泉）

余在师处见一童年二十，尚未通精，身长仅三尺余，面黄色萎，腹胀脐平足肿。有戴姓偕来。吾师诊之，问曰：此是何人？戴姓曰：是寒舍之牧牛佣也。问曰：工钱一月若干？戴姓曰：三百文。吾师曰：不必开方，回去待毙可也。戴姓曰：此岂绝症耶？吾师曰：家贫不能服药。若要病痊，非药资十千文不可。其工价每月止三百文，何得不死？

戴姓曰：病若可痊，吾代出十千文，亦周全一命。吾师曰：吾当代赊，如十千之外，吾代偿可也。即进以济生肾气汤原方：熟地六钱，山萸肉二钱，丹皮钱半，山药二钱，茯苓四钱，泽泻二钱，车前二钱，牛膝钱半，肉桂一钱，附子一钱。服20剂，面色转红，腹肿渐消。吾师曰：再服前方20剂。而腹膨足肿，俱已退尽，诸恙霍然。

吾问师曰：小儿童身，纯阳之体，前后共服桂、附八两，如炭投冰，40剂不更一味而病霍然，神乎技矣。师曰：……方药对病，如指南之针，心中断不可疑惑。倘服三四剂不效，即更他方，病深药浅，往往误事。吾令其服40剂而病可痊，胸中早有成竹也。（《诊余集》）

按：余听鸿，常熟名医，晚清经方家。他的医案多是追忆式医案，有场景，有情节，娓娓道来，把救治大病难病的经过写得很清楚。本案是回忆其师费兰泉先生用济生肾气丸治一放牛娃鼓胀的经过。济生肾气丸是在肾气丸上加了怀牛膝、车前子，功擅温阳利水。但此案的重点不是讲济生肾气丸的方证，而是强调用此方要原方连续服用，不必轻易更方。这种用方的思路，需要对方证非常熟悉，其中"腹胀脐平足肿"的鼓胀是济生肾气丸主治疾病，而其人年二十，"尚未通精，身长仅三尺余，面黄色萎"，发育迟缓，是肾气丸适用人群，如此方病相应与方人相应，则济生肾气丸方证锁定，经常服用数月，自然才能见效。案后所言"方药对病，如指南之针，心中断不可疑惑"，就是对方证相应思路的强调。

鸡朜臕案（余听鸿）

常熟东门外颜港桥老虎灶内小童年10岁，先因肾囊作胀，常熟俗名"鸡朜臕"，觅单方服之。延40日后，肢瘦腹胀，脐突而高，作喘，肾囊胀亮，茎肿转累，如螺如索，小便六七日未通，奄奄一息。余诊之，思如此危症，难于下手。急进济生肾气汤大剂，附、桂各一钱，倍车前、苓、泻。服两剂，小便渐通，一日数滴而已。后服之五六剂，小便渐畅，茎亦直而不转矣。再以原方减轻，服20剂，腹胀亦消。惟形瘦不堪，后以参苓白术散调理而痊。将近十龄之童，前后服桂、附各两余，所谓"小儿纯阳"一语，亦不可拘执也。（《诊余集》）

按：本案应是一例严重的小儿肾病。水肿常最早出现，始于颜面眼睑，渐及全身，单纯性肾病多高度浮肿，指压皮肤呈凹陷性，重者出现胸水、腹水、鞘膜积液和阴囊水肿，可导致呼吸困难、腹泻或呕吐。本案用济生肾气丸有良好的利尿效果。本案的宗旨是告诉读者，治疗小儿不必拘泥于小儿纯阳一说，而不敢用温阳药物。中医的学说何其多也，临床可参，但不能泥古。经方重在识别方证，有是证者用是方。

滑胎案（费兰泉）

余在师处见一施姓妇，年未三旬，每受妊至三月，即小产，已经三次。是年受妊近三月，恐其又滑，就诊吾师。此妇面色白，而略兼青色，口淡不渴，饮食不能克化，脉细濡而形寒。吾师进以附桂八味汤，服十余剂，面色稍红，饮食稍进。谓其夫曰：不必服药，惟每日服附桂八味丸三钱，服至临产，自然母子俱安，后果无恙。（《诊余集》）

按： 肾气丸又称八味丸、附桂八味丸。本案用以治滑胎。其人面色白，而略兼青色，口淡不渴，形寒怕冷，脉细濡，可作为应用肾气丸时参考。另外，中医有"胎前一团火，产后一块冰"之说，而此案连服附桂八味丸至临产，可见方证相应后，既安全，又有效。

流痰案、杨梅疮案（余听鸿）

孟河巢沛三先生，治一横桥开肉铺者，身上流痰 10 余块，久溃不愈，色紫黑而肉僵硬，不知痛痒，无脓流水，肌肉皆削，胃气索然。患者曰：我戒口多时，胃气愈败，不知能稍进荤腥否？沛三先生曰：思食，胃气尚旺，肉鸭亦可食之。患者曰：若能开荤，死亦瞑目。看其病情，系多服寒凉，气血凝滞所致。投以金匮肾气汤，月余肌肉转红，渐软作痒。至两月后，先生再至横桥，有一人体肥貌丰，叩谢。先生茫然，几不识其人，问其原委，从开荤之后，胃日健旺，一方服 60 余剂，疮平肌复矣。所以外症以胃气为本，胃以食所喜为补，若各物禁之，再以寒凉克伐戕胃，或温补壅塞助火，则殆矣。孟子云：尽信书，则不如无书。临证变通，方为上工。

壬午后余至琴川，有张姓，身上数十孔，大如钱，色黯肉僵，流水无腥秽味，不知痛痒，肌肉削瘦，人皆谓杨梅疮。余曰：寒凉凝结。出前医之方，俱苦参、黄柏、木通、翘、栀、芩、连、土茯苓等类。因戒口极净，胃气呆钝。余令其开荤，从先生金匮肾气法。10 余剂后，服温通气血之品 20 余剂而痊。后遇类此者数症，莫不应手。皆食先生之德，故记于

此，聊志感仰之意。（《诊余集》）

按："流痰"是发生在骨与关节间的慢性化脓性疾病。余听鸿编写的《外科医案汇编》云："痰凝于肌肉、筋骨、骨空之处，无形可征，有血肉可以成脓，即为流痰。"本病的特点是好发于骨与关节，病程进展缓慢，初起不红不热，化脓亦迟，脓水清稀，并夹有败絮样物质，溃后不易收口，易形成窦道，常可损筋伤骨而致残废，甚至危及生命。本病可见于西医的骨与关节结核。肾气丸用于流痰病，此案可证。适用人群大多为病程日久，且经过严格的忌口，导致营养不良，肌肉削瘦。服用肾气丸的同时，必须恢复正常饮食，特别是要食用动物蛋白。此案提及"外症以胃气为本，胃以食所喜为补，若各物禁之，再以寒凉克伐戕胃，或温补壅塞助火则殆矣"，确为经验之谈。

糖尿病下肢无力案（黄煌）

范男，45 岁，168cm，72kg。2017 年 7 月 19 日初诊。

糖尿病 3 年余。诉下肢乏力，下楼时两腿发软明显，并有膝盖酸痛。小便无力，常有尿等待现象。但食欲旺盛。其人脸黯黑，眼圈如熊猫，眼白充血，舌淡红，下肢皮肤干燥浮肿，舌胖大。与济生肾气丸加味。处方：怀牛膝 30g，车前子 15g，制附片 10g，肉桂 10g，生地 30g，山萸肉 20g，茯苓 20g，山药 20g，牡丹皮 15g，泽泻 20g，川石斛 20g。15 剂。此方服用一个半月后来诊，脸上光泽许多，喜告下肢有力了，行走已不晃，下肢已不冷了，性功能也改善了。嘱咐原方续服。

按：肾气丸经典方证是虚劳腰痛。"虚劳"是消瘦而体力下降的一类疾病，晚期糖尿病大多属于虚劳的范畴。腰痛，不仅仅是疼痛，也包括了下肢无力、行走困难等行动障碍性症状。糖尿病多见以上症状，用肾气丸有效。本案年龄虽然不大，但由于糖尿病的原因，已经出现步履乏力、尿等待、性功能低下等中医所谓"肾亏"的表现，本案用方是济生肾气丸加石斛。一般来说，肾气丸适用人群大多面色黯黑或黯红。

咽痛案（裴兆期）

一人咽喉痛，不能饮食，时作时止者半岁，吹喉消痰降火药咸罔效。裴诊之，两寸洪大而虚，尺部虚而无力，两足喜暖畏寒，口喜冷饮，甫下咽旋越去，此下真寒上假热也。治当从其性而伏之，用八味丸料加炒黑干姜，水煎，入青盐少许为向导，冷而与之，三剂而愈。(《续名医类案》)

按：古代文献中有不少肾气丸治疗咽痛、牙痛、口疮、失音的案例。其人大多有面色黯黑、下肢冰冷、小便频数、腹泻等，其脉象或洪大而空，或沉细，或微弱等。病责之为下虚上实、虚阳浮火之类。

二、犀角地黄汤

古代的止血方，具有清热解毒、凉血散瘀、养阴止血的功效。现代研究提示，此方能退热、改善血液循环障碍、调整免疫功能等，适用于吐血、衄血、便血、尿血、皮下出血等各种出血性疾病并见身热神昏、舌绛起刺者。此方原名芍药地黄汤，见南北朝陈延之所撰的《小品方》。

原书配方

犀角一两，生地黄八两，芍药三两，牡丹皮二两。

上四味，㕮咀，以水九升，煮取三升，分三服。喜妄如狂者，加大黄二两，黄芩三两。（《备急千金要方·胆腑》）

原书方证

芍药地黄汤，疗伤寒及温病，应发汗而不发之，内瘀有蓄血者，及鼻衄吐血不尽，内余瘀血，面黄大便黑者，此主消化瘀血方。（《外台秘要·伤寒衄血方四首》引《小品方》）

齿衄暴作案（方略）

徽州江昌言先生，体素虚寒，常患酒疾，腹痛便闭，每服温补之药而愈。乙巳春，忽患口中流血，立不能坐，俯不能仰，鲜血滴地，成钵成盂，闭口则血从鼻出，匆遽迎余诊之。脉不见数，满口皆血，不辨来路，自以指探入口，拈皮在外，所脱之皮甚多。余见血出之暴，法宜治标。令购雪梨二枚，去皮食之，旋以犀角地黄汤加麦冬、泽泻、元参、白芍，一服即愈。次日视之，左牙尽处有孔陷下，方知血出于此，舌苔嫩极，皮从舌上来耶。因其体近虚寒，故一剂而即效耳。（《皕一选方治验实录》）

按：犀角地黄汤与泻心汤均是止血方，用于吐血、衄血。犀角地黄汤多用于温热发斑，大多有外邪热毒引发。泻心汤多用于心气不定、吐血、衄血，虽然也用于温热病，但更多是杂病出血。本方是血热，出血充血明显，多有血液问题；泻心汤是火热，烦躁不安明显，且有局部肿痛。

舌衄案（余听鸿）

常熟东门老塔前卢姓太太，是晚至寓就诊。脉来浮数，满口出血盈碗，彼自谓出自齿缝。余灯下观之，血凝满口，不能清切。以齿衄治之，投以玉女煎，阳明少阴合治。明日出血更甚，邀余就诊其家。脉仍浮数，满口血糜模糊，吐血满盆。余令其用凉水漱口，将血拭净，细看其齿龈不胀，并无血出；见其舌上有血衣一层，用箸拨开，舌衄如注，舌上小孔无数，皆如针头。余曰：此乃心脾郁热，迫血妄行，舌衄也。急用蒲黄、槐花炭研末敷之，进犀角地黄汤加蒲黄炭、人中白、青盐咸寒滋降等品，合四生饮，一剂而愈。所以诊病苟不细心，仍作齿衄，治之不效，血出过多，难免危险。(《诊余集》)

按：犀角地黄汤与玉女煎均是清热方，前者擅长凉血止血，适用于血液病导致的出血不止；后者擅长清热止渴，适用于牙龈肿痛、齿缝渗血。病不同，方也不一样。本案就是例证。四生饮，其方不明，推测为四种新鲜药物或食物构成，如鲜生地、鲜石斛、鲜沙参、鲜藕汁、鲜梨汁、鲜芦根汁、鲜蔗汁、西瓜汁等构成。

丹痧案（朱莘农）

始则咽喉红肿碎痛，风、热、痰三者交蕴于肺胃也明矣。前师投以散风泄热化痰等法而病不为衰；复增攻消荡涤之品，大便得通，屡进屡行，喉症由此渐衰而能日趋佳境，原属美事。讵知内热不已，咳嗽时作，痧透不足，红赤如朱，是邪仍在肺胃不得外达而反内陷，由气传营，郁而化热，热则逼发于外，外似觉轻，内实日重。其所以然者，盖正气由消而益伤，邪热因正伤而下陷，所谓正不胜邪也。邪热既在营分深处，自然难于泄解，日日熏蒸，阴分不伤而自伤，阴伤则不能制火，火乃炽而风自动，升腾于上，燔灼不已，于是由胃凌心，宫城之窍被蒙，津液为其锻炼成腐，腐苔见于舌，舌质红赤而干，神识为之昏糊，手指为之搐搦，两目为之闭而不开，痧已一候未回，依然红活如朱，两脉似有若无。正气亏甚，火炽内燔之证。病已危笃，厥脱当在意中。勉拟独参汤以维正气，再投以咸寒救阴、清火息风法中参以宣窍之品。

真吉林人参二钱（另煎先服），乌犀角四分（先煎），鲜生地八钱，牡丹皮二钱，白芍二钱，黑山栀三钱，太阴玄精石四钱（先煎），石决明六钱（先煎），左牡蛎四钱（先煎），朱茯苓、朱茯神各四钱，黑玄参二钱，青龙骨、青龙齿各三钱（先煎），大麦冬二钱（辰砂二分拌），明玳瑁四钱（先煎），朱灯心三尺。另：琥珀抱龙丸一粒，以鲜金丝菖蒲八分，煎汤化服。改方去犀角、琥珀抱龙丸，加珍珠母四钱（先煎）。

自注：患孩痧透病危，前师皆用犀、羚、地、斛、芩、丹、栀、石膏及至宝丹等，立法不为不合，而迄无一效者，未能从虚处着眼也。余用独参汤先服以维正气，盖因病当正不胜邪之际，乃以扶正为急耳。然丹痧用人参以挽救者竟属罕见，故录之以备后学参考。（《江阴县老中医医案选编》）

按："丹痧"，又名"烂喉痧"，即西医学的猩红热。这是一种 A 组溶血性链球菌感染引起的急性呼吸道传染病。其临床特征为发热、咽峡炎、全身弥漫性鲜红色皮疹和疹退后明显的脱屑。少数患者患病后，由于变态反应而出现心、肾、关节的损害。本案患儿丹痧逾期不回，神识昏糊，苔腐舌干，两脉若有若无，病势甚危。前医用犀、羚、鲜地、鲜斛、石膏、芩、连、至宝等品，又迄无一效，而朱莘农转手数诊，即有生机，其道理是值得研讨的。根据本案分析，此证的主要病理变化：一是营血热毒炽盛；二是痰热蒙于心包；三是气阴大伤，虚阳浮越。前医用药所以无效者，是仅及邪实未顾正虚一面。朱氏先投服独参汤以扶助正气，继进犀角地黄汤加麦冬、玄参、玄精石等清心凉营、生津救液，复入金石类镇潜阳，佐以琥珀抱龙丸化痰热、宣清窍。立法稳健，与病机十分切合，疗效亦好，值得我们学习。其中患者红赤如朱一症，是本案的用方着眼点，也可以视为犀角地黄汤的方证之一。

药疹案（许履和）

王某，男，43 岁。……因渗出性胸膜炎而住入我院。入院后经中西医药物治疗，胸膜炎已好转。但至 2 个月后，全身出现红疹，瘙痒不休。转皮肤科会诊，诊断为药疹……瘙痒无度，伴有高热（体温 39.8℃），有汗热不解，乃邀余会诊。

会诊记录：患者全身斑疹密布，色赤如丹成片，仍感瘙痒，壮热汗出，渴喜凉饮，咽喉两颊红碎疼痛，小便黄。脉来洪数，舌上苔少质红，体温 39.3℃。此热毒充斥，气血两燔，恐有内陷心肝，发痉神昏之变。

（1）养阴生肌散，吹口腔咽喉，1 日 5 次。

（2）乌犀角研末或水磨 1g，1 次服。

（3）生地 20g，牡丹皮 9g，赤芍 9g，生石膏 20g，炙知母 9g，黄连 3g，黄芩 9g，竹叶 9g，黑山栀 9g，甘中黄 4.5g，玄参 9g，连翘 10g，桔梗 3g。

前方服 2 剂，发热渐退（体温 37.8℃），出汗较多，斑疹渐消，咽喉溃疡以咽弓为主，疼痛得减，口腔内分泌物尚多。仍以原法继进，犀角粉每剂改为 0.6g。2 天后斑疹已退，体温正常（体温 36.8℃）。(《许履和外科医案医话集》)

按：适用于犀角地黄汤的皮肤病患者，局部皮损多发红干燥皲裂，扪之发热，刮之出血。其人多烦躁怕热，肤白唇红，便秘。多种炎症性、变态反应性皮肤病，如银屑病、红皮病、荨麻疹、糖尿病皮肤瘙痒、特应性皮炎、湿疹、药疹等常有应用机会。本案是药疹，"全身斑疹密布，色赤如丹成片"，这就是犀角地黄汤的皮肤证。因为患者汗多脉数，故合白虎汤、黄连解毒汤；咽喉糜烂，故合桔梗汤。当今，犀角已经不可得，可以改用水牛角，水煎量需大，也可研粉吞服。

原发性血小板减少性紫癜案（姜春华）

杨某，男，35 岁。

初诊：口腔黏膜出血，并伴有周身紫癜密布。发热，体温 38.3℃，头昏眼花，心悸少寐，舌红苔少，脉滑数无力。西医检查为原发性血小板减少性紫癜，血小板 $6×10^9$/L。宜凉血散瘀，治以犀角地黄汤加味。

处方：广犀角 3g，生地黄 24g，赤芍 12g，牡丹皮 9g，旱莲草 15g，女贞子 15g，龟板 9g。14 剂。

二诊：药后热退，口腔出血止，紫癜减少，血小板增加到 $75×10^9$/L。续方 14 剂后，血小板增加到 $89×10^9$/L，紫癜逐步消失。（《内科名家姜春华学术经验集》）

按：血小板减少性紫癜是一种以血小板减少为特征的出血性疾病，主要表现为皮肤及脏器的出血性倾向，以及血小板显著减少。本案用方是犀角地黄汤合二至丸加龟板。

银屑病案（黄煌）

陈女，68 岁。体格微胖，皮肤白，声音洪亮，性格爽朗。四肢臀部红斑鳞屑，4 个月后确诊为银屑病。发病前服用 2 年枸杞、红花、锁阳泡酒。先后用越婢加术汤、大柴胡汤和桂枝茯苓丸等无效。

2015 年 12 月 22 日再诊：近期皮疹发作较甚，皮损增厚，面部有新生，局部皮损干燥开裂，色红刮之出血。平时怕热易出汗，入睡困难，左膝关节变形，双下肢浮肿。舌红苔干厚，脉滑，88 次 / 分。明显是热证。处方：生石膏 50g，生地 50g，赤芍 30g，牡丹皮 20g，黄连 5g，黄芩 10g，黄柏 10g，栀子 10g，生大黄 10g，芦根 30g。7 剂。

2015 年 12 月 26 日复诊：药后皮损变薄，色转淡，局部有刺痛感。现诉怕热，皮肤瘙痒，食欲旺盛，睡眠时间 3 ～ 4 小时。原方改生地 80g，7 剂。嘱若胃胀或腹泻，可以 1 剂服 2 天。

2016 年 1 月 12 日三诊：近期感冒后，皮疹爆发。原方加水牛角：水牛角 15g（先煎），生地 30g，赤芍 30g，牡丹皮 20g，黄连 5g，黄芩 15g，黄柏 10g，栀子 10g，连翘 30g，生石膏 30g（先煎），生甘草 5g。7 剂，饭后服。

药后皮损变薄，但面积变大，皮色转淡，睡眠改善，怕热汗出、面红症状好转，大便 2 ～ 3 次 / 天。改方加大水牛角用量至 30g，病情稳定。服用至春天，皮损仅局限在两下肢胫骨处，病人对疗效满意。

按： 犀角地黄汤在皮肤病上应用机会较多，适用者大多皮损通红，或干燥如牛皮，或皲裂出血。而且，因为病情复杂，个体差异大，大多需要合方。瘀热，合桂枝茯苓丸；内热，合黄芩汤；火热，合泻心汤；湿热，合黄连解毒汤；气热，合白虎汤。本案为犀角地黄汤合黄连解毒汤加石膏、连翘、甘草。其人精神饱满，肤白面红，声音洪亮，怕热多汗，下肢肿胀，舌苔干厚，一派热象，且其病是误服温补药酒引发，故用药如此。

三、防己地黄汤

古代治疗中风方之一，传统的育阴息风方，适用于精神错乱的中风患者及部分精神心理疾病的治疗。

经典配方

防己一分，桂枝三分（去皮），防风三分，甘草（炙）二分。

上四味，㕮咀，以酒一杯，渍之一宿，绞取汁。生地黄二斤，㕮咀，蒸之如斗米饭久，以铜器盛其汁，更绞地黄等汁，和分再服。（《金匮要略》）

防己、甘草各二两，桂心、防风各三两，生地黄五斤（别切，勿合药渍，疾小轻用二斤）。（《千金方》）

经典方证

治病如狂状，妄行，独语不休，无寒热，其脉浮。（五）

治言语狂错，眼目霍霍，或言见鬼，精神昏乱。（《千金方》）

皮疹、痴呆伴双手舞动案（黄仕沛）

利某，女性，84 岁。有高血压、糖尿病病史，数年前开始出现近事遗忘，但对答尚切题。曾行 CT 检查提示多发腔腺性梗死、动脉硬化。1 年前不慎跌倒致左股骨髁上骨折长期卧床。3 个月前因护理不当开始出现骶尾部褥疮，褥疮逐渐增大。1 个月前开始出现双手不自主舞动。

2009 年 12 月 17 日，因褥疮来我院住院。当时见其全身皮肤干燥开裂，两颧及双手潮红，全身散在红色皮疹，以下腹及骶尾、腹股沟区为主，骶尾部褥疮。予甘草泻心汤治之。处方：甘草 30g，黄芩 15g，川连 6g，党参 30g，大枣 15g，干姜 6g。4 剂无效，皮疹有增无减，两颧及双手通红。

12 月 20 日黄师查房，见其双手十指形似兰花，撮空舞动而无休止，结合本患者高龄，长期卧床，既往 CT 检查提示多发腔腺性梗死、动脉硬化，近年有认知功能下降，1 个月前开始出现双手不自主舞动的病史，考虑此乃血管性痴呆引起的行为异常。患者虽有褥疮、皮疹，无明显渗液，非甘草泻心汤证也。全身皮肤干燥开裂，两颧及双手潮红，一派阴津亏耗之象，故当以大剂量生地黄治之。方拟百合地黄汤，更加苦参。处方：百合 45g，生地黄 90g，甘草 30g，苦参 15g。4 剂后，两颧及双手潮红稍减轻，双手舞动有所减少。

12 月 25 日，考虑皮疹已明显减少，遂专任防己地黄汤，予处方：防己 24g，生地黄 90g，甘草 30g，防风 24g，桂枝 12g。4 剂后，两颧及双手已无潮红，双手无不自主舞动，皮疹亦明显减少。诸医皆称奇，对黄师用药之神效心悦诚服。

黄师曰："仲景治疗精神异常多使用大剂量的鲜地黄，百合地黄汤用生地黄汁一升、防己地黄汤用生地黄二斤就是其中代表方。患者一派阴津亏耗之象，使用鲜地黄更为合适。"（《黄仕沛经方亦步亦趋录》）

按：大剂量生地治疗精神障碍的经验值得重视。地黄能治烦狂，如防己地黄汤治"如狂状，妄行，独语不休"是烦狂；百合地黄汤治百合病"意欲食复不能食，常默默，欲卧不能卧，欲行不能行，饮食或有美时，或有不闻食臭时"是烦热；犀角地黄汤"治热入血室，心忪不语，眩冒迷忘"（《太平惠民和剂局方》）"若便血粪黑，沉睡不醒，则用犀角地黄汤"（《古今医统大全》）是昏迷；三鲜汤（鲜生地、鲜石斛、鲜沙参）是苏南地区流行的时方，多用于热病入营血、神昏舌绛者。以上文献及经验均提示地黄可以治疗神志不清。后世还有用生地黄治疗中风失语的。如《圣济总录·卷七》方：生地黄汁、淡竹沥与独活、附子同煎服，治"中风失音不语"。由此推测，《金匮要略》防己地黄汤证的"如狂状，妄行，独语不休"很可能也是中风的一种表现。本案患者高龄，认知功能下降，全身皮肤干燥开裂，两颧及双手潮红，都符合生地黄的主治。但本案提示防己地黄汤重用生地黄能够干预高龄老人的锥体外系症状的双手撮空舞动而无休止，这是值得借鉴的临床经验。

左侧上下肢不自主舞动案（黄仕沛）

梁某，男性，76 岁。高血压、主动脉夹层动脉瘤、糖尿病病史。2009年曾有脑梗死病史，治疗后无后遗症状，坚持服用降压及抗血小板、降糖、调脂药物。2010 年 11 月 27 日晨练时不慎滑跌在地，当时未注意。2010 年 11 月 28 日患者如常晨练时，开始出现左侧肢体乏力，上、下肢不自主舞动，再一次滑跌在地。当天上午症状未见好转，由家属送至我院住院。考虑为急性脑梗死可能性大，予改善脑循环并行头颅 MR 检查明确诊断。头颅 MR 示双侧半卵圆区及双侧放射冠、左小脑半球陈旧性脑梗死，右侧丘脑、内囊后支急性脑梗死，明确诊断后，开始予规范三级预防。

11 月 29 日黄师查房，刻诊：口眼轻微歪斜，语言謇涩，语音较前低沉，语速较前减慢。左侧肢体大幅度、较快频率的不自主舞动不停；左上肢自内而外，呈"8"字弧形舞动，影响持物。坐姿时屈膝，则膝盖左右摆动，行走时身形左右摇晃，影响步履。查体：左侧肢体肌力 IV 级，肌张力下降，腱反射（+++）。予防己地黄汤合百合地黄汤加减。处方：防己24g，地黄90g，桂枝15g，甘草15g，百合30g，石膏60g，麻黄15g（先煎）。4 剂。

2010 年 12 月 3 日，左侧肢体仍有明显不自主舞动。其家住三楼，家属料此次中风症状奇异，恐难复原，故着人物色电梯房子租住，并选购电动轮椅，以方便出院后行动。黄师以言语慰之，与防己地黄汤合风引汤加减。处方：生龙骨、生牡蛎各30g，石膏60g，滑石30g，防己30g，地黄120g，桂枝30g，甘草15g。4剂。生龙骨、牡蛎、石膏、滑石布包先煎，嘱以水7碗，煎至3碗，加花雕酒半支，再煎至1碗。复渣再煎。日服2次。服药次日，肢体不自主舞动开始减少，下肢摆动明显减少，大便溏泄日4次。

12月4日，上肢舞动已较前减半，下肢摆动已甚少。家属见病情转佳，喜甚，带其到院外酒楼吃饭，不料回来时却下肢乏力，需坐轮椅回院。黄师告知，虽初见疗效，但不宜过快走动。

12月5日，家属致电黄师，告知上肢舞动已较前减半，然不及下肢恢复明显，欣喜之甚。

12月6日，左侧肢体不自主舞动的幅度明显变小，频率明显减慢，自诉舞动已减少2/3有余。站立、行走自如，仍守前法治之。处方：生龙骨、生牡蛎各30g，生石膏90g，滑石30g，生地180g，防己30g，甘草15g，桂枝30g，肉桂15g。3剂，煎法如前。（《黄仕沛经方亦步亦趋录》）

按：本案患者由于缺血性脑卒中引起运动障碍，以大幅度、不规则、无目的、较快速度的不随意运动为主要表现。用方依然采用防己地黄汤，而生地黄用量特别大，但患者不拒，说明药对证。另外，所加生石膏、滑石、龙骨、牡蛎也不能忽略。《金匮要略》风引汤用大量的矿物药及龙骨、牡蛎治疗"热瘫痫"，注有"治大人风引，少小惊痫瘛疭，日数十发，医所不疗，除热方"。后世将此方法拓展为平肝息风法，不仅仅是龙骨、牡蛎、石膏、紫石英等，还配上羚羊角、代赭石、磁石、生铁落、鳖甲、龟板等，如大定风珠、镇肝息风汤等均是。

更年期综合征案（宋孝志）

赵女，43岁。1991年7月12日初诊。

3年前因患子宫内膜异位症行子宫及卵巢部分切除术后，情绪不宁，神思恍惚，多疑多虑，烦躁不安，失眠多梦，肢体酸楚，稍事劳作即心慌、气短。在外院诊断为"卵巢早衰"，长期服用镇静药。近日新感，更添上身汗出不已，下身无汗，肌肤紧张如束。易激动，以掷摔毁物为快。家人见其常自言自语。就诊时情绪激动，语言烦琐，喋喋不休。舌质黯红，苔黄腻，脉沉细。

处方：防己12g，干地黄45g，防风9g，炒苍术12g，茯苓12g。6剂。

二诊：药后双下肢已有汗出，肌紧肢胀感减轻。舌苔转薄黄。遂作以下处方：干地黄60g，防己12g，防风12g，桂枝9g，茯苓12g，炙甘草6g。6剂。嘱其将地黄先以酒泡24小时，再入药煎。6剂。

三诊：肌肉紧张感完全消失，心情平静，夜能成寐，偶有惊恐感。将上方中地黄加至90g，嘱连续服药1个月，以善其后。[《中国现代名中医医案精华（六）》]

按：防己地黄汤中，地黄量大达两斤，据药证分析，地黄可以治烦狂。如防己地黄汤治"如狂状，妄行，独语不休"是精神错乱；百合地黄汤治百合病"意欲食复不能食，常默默，欲卧不能卧，欲行不能行，饮食或有美时，或有不闻食臭时"是烦热；犀角地黄汤"治热入血室，心松不语，眩冒迷忘"（《太平惠民和剂局方》）"若便血粪黑，沉睡不醒，则用犀角地黄汤"（《古今医统大全》）是昏迷。本案是更年期综合征，其临床表现如狂。此案提示防己地黄汤治疗围绝经期广泛性焦虑症的效果值得进一步观察。患者当有明显的精神症状，以及肌肉紧张、肢体震颤或不随意运动等。从大剂量使用地黄来推测，患者大多食欲正常或旺盛，大便干结。

长期失眠案（网名：拈花指月）

2011 年夏曾治一妇女，长期失眠。其人消瘦，面色无华，落寞寡欢。自诉经常整夜不眠，心情抑郁，易烦躁发脾气，有时走路，茫然在人群中，大脑一片空白，不知道自己要往哪里去，有时候与人交谈，说着说着就不知道自己在说些什么了。其脉虚细略浮，苔薄欠润。遂处防己地黄汤合用半夏秫米汤 6 剂。1 周后来诊，与之前判若两人，说是诸症若失。效不更方，于是又开了 1 周的药巩固。（黄煌经方沙龙）

按：此案也是一种焦虑症。案中提及其人消瘦，面色无华，脉虚细，应该属于中医所谓的"阴虚"体质。其明显的精神症状，恍惚不安，与经典方证"病如狂状，妄行独语不休"相近。因为案中没有记录患者年龄，推测也应与更年期月经失调相关。

癔病案（丁德正）

李某，女，33 岁，已婚。1978 年 2 月 7 日入所就诊。患者数年来，眩晕易乏，少眠多梦，时或心悸躁慌。月余前，其疾发作，时而哭啼吵闹，时而昏仆欲绝。经当地诊为癔病，用甘麦大枣汤等 10 数剂无效。来诊前夜，症象益剧，或张嘴吐舌，称鬼弄怪，或神情恍惚，奔走村外，自言自语。诊查：患者清瘦，面略赤，脉轻取浮，重按细数，舌质红，无苔，唇干，口苦。家属云："患者常谓项强，头皮紧拘，如绳缚之。"此症显系阴血匮欠，风邪外并，阳热内郁，神明失司而致。处以防己地黄汤。

服2剂，神思略定，妄行独语大减；又服3剂，症象若失，头皮发紧及项强等症状亦去。出所时，予朱砂安神丸续服以善后，随访迄今，健康如常。（《金匮名医验案精选》）

按：癔病，也称癔症，现在称之为分离转换性障碍，是一种由精神因素，如生活事件、内心冲突，暗示或自我暗示作用于易病个体引起的精神障碍。临床用方，有甘麦大枣汤、温胆汤等。防己地黄汤适用于阴虚型，案中提及患者清瘦、面略赤、脉轻取浮重按细数、舌质红无苔、唇干等，应该是使用地黄的主治。其特异性症状是"项强，头皮紧拘，如绳缚之"，这种症状，是中医所谓的"风"，这与方中的防风、桂枝、防己的主治相应。

中风先兆狂躁案（黄景亮）

Z某，男，58岁，广东东莞，农民。2020年5月26日初诊。

患者有乙型病毒性肝炎、肝硬化、脾脏切除手术史，并有脑梗中风、高血压、糖尿病的病史。

病情：近来心情烦躁，易怒骂人，严重的时候想打人，为了不打人，自行带锄头到地里干活2小时后，心情才能平和下来。睡眠欠佳，手指有麻痹感。大便1～2天1次，干硬，胃口尚可。

查体：形体中等，皮肤粗糙，面红微偏黄，唇红，舌鲜红，无苔，舌前段有裂纹，牙齿疏、偏黄。腹诊腹部无压痛，腹肌紧张。脉浮数。

中医诊断：中风先兆。

处方：防己地黄汤加桑寄生。

防己15g，防风15g，桂枝10g，生地黄80g（酒泡），炙甘草10g，桑寄生 30g。5 剂，水煎服，每日 1 剂，餐后温服，一日 2 次。

6 月 20 日第二诊：患者服药后烦躁减少，不骂人，心情舒畅很多，睡眠有改善。补充还有胆结石病史。大便每日 1 次，饮食可。望其面色平和，精神可。舌红有裂纹，苔薄，舌色鲜红有改善。寸关脉浮，尺脉滑。

处方：防己地黄汤合四逆散。

防己 15g，防风 15g，桂枝 10g，枳壳 15g，生地黄 45g（酒洗），甘草 10g，北柴胡 10g，赤芍、白芍各 20g。共 7 剂，水煎服。

7 月 26 日第三诊：大便 1 日 2 次、偏稀，烦躁减少，能正常与朋友交往。察其精神可，饮食可，舌红减淡、裂纹，苔白薄腻。左关脉浮。

处方：防己地黄汤合四逆散减白芍加陈皮。

防己 15g，桂枝 10g，防风 15g，生地黄 45g（酒洗），甘草 10g，北柴胡 10g，赤芍 20g，枳壳 15g，陈皮 15g。7 剂，水煎服，服 1 天停 3 天。

体会：患者平日人较开朗，喜欢与朋友交往。初诊前开始心情烦躁，易怒骂人，严重时还想打人，为了自我减压，只能经常到田里锄地发泄情绪，后经朋友带来找我治疗。患者子女们不同意其看中医，只认为西医西药才能治病。但患者对中医有信心，因此随朋友来诊治，后来服用中药有效后，子女们表示不反对了。

《金匮要略》中防己地黄汤治病如狂状，妄行，独语不休，无寒热，其脉浮。防己地黄汤可治中风而兼有认知障碍之外，也可以治疗癫痫性精神病、癔病性精神、反应性精神病等。初诊以舌鲜红裂纹粗无苔、手指麻痹、病如狂状、妄行，其脉浮为主症。方用防己地黄汤加桑寄生，服药后患者很快得到"定燥安神"的作用。

二诊在防己地黄汤服用有效后去桑寄生，合上四逆散调理，地黄用量减至 45g，酒可协助地黄溶解，地黄用量"非重用不为功"。四逆散是经典理气方，能缓解心理压力所致的躯体症状，并有抗抑郁、催眠、改善微循环等作用，对胆石症等有很大作用。三诊，去白芍，加陈皮加强理气。（微信公众号:《经方》杂志，微信版第 20201116 期）

　　按：本案用防己地黄汤加味治疗脑卒中体质的中风先兆，效果明显。后世有用生地黄治疗中风失语。如《圣济总录·卷七》方：生地黄汁、淡竹沥与独活、附子同煎服，治"中风失音不语"。再根据本案，可以推测《金匮要略》防己地黄汤证的"如狂状，妄行，独语不休"很可能也是中风的一种表现。案中对患者体型体貌的描述，对勾勒防己地黄汤适用人群有提示作用，如面红、唇红、舌鲜红无苔、腹部无压痛而腹肌紧张、脉浮数等。案中关于地黄用酒煎煮的方法，源于《金匮要略》。清代伤寒家柯韵伯认为"地黄、麦冬得酒良"，清代医家汪昂的《本草备要》认为生地黄"用酒制则不伤胃"。

第十六章

其他类方医案

一、芍药甘草汤

经典的止痛方，传统的柔肝解痉方，具有止腹痛、解痉急、通大便等功效。现代研究提示，此方能抗氧化、抗炎、保护神经、降低异常水平的雄激素和泌乳素。适用于各种骨骼肌、平滑肌痉挛性疾病，神经病变和内分泌疾病。

经典配方

芍药、甘草（炙）各四两。

上二味，以水三升，煮取一升五合，去滓，分温再服。（《伤寒论》）

经典方证

伤寒脉浮，自汗出，小便数，心烦，微恶寒，脚挛急，反与桂枝，欲攻其表，此误也，得之便厥。咽中干，烦躁，吐逆者，作甘草干姜汤与之，以复其阳。若厥愈足温者，更作芍药甘草汤与之，其脚即伸。若胃气不和谵语者，少与调胃承气汤。若重发汗，复加烧针者，四逆汤主之。(29)

痛风历节案（杜钟骏）

广西巡抚张叔丹中承之媳，幼丹先生之夫人，先病肝气，继病肝风，延经数月之久，变成痛风历节。周身筋脉拘挛，其痛也，或在两肩，或在腕臂腿胫之节间，移徙走注不定，行则同流寇，着则为肿痛，其尤甚者，十指拘挛，不能使用。邗上名医延之殆遍，气药风药遍尝无效。适予由浙请假回邗，详参四诊，遍阅诸方，不外行气驱风。其实，肝因血燥而生风，气因络空而窜痛，气愈行而愈横，风愈驱而愈烈。脉来劲急，全无和缓悠扬之态。爰订芍药甘草汤，芍用二两，草用三钱。血充则气和，肝平则风息。一剂内风定，筋急舒；再剂则指能摄而手能握矣。守服十数剂，诸苦悉释。(《莳一选方治验实录》)

按： 芍药甘草汤本治"脚挛急"，其关键词在"挛急"两字上。周身筋脉挛急所致的身痛、腹痛、头痛、关节疼痛、乳房疼痛、睾丸疼痛等，均可考虑使用芍药甘草汤。晚清医家能如此用方者，难能可贵！

四肢瘫痪胫骨疼痛麻木案（程祖培）

梁盛南，港商，乃子章成，15岁。因得脚气症返自香江，四肢瘫痪，医辈齐集，纷无定见，患者面色青白，气逆上喘，腿部胫骨疼痛，麻木不仁，脉细小而浮，重按无力，此乃白虎历节重症，《金匮》以乌头汤主治。余用其方重加麻黄15g，群医哗然，麻黄发汗，夫谁不知，未加杏仁，汗源不启，小青龙治喘所以去麻加杏者，恐麻、杏合用发汗动喘耳，今本方主乌头以降麻黄，不用先煎，何至发汗……果尽1剂，麻木疼痛立减，略能舒动，因照前方连服10余剂，麻木疼痛全失，已能举步于行，惟尚觉脚筋微痛，关节屈伸不利，改用芍药甘草汤以荣阴养血，方中白芍、甘草均用60g，连服8剂，应手奏效。(《古方医案选编》)

按： 本案患者究属何病？不得而知。但腿部胫骨疼痛，麻木不仁，用乌头汤是有见识者。方中有芍药、甘草加附子解挛急止痛，麻黄、黄芪散寒除湿，是治疗脚气疼痛不可屈伸的专方。疼痛消失后，用大剂芍药甘草汤养血柔肝，治法井然有序。

足拘急案（姜佐景）

老妈（二月七日），右足行步不良，此有瘀滞也，宜芍药甘草汤以疏之：京赤芍八钱，生甘草四钱。

按：挚友张君挚甫客居海上，雇有年老女佣一人，方来自原籍浙江黄岩，未越半月，而病已七日矣。其病右足拘急，不能行，行则勉强以跟着地，足尖上向，如躄者然。夜则呼痛达旦，阖家为之勿寐。右足踝骨处又因乘轮擦伤，溃烂不能收口。老妪早年尝有所谓疯气之疾，缠绵三年方愈，自惧此番复发，后顾堪虞，嗒然若丧，哭求归里。挚甫怜之，亟来请诊。

余细察之，右胫之皮色较左胫略青，乃疏上方。方成，挚甫以为异，亲为煎煮。汤成，老妪不肯服。曰：服之无济也。吾年前之恙略同于此，三年而后已，今安有一药而瘥者？强而后进。

翌日复诊，妪右足已能全部着地，惟溃烂处反觉疼痛。余即就原方加生甘草二钱，使成六钱，炙乳、没各八分。外用阳和膏及海浮散贴之。

又翌日访之，老妪料理杂务，行走如健时。及见余，欢颜可掬。察之，右胫青色略减，溃处亦不痛矣。挚甫率之，长揖共谢。曰：君之方，诚神方也，值廉而功捷。余逊辞曰：我不能受君谢，君当致谢于吾师，吾师尝用此而得效也。然吾师将亦曰：我不能受君谢，君当致谢于仲师。仲师曰：作芍药甘草汤与之，其脚即伸也。挚甫略知医，曰：有是哉！执此观之，今人以本汤为小方，不屑一用之者，非也。或姑信而用之，而药量欠重，不效如故，致用而失望者，亦未达一间也。然则究竟芍药之功用为如何？吾友吴君凝轩曰：芍药能活静脉之血，故凡青筋暴露，皮肉挛急者，用之无不效。善哉，一语破千古之奥谜，酸收云乎哉……抑芍药甘草汤不仅能治脚挛急，凡因跌打损伤，或睡眠姿势不正，因而腰背有筋牵强者，本汤

治之同效。余亲验者屡，盖其属于静脉瘀滞一也。(《经方实验录》)

按：本案患者的下肢溃烂疼痛入夜加剧，很可能是糖尿病的并发症。本案取效的原因，除方证相应外，尚有三点重视：一是用药量大，京赤芍八钱，生甘草四钱，后又加生甘草至六钱，与原方比例接近；二是加乳香、没药活血化瘀；三是配合外治。案中提及两点经验非常宝贵，是对芍药甘草汤方证的补充：第一，"芍药能活静脉之血，故凡青筋暴露，皮肉挛急者，用之无不效"；第二，"腰背有筋牵强者，本汤治之同效"。

足跟痛案（吉益东洞）

云州医生祝求马，年可二十，一日，忽苦足跟痛，痛如锥刺，如刀刮，不可触近，众医莫能处方者。有一疡医，以为当有脓，刀辟之，亦无效矣。于是迎先生诊之，腹皮挛急，按之不弛，为芍药甘草汤饮之。一服，痛即已。(《建殊录》)

按：本案提供了芍药甘草汤方证中重要的腹证：腹皮挛急，按之不弛。同样有一则异曲同工的验案：胡天雄治一例50余岁男性，昏不识人，两目直视，牙关紧闭，手足强直。诊其腹肌板硬，体温正常，脉象缓中带弦，不言不语。乃疏白芍60g，甘草30g，煎汁撬齿灌之，未几即苏。2剂后，痉挛全平。(《中国百年百名中医临床家丛书·胡天雄》)

小儿便秘案（杨作楳）

1962年间，有一男孩，产于某医院，生后数日尚不大便，于第五六日灌肠后，方开始第1次大便，直至半岁，每3日必灌肠1次，否则努挣哭号，粪便仍不能排出。后来就诊，处以生白芍9g，甘草6g。服至3剂，

即可自便。续服七八剂后，日便1次，且无努挣表现。至于小便，服药前后并无什么改变。(《临证录》)

按：按杨作楳之经验："芍药甘草汤不仅通便效果良好，且无便后燥结更甚之虞"，其适应证为："燥热、气滞及血虚型便秘（粪干成块，堆集肛口，虽经持久怒挣，终仍不能自行排出者)。"(《临证录》)《伤寒论》原文"其人续自便利，设当行大黄、芍药者，宜减之""若下利者，去芍药，加干姜二两"也同样暗示了芍药能够通便。

胃痉挛案（吉原南峰）

一青年，患肋膜炎，接受内科医生治疗。某日于该处诊治时，当场猝发胃痉挛，遂即注射镇痛剂，但全然无效，彻夜痛苦不休，于诊室至翌朝。以手触之，胃痛更剧。不得已，乘出租汽车回家，于室内疼痛难忍，坐卧不安，毫无办法。其妻哭泣来谈。于是，投与芍药甘草汤。煎之，服后不到5分钟痛止。午后家属来报，已在院内高兴地散步。(《临床应用汉方处方解说》)

按：芍药甘草汤能治痉挛性腹痛，如胃及十二指肠溃疡、胃痉挛、肠粘连、习惯性便秘、胆绞痛、肾绞痛、痛经等。常熟名医陶君仁先生创有柔肝饮一方，治疗胃痛甚灵验，方即生白芍、生甘草、生麦芽三味。

肩周炎案（矢数道明）

54岁男子，颜面黑褐色，肥胖型……五十肩逐渐加重，疼痛难忍。与二术汤、十味锉散、五积散、葛根汤加减等无效，并针刺治疗一个半月，亦无疗效。由于肩背拘急严重，为缓解肌拘急之目的，故转用芍药甘草附子汤末（芍药 0.6g，甘草 0.4g，加附子末 0.5g），服 2 次。1 周后甚为高兴，1 个月后能够抓电车吊环，肩背肌拘挛变得柔软，两个半月基本已愈。虽然由于时日的经过，有自然治愈之可能，但服用本方数日间，疼痛速消，肌拘急缓解，应为本方之效果。（《临床应用汉方处方解说》）

按：肩背拘急严重是本案用方的着眼点。而且药后 1 个月，肩背部肌肉拘挛的状况也有好转。可见，芍药甘草汤不仅仅用于脚挛急和腹中急痛，也能用于肩背部的肌肉挛急。

三叉神经痛案（万友生）

万友生先生曾治一例老年女性的左侧偏头痛，时发时止已二三年，日轻夜重，痛时头如火灼。用白芍 30g，甘草 30g，川芎 15g，当夜即未发作，后守方长服而愈。[《江西中医药》，1995（5）：2]

按：陈士铎《辨证录》尚有散偏汤一方，系由芍药甘草汤加味变化而来。方由白芍五钱，川芎一两，郁李仁一钱，柴胡一钱，甘草一钱，白芥子三钱，香附二钱，白芷五分组成，治"一半边头风，或左或右，大约多痛左，百药罔效"。本案提示芍药甘草汤对神经痛也有效，不仅是三叉神经痛，带状疱疹后遗神经痛也有效。痛剧，加附子；舌红，加黄芩。

腰如铁板左腿剧痛案（梁佑民）

J 女士，48 岁。2018 年 10 月 21 日初诊。

病史：左腿疼痛剧烈 2 周，无法行走，弓着身子由家人搀扶来诊，自诉疼痛难忍，坐也不是，站也不是。某医院 CT 示腰椎退变，第 1 骶椎腰化，腰椎间盘突出。考虑手术治疗，患者不愿手术，寻求中医治疗。

体征：干瘦，腰腹部肌肉坚紧，以后腰部为明显，扪之坚硬如一块铁板。

处方：生白芍 60g，生甘草 15g。5 剂。

患者拿到处方后又折返，面露疑色问："就 2 味药？能有效吗？"我笑答："不妨一试！"

2018 年 10 月 28 日复诊：药后疼痛大减，静坐时已不痛，可行走，惟行走时仍有痛感，患者与家属喜形于色，连连称奇。扪之其后腰部肌肉坚紧有所缓解。原方加量：生白芍 100g，生甘草 20g。10 剂，5-2 服法（服用 5 天停 2 天）。

2018 年 11 月 4 日三诊：疼痛已缓解，坐行无碍，药后有轻微腹泻。告之原已绝经半年，例假又至，原经血黯黑，而此次颜色鲜红。

按：芍药甘草汤方虽小，对证自然取效。其用方着眼点，在于左腿疼痛及腰腹部肌肉坚硬如板。关于用量，如按一两 15g 折算，原方可达 60g，按照原方比例，甘草也应等量。但从文献调查来看，后世医家用此方大多芍药大于甘草，芍药、甘草比例为 1∶1 到 6∶1，究竟何种比例最佳？值得研究。

便秘案（黄煌）

朱老，95 岁高龄。苦便秘，大便状如羊屎，干燥难解，依赖泻药，病已经多年。其人清瘦，下肢皮肤干燥，左腹部有压痛。处方：生白芍 50g，生甘草 10g，10 剂。服药后排出黑色大便许多，周身通泰。1 年后电话反馈：

此方一直在服，老人家表示诸泻药皆不如此 2 味药，平时自己煎煮，吃吃停停，疗效满意。

按：《伤寒论》原文"其人续自便利，设当行大黄、芍药者，宜减之""若下利者，去芍药，加干姜二两"暗示芍药有通便之效。适用者大多大便干结如栗，排便困难，以老年人、妇女、儿童较为多见。

二、黄芩汤

经典的热利方，传统的清里热方，具有除烦热、止腹痛、止血、治热痢的功效。现代研究提示，此方能解痉止痛、抑菌、抗炎、调节肠道菌群、调节免疫等，适用于以腹痛、下利、出血而脉数为特征的疾病。

经典配方

黄芩三两，芍药二两，甘草二两（炙），大枣十二枚（擘）。

上四味，以水一斗，煮取三升，去滓。温服一升，日再夜一服。（《伤寒论》）

经典方证

太阳与少阳合病，自下利者，与黄芩汤；若呕者，黄芩加半夏生姜汤主之。(172)

伤寒脉迟六七日，而反与黄芩汤彻其热。脉迟为寒，今与黄芩汤，复除其热，腹中应冷，当不能食，今反能食，此名除中，必死。(333)

烦热案（刘绍武）

张某，女，36岁，山西大同人。患者是盲人，1972年5月求医。自诉胸中满闷，烦躁，时有阵阵发热，全身烧灼难忍，咽痛口苦，小便黄赤，平素食冷则肚胀、腹泻，食热则头昏、失眠。曾先后在几个医院诊治，经检查均未发现异常变化。此次来诊，检查舌质红绛，苔薄微黄，脉滑而数。诊为少阳病，处以黄芩汤：黄芩30g，柴胡15g，白芍15g，甘草10g，大枣10枚。患者回旅馆后，他人告知其方中仅有5味药，患者弃方不用，巧遇一大夫，劝其可试，勉强取药煎服。1剂症状大减，再剂胸烦消失，又服4剂，诸症尽退，数日后，患者欢欣面告而别。（《刘绍武三部六病传讲录》）

按：黄芩擅治烦热。三物黄芩汤治"妇人在草蓐自发露得风，四肢苦烦热"。明代李时珍20岁时患咳嗽，自述"骨蒸发热，肤如火燎，每日吐痰碗许，暑月烦渴，寝食俱废"。后其父亲嘱用黄芩一两，水二盅煎一盅，顿服，"次日身热尽退而痰嗽皆愈"（《本草纲目》）。清代医书《奇方类编》载以黄芩一两煎汤内服，治"盛夏时有大热证，头大如斗，身热如火者"。黄芩配白芍、甘草、大枣后，依然保留这种除烦热的功效。宋代朱肱说，黄芩汤治"协热利者，脐下必热"（《类证活人书》）。从临床上可见，适用黄芩汤的人群大多性情急躁，身体四肢发热如火燎，腹皮灼热，扪之灼手，脐下必热，脐部温度高。本案就是一例，本案黄芩量至30g，经验可取。

发热头痛下利腹痛案（荒木性次）

28岁妇女，忽然发热恶寒，头痛，下利腹痛，渴而欲饮，下腹胀略重，下利次数频频增加。与桂枝加芍药汤无效，下利愈甚，里急后重。与

黄芩汤，立刻痊愈。(《临床应用汉方处方解说》)

按:《伤寒论》:"本太阳病，医反下之，因尔腹满时痛者，属太阴也，桂枝加芍药汤主之。"桂枝加芍药汤与黄芩汤都能治疗腹痛，但桂枝加芍药汤适用于便秘者，黄芩汤适用于腹泻者。桂枝加芍药汤善于温通，多用于腹冷痛、舌黯淡、脉缓者；黄芩汤善于清热，多用于腹中热、泻血、舌红脉滑者。

急性结肠炎案（矢数道明）

67岁老年妇女，数日前食鲣鱼生肉片，翌日呕吐下利数次，感觉腹痛，里急后重，下黏血样大便。脉略沉迟，舌有白苔，心下痞满，左下腹触及索状物，有压痛。诊时无热，当日下利3次，混有黏血，疲乏无力。与黄芩汤，翌日精神转佳，服用3日，诸症痊愈。4日再服，反而便秘，服用三黄锭，大便通畅。(《临床应用汉方处方解说》)

按: 黄芩汤是痢疾专方，金元名医刘完素用黄芩芍药汤（黄芩、芍药各一两，炙甘草五钱）治"泄痢腹痛，或后重身热，久而不愈，脉洪疾，及下痢血稠黏"(《素问病机气宜保命集》)。本案脉略沉迟，舌有白苔，但因其腹痛便血，里急后重，还是用黄芩汤原方。

痛得头皮发麻的子宫内膜异位症案（黄煌）

任女，37岁，161cm，49kg。2016年7月25日初诊。

病史：经行腹痛7年。痛经时肛门坠胀，头皮发麻。时牙龈出血。2016年7月25日超声显示：子宫腺肌症伴子宫腺肌瘤，左侧附件混合性肿块，考虑巧克力囊肿可能。

体征：肤白体中，面部少许色斑，舌红唇红。

处方：黄芩 10g，白芍 20g，生甘草 5g，红枣 20g。20 剂。

2016 年 11 月 21 日复诊：经前腹痛减轻，止痛药由 2 粒减为 1 粒。原方续服 20 剂。

按：肤白唇红的女性大多属于热性体质，用黄芩汤的机会较多，特别是以腹痛为主诉的痛经、子宫腺肌症等，用黄芩汤有止痛的功效。

结肠癌术后便血案（黄煌）

陈男，66 岁。结肠癌术后 40 天，便血不止，外科医生决定再次手术。病人不愿意，改用中药治疗。于 2017 年 3 月 22 日初诊。其人两眼有神，眉目上翘，脸潮红有油光，唇黯红，腹皮热，舌苔厚腻，脉弦滑。是热性体质，再询问得知大便粗硬，色黑，气秽臭，夹带血液红色。肠道热毒未清，与黄芩汤原方：黄芩 15g，白芍 15g，炙甘草 10g，红枣 20g。15 剂，每天 1 剂。服药 1 剂，便血即止，而且原本的身体麻木好转，下肢及腹股沟湿疹好转，睡眠有改善。自此患者笃信此方，至 2022 年 1 月，尚在服用。检查一切正常。

按：黄芩汤是古代治疗热利的专方。所谓热利，多见大便黏臭、出血、里急后重、脉滑等。本案患者结肠癌术后出血，其热证还表现在面潮红、唇黯红、腹皮热、苔厚腻、脉弦滑上。特别是腹皮热一症，是黄芩汤方证的特征。《伤寒论》载："今与黄芩汤复除其热，腹中应冷，当不能食。"反推之，腹中应热。医生用手按脐腹部，往往有明显的灼热感，测量脐部的温度，也可以高于额温。这是内热的表现。黄芩汤不仅仅用于结肠癌术后便血，也可以用于结肠癌、直肠癌、宫颈癌等盆腔腹腔肿瘤的治疗，甚至还可以用于肝癌、胰腺癌、乳腺癌等恶性肿瘤的治疗。

子宫癌化疗后便血案（黄煌）

范女，52 岁，153cm，62.5kg。2019 年 4 月 17 日初诊。

病史：2018 年 6 月子宫内膜癌Ⅲa 期术后化疗 6 次。排便有血、色鲜红，时有口腔溃疡，有脚气，眠食均可，大便隔日一行。

体征：咽红，脉滑。

处方：黄芩 15g，白芍 15g，生甘草 5g，白头翁 10g，秦皮 10g，黄柏10g，黄连 5g，红枣 30g。隔天服，15 剂。

2019 年 5 月 22 日复诊：便血止，有下身分泌物，肛门口疼痛消失，食欲可，药后体重增加。原方加炙甘草 5g，15 剂，服法同上。

按：本案是子宫癌术后便血，用黄芩汤合白头翁汤有效。这两方均是治疗热利的专方，合用后可用于宫颈癌、直肠癌、结肠癌、前列腺癌、膀胱癌等有如下情况者：①或大便臭秽黏滞不爽，里急后重，肛门坠胀灼热；②或阴道分泌物腥臭，或子宫出血黏稠。

三、乌梅丸

经典的厥阴病方和蛔厥病专方，传统的清上温下、温脏安蛔方，具有安蛔、止利、止痛、除烦、治厥冷等功效。现代研究提示，此方能抗菌消炎、麻醉蛔虫、解痉止痛、促进胆囊收缩和胆汁分泌、保护胰岛 B 细胞、改善胰岛素抵抗等。适用于以厥冷、腹痛、绞痛、烦躁、呕吐、腹泻等为特征的寒热虚实错杂的病证。

经典配方

乌梅三百枚，细辛六两，干姜十两，黄连十六两，当归四两，附子六两（炮，去皮），蜀椒四两（出汗），桂枝六两（去皮），人参六两，黄柏六两。

上十味，异捣筛，合治之。以苦酒渍乌梅一宿，去核，蒸之五斗米下，饭熟，捣成泥，和药令相得。内臼中，与蜜杵二千下，丸如梧子大。先食服十丸，日三服。稍加至二十丸。禁生冷、滑物、臭食等。（《伤寒论》《金匮要略》）

经典方证

伤寒脉微而厥，至七八日肤冷，其人躁，无暂安时者，此为脏厥，非蛔厥也。蛔厥者，其人当吐蛔。今病者静，而复时烦者，此为脏寒。蛔上入其膈，故烦，须臾复止，得食而呕；又烦者，蛔闻食臭出，其人常自吐蛔。蛔厥者，乌梅丸主之。又主久利。（338）（十九）

胆道蛔虫症（吴佩衡）

郑某，女，36 岁，昆明官渡区某公社社员。

1962 年 10 月某日夜间，患者突然脘胁疼痛，宛如刀绞，彻于右侧肩背，四肢冰冷，汗出如珠；兼发恶心呕吐，吐出黄绿苦水，并吐蛔虫一条，胃中灼热嘈杂，脘腹痞胀，烦躁不宁，呻吟不止，终夜不能入眠。天明，其痛稍有减轻，方才交睫，又复作痛如前，遂由家人护送至中医学院附属医院急诊。经检查，诊断为"胆道蛔虫症"，住院治疗。余会诊之时，见患者脉沉弦而紧，舌苔白腻，舌质青黯，不渴不欲饮。此乃厥阴脏寒，肝胆气机郁结，腹中蛔虫上扰作痛，属蛔厥之证。照仲景法，以乌梅丸主之。

附片 30g，干姜 15g，肉桂 9g，当归 15g，党参 15g，黄连 6g，黄柏 9g，川椒 5g（炒，去汗），细辛 5g，乌梅 3 枚。

煎 1 服，疼痛稍减；3 服尽，疼痛呕吐均止，手足已回温，夜间已能安静入睡。惟胃中仍嘈杂，脘腹尚感痞闷。口苦，不思饮食。脉沉弦，已不似昨日兼有紧象，腻苔稍退，舌质仍含青色。蛔虫虽安，但肝胆寒凝之气尚未祛尽。照原方加川楝子 9g，槟榔片 9g。

连服 2 剂后，便下蛔虫 20 余条，腹中感到舒缓，饮食渐有恢复。脉缓，苔退。再以香砂理中汤加荜茇、高良姜 2 剂调理，气机恢复，痊愈出院。（《吴佩衡医案》）

按：乌梅丸是古代蛔厥病的专方。"蛔厥"，相当于现代的胆道蛔虫病。乌梅丸有止痛、安蛔的功效。

食厥、气厥案（余听鸿）

常熟星桥石姓妪，晨食油条一支，麻团一枚，猝然脘中绞痛如刀刺，肢厥脉伏，汗冷神昏。余用生莱菔子三钱，藜芦一钱，橘红一钱，炒盐五分煎之。饮后以杂羽探喉吐之，再以炒盐汤饮之。吐二三次，痛止肢温，厥回汗收。惟恶心一夜，干呕不已。余曰：多呕，胃气上逆，不能下降，以乌梅丸三钱煎化服之即平。后服橘半六君子三四剂而愈。

大市桥孙姓妇，亦脘痛，气冲胸膈，则肢厥神昏，呕吐额汗。余以乌梅丸三钱煎化服之，气冲厥逆渐平，后服仲景黄连汤加吴萸，三剂即痊。

　　壬辰二月，余治常熟青龙巷口钱姓妇。始因肝气寒热，他医进以破气消导发散而致呕吐；气上冲心，由下焦上升，即昏厥不知人事，气平则醒。邀余诊之。余曰：呕吐气上冲则厥，此是风邪犯于足厥阴肝经，破气温中，俱无益也，当以乌梅丸三钱，煎化连滓服。服后呕吐即止，气冲亦平，再调以平肝降逆之剂，二三剂而痊。（《诊余集》）

　　按：痛、呕、厥、利、烦，是乌梅丸方证的主要构成。不仅仅是胆道蛔虫病中可以见到，就是胃肠功能性疾病也经常见到。

肠神经官能症案（蒲辅周）

　　白男，42岁。上腹疼痛反复发作，犯病时多在深夜，疼痛极甚，辗转不安，默默不语，呻吟不停；伴有恶心，每次犯病1～2日不能食，起病已7～8年之久。现发病逐渐频繁，每月发3～4次，曾多次经北京几个医院检查诊为肠神经官经症。观其形体消瘦，神郁不乐；询其脘腹喜热，四肢欠温；望其舌质偏暗，苔灰微腻，脉沉细弦。先投四逆散合失笑散未效，改投乌梅汤：乌梅9g，花椒4.5g，马尾连9g，干姜6g，细辛4.5g，黄柏6g，党参9g，当归6g，肉桂4.5g，制附片6g。药进1剂，疼痛遂止，亦能进食，连服10剂而愈。1年后随访，未再犯病。（《蒲辅周医案》，有删节）

　　按：肠神经官能症是一种以肠道生理功能紊乱为基础的功能性肠病。精神因素在本病的发生与发展中起重要作用，暗示或自我暗示亦是本病的发病因素之一。从本案记录来看，患者具有抑郁倾向。而乌梅丸的适用病证，痛苦主诉多，突发性的症状多，但检查大多无异常，以抑郁症居多。由于本方能改善睡眠、止痛，消除腹痛、呕吐、腹泻等症状，所以对伴有消化道症状的抑郁症患者有效。

抑郁症案（龚志贤）

张男，46 岁，干部。1964 年 3 月来诊。

患者苦于眩晕多年，反复发作。病常突然而发，头晕目眩，视物旋转，平卧床上亦觉身体荡漾，如坐舟于风浪之中，紧握床缘，始觉有靠；坐立则眩晕更剧，可致跌仆，恶心呕吐，耳如蝉鸣，烦躁失眠，喜暗畏光，恶闻声响，口干口苦，畏寒怯冷，大便稀溏，舌尖红，苔白滑，脉象寸关弦尺弱。辨为上热下寒，肝风上扰之眩晕。处方：乌梅 9g，细辛 3g，黄连 6g，炒川椒 3g，当归 9g，桂枝 6g，干姜 6g，党参 12g，制附片 12g（先煎 1 小时），黄芩 10g。

服 1 剂病减，2 剂痊愈。当年又复发 3 次，皆用上方 2 ～ 3 剂即控制，后竟未发。（《龚志贤临床经验集》）

按：本案是抑郁症患者，寒热错杂证明显。虽烦躁失眠、口干口苦，但有畏寒怕冷；虽然大便稀溏，但脉象不见微弱，舌尖反红；虽痛苦主诉多，但无异常发现，故用乌梅丸取效。从病案记录看，似乎与温胆汤证比较接近，两方的鉴别要点在于：温胆汤人多滋润偏胖，宛如常人；乌梅丸人多消瘦，且烦躁面容明显。温胆汤人多恐惧，精神症状明显；乌梅丸人多抑郁，消化道症状明显。

慢性角膜炎角膜溃疡案（龚志贤）

秦某，男，32 岁，干部。1960 年 4 月诊治。

患者目力减退，视物模糊 3 年；伴目中刺痛，头昏额痛，心烦失眠，口干口苦，纳谷不馨，大便溏稀。经北京某医院诊断为"慢性角膜炎、角膜溃疡"，因中西药治疗无效而求余诊治。视其乌珠混浊，且有云翳，细如星点，或如碎米，或如萝葡花、鱼鳞之状，中间低陷而色白，间见微黄。查其脉弦细而数，尺候不足，舌尖色红，舌有瘀斑，舌苔白腻。余诊断为眼病之"花翳白陷"也。初予养阴清热、退翳明目之剂，服10余剂，不效。吾细思之，病在乌珠，为风轮之疾，内与厥阴肝经相应，且证寒热错杂，遂投以乌梅丸加味治之。

处方：乌梅12g（去核），黄连6g，炒黄柏6g，当归9g，党参12g，干姜6g，桂枝6g，炒川椒6g，细辛3g，制附片12g（先煎1小时），水煎服。

服5剂，口干、口苦、心烦、纳差之症有所减。以其舌有瘀斑，复于上方增入三棱6g，莪术6g，炮穿山甲9g，活血祛瘀、溃坚破结。

5剂后，目痛减轻，视力稍增，他症亦有所好转，细察其目，乌珠之云翳有消散之势。又进5剂，视物清晰，云翳消散。再守原方10剂，多年痼疾，竟获痊愈。(《龚志贤临床经验集》)

按： 眼病竟可以用乌梅丸，本案是整体治疗的特色案例。患者一是有痛，如目中刺痛、头昏额痛；二是有烦，如心烦失眠；三是有反流，如口干口苦、纳谷不馨；四是有利，如大便溏稀。乌梅丸经典方证五中有四，故取效显著。

神经性呕吐案（张琪）

张某，女，51岁。口渴多饮，水入即吐3个月，确诊为神经性呕吐，经用和胃镇呕降逆之剂均无效。体质消瘦，自觉有气从少腹上冲胸，胸部灼热，遂之即呕吐，长期不进饮食，所吐出皆痰涎黏液，伴有恶寒、手足厥冷等症，脉象沉弱，舌苔白腻。

综合脉证分析，当属足厥阴肝经证，《伤寒论》载："厥阴之为病，消渴，气上冲心，心中疼热，饥而不欲食，食则吐蛔，下之利不止。"《内经》谓："厥阴之上，风气主之，中见少阳。"少阳者肝中所寄相火也，肝中寄有相火，相火亢奋夹肝气上冲，足以消渴，气上撞胸，胸中疼而且热。肝经疏泄失常，气上冲逆足以呕吐不止。肝与肾以脂膜相连，肾阳衰微则厥逆恶寒。综合本案为肝热肾寒、脾胃升降失常、寒热错杂之证，宜乌梅丸原方变汤剂，加半夏以降逆止呕。

药用：乌梅 20g，细辛 5g，桂枝 15g，人参 15g，附片 10g，川椒 10g，干姜 10g，川连 10g，黄柏 10g，当归 15g，半夏 15g。

初服 1 剂，头次药皆吐出，2 次药后未吐，仍自觉气上冲但力已弱，连续服药 5 剂，气不冲亦未出现呕吐，能进少量饮食，精神略振，手足转温，仍小有恶寒，唯痰多咯即恶心、头痛、胃脘不适，脉沉弱，舌苔白尖赤。此相火见敛肝气平，肾阳渐复，脾胃得和，已见效，继以上方加瓜蒌仁 15g，茯苓 15g，麦冬 15g。

连进上方 4 剂，呕吐消失，手足已温，能进适量饮食，痰减少，胃脘舒，精神转佳，脉象沉中带有缓象，舌苔薄白，继续调治而愈。（《当代名家论经方用经方》）

按：乌梅丸是止呕方。尾台榕堂说："胃反，噤口痢，间有宜此方者。"（《类聚方广义》）用方着眼点还是在于上逆下泻、外寒内热。

肠易激综合征案（黄煌）

施女，59 岁，160cm，60kg。2018 年 9 月 18 日初诊。

病史：怕冷，受凉遇风则痛泻，1 天 4 次余。腰背痛，关节变形胀痛，胃胀，入夜尿频口渴。经常起口唇疱疹。有类风湿性关节炎、肠炎病史。

体征：面青黄，着厚衣，眉头紧皱，抑郁神情，嘴唇破裂，咽喉通红，左眼翼状胬肉，舌红，脉弦滑。

处方：乌梅20g，黄连5g，黄柏5g，肉桂5g，党参10g，制附片5g，细辛5g，干姜5g，川椒5g，当归5g，粳米一把，米醋一匙，服药冲入蜂蜜一匙。7剂。

2018年11月27日复诊：症状减轻，大便好转，精神好多了，有笑容了，腹痛好转。

按：肠易激综合征是一种常见的功能性消化道疾病，乌梅丸应用的机会较多。其着眼点为痛泻，并有明显的热象。本案的望诊信息记录较详细，其人的衣着、表情、唇、舌、眼、脉，勾勒出一个怕冷而有内热的抑郁倾向患者。

四、吴茱萸汤

经典的止痛止呕方，传统的温胃方，具有止吐利、治吐涎、止头痛、除烦满等功效，适用于以腹痛、干呕、吐涎沫、头痛、吐利而手足厥逆为特征的疾病。

经典配方

吴茱萸一升（洗），人参三两，生姜六两，大枣十二枚（擘）。

上四味，以水七升，煮取二升，去滓，温服七合。日三服。（《伤寒论》《金匮要略》）

经典方证

食谷欲呕，属阳明也，吴茱萸汤主之。得汤反剧者，属上焦也。(243)

少阴病，吐利，手足逆冷，烦躁欲死者，吴茱萸汤主之。(309)

干呕，吐涎沫，头痛者，吴茱萸汤主之。(378)

呕而胸满者，茱萸汤主之。(十七)

痰厥腹痛案（温载之）

辛巳季夏，丙子陡患腹痛，四肢发厥，少腹左旁突起一包，疼痛非常，口不知味，饮食难进，时作干呕，颇似奔豚，用奔豚汤不效。向来脾虚气滞，改用香砂六君子汤亦不效，势愈危笃。因悟及仲景先师吴茱萸汤方，能治厥阴呕疼。况少腹起包，正厥阴部位。观此危症，非大剂不能奏效。急用：吴茱萸八钱，潞党参二两，生姜二两，陕枣十枚，浓煎与服。服后片刻，即吐出冷痰碗许，其痛立减。随服二道，下咽即吐。意谓将药吐出，细视概系痰涎比前较多，少腹之包已散，须臾思食。

按：此由于阳气素虚，值夏季月，湿土当令，饮入于胃，失其运化之权，停蓄于胃，化为痰涎，阻遏清道，以致不思饮食，腹中起包。方用吴茱萸之大辛大温，宣通阳气；佐人参冲和以安中气；姜、枣和胃以行四末，实为胃阳衰败之神方也。岂仅厥阴之主方哉？足见仲师之方应变无穷，故志之。(《温氏医案》)

按：吴茱萸汤与奔豚汤、香砂六君汤、大建中汤的方证鉴别：奔豚汤治气上冲胸，腹痛，往来寒热，其病多为外感；吴茱萸汤其病多为慢性杂病，且奔豚汤证多以气冲、心悸为主，病在气分，而吴茱萸汤证多以头痛、呕吐涎沫为主，病多久寒。香砂六君汤治面色萎黄、食欲不振、胃内停痰等，是多脾虚痰阻气滞，吴茱萸汤治面色苍白、头痛、呕吐清水痰涎等，是肝胃虚寒，浊阴上逆。本案患者腹痛发作时，四肢发厥，少腹左旁突起一包，疼痛非常，还应该考虑大建中汤证的存在。大建中汤主治"心胸中大寒痛，呕不能饮食，腹中寒，上冲皮起，出见有头足，上下痛而不可触近"。主治者谓"仲师之方应变无穷"，确属肺腑之言。

头痛案（温载之）

钟表匠某姓患头痛，常以帕缠头，发时气火上冲，痛而欲死。外敷凉药，内服清火顺气之品，可以暂安。旋愈旋发，绵延数年。因与友人修理钟表，病发，托其转求诊治。见其痛楚难堪，头面发红。但六脉沉细，左关伏而不见。乃厥阴肝经真阳不足，虚火上泛，用清热顺气，只可暂救燃眉，不能治其根本，是以时发时愈。遂用吴茱萸汤以补肝阳，两剂而愈。迄今数年，并未再发。假寒假热，实难分辨，但治病必求其本，乃可除根耳。（《温氏医案》）

按：患者头面发红，发时气火上冲，头痛而欲死，热象明显，但外敷凉药，内服清火顺气之品，只能暂安。最后主治者从六脉沉细着眼，用温经化饮的吴茱萸汤居然数年不发。此案提示对于严重的头痛，可能不拘泥于寒热虚实，专病专方专治也是经方临床指导的重要原则。

头痛频发案（大塚敬节）

30 岁妇女，身材矮小，不胖不瘦。主诉数年前起，最初每隔 1 个月出现剧烈头痛 1 次，近来 1 个月剧烈发作 3 次。头痛虽多在睡眠不足、眼睛困乏时发生，但有时无故发作，发作则肩至颈酸痛。头痛在左右太阳穴中心，也有耳鸣，头痛剧烈时呕吐。腹诊胸胁苦满，右侧显著。虽见小柴胡汤证，但给与吴茱萸汤。服药之后，2个月内只发作1次。主诉月经前轻度头痛，虽已停药，未再头痛。（《临床应用汉方处方解说》）

按：虽有小柴胡汤的腹证，但患者剧烈头痛甚至呕吐，这就是吴茱萸汤证。援引日本汉方家吉益南涯的两则案例如下：

一客某，尝患头痛，既痛则呕，其发语言不出，但以手自打其头，家人不知其头痛，皆以为狂。先生诊之，腹大挛，恰如线引傀儡之状。盖头痛之甚，有如如狂状也。急与吴茱萸汤二帖，尽之而疾愈。（《续建殊录》）

一男人卒然如狂人，抱头跳跃，既不能听，又不能答。据观察像是头痛，自噫气且手足冷，闭目则颜面苍白，在室内一刻也不停地转动。对此与吴茱萸汤，5～6剂痊愈。（《临床应用汉方处方解说》）

这两则案例都是剧烈的疼痛，痛时如狂，其医案描述形象，颇有场景化。

头痛呕吐案（矢数道明）

今年2月14日晨，一友人来求火速出诊，乃由舍弟立即前往。2小时后，他来电话告知，患者系该友人之妻，36岁，1周前似有轻度感冒，昨起病情加重，在苦闷呻吟中彻夜未眠。现症为一切药物服后即吐，腰部及腓肠肌痛，两眼结膜发红，便秘，口渴，虽未发现明显黄染，但根据病情怀疑为钩端螺旋体性黄疸（外尔病）之重症例。特别是目前脉象不佳，随时有出现险情的可能。急遽之间，很难判断阴阳，故试探着投给了一剂大柴胡汤加石膏。服药后半小时，虽曾恶心，但未呕吐，看来似乎还能耐受，但脉象却越来越坏。由于不能确诊，下一步的治疗方针也无把握，因而要求笔者亲自前往处理。

笔者于午后抵达患家……为了进一步确诊，对患者作了仔细诊察。此时，患者虽呈昏昏欲睡状态，但却以十数秒的间隔，不停地摆动头部，就像要将附着的苍蝇赶开那样。据家人称，约1周前有轻度感冒倾向，但来客甚多，不得不带病应酬，在呻吟中操持家务。又因大便秘结，服用下剂，致使食欲更为降低。2天前开始呕吐，昨夜似乎又做了噩梦，不断说出一些令人毛骨悚然的谵语，几乎整夜未曾合眼。但体温不高，未超过37.1℃。

其后，经家人唤醒后，患者张开双眼时，结膜充血很明显，面色也稍呈潮红，似乎有阳证之象，而脉象却呈沉细微数，如漂浮的蛛丝一般，似乎随时都会消失。确实属于危急证候，心中不免暗暗吃惊。患者口唇微开，呼吸促迫。腹诊上，心下部肿胀痞满，却无任何挛急状态，腹部全体软弱，触压各处均喊疼痛。在腹诊即将结束时，患者突然感到苦闷增强，不断痛苦地扭动身体，最后将所服的大柴胡汤等几百毫升液体全部吐出。同时，患者边呻吟边诉说难受，腰不能动或下肢丧失了感觉等。触摸患者足部，确实有明显的冰凉感。但虽经反复认真察看，却未发现黄疸，也无淋巴结或肝脾肿。

因此，虽有很大的怀疑，但总感到不像外尔病，可是听、叩诊上均无异常，又找不到其他与现症相符的病名，不免也有些焦急。正在此时患者对在枕边吵闹的子女大声叱责了几句，其声音却颇为有力，这一有力声音，使笔者反而镇静下来。继续问诊中，了解到此时患者的最大痛苦是头痛欲裂，左乳房下方内部痛感及无法忍受又无法形容的疼痛。患者表情危重，语气近乎哀鸣，面对这有明显心脏衰弱征兆，又不知病名的病例，确实感到棘手。但正在准备与患者家人进一步商量如何处理的瞬间，在潜意识中忽然似乎有人提醒说，这不正是吴茱萸汤证吗？这种潜意识的产生，不是别的，而正是治愈第1例患者时的记忆得到复苏而已。这以前只在找合适病名上钻牛角尖，而忽略了从汉方角度去找适宜的处方。

想到这里，头脑顿时豁然开朗，愁眉舒展，语气也立即充满自信地告知患者家人，此病不像外尔病，也无须拘泥于西医病名，自信可用吴茱萸汤治愈之……于是，立即调制了1剂吴茱萸汤。第1次服药时，先令服约30mL，并立即用白开水漱口，以防残留苦汁诱发呕吐，结果很顺利，共分3次，服完1剂后，患者很快就入睡，并无任何烦躁苦闷表现。于是令家人备好保暖汤罐，放入被内加温。随着时间的推移，病情开始见轻，脉象逐渐浮起，速度减慢，呕吐未再发。乃嘱家人于黄昏前再令患者服完第2剂，并尽量保持环境安静，以保证充分睡眠。

由于患者好转，家人十分振奋，笔者也像进入秋高气爽的天气一样，心情舒畅。实际上，当思想中闪出吴茱萸汤证的念头时，甚至已经感到此病必定能治愈了，又一次清晰地体验到诊断即治方这一汉方医学的妙处。其后，病情迅速好转。有趣的是，服用2剂吴茱萸汤后，原来秘结不下的大便，连续4次排出了腹泻样便，同时四肢也转为温暖……到初诊后第8天时，患者已可正常进食并起床活动。约3周后，一切恢复常态。(《汉方临床治验精粹》)

按：本案治疗过程起伏，特别是患者表情、行为的描写生动形象，对我们理解吴茱萸汤方证很有帮助。患者严重的头痛，还有严重的呕吐，特别是极度烦躁而扭动的身体和高亢的呵斥声，唤醒了主治者内心的灵感——吴茱萸汤证开始浮现！这种灵感的出现，正是主治者先前用吴茱萸汤治愈1例顽固性头痛的记忆，这种记忆，是一种经验和直觉。临床多了，类似的这种记忆就会越来越深刻，在适当的时候，这种心灵深处的记忆被唤醒，得到复苏，就能产生精准的方证识别。本案说明，在方证识别过程中直觉的重要性。当然，直觉思维必须在一个高度责任心和凝神定志的状态下，才能得到有效的运行。本案主治者提及的"这以前只在找合适病名上钻牛角尖，而忽略了从汉方角度去找适宜的处方"这一句话非常重要，根据病名而寻找方的思路偏于概念思维，而方证的识别，还需要形象思维。在经方临床上，要重视病名，但也不能拘泥于病名。

头痛吐涎沫案（陈雁黎）

患者，男，58 岁，鞋匠。1993 年春初诊。平时体健，近 1 个月经常头痛，不自主地频吐口水，有时心里很烦，服感冒药、去痛片无效，饮食、二便正常，脉沉苔白，血压正常，予吴茱萸汤。方用：吴茱萸 10g，红人参 10g（打碎），生姜 18g，大枣 8 枚（擘）。3 剂，水煎服。药后病除，下午到医院当面致谢，惊叹如此小方，效果神奇，并表演了一段豫剧。（《胡希恕伤寒论方证辨证》）

按：经常头痛，不自主频吐口水，是本案用方着眼点。方证相应，故起效快。

尸厥案（冉雪峰）

武昌周某室，年三十八，体质素弱，曾患血崩，平日常至予处治疗。此次腹部不舒，就近请某医诊治，服药腹泻，病即陡变，晕厥瞑若已死，如是者半日许。其家已备后事，因族人以身尚微温，拒入殓，且争执不休。周不获已，托其邻居来我处婉商，请往视以解纠纷，当偕往。病人目瞑齿露，死气沉沉，但以手触体，身冷未僵，扪其胸膈，心下微温，恍惚有跳动意，按其寸口，在若有若无间。此为心体未全静止，脉息未全厥绝之症。族人苦求处方，姑拟参附汤：人参一钱，附子一钱。煎浓汁，以小匙微微灌之，并嘱就榻上加被。

越二时许，复来邀诊，见其眼半睁，扪其体微温，按其心部，跳跃较明晰，诊其寸口，脉虽极弱极微，亦较先时明晰。余曰：真怪事，此病可救乎？及予扶其手自肩部向上诊察时，见其欲以手扪头而不能，因问病人未昏厥时曾云头痛否？家人曰：痛甚。因思仲景云：头痛欲绝者，吴茱萸汤主之。又思前曾患血崩，此次又腹泻，气血不能上达颠顶，宜温宣冲动，因拟吴茱萸汤一方：吴茱萸三钱，人参一钱五分，生姜三钱，大枣四枚。

越日复诊，神识渐清，于前方减吴茱萸之半，加人参至三钱。一周后病大减，用当归内补建中汤、炙甘草汤等收功。

予滥竽医界有年，对气厥、血厥、风厥、痰厥屡见不鲜，真正尸厥，尚属少见，幸而治愈，因录之，以供研究。（《冉雪峰医案》）

按："尸厥"，以突然昏倒、不省人事，或伴有四肢逆冷为主要临床表现，又称"暴厥"等。《素问》云："其状如尸，或曰尸厥。"张景岳说："尸厥，上下离竭，厥逆气乱，昏聩无知，故名尸厥。"尸厥发病后，多可在短期内神志苏醒，重者也可一厥不复。常因阴阳失调，气机暴乱，气血运行失常，气血上逆，夹痰夹食，使清窍闭塞；或因气血虚亏，精明失养而引起。在诸多病因中，以精神因素较为多见。厥证还当与中风、痫证相鉴别：中风昏迷时间长，多有后遗症；痫证反复发作，症状相似，多表现为口吐涎沫、肢体抽搐等，诱因不明显。本案识别方证的过程，说明医生观察力的重要性。当主治者扶其手自肩部向上诊察时，见其欲以手扪头而不能，由此想到患者有头痛的可能，当得到肯定回答后，遂据《伤寒论》吴茱萸汤治剧烈头痛的经验而用吴茱萸汤原方，果然见效。

颠顶头痛吐涎案（赵守真）

刘翁镜人，年古稀，体矍铄，有卢仝癖，时吐清涎，每届天候转变，遂发头痛，而以颠顶为烈，服温药则愈。近因家务烦劳，头痛较增，咳剧涎多，不热不渴，畏寒特甚，杂服诸药罔效。昨来迎诊，切脉细滑，舌润无苔，口淡乏味，症同上述。若从其头痛、吐涎、畏寒等象观测，由于阳气不振，浊阴引动肝气上逆之所致。正如《伤寒论》所谓："干呕，吐涎沫，头痛者，吴茱萸汤主之。"且其年高体胖，嗜茶增湿，胃寒失化，水泛成痰，外表虽健，而内则虚寒痰凝也。治以吴茱萸汤温中补虚，降逆行痰，颇为证情适合：党参八钱，吴茱萸二钱，生姜五钱，大枣五枚。连进三帖，头痛吐涎渐减，而小便清长，较昔为多。此缘阴寒下降，阳气上升，中焦得运，决渎复常耳。药既见效，原方再进四帖，诸症尽失。改用六君子汤加干姜、砂仁温脾益气，善后调理。（《治验回忆录》）

按：卢仝，唐代诗人，撰有与茶圣陆羽所作《茶经》齐名的《茶谱》《七碗茶诗》，被世人尊称为"茶仙"。其好茶成癖。本案记载的"卢仝癖"，亦即嗜茶之义。本案提及吴茱萸汤适用人群是一种虚寒痰饮体质，嗜茶也是诱因之一。其特征是吐清涎、口舌润湿、恶寒不热、口不干渴、口淡乏味等，在烦劳等情绪刺激下，有可能出现头痛、呕吐等阳气不振、浊阴引动肝气上逆的临床表现。

绿风内障案（姚和清）

孙某，女，43 岁。初诊于 1956 年 6 月 18 日。

左目突然失明，目痛如裂，头痛如劈，频频干呕，精神萎靡，外胞虚浮，白睛纯赤，黄仁狭窄如线，瞳神豁大，内隐绿色翳膜。此名绿风内障，病虽二日，势重凶险。舌白，脉虚。病在厥阴，寒邪上受，经脉不和。治以散寒降逆。吴茱萸汤合小半夏汤加茯苓，2 剂。

二诊：呕止，痛减，目赤红肿减退，视物较明。当宗上法，续用加味吴茱萸汤，2 剂（以后又服 4 剂）。

四诊：红肿退去，痛楚全除，目视好转。惟瞳神仍大，脉象还虚。精气走散，光华不能发越。治当养阴复脉，佐以酸涩，以收耗散之气。炙甘草汤加五味子，4 剂（以后又服 4 剂）。

六诊：数进养阴复脉之剂，红退肿消，瞳神略为收敛，气色华然，故而视力大明。检查视力已达 0.3。原方加女贞子，7 剂。（《姚和清眼科证治经验与医案》）

按："绿风内障"是中医病名，以眼珠变硬、瞳神散大、瞳色淡绿、视力严重减退为主要特征，可伴有头痛眼胀、恶心呕吐，相当于西医学之闭角型青光眼急性发作期。本病患者多在 40 岁以上，女性尤多。本案提示青光眼的头痛呕吐，吴茱萸汤有应用的机会。但疼痛缓解后，可能还需要换方。

病毒性脑炎后遗头痛案（余国俊，江尔逊）

陈某，男，16 岁。1985 年 1 月 2 日初诊。

半年前开始头昏头痛，2 个月前因感冒高热（39℃）头痛陡然加剧，伴昏睡呕吐、瞳孔散大、视物模糊、咽喉肿痛、吞咽困难，急入医院抢救。西医诊断：①病毒性脑炎；②颅内占位性病变（后经上级医院CT扫描否定）。住院半月间，曾2次下达病危通知。经竭力救治，以上危象消失，但头痛未止，乃出院服中药。

当时主要症状是两侧太阳穴、眉棱骨、眼眶胀痛，一昼夜发作3次，每次约2小时。疼痛时频吐稀涎，伴咽痛。先服丹栀逍遥散无效，改服苍耳散、升麻葛根汤、小柴胡汤、吴茱萸汤四方（复方药物多达19味，其中有吴茱萸、生姜各3g，党参、大枣各10g）20剂，亦无显效。

刻诊：证候如前，近来更增烦躁不安，口干，连连饮水不能解渴，纳差，大便偏稀，舌质红，边缘密布小红点，苔白微黄厚腻，脉弦滑略数。反复推敲此证，认为头痛伴呕吐稀涎，乃运用吴茱萸汤之客观指征，可惜前医小其制，又混杂于庞大队伍之中，扼腕掣肘，故其少效。何不让其脱颖而出，任重力专以建奇功？然则四诊合参，又是一派热象，如何用得？用不得，又用何方呢？只好重询病史与生活史，知患者近几年3～10月每天坚持下河游泳，常食水果、冰制食品，又因功课紧，常饮浓茶以提神。至此主意已决，毅然出吴茱萸汤。吴茱萸15g，生姜15g，党参30g，大枣30g。嘱其试服2剂，如服后口干、咽痛加重，亦须坚持服食。

二诊（1985年1月4日）：适笔者外出，由江尔逊先生接诊。服1剂，太阳穴、眉棱骨、眼眶胀痛及咽痛均大减，已不呕吐稀涎，口干、烦躁亦减轻，服完2剂，疼痛基本消失，但腹微憋闷。前方党参、大枣各减至15g；加厚朴15g，法半夏10g。3剂。

三诊（1985年1月8日）：疼痛完全消失，纳开，腹宽松，大便转正常。复视其舌，舌质仍如前，苔白微黄薄。诊其脉，已无数象，仍弦而带滑。予六君子汤加桂枝（寓苓桂术甘汤意），嘱其多服以资化生。随访3

年未复发。

按：本例病毒性脑炎脱险后，遗留太阳穴、眉棱骨、眼眶胀痛，叠服中药 37 剂乏效，迁延 2 个月。其头痛伴呕吐稀涎，乃运用吴茱萸汤的客观指征，但四诊合参，竟似热证。于是刨根问底地询问患者之病史和生活史，推测其"热证"之因——寒凝冷结长期留滞，体内阳气不能畅舒，转郁而作热，或阴霾寒气迫阳气上浮，出现一派浮热上冲之象。可见本例使用吴茱萸汤之关键，一是抓住了特征性证候——头痛伴呕吐稀涎；二是结合治疗史和生活史，透过浮热的现象，暴露阴寒的本质；三是径用原方不加减，药专力猛，效验必彰。（《四川名家经方实验录》）

按：吴茱萸汤的方证是头痛、呕吐清水，按传统理论解释是"寒"，但并不等于说患有吴茱萸汤方证的患者就不应该有"热"。本案患者烦躁不安，口干饮水不解渴，舌红苔黄厚腻，脉弦滑数，就有明显的"热"象。而本案明确的疗效，也提示吴茱萸汤的应用着眼点是剧烈头痛、烦躁、呕吐、口水多。另外，病史询问患者近几年 3～10 月每天坚持下河游泳，常食水果、冰制食品，主治者将此作为识别吴茱萸汤方证的一种依据，但也不必拘泥。清代名医钱潢有云："受本难知，发则可辨，因发知受。"诱因只能参考，临床还以征象为凭。

脑梗案（苏巧珍）

某女，74 岁。2019 年 6 月 17 日入院。

主诉：头晕伴右侧肢体乏力 5 天。入院诊断：大脑动脉闭塞或狭窄引发脑梗死；高血压 3 级（极高危组）；2 型糖尿病伴有并发症。

治疗经过：入院后，予常规抗双联血小板、降脂稳斑、降糖处理。予黄芪建中汤无效，补阳还五汤加减也无效。

6月22日：病情仍呈进行性加重，右侧肢体肌力2级，左侧肢体肌力3级。患者诉头痛明显，牵掣及咽痛不适，咽中如有物梗阻，伴恶心欲呕感，烦躁不安。

处方：吴茱萸10g，生姜30g，熟党参15g，大枣15g。

6月23日查房：患者家属诉四肢乏力从夜间开始好转，且头痛减轻，但咽痛不减，原方续服。

6月25日：肢体乏力明显好转，右侧肢体肌力3$^+$级，左侧肢体肌力4级，仍有咽痛，如物梗阻，查咽部无红肿。原方加法半夏10g，桂枝10g，甘草10g。

至此，患者病情一路向好，后予转他院进行继续康复治疗。

按： 本案提示吴茱萸汤对脑梗有改善肌力的效果，但方证的着眼点依然是明显的头痛、恶心欲呕、烦躁。

头痛案（于仲经）

余尝治一患者，女，47岁。诉患头痛2年，西医检查无器质性病变，诊断为神经性头痛，然多药久治无良效。细询之，言痛甚伴干呕吐沫，少腹胀，脉弦迟，苔薄白。诊为厥阴头痛。处方：吴茱萸6g，党参9g，生姜2片，红枣15g。服3剂，未效。复细诊之，脉证无误，汤亦对证，思及乃方用吴茱萸汤而未以此汤药量的原因：一失比例，二不足量。《伤寒论》吴茱萸汤各药的量为：吴茱萸一升，人参三两，生姜六两，大枣十二枚。折合今量分别为82g，41.76g，83.52g，43g。其煎服法为"以水七升，煮取二升，去渣，温服七合，日三服"。而今法取二煎，折其量处之：吴茱萸 40g，党参 20g，生姜 40g，红枣 20g。分别以水 750mL，650mL 各煎取 200mL（头煎用冷水先浸 1 小时）混合，日 3 次分服。试 1 剂，病痛若失；再进 2 剂，2 年顽疾竟得获愈。（《当代名家论经方用经方》）

原按： 经方用药精当，每方药味不多，每药之用量较之今方多数为大（度量衡古今比较，煎服法不同，作相应处理后比较）。因此，使用经方中的每味药的药量是否用常用量，需斟酌。否则，往往影响疗效，上述教训可见一斑。余初学经方，在力求透彻方义的同时，甚感经方组药比例、药物用量亦经方精髓之一。当今临诊处方，仅凭歌诀列出药名，而比例药量，惟常用量而已。余认为，这是使用经方失败的原因之一。于一病一方失败事小，于一病一方失败而误以为"经方不治今病"事大。凡用经方：证相符而未效者，不妨查对经方原用量，校正用药量。经方为医圣仲景深究医理、实践经验之总结，诚不可轻易放弃之。

头痛案（黄煌）

王女，52 岁。2016 年 11 月 7 日初诊。

病史：头痛 3 个月，痛势剧烈难忍，隔天发作，每次发作都大哭。局部灼热，但周身又冷，前天呕吐 3 次呈喷射状。自觉眼胀。既往有血管炎、硬脑膜炎、银屑病。2010 年曾因高热而怀疑维格斯综合征？年轻时冷库工作 3 年。

体征：面黄，愁容满面，眉头紧皱，眼肿如突，手部红斑皮屑，脉弦细。

处方：吴茱萸 15g，党参 15g，干姜 10g，红枣 30g。7 剂。

2016 年 11 月 15 日复诊：4 剂药后疼痛可以忍受，持续时间缩短。近来手足出现麻痹，大便 2～3 天／次，脉 90 次／分。

处方：①吴茱萸 15g，党参 20g，干姜 10g，红枣 40g，5 剂；②当归 15g，桂枝 15g，白芍 15g，炙甘草 10g，细辛 5g，红枣 50g，通草 5g，5 剂。两方隔日交替服。

半月后三诊：头痛控制，已经不服止痛片。

2017 年 3 月 11 日四诊：停药半个月后复发，加服黄芩汤。

按：本案的读案要点在于吴茱萸汤与当归四逆汤的合用。吴茱萸汤用方的经典方证是头痛、呕吐、烦躁，本案对此有明确的描述，特别每次发作都大哭的特征以及愁容满面、眉头紧皱的面容，是对"烦躁欲死"的形象诠释。当归四逆汤的经典方证是"四肢厥寒、脉细欲绝"，对此，本案记录不详，但手部红斑皮屑以及全身怕冷、脉弦细，也是经典方证的延伸。临床上当归四逆汤对雷诺综合征、冻疮、血管炎有效。与吴茱萸汤合用，可能会增强其止痛的功效。

五、薯蓣丸

经典的虚劳病方，传统的扶正祛邪方，具有提食欲、增体重、祛风气的功效，适用于以消瘦、神疲乏力、贫血为特征的慢性疾病。

经典配方

薯蓣三十分，当归、桂枝、曲、干地黄、豆黄卷各十分，甘草二十八分，人参七分，川芎、芍药、白术、麦门冬、杏仁各六分，柴胡、桔梗、茯苓各五分，阿胶七分，干姜三分，白蔹二分，防风六分，大枣百枚。

上二十一味，末之，炼蜜和丸如弹子大，空腹酒服一丸，一百丸为剂。(《金匮要略》)

经典方证

虚劳诸不足，风气百疾，薯蓣丸主之。(六)

虚损案两则（赵明锐）

冯某，女，36岁，教师。患心悸、失眠、头晕、目眩数年，耳鸣，潮热盗汗，心神恍惚，多悲善感，智慧、记忆锐减，食少纳呆，食不知味，食稍有不适即肠鸣腹泻，有时大便燥结，精神倦怠，月经愆期，白带绵绵，且易外感，每感冒后即缠绵难愈。已经不能再坚持工作，病休在家。数年来治疗从未曾间断，经几处医院皆诊断为神经官能症。1963年春天，患者病势日见增重，当时面色㿠白少华，消瘦憔悴。脉缓而无力，舌淡质胖，舌光无苔。综合以上的脉症，颇符合诸虚百损之虚劳证。投以薯蓣丸，治疗3个月之久，共服200丸，诸症如失，健康完全恢复。

李某，女，40岁。生产后曾连续数次感冒，以后即患头痛，经本单位医生治愈。从此即不断头晕、目眩，发作时天旋地转，不能起床，烦闷恶心，欲吐不得，耳鸣耳聋，不思饮食。西医按梅尼埃病治疗，中医以痰厥头晕治疗，皆无效验。数年以来病休在家，全身困倦无力，多眠嗜睡，若无人呼唤，一直昏睡2天2夜都不醒。吐痰特别多，智慧、记忆明显衰退，有时心神恍惚，语无伦次，间或发生啼笑不常。治以薯蓣丸，服2个月后，诸症减去十分之七八，宗前方再服2个月痊愈。

薯蓣丸一方，近人很少用以治疗虚损诸不足之证，大概是因方中滋补之药颇少，因而没有被人重视起来。但细析此方的药物组成，结合临床观察，对于诸虚百损之证，效果明显。与其他单纯滋补药品相比较，真是不可同日而语。如冯案和李案均是数年之疾患，滋补昂贵药品服过无数，但是对病情改善不大，服本方仅数月，诸症全失。本方之妙处，在于寓祛邪于补正中，使邪不干正，正气易于恢复。其次是药物平和价廉，药源丰富，适合于广大群众服用。(《经方发挥》)

按： 薯蓣丸是补益大方，其方证比较模糊，关键是"虚劳诸不足"一词。"虚劳"，是古代对慢性消耗性疾病的一种称呼，可表现为消瘦、不能进食。《素问·通评虚实论》云："精气夺则虚。""精气"，为水谷之精微。《素问·奇病论》云："夫五味入口，藏于胃，脾为之行其精气。"《素问·经脉别论》云："饮入于胃，游溢精气，上输于脾。""精气夺"，提示病人不能进食，进而消瘦，并伴随各种功能减退低下及生活能力下降，亦即所谓"诸不足"。莫枚士说："此一方补脾之法尽之矣，即补脾之药亦尽之矣。"(《经方例释》)薯蓣丸的临床功效主要是提振食欲、增加体重。以上两案均表现为精神症状，而本方中并无通行的安神补脑药，之所以症状缓解，其原因就是薯蓣丸的健脾补益作用。可以说，薯蓣丸是整体治疗的代表方之一。临床上可用于以消瘦、食欲不振、日常生活能力下降的慢性疾病，如肿瘤晚期、贫血、慢性咳喘、心功能不全、心律失常、高龄老人营养不良、老年性痴呆、肌萎缩、运动神经元疾病等。

结肠腺癌侵犯十二指肠案（黄煌）

李女，79岁，155cm，37kg。2011年7月9日初诊。

病史：患者因结肠癌于2011年3月31日行"胰十二指肠切除术＋右

半结肠切除术"，术后病理提示：大肠溃疡型中分化腺癌，癌组织穿透肠壁全层并累及十二指肠壁全层，病理分期Ⅱc（T4b，NO，cMO）。术后体重下降明显。声音嘶哑，口腔干燥，咳嗽，痰黏难咯，行走困难，疲乏无力，头晕，怕冷，食欲不振，大便日三行。既往有房性早搏、哮喘病史。

体征：体瘦，面容憔悴，眼窝凹陷，皮肤薄，肌肉少，面色红，精神可，舌光苔少，脉芤空弦。

处方：生晒参10g，茯苓10g，白术10g，生甘草5g，当归10g，白芍10g，川芎10g，生地15g，柴胡15g，防风15g，杏仁15g，桔梗10g，神曲10g，白蔹10g，豆卷10g，干姜10g，山药30g，红枣30g，麦冬20g，肉桂10g，阿胶10g。7剂，1剂药分5天服用。

此方服后感觉舒适，食欲开始恢复，体重上升，遂服用原方2年，后改用薯蓣丸，每天10～15g。

2018年9月12日反馈：体重45kg，思维清晰，言词清楚，日常活动正常，常写小文短诗并摄影。

2019年2月20日微信联系：刚从海外旅行回来，薯蓣丸正常服用，体重46kg。

按：患者高龄且经手术后体重急剧下降，食欲不振，属于虚劳范畴。服用薯蓣丸后食欲恢复，体重上升，特别是长期服用薯蓣丸，其肿瘤未复发，生存期大大延长，生活质量也得到提高。这是"留人治病"的思路，可用于指导晚期肿瘤患者以及高龄肿瘤患者的中医治疗。薯蓣丸是晚期肿瘤患者的常规调理方，也是肿瘤化疗期间的辅助用方或高龄肿瘤患者的保守治疗方。只要患者没有明显的热毒和瘀热表现即可使用。本方能增进食欲，改善贫血，升高白细胞，提高生活质量，延长生存期。

多发性骨髓瘤案（黄煌）

徐女，75 岁，153cm，54kg。2021 年 11 月 15 日初诊。

病史：多发性骨髓瘤确诊 4 个月，服用靶向药以及化疗后血象有好转。现血小板低，反复输血。5 天前输血，血小板 $27×10^9$/L。乏力气短，食欲不佳，睡眠可，早醒，大便不成形。无出血现象，无关节痛。有糖尿病病史。

体征：脸色萎黄，唇淡，舌有裂纹，脉弦软重按无力，80 次 / 分，腹肌无弹性。

处方：山药 50g，生晒参 10g，白术 10g，茯苓 10g，炙甘草 5g，当归 10g，白芍 10g，川芎 10g，熟地 15g，柴胡 15g，防风 10g，杏仁 15g，桔梗 10g，豆卷 10g，桂枝 15g，阿胶 10g，麦冬 15g，神曲 15g，白蔹 10g，干姜 5g，红枣 20g。7 剂，每剂服用 2 天。

2021 年 11 月 29 日复诊：诉药味香，大便转成形，食欲上升。血象指标好转，3 天前血小板 $67×10^9$/L，红细胞计数 $2.22×10^{12}$/L，血红蛋白 72g/L。嘱原方续服。

按：多发性骨髓瘤（MM）是一种克隆浆细胞异常增殖的恶性疾病，在很多国家是位居第 2 位的常见血液系统恶性肿瘤，多发于老年，目前仍无法治愈。多发性骨髓瘤起病徐缓，早期无明显症状，临床表现多样，主要有贫血、骨痛、肾功能不全、感染、出血、神经症状、高钙血症、淀粉样变等。本案患者以贫血为主，其整体情况以食欲不振、疲乏无力为主，按虚劳论治，用薯蓣丸。

老年性痴呆案（黄煌）

汪男，75 岁。智力下降、认知障碍多年，查有脑萎缩、脑梗、糖尿病。行为为 7 ～ 8 岁小孩，时有傻笑，反应迟钝，门诊智力测试：100-7= ？答：103。听力不好，视物模糊，嗜睡。下肢活动不利，步履蹒跚。其人体瘦，脸黄贫血貌，苍老憔悴，眼睑淡。舌嫩红，苔裂纹。这是虚劳病，嘱服薯蓣丸，每天 20g。

1 个月后复诊，精神状态明显改善，说话中气足了，思路清晰了，能和我交流沟通，令家人欣喜不已。

按： 认知症，即老年性痴呆，有部分属于虚劳病的范畴。《金匮要略》云："虚劳诸不足，风气百疾，薯蓣丸主之。"其中"风气"一词，可以理解为与自然环境气候相关的疾病。《金匮要略·脏腑经络先后病脉证》云："夫人禀五常，因风气而生长。风气虽能生万物，亦能害万物。"这里的"风气"也指与环境相关的疾病，比如过敏性疾病，也可以泛指与精神神经系统相关的疾病。《千金要方》薯蓣丸与《金匮要略》薯蓣丸类似，治"头目眩冒，心中烦郁，惊悸狂癫"，明代《医学纲目》谓本方可用于破伤风、瘰疬，明代《赤水玄珠》提及本方治疗"肾气虚弱"的瘰疬。这些经验为薯蓣丸用于精神神经系统疾病提供了启发。另外，那些气血不足的抑郁症是否可以用薯蓣丸？《肘后备急方》记载："凡男女因积劳虚损，或大病后不复常，若四体沉滞，骨肉疼酸，吸吸少气，行动喘惙；或小腹拘急，腰背强痛，心中虚悸，咽干唇燥，面体少色；或饮食无味，阴阳痿弱，悲忧惨戚，多卧少起，久者积年，轻者才百日，渐至瘦削，五脏气竭，则难可复振。"原文中的表现与抑郁症非常相似。

参考文献

［1］陶御风，史欣德.皕一选方治验实录.北京：人民卫生出版社，2011.

［2］夏洪生.北方医话.北京：北京科学技术出版社，1996.

［3］程仑.程原仲医案.高斯彦，于仪农，党天正注.北京：中国中医药出版社，2015.

［4］刘渡舟，赵清理，党炳章.当代名家论经方用经方.北京：中国中医药出版社，2012.

［5］萧琢如.遯园医案.北京：中国中医药出版社，2017.

［6］范中林医案整理小组.范中林六经辨证医案选.沈阳：辽宁科学技术出版社，1984.

［7］（清）李文荣.仿寓意草.郑州：河南科学技术出版社，2018.

［8］戴佛延.古方医案选编.成都：成都中医学院（内部印刷），1979.

［9］权依经.古方新用.北京：人民军医出版社，2009.

［10］广东省医药卫生研究所中医研究室.广州近代老中医医案医话选编.广州：广东科技出版社，1979.

［11］龚志贤.龚志贤临床经验集.北京：人民卫生出版社，2012.

［12］（日）大塚敬节.汉方诊疗三十年.王宁元，孙文墅译.北京：华夏出版社，2011.

［13］（日）矢数道明.汉方临床治验精粹.侯召棠译.北京：中国中医药出版社，1992.

［14］（日）矢数道明，矢数圭堂. 汉方辨证治疗学. 张问渠，刘智壶译，北京：科学技术文献出版社重庆分社，1983.

［15］何任. 何任临床经验辑要. 北京：中国医药科技出版社，1998.

［16］（清）徐大椿. 洄溪医案. 北京：中国书店，1985.

［17］陈雁黎. 胡希恕伤寒论方证辨证. 北京：中国中医药出版社，2018.

［18］段治钧，冯世纶. 胡希恕医论医案集粹. 北京：中国中医药出版社，2014.

［19］翟竹亭. 湖岳村叟医案. 郑州：河南科学技术出版社，1984.

［20］黄煌. 黄煌经方医话·临床篇. 2 版. 北京：中国中医药出版社，2020.

［21］何莉娜，潘林平，杨森荣. 黄仕沛经方亦步亦趋录. 北京：中国中医药出版社，2011.

［22］潘林平. 黄仕沛经方师传录. 北京：中国中医药出版社，2021.

［23］（日）汤本求真. 皇汉医学. 周子叙译；张立军，刘观涛，李成为，等整理. 北京：中国中医药出版社，2007.

［24］胡希恕，冯世纶. 经方传真. 北京：中国中医药出版社，2008.

［25］刘渡舟. 经方临证指南. 姜元安协编. 北京：人民卫生出版社，2013.

［26］姜宗瑞. 经方杂谈. 北京：学苑出版社，2009.

［27］曹颖甫. 经方实验录. 上海：上海科学技术出版社，1979.

［28］赵明锐. 经方发挥. 北京：人民卫生出版社，2009.

［29］史载祥，黄柳华. 经方治验百案. 北京：人民卫生出版社，2021.

［30］江长康，江文瑜. 经方大师传教录：伤寒临床家江尔逊杏林六十

年.北京：中国中医药出版社，2015.

［31］浙江省中医研究所.近代名医学术经验选编·范文甫专辑.北京：人民卫生出版社，1982.

［32］天津市卫生局.津门医粹.天津：天津科学技术出版社，1989.

［33］谭思哲.江门五邑海外名人传.广州：广东人民出版社，1993.

［34］江阴县革命委员会卫生局.江阴县老中医医案选编.1977.

［35］（日）矢数道明.临床应用汉方处方解说.李文瑞译.北京：人民卫生出版社，1983.

［36］黎庇留.黎庇留经方医案.北京：人民军医出版社，2008.

［37］李发枝.李发枝方证辨证选录.北京：人民卫生出版社，2021.

［38］李可.李可老中医危急重症疑难病经验专辑.太原：山西科学技术出版社，2004.

［39］陈明，刘燕华，李方.刘渡舟临证验案精选.北京：学苑出版社，1996.

［40］马文辉.刘绍武三部六病传讲录.北京：科学出版社，2011.

［41］刘方柏.刘方柏重急奇顽证治实.北京：人民军医出版社，2010.

［42］娄莘杉.娄绍昆经方医论医话.北京：中国中医药出版社，2019.

［43］（明）江瓘.名医类案.北京：中国中医药出版社，1996.

［44］门纯德.名方广用.北京：科学技术出版社，1990.

［45］周凤梧，张奇文，丛林.名老中医之路（第二辑）.济南：山东科学技术出版社，1984.

［46］李祥林.名中医畅达医论医案.北京：中国中医药出版社，2016.

［47］姜光华.内科名家姜春华学术经验集.上海：上海中医药大学出版社，2003.

636

［48］中国中医研究院 . 蒲辅周医案 . 北京：人民卫生出版社，2005.

［49］中国中医研究院 . 蒲辅周医疗经验 . 北京：人民卫生出版社，1976.

［50］秦伯未 . 清代名医医话精华 . 北京：人民卫生出版社，2007.

［51］秦伯未 . 清代名医医话精华 . 北京：人民卫生出版社，2018.

［52］浅田宗伯 . 浅田宗伯方论医案集 . 陆雁整理 . 北京：人民卫生出版社，2019.

［53］冉雪峰 . 冉雪峰医案 . 北京：人民卫生出版社，2005.

［54］王占玺 . 伤寒论临床研究 . 北京：科学技术文献出版社，1983.

［55］刘渡舟 . 伤寒论通俗讲话 . 北京：人民卫生出版社，2013.

［56］刘渡舟 . 伤寒论十四讲 . 天津：天津科学技术出版社，1982.

［57］刘渡舟 . 伤寒挈要 . 北京：人民卫生出版社，2006.

［58］张志民 . 伤寒论方运用法 . 周庚生整理 . 杭州：浙江科学技术出版社，1984.

［59］许叔微 . 伤寒九十论 . 北京：商务印书馆，1955.

［60］陈瑞春 . 伤寒实践论 . 北京：人民卫生出版社，2003.

［61］陈明 . 伤寒名医验案精选 . 北京：学院出版社，1998.

［62］李克绍 . 伤寒解惑论 . 北京：中国医药科技出版社，2012.

［63］杨麦青 . 伤寒论现代临床研究 . 北京：中国中医药出版社，1992.

［64］俞长荣 . 伤寒论汇要分析 . 福州：福建人民出版社，1964.

［65］张有章 . 伤寒借治论 . 京师融会中西医学讲习所石印本，1927.

［66］施杞 . 上海历代名医方技集成 . 上海：学林出版社，1994.

［67］（清）方略 . 尚友堂医案 . 上海：上海中医学院出版社，1993.

［68］（宋）陈无择 . 三因极一病证方论 . 北京：中国医药科技出版社，

2019.

［69］（清）梁玉瑜传，陶宝廉录.舌鉴辨正.北京：中国古籍出版社，1985.

［70］舒驰远.舒驰远伤寒集注.北京：人民军医出版社，2009.

［71］（清）郑重光.素圃医案.北京：人民军医出版社，2012.

［72］杨殿兴，罗良娟，邓宜恩，等.四川名家经方实验录.北京：化学工业出版社，2006.

［73］马光亚.台北临床三十年.台北：知音出版社，2011.

［74］仝小林.糖络杂病论.北京：科学出版社，2010.

［75］（清）王士雄.王孟英医案.陆士谔辑.北京：中国中医药出版社，1997.

［76］王鱼门.万友生医案选.北京：中国中医药出版社，2016.

［77］吴元坤，吴生元.吴佩衡医案.昆明：云南人民出版社，1979.

［78］邢斌.危症难病倚附子.上海：上海中医药大学出版社，2006.

［79］张文选.温病方证与杂病辨治（增订本）.北京：中国医药科技出版社，2017.

［80］（清）温存厚.温氏医案.杜鹃，张明选校注.北京：中国中医药出版社，2015.

［81］王彦权.卫生室的经方故事.王巨擘整理.北京：中国中医药出版社，2021.

［82］邢鹏江.邢鹏江临床实验录.合肥：安徽科学技术出版社，2018.

［83］邢锡波.邢锡波医案集.北京：中国中医药出版社，2012.

［84］（清）谢映庐.谢映庐医案.上海：上海科技出版社，1962.

［85］黄煌，张薛光.锡澄名医朱莘农先生学术思想研讨会纪念文

集.江阴市中医药学会，江阴县中医院印，2011.

［86］（清）魏之琇辑.续名医类案.北京：人民卫生出版社，1957.

［87］徐福松.许履和外科医案医话集.南京：江苏科学技术出版社，1980.

［88］姚芳蔚.姚和清眼科证治经验与医案.上海：上海科学技术出版社，2001.

［89］湖南中医学院第二附属医院.言庚孚医疗经验集.长沙：湖南科学技术出版社，1980.

［90］张锡纯.医学衷中参西录.王云凯，杨医亚，李彬之校点.石家庄：河北科学技术出版社，1985.

［91］（清）喻嘉言.寓意草.郑州：河南科学技术出版社，2018.

［92］俞长荣.俞长荣论医集.福州：福建科学技术出版社，1994.

［93］中医研究院西苑医院.岳美中医话集.北京：中医古籍出版社，1981.

［94］中国中医研究院.岳美中医案集.北京：人民卫生出版社，2005.

［95］叶秉仁.叶秉仁医论医案.陈祥生整理.北京：中国医药科技出版社，2018.

［96］董建华.中国现代名中医医案精华.北京：北京出版社，1990.

［97］董建华.中国现代名中医医案精华.北京：北京出版社，1990.

［98］冯世纶.中国百年百名中医临床家丛书·胡希恕.北京：中国中医药出版社，2001.

［99］胡天雄.中国百年百名中医临床家丛书·胡天雄.北京：中国中医药出版社，2001.

［100］马永华.中国百年百名中医临床家丛书·叶橘泉.北京：中国

中医药出版社，2002.

［101］朱木通.中医临床廿五年.北京：学苑出版社，2015.

［102］陈玉英.中医经方学家夏仲方专辑.北京：化学工业出版社，1990.

［103］娄绍昆.中医人生：一个老中医的经方奇缘.娄莘杉整理.北京：中国中医药出版社，2017.

［104］中医研究院西苑医院.赵锡武医疗经验.北京：人民卫生出版社，1984.

［105］彭建中，杨连柱.赵绍琴临证验案精选.北京：学苑出版社，1996.

［106］张琪.张琪临床经验辑要.北京：中国医药科技出版社，1998.

［107］马家驹.走进胡希恕.北京：中国中医药出版社，2018.

［108］王堉.醉花窗医案.太原：山西科学技术出版社，2011.

［109］赵守真.治验回忆录.北京：人民卫生出版社，1964.

［110］贺季衡.指禅医案.贺玥整理，北京：中国中医药出版社，2018.

［111］余听鸿.诊余集.北京：中国书店，1987.

［112］杨作楳.临证录.甘肃省中医院，1975.